小児クリティカルケア看護
基本と実践

編集
中田 諭
聖路加国際大学
大学院看護学研究科

南江堂

執筆者一覧

■ 編　集

中田　諭　　なかた　さとし　　聖路加国際大学　大学院看護学研究科
　　　　　　　　　　　　　　　成人・高齢者と家族の看護領域　集中ケア認定看護師

■ 執　筆

中田　諭　　なかた　さとし　　聖路加国際大学　大学院看護学研究科
　　　　　　　　　　　　　　　成人・高齢者と家族の看護領域　集中ケア認定看護師

白石　裕子　しらいし　ゆうこ　東京工科大学　医療保健学部　看護学科　准教授

中嶋　諭　　なかしま　さとし　長野県立病院機構　長野県立木曽病院　看護部
　　　　　　　　　　　　　　　集中ケア認定看護師

大谷　尚也　おおたに　なおや　北里大学病院　小児集中治療室　集中ケア認定看護師

森口ふさ江　もりぐち　ふさえ　国立研究開発法人　国立成育医療研究センター　看護部
　　　　　　　　　　　　　　　急性・重症患者看護専門看護師

大西　哲郎　おおにし　てつろう　社会医療法人　雪の聖母会　聖マリア病院　看護部
　　　　　　　　　　　　　　　集中ケア認定看護師

杉澤　栄　　すぎさわ　さかえ　関西医科大学附属病院　看護部　看護師長
　　　　　　　　　　　　　　　集中ケア認定看護師

松井　晃　　まつい　あきら　　恩賜財団母子愛育会　総合母子保健センター　愛育病院
　　　　　　　　　　　　　　　臨床工学科　臨床工学技士長

木原　秀樹　きはら　ひでき　　長野県立病院機構　長野県立こども病院　リハビリテーション科
　　　　　　　　　　　　　　　認定理学療法士（発達障害）

溝上　祐子　みぞがみ　ゆうこ　日本看護協会　看護研修学校　認定看護師教育課程　課程長

立花亜紀子　たちばな　あきこ　埼玉県立小児医療センター　看護部　感染管理認定看護師

清水　称喜　しみず　しょうき　兵庫県立淡路医療センター　救急・中央放射線部　看護師長
　　　　　　　　　　　　　　　小児救急看護認定看護師

中里　弥生　なかざと　やよい　国立研究開発法人　国立成育医療研究センター　専門看護室

谷貝　玲子　やがい　れいこ　総合病院土浦協同病院　看護部　小児救急看護認定看護師

（執筆順，敬称略）

序のことば

　近年，小児の救急や集中治療領域の重要性がさまざまな方面から認識されるようになり，最新の急性期の治療や各ガイドライン，それに伴う看護の情報も入手しやすい状況になっています．

　しかし，小児のクリティカルケア看護を実践するうえで，これらの情報だけでは十分とはいえません．小児は同様の病態であっても年齢，体格，発達段階が異なり，使用する器材や物品に制限があり，小児の状態に合わせた個別な対応が必要とされるからです．また，治療やケアの方法が施設や診療科によって異なることも多く，看護師は「これでよいのだろうか？」と手探りで実践しているのが現状で，ベッドサイドケアすべてにスタンダードが出せる段階にはいたっていません．

　さらに，クリティカルな状況にある小児へのケアは，安全かつ合併症なく治療を終えるためのかかわりがすべてではありません．小児の心身に加わるストレスを最小限にしながら，治療効果を最大限に引き出し，安楽かつ早期に，その小児らしい生活に戻すという大きな目標が加わります．その実現のためには，小児の成長・発達や家族関係に及ぼす影響についても考慮しなければなりません．

　本書は，このような背景にある小児のケア上の問題に対する実践の具体策を，読者の皆さんと共有したいと考え企画したものです．そこで，試行錯誤しながらみえてきた「基本」の確認を行い，現場に提案したい「実践」を集約し，小児クリティカルケア看護の"かたち"を示せるよう心がけました．

　項目立ては，総合病院のICUや救命センターだけでなく，小児が来院する一般病棟や外来でのケアにも活用できる内容です．「基本と実践」を押さえることで，さまざまな「小児の場合にどうするか」の参考になればと願います．幅広い領域からの提言になるため，執筆は小児の各領域で経験と実績のある方々にお願いし，小児への具体的なケアに基準となるものが少ない点は，可能な限りベッドサイドの視点でまとめていただきました．また，各解説のつながりがみえるように冒頭部に小児のクリティカルケア看護の土台となる考え方を示しましたので，サマリーとして確認いただければ幸いです．

　編者の力不足により，本書を看護の現場で十分に活用いただくには不足した点も多々あろうかと思いますが，読者の皆さまの忌憚ないご意見を積み重ねることで，クリティカルな状況にある小児へのケアの充実につなげることができればと考えます．

　最後に，編者の無理なお願いを快くお引き受けいただいた執筆者の方々，最後まで編集に尽力をいただいた南江堂看護編集室の皆さまに厚く感謝申し上げ，微力ながら本書がクリティカルな状況にある小児の看護ケアを底上げする一助になることを祈念いたします．

2011年8月

中田　諭

目　次

[本書のサマリー　40のケアエッセンス]
　　実践につなげる小児クリティカルケア看護40のエッセンス ………… ●中田　諭　ix

第Ⅰ章　小児のクリティカルケア看護の基本

- **A. 小児のクリティカルケアと特徴** …………………………………… ●中田　諭　2
- **B. 小児のクリティカルケアにおける看護師の役割** ………………… ●中田　諭　4
- **C. 小児の権利と擁護** …………………………………………………… ●白石裕子　7
- **D. 小児のクリティカルケアにおける家族ケアの特徴** ……………… ●中嶋　諭　12

第Ⅱ章　小児のアセスメントと症状別の対応

- **A. 呼吸器系の症状アセスメントとケアの実際** ……………………… ●大谷尚也　18
  1. 呼吸器系のアセスメントの基本 ………………………………………… 18
  2. 呼吸困難 …………………………………………………………………… 22
  3. チアノーゼ ………………………………………………………………… 23
- **B. 循環器系の症状アセスメントとケアの実際** ……………………… ●森口ふさ江　26
  1. 循環器系のアセスメントの基本 ………………………………………… 26
  2. 脱水 ………………………………………………………………………… 29
  3. 浮腫 ………………………………………………………………………… 32
  4. 不整脈 ……………………………………………………………………… 33
  5. ショック …………………………………………………………………… 38
- **C. 脳神経系の症状アセスメントとケアの実際** ……………………… ●大西哲郎　42
  1. 脳神経系のアセスメントの基本 ………………………………………… 42
  2. 頭痛 ………………………………………………………………………… 44
  3. 意識障害 …………………………………………………………………… 47
  4. 瞳孔異常 …………………………………………………………………… 49
  5. けいれん …………………………………………………………………… 52
- **D. 消化器系の症状アセスメントとケアの実際** ……………………… ●大谷尚也　55
  1. 消化器系のアセスメントの基本 ………………………………………… 55
  2. 腹痛 ………………………………………………………………………… 57
  3. 悪心・嘔吐 ………………………………………………………………… 60
- **E. 代謝・内分泌系の症状アセスメントとケアの実際** ……………… ●中嶋　諭　63
  1. 代謝・内分泌系のアセスメントの基本 ………………………………… 63
  2. 発熱 ………………………………………………………………………… 65
  3. 出血傾向（凝固異常） …………………………………………………… 68

  4. 乏尿・多尿 70
■ F. 栄養のアセスメント .... ● 杉澤　栄　73

第Ⅲ章　小児救急の実際

■ A. 小児の救急初期対応 .... ● 白石裕子　78
  1. 小児救急医療におけるトリアージ 78
  2. 虐待の発見と対応 81
  3. 小児救急医療の社会的役割 85
■ B. 小児の心肺蘇生 .... ● 白石裕子　87
  1. 小児の一次救命処置（PBLS）.. 87
  2. 小児の二次救命処置（PALS）.. 91

第Ⅳ章　重症な小児の治療とケア

■ A. 輸液・輸血管理 .... ● 中田　諭，大谷尚也　98
  1. 輸液管理 98
  2. 輸血管理 102
■ B. 栄養管理 .... ● 杉澤　栄　105
■ C. 酸素療法 .... ● 大谷尚也　112
■ D. 人工呼吸療法と気道管理 .... ● 中田　諭　119
  1. 小児の人工呼吸療法の特徴 119
  2. 人工呼吸療法中のモニタリングとアセスメント 121
  3. 人工呼吸器の設定 123
  4. 人工呼吸療法中の加温・加湿 127
  5. 人工呼吸器からのウィーニング 129
  6. 気管吸引 132
  7. 気管切開と管理 134
  8. オーラルケア 136
■ E. その他の人工呼吸療法 138
  1. 高頻度振動換気法（HFO）...................................... ● 松井　晃　138
  2. 非侵襲的陽圧換気療法（NPPV）.............................. ● 松井　晃　141
  3. バッグバルブマスクとジャクソンリース .... ● 中田　諭　144
■ F. 除細動とペーシング .... ● 森口ふさ江　148
  1. 除細動とカルディオバージョン 148
  2. 心臓ペーシング療法 150
■ G. その他の治療と管理 155
  1. 血液浄化療法 .... ● 松井　晃　155
  2. 腹膜透析 .... ● 中嶋　諭　158
  3. 人工心肺補助法（IABP，ECMO）........................... ● 森口ふさ江　160

4. 脳保護療法 ･･･ ●森口ふさ江　166
　　　5. 一酸化窒素吸入療法 ･･ ●中嶋　諭　170
　　　6. 光線療法 ･･･ ●中嶋　諭　171

第Ⅴ章　重症な小児に対する処置とケア

■ **A. 採血・注射とライン・チューブの管理** ･････････････････････････････････176
　　　1. 採血・血管確保 ･･ ●大西哲郎　176
　　　2. 注射薬剤の投与と管理 ･･････････････････････････････････････ ●大西哲郎　181
　　　3. ドレーン管理 ･･ ●大谷尚也　187
　　　4. その他のライン・チューブの管理 ････････････････････････････ ●中嶋　諭　191
■ **B. 呼吸ケアとその技術** ･･ ●木原秀樹　195
　　　1. 姿勢と体位管理（体位変換と排痰体位） ･･････････････････････････････････ 195
　　　2. 呼吸理学療法（手技と器具の使用） ･･････････････････････････････････････ 201
■ **C. 鎮痛・鎮静** ･･ ●杉澤　栄　208
■ **D. せん妄予防** ･･ ●大西哲郎　214
■ **E. 重症小児へのスキンケアの基本** ･･･････････････････････････････ ●溝上祐子　217
■ **F. おむつかぶれとケア** ･･ ●溝上祐子　221
■ **G. 重症な小児の褥瘡と創傷管理の実際** ･･･････････････････････････ ●溝上祐子　226
■ **H. 感染管理** ･･･ ●立花亜紀子　229
■ **I. 小児と家族への援助** ･･･246
　　　1. 発達評価と発達援助 ･･ ●中嶋　諭　246
　　　2. 死にゆくこどもと家族の支援 ････････････････････････････････ ●清水称喜　249
■ **J. 臓器移植に向けての取り組み** ･････････････････････････････････ ●中里弥生　252

第Ⅵ章　小児の主な重症疾患の知識とケア

■ **A. 呼吸管理が重要となる主要疾患の知識とケア** ･･････････････････････････････ 258
　　　1. 窒息 ･･･ ●大谷尚也　258
　　　2. クループ症候群 ･･ ●大谷尚也　260
　　　3. 喘息 ･･･ ●大谷尚也　262
■ **B. 全身管理を必要とする主要疾患の知識とケア** ･････････････････････････････ 266
　　　1. 熱傷 ･･･ ●谷貝玲子　266
　　　2. 中毒 ･･･ ●谷貝玲子　270
　　　3. 溺水 ･･･ ●谷貝玲子　272
　　　4. 熱中症 ･･･ ●谷貝玲子　275
　　　5. 腸重積 ･･･ ●中嶋　諭　278
　　　6. 外傷 ･･･ ●中嶋　諭　280
　　　7. アナフィラキシー ･･ ●清水称喜　282
■ **C. 先天性心疾患の知識とケア** ･･･････････････････････････････････ ●杉澤　栄　286

第Ⅶ章　小児のクリティカルケアに用いる主な医療機器

- A．ベッドサイドモニタ　●松井　晃　294
- B．パルスオキシメーター　●松井　晃　297
- C．呼気終末二酸化炭素濃度モニタ　●松井　晃　300
- D．経皮的酸素二酸化炭素モニタ　●松井　晃　304
- E．輸液ポンプ，シリンジポンプ　●松井　晃　306

第Ⅷ章　小児のクリティカルケアで行う主な検査

- A．画像検査　312
    1. X線検査　●大谷尚也　312
    2. 超音波検査　●大谷尚也　316
    3. CT・MRI検査　●大西哲郎　318
- B．生理学的検査　321
    1. 心電図検査　●森口ふさ江　321
    2. 脳波検査　●大西哲郎　324
    3. 聴覚脳幹誘発電位（ABR）　●大西哲郎　327

索　引　330

[本書のサマリー 40のケアエッセンス]

実践につなげる小児クリティカルケア看護40のエッセンス

"小児"のクリティカルケア看護の実践において，成人のケアを土台に小児に対したとき，手技の1つ1つについて，"小児の場合はこれで正しいのか"と照らしていくことは非常に重要である．なぜなら小児は，小さく，成長発達段階にあり，小児特有の反応を示すからである．そして多くの臓器や身体機能が脆弱で侵襲を受けやすい．そのため，安全・安楽に，小児が回復へと向かうケアを提供するためには，"小児という存在"を理解し尽くすことが重要になる．小児がもつ特性をふまえたかかわりこそが，多くの場面で実践につながっていく．

以下に，"小児の場合"に焦点を当てたクリティカルケア看護で考えておきたいケアのエッセンスをまとめた．小児へのケアは深く多彩であり，その一部にはなるが，筆者の経験をふまえ，6つのカテゴリーごとに，40の例として示している．小児クリティカルケア看護の基本と実践を解説した本書のサマリーとして，参考にしてほしい．

（中田 諭）

小児の特性を知ってかかわる

1 小児の成長・発達段階の基準を理解することが，すべての評価のはじまりである

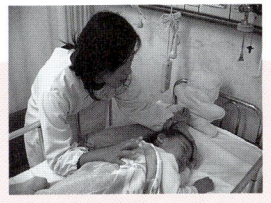

小児は成長・発達段階にあり，身体機能や精神機能は完成されていない．そのためバイタルサインや検査データ，症状の評価は，小児特有の基準からしか導くことができない．"小児の場合を理解した"かかわりが不可欠である．

2 小児の身体症状は，訴えより先に，注意深い観察によってみえてくる

小児は疼痛などの自覚症状を，適切な言語で伝えるのが困難である．しかし年齢によるが，疼痛をあえて我慢したり症状を隠したりすることは少ない．疼痛や症状の変化は，すでにいつもと違う印象として機嫌や姿勢，動作などに現れていることが多い．

3 「今の体験」が小児の未来にかかわることを考えてケアを行う

クリティカルな状況に置かれた体験は，これからの小児の人格形成や家族関係に大きく影響する．つまり，看護師の何気ないケアの1つが，小児の発達に大きく関与することを肝に命じなければならない．

4 小児にとって安心できる存在をめざす

看護師の小児への態度やかかわり方が，小児とその家族の緊張や不安感に直接影響を与える．看護師の落ち着いた対応や優しい声かけ，小児を安心させるようなスキンシップは，時として鎮痛薬よりも効果的となる．

小児特有の反応をとらえてアセスメントする

5 小児の異常は，バイタルサインや症状に現れやすい

小児は低年齢であるほど，呼吸・循環機能の予備力が少ない．これは，呼吸や循環の異常が，バイタルサインの変化や症状に出現しやすいことを意味する．注意深いアセスメントこそが異常の早期発見のカギになる．

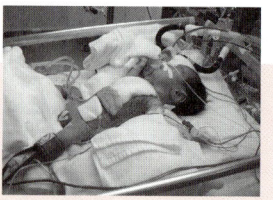

6 「表情」「視線」「動き」「反応」の"普段との違い"に着目する

小児では，モニタリングによる心拍数や血圧などの異常よりも，時として「表情」「視線」「動き」「反応」の変化のほうが先に現れる．機嫌・振るまいに注目することが重要で，その際"いつもと違う"という感覚が異常発見の手がかりとなることも多い．

7 "機嫌がよい"や"食欲あり"を全身状態の安定サインとしてとらえる

小児は重篤な状態にあっても，全身状態が安定しはじめると，そのサインとして，周囲に関心を示して機嫌がよくなったり，空腹を訴えるなどの変化が現れるようになる．機嫌や食欲は，回復のバロメータととらえて観察を行う．

8 フィジカルアセスメントは，刺激のない視診からはじめる

小児では，ケア・処置時の協力が得られにくい．呼吸困難や疼痛，啼泣を伴う場合は，さらにアセスメントが困難となる．できる限り小児が安心できる環境を確保ししつつ，侵襲のない視診から開始し，触診など苦痛を伴うおそれのある処置は最後に行う．

9 手足に触れることで，多くの循環動態の変化を判断できる

小児の心拍数や血圧などの循環動態の変化は，モニタや基本的な観察でも得られる．しかし，末梢循環の良否を少ない刺激で判断するには，やさしく手足に触れ，冷感や温感をみることが実践で役立つ．さらに，爪床を圧迫・解除前後の血流のもどりで評価する毛細血管再充満時間（CRT）は，低侵襲なうえ異常を手早く見抜くために効果的である．

10 脳神経のアセスメント時，発達過程で症状が異なることに注意する

頭蓋縫合が癒合していない小児は，髄液貯留などによる頭蓋内圧上昇が，頭囲拡大によって代償されるため，頭痛，嘔吐が出現しにくく，"活気の低下"がサインになりやすいことに注意する．頭蓋縫合の癒合後は成人と同様，頭痛，嘔吐，眼底のうっ血乳頭が出現しやすい．

11 家族の気づきを重要情報の1つとして活用する

看護師よりも先に小児の変化や異常に気づくとしたら，それは家族であろう．家族と医療従事者が協力することで，モニタでは得られない情報をいち早く得られることも少なくない．家族に正確な情報を伝え，コミュニケーションの中で医療従事者と同様の視点をもってもらうようにうながしたい．

小児への処置・ケア時の必須条件を知る

12 小児の気道確保時は過度な頭部後屈を避ける

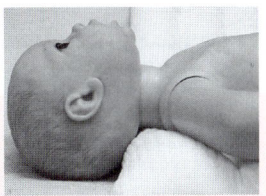

小児，とくに新生児や乳児では，相対的に頭部と舌が大きく水平仰臥位では気道が閉塞しやすい．また，頭部の過度な後屈位も気道閉塞となるため，気道確保はあご先挙上や肩枕などを使用する．

13 酸素投与の方法は，小児の快適さを優先して選択する

小児への酸素投与方法を選択する際，各デバイスがもつ流量や酸素濃度に関する一般的な特性だけで決定してはならない．酸素投与は，できるだけ小児にとっての快適さを優先させて方法を選択する．快適でない酸素投与は，継続して実施できないためである．

14 呼吸理学療法は，侵襲の少ない体位調整を優先する

小児では，呼吸器合併症の予防に対し，成人以上に体位調整や呼吸理学療法が重要なケアとなる．なお，徒手的な胸郭操作を伴う手技を行う際は，その危険性を考慮し，必要最小限にしなければならない．

15 気管挿管中は，気管チューブの位置に注意し頭部の前屈・後屈位を避ける

小児は気道が短く，気管チューブの深さの安全域が狭い．頭部の前屈・後屈を伴う体位変換や，ポータブル胸部X線撮影時など，挿管中の頭部の位置によって，チューブ先端の位置が変化し，事故抜管や片肺挿管を起こすおそれがある．頭部の位置に細心の注意を払う．

16 カフなし気管チューブ使用時は胸郭の動きに注目する

小児では，カフなし気管チューブが用いられることが多く，リークによって換気量が思わぬ変化を示すこともある．胸郭の動きを注意深く観察することが必要である．カプノメータや換気量計も変化のめやすにはなるが，正確な換気量のモニタリングが困難な場合もある．

17 十分な加温・加湿により分泌物の固着を予防する

小児の気管チューブの内腔は細いため，成人に比べ，わずかな分泌物の固着であっても容易に気道抵抗の上昇を招く．粘稠な分泌物が観察される場合は，十分な加温・加湿を行う．

18 吸引チューブによる気道の刺激は最小限におさえる

小児の人工呼吸療法中，吸引チューブの刺激によって気道（分岐部付近など）に肉芽が形成されると，長期間の人工呼吸器管理を余儀なくされることが多い．気道への刺激が最小限となるよう，吸引チューブ挿入の長さは，成人以上に厳密に決めておくことが重要である．

19 鎮痛と鎮静は区別して評価する

クリティカルな状況にある小児は，行われている治療・処置，創の存在によって，鎮痛・鎮静を要することが多い．このとき，鎮痛と鎮静とを区別して判断し，薬剤の選択や評価を行う．

小児の脆弱さ, 特有の疾患をふまえたケア

20 採血一つが呼吸や循環動態に大きく影響することを知る

小児は循環血液量の絶対量が少なく, 頻回に血液検査による採血で貧血が生じやすい. 貧血があると, 今度は酸素運搬能が低下するため, 呼吸や循環動態, 身体回復への影響が大きくなる. 必要な検査は行わねばならないが, "一滴の血液もロスしない"細心の注意を払う.

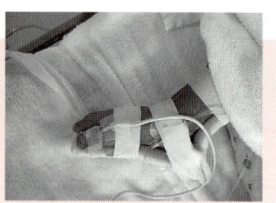

21 回復をうながすかかわりとして, 体温管理と安静維持を大事にする

体温異常や興奮は小児の全身の酸素消費量を著しく増加させ, 全身の回復を遅らせる. 室温調整や掛け物により体温の喪失を最小限とし, 安静を保持することが, 回復に必要な酸素とエネルギーを保つために真っ先に考えたいケアである.

22 エネルギーの備蓄が少ない小児では, 常に栄養投与を考慮する

小児は体内のグリコーゲンの貯蔵が少なく, 絶食や摂取エネルギーの不足により容易に低血糖に陥る. 発熱や侵襲などにより基礎代謝が増大したり, 絶食により十分なエネルギーが投与できない時期には血糖の推移と投与エネルギー量に留意する.

23 体外循環を伴う治療では全身への影響が著しく大きくなる

小児の循環血液量の少なさは治療にも大きくかかわり, 血液浄化・ECMOなどの体外循環による影響が非常に大きい. 循環動態の悪化を中心とし, さらに血液製剤や輸血によるアナフィラキシー, 治療中の体温低下にも十分な注意が必要となる.

24 脆弱な皮膚に対し, トラブル予防中心のケアを行う

循環動態や栄養状態の悪化した小児では, さらに皮膚が脆弱であり軽度な圧迫や刺激によっても褥瘡や発赤が生じやすく, 治療しにくい. 骨の突出部位の保護に努め, 皮膚に使用するテープ類は刺激の少ないものを選択するなど, 予防を中心にケアを進めることが重要である.

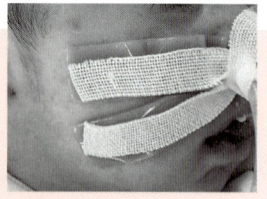

25 特有の疾患をおさえる①：先天性心疾患特有の血行動態を理解する

先天性心疾患をもつ小児は, 酸素投与や不穏を契機に呼吸不全やショックに陥ることがある. また, 疾患の種類や手術時期・方法によって術後の管理が大きく異なる. 胎児循環を含む疾患の血行動態, 病態, 治療を理解したうえでアセスメントやケアを行う.

26 特有の疾患をおさえる②：小児特有の感染症を理解する

小児では, 麻疹, 風疹, 水痘など罹患しやすい感染症が存在する. 異常時の評価では, 必ず感染症を視野に入れ, 特徴的な熱型, 発疹, 潜伏期間, 感染経路に注目する.

小児をとりまく治療環境を整える

27 小児に用いる物品を工夫して用いざるを得ない場合，安全性と感染防止への配慮を徹底する

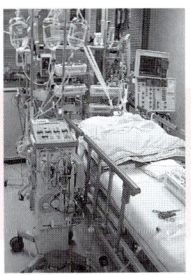

小児のクリティカルケア領域で使用する点滴ルートや尿道留置カテーテルキットなどは小児用も存在するが，すべての小児に使用できるものではない．他のデバイスと組み合わせたり，施設独自で作成せざるを得ない場合もあり，安全性と感染防止に十分配慮する．

28 ラインの緩みを1つ見つけたら，すべての接続部を確認する

点滴や各種チューブなどで，1箇所の接続部の緩みを発見したら，小児に装着している他のラインすべての接続部を確認し，前勤務者に伝達を行う．同じ人物が操作したデバイスすべてで，同様のことが生じている可能性がある．

29 多重の安全対策で，薬剤投与のエラーを防ぐ

クリティカルな状況にある小児への薬剤投与は緊急性が高く，さらに全身への影響が大きい．複数のラインから多種類の薬剤や輸液が行われているなか，投与量，投与方法などのエラーは致命的となる．投与方法の標準化や投与薬の2重チェックなどの安全対策が必要である．

30 音，光，温度などの環境は小児の身になって調整する

小児をとりまく音，光，温度などの環境は，主に看護師が調整することになる．快適なものであるかの判断は，時に看護師が小児の目，小児の耳，小児の鼻，小児の肌になって観察し，快よい調整をすることが重要である．

31 点滴ラインからの感染防止に十分配慮する

小児は点滴ルートの確保が困難な場合が多く，一度確保したラインは長期的な管理となりやすい．そのため感染の機会が増加し，敗血症や臓器不全の契機ともなり，感染防止を最優先に考えたデバイス選択，徹底した感染対策は必須である．

32 待てない処置を想定して感染対策ができる環境を整える

ベッドサイドでは，小児の咳込みや予期せぬ体動などで，すぐに手を出さなければならない場面も多い．標準予防策はいうまでもなく，ベッドサイドですぐ手指衛生ができるような環境を整えるなどの徹底した感染対策が必要である．

33 マンパワーの確保が，小児の最大の安楽につながる

心不全や呼吸不全などで，とくに重症な小児では，酸素消費量を徹底しておさえたり，きわめて慎重な人工呼吸管理が必要となる．絶対安静が不可欠な状況で最大の効果を発揮するのが，看護師のマンパワーである．ひいては鎮静薬の過剰な投与を避け，小児には早期回復を，家族には安心をもたらす．

小児を元気にする援助をめざす

34 「安全」「確実」「迅速」な処置の技術が小児の回復を後押しする

小児に対するライン確保，吸引，抜糸など苦痛を伴う処置において，過不足なく必要物品を整え，短時間で確実な手技を行うことは，小児の苦痛を最小限にするケアである．この積み重ねが小児の回復を後押しする．

35 「がんばり」を称える

小児に苦痛を伴う処置を実施する前は最初に必ず年齢に応じた説明を行う．そして，終了後に必ずねぎらいの言葉をかける．小児の「がんばり」を称えてフィードバックすることで，"体の傷"が，勲章に変わることもある．

36 早期回復のために，もとの生活スタイルに近づける援助を行う

小児における早期離床は，どれだけ早く，もとの生活スタイルに戻せるかにある．全身状態が安定したら，日常生活援助の中に，小児が好む遊びや動きを積極的に取り入れることで，元気が取り戻せていく．

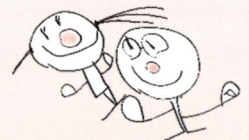

小児の家族ケアで欠かせない視点

37 家族ケアの基本は小児を大切にすること

小児の家族は，医療従事者の小児に対する姿勢や態度を，研ぎ澄ました目で見ている．常に小児の身体状況や苦痛に関心を寄せ，やさしい声かけや眼差し，誠実な態度であることこそが，最大の家族ケアにつながっている．

38 家族が抱く，小児の回復への希望を尊重する

重症度にかかわらず，小児の家族のニードは，小児が少しでも楽になり，早く回復することである．たとえ回復の可能性が低い小児であっても，家族は"少しでもよくなってほしい""楽になってほしい"という希望を抱いている．この家族の思いに沿った看護師の姿勢が家族ケアには欠かせない．

39 目の行きとどいたベッドサイド環境が家族ケアにつながる

医療機器に囲まれてはいても，小児のベッドサイドは常に整理整頓し，部屋の隅々にまでトラブルの種がないよう気を配る．家族は小児への日々のかかわりはもちろん，ベッドサイドの環境によっても，小児が大切にされているかを判断する．

40 家族が小児の援助に加われるような場を作る

重症で自ら訴えを表現できない状態であっても，小児にとって一番ケアを受けたい人は母親を中心とした家族である．家族が小児の現状を理解できているかぎり，可能な範囲で小児のケアに家族に加わってもらう配慮をする．

第 I 章

小児の
クリティカルケア
看護の基本

A 小児のクリティカルケアと特徴

1 小児のクリティカルケアとは

- 小児は成長発達の途上にあり，看護は対象となる小児の身体的特徴を十分に理解することが第一である．そのうえで，言語機能や認知機能においても発達途上にある小児の権利を擁護し，発達段階に応じた対応や援助，家族の支援を行うことが必要となる．
- クリティカル（重篤な疾患や外傷により生命の危機が脅かされている）な状況にある小児では，日常の活動でさえ全身へ影響を及ぼしてしまうことがある．侵襲にさらされやすく，常に身体的・精神的な苦痛を体験している存在といえるだろう．
- 小児のクリティカルケアに携わる看護師は，小児の未来を予測しながら苦痛の緩和を図り，複雑な病態や集中的な治療の評価，病態に応じた生活援助，発達段階に応じた看護を提供していく役目をもつ．そして，障害された機能を早期に回復し，その人らしい生活を過ごせるよう援助していくことが望まれる．

2 クリティカルケアを必要とする小児の特徴

- クリティカルな状況にある小児は，先天性の疾患や手術，感染症，中毒，外傷などが原因となり，循環不全，呼吸不全，意識障害，多臓器不全などを引き起こし生命が脅かされている．また，そこから回復するために，人工呼吸器をはじめとする生命維持装置，多くの医療機器や薬剤によって集学的な治療が行われている．この背景をふまえ，クリティカルケアを必要とする小児の身体的—心理的—社会的特徴を示す（図1）．

a. 身体的な特徴

- 小児は身体に過大な侵襲を受けており，エネルギー供給と消費バランスが崩れたり，免疫能の低下により感染症などの合併症を発症しやすい状態にある．また，循環不全や低酸素などの2次的な侵襲により，ARDS（acute respiratory distress syndrome：急性呼吸促迫症候群），DIC（disseminated intravascular coagulation：播種性血管内凝固症候群）などの臓器不全を引き起こしやすい．
- 原疾患の強力な治療と併行して，酸素療法や人工呼吸療法，薬剤投与や輸液が行われる．治療方針は全身の酸素化と循環の維持，炎症反応のコントロールが中心となる．

- 治療の長期化や合併症が併発すると，日々，小児の身体機能は低下していく．そのため全身のモニタリングを綿密に行い，呼吸・循環・代謝を中心とした強力なサポートが欠かせない．

b. 心理的な特徴

- 小児は家族から離れ，医療機器に囲まれた慣れない環境で，見知らぬ人からケアを受け，さらに創傷や苦痛を伴う処置なども加わり，さまざまなストレスを感じている．年齢や発達段階により言語機能や認知機能が異なる点でも，状況に応じた対応が必要となる．
- 小児の心理的なストレスの要因には，不安や恐怖，痛み，コミュニケーション手段の障害，家族や友人と離れた生活，理解力の限界，コントロール感の消失があるとされている[1]．

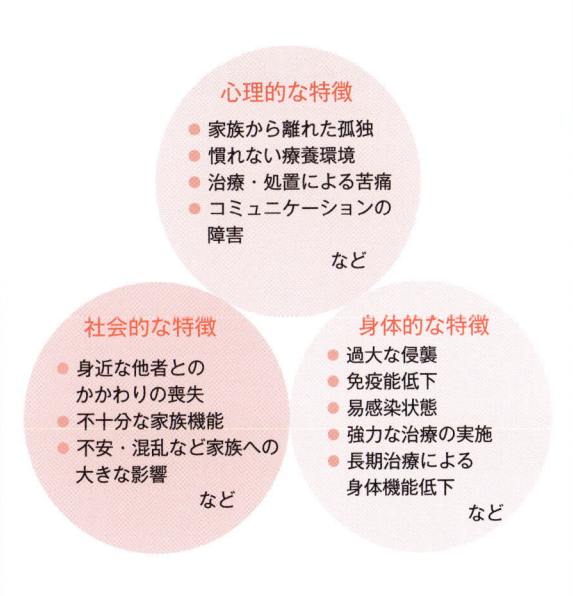

図1　クリティカルケアを必要とする小児の身体的—心理的—社会的特徴

c. 社会的な特徴

- 小児は成長発達の過程で，母親やきょうだいなどの家族，友人らとの交流をもちながら日常生活行動の獲得や他者との関係のもち方，社会性を獲得していく．
- クリティカルな状況は，身体的な苦痛やコミュニケーションの障害，行動の制限を伴うことから，社会とのかかわりが失われる．また，クリティカルケアを必要とする小児が家族にいることは，家族全体にも大きな影響をもたらす．
- こういった小児の背景を理解し適切な支援を行うことは，小児だけでなく家族の機能を維持することにもつながる．とくに，家族がもつ不安や混乱に対して適切な情報や今後の見通し，ベッドサイドでの小児へのかかわり方をガイドすることは，家族に安心感や充足感を与え，ひいては小児の安心感を保つうえでも重要である．

（中田　諭）

参考文献
1) AACN：Core Curriculum for Pediatric Critical Care Nursing, Saunders, 2006.

B 小児のクリティカルケアにおける看護師の役割

- クリティカルケアを必要とする患者の看護は，過大な侵襲を受けた患者の反応や全身管理，人工呼吸器をはじめとする多くの医療機器や専門的な治療についての知識や判断力を必要とする．
- 小児のクリティカルケア看護は，全身やモニタの観察，投薬，処置，血圧・尿量・出血量などの計測や医療処置など，診療の補助が大きなウェイトを占める．
- 小児のクリティカルケア看護が，"重症で急性期にある小児"を対象としているだけで，時と場にこだわらない全人的な援助を行うことが主眼であることは言うまでもない．思考のプロセスは一般に行われている看護と変わりはなく，実施する医療処置や計測に看護の視点が含められているか否かが重要となる．以下に，小児のクリティカルケアにおける看護師の役割について述べる（表1）．

a. 安全・安楽の確保

- 小児には，治療のため多くのラインやチューブが挿入され多くの薬剤が投与されている．また，身体的障害や侵襲的な処置により苦痛を伴う．そのため，フィジカルアセスメントによる全身の評価を行い，疼痛・鎮痛の調整，照明・音・室温などの環境を調節することによって小児の安全・安楽を確保する必要がある．

b. 異常の早期発見と適切な対応

- 小児は強力な治療によって呼吸・循環・代謝が保たれている状態である．さらに小児は身体的な予備力が低いことから，些細な刺激によって容易に全身状態が悪化する．

表1 小児のクリティカルケアにおける看護師の役割と看護の実際

看護師の役割	看護の実際
安全・安楽の確保	全身評価，環境調整によってリスクを除外する
異常の早期発見と適切な対応	呼吸・循環・代謝の評価と心肺蘇生を身につける
特殊な治療の理解と生命維持装置の適切な取り扱い	モニタリング情報の理解と，その使用方法に習熟する
合併症予防と早期回復の促進	日常生活に近づけるスタンスで早期離床を意識する
小児の権利擁護と代弁者の役割	小児が置かれている状況やその背景を理解するためのコミュニケーション手段の構築を行う
家族の不安の軽減と支援	小児ケアと同時に，家族の危機的状況に配慮し，家族機能の破綻を避けるようサポートする
小児の状況を見通した成長・発達の支援	今後予測される将来的な障害をふまえた
医療チームのコーディネート	社会資源の活用を主軸とし，その協力体制を整える

- とくに，呼吸や循環の異常は生命の危機に直結することから，看護師は迅速に小児の状態を査定し，確実な気道確保，バッグバルブマスクなどによる人工呼吸，胸骨圧迫の手技が行えるようトレーニングされている必要がある．

c. 特殊な治療の理解と生命維持装置の適切な取り扱い

- クリティカルな状況にある小児には，多くの生命維持装置が用いられ特殊な治療が行われる．また，シリンジポンプによる薬剤投与，心電図モニタや自動血圧計などによるモニタリングが行われる．
- これらの機器によって得られる情報は，バイタルサインと同様に治療の評価に有用となる．得られた情報の意味を理解し，適切に操作できるよう機器の目的や取り扱いを熟知して看護を行うことが必要とされる．

d. 合併症予防と早期回復の促進

- 身体機能が低下し侵襲を伴い，全身性炎症症候群が生じている小児では，感染や低酸素など，さらなる侵襲が加わると，多臓器不全へと進行しやすいことが知られている．
- 一般に，合併症を予防し早期回復を促すことは，入院期間の短縮や医療費節約につながる．小児においても同様に考えられ，合併症予防は積極的に実施していく必要がある．
- 成人では，早期離床が急性期の合併症予防の有効な手段だが，小児では協力が得られにくいという特徴がある．全身状態とバイタルサインの変動から積極的に離床を進めるというよりも，早期に日常の生活にもどすという考えが重要である．

e. 小児の権利擁護と代弁者の役割

- 小児のクリティカルケア領域に従事する看護師は，重篤で危機的状態にある小児の生命を救い，守るという責任の重さから，医療処置を最優先としがちとなる．結果，小児のもつ基本的な権利擁護についての知識や実践が不十分となることに気をつけたい（☞8頁）．
- また，人工呼吸器の使用や鎮静薬によりコミュニケーション手段が限られる．看護師は小児に可能なコミュニケーション手段を探りながら，置かれている身体的・心理的状態やその家族背景を重ね合わせ，小児や家族の代弁者として，その隠れた言葉を表に出す役割を担うことが必要となる．

f. 家族の不安の軽減と支援

- 重篤な疾患への罹患，急激な症状の悪化，または事故など，小児に対しクリティカルケアが必要となる場面は突発的に発生しやすい．その後も入院や手術など，張り詰めた状況は続く．すると，小児はもちろん家族もまた危機的状況に陥る．思いもよらないできごとが生じた家族は，今後起こりうることに対する不安，葛藤，混乱，

抑うつなどの心理的反応がみられる．
- 看護師は，これらの家族の思いに寄り添い，家族の反応からコーピング（心理的ストレスの解決）を促す必要な援助を判断し，家族機能が維持できる支援を行う必要がある．

g. 小児の状況を見通した成長・発達の支援

- 小児の循環器疾患や呼吸器疾患，また熱傷や多発外傷では，長期の人工呼吸管理や多くの薬剤によるサポートを受けることになる．その結果，行動制限や薬剤の影響による倦怠感などのため，正常な発達が阻害されてしまう．予測される障害を見極め，全身状態に応じた必要な発達援助を行う必要がある．

h. 医療チームのコーディネート

- 小児の疾患や病態から予測される，身体的な障害や発達に及ぼす影響，また，家族の心理的・経済的支援の必要性を吟味して，必要な専門家の介入や社会資源の活用について調整することが重要となる．
- そのためにはメンバー間の理解，他職種の立場や役割の理解をしたうえで，小児の未来を見越したコーディネートを実施する役割が望まれる． 　　　　　　（中田　諭）

参考文献
1) AACN：Core Curriculum for Pediatric Critical Care Nursing, Saunders, 2006.
2) 寺町優子，井上智子，深谷智恵子：クリティカルケア看護―理論と臨床への応用―，日本看護協会出版会，2007.
3) 道又元裕，中田諭，尾野敏明ほか編著：系統看護学講座　クリティカルケア看護学，医学書院，2008.
4) パトリシアベナー：ベナー看護論　―初心者から達人へ―（井部俊子編），医学書院，2005.
5) 筒井真優美編：小児看護における技―子どもと家族の最善の利益は守られていますか，南江堂，2003.

C. 小児の権利と擁護

- 子どもは社会の中で大切に守られる存在であると同時に，子どもとしての権利をもった1人の人間として尊重されるべき存在である．医療を受ける子どもの中でもクリティカルケアが必要な子どもたちは，程度の差こそあれ，生命の危機に直面している．すなわちクリティカルケア領域においては，「生きる権利」というもっとも基本的な権利が脅かされている状態の子どもたちが看護の対象になるわけである．
- こうした子どもたちを支える医療の役割は，単に生命の危機を回避し子どもの生命を守るだけではない．子どもたちの健やかな成長発達を支えるために子どもが1人の人間として尊重され，その子にとって最善の医療が受けられるよう，配慮していく必要がある．
- ここでは子どもの権利についての基本的知識や考え方に対する理解を深め，クリティカルケア領域における子どもの権利の擁護（アドボカシー）について具体的に考えていく．

1 子どもの権利をめぐる動きと子どもの権利条約

a. 子どもの権利をめぐる動き

- 子どもはその未成熟さゆえに保護の対象としてとらえられていた．子どもが保護の客体というだけでなく，1人の人間としての権利を有する存在であることが認識されるようになったのは比較的最近のことであり，1989年の国連総会において，「児童の権利に関する条約[1]（以下，子どもの権利条約）」が採択・制定された．この条約は子どもの基本的人権を国際的に保証することを目的とし，日本も1994年にこの条約に批准した．
- こうした動きと前後し，わが国の医療の場においても「子どもの権利」や「子どもの最善の利益」ということに対し，少しずつ意識が高まり，議論されるようになってきた．

b. 子どもの権利条約の特徴について [1) 2) 3)]

- 子どもの権利条約は，前文と54ヵ条から構成されている．
- その特徴として，まず子どもが独立した個人であり権利・自由の主体であることを認めている点があげられる．すなわち，すべての子どもが「生命に対する固有の権利を有し」，「生存及び発達を可能な最大限の範囲において確保する」ことが記されている．さらに虐待から保護され，自由に意見を表明したり，集まりに参加したり

表1　病院のこども憲章（EACH憲章）

1. 必要なケアが通院やデイケアでは提供できない場合に限って，こどもたちは入院すべきである．
2. 病院における子どもたちは，いつでも親または親替わりの人が付き添えそう権利を有する．
3. すべての親に宿泊施設は提供されるべきであり，付き添えるように援助されたり奨励されるべきである．親には，負担増または収入減がおこらないようにすべきである．こどものケアを一緒に行うために，親は病棟の日課を知らされて，積極的に参加するように奨励されるべきである．
4. こどもたちや親たちは，年齢や理解度に応じた方法で，説明を受ける権利を有する．身体的，情緒的ストレスを軽減するような方策が講じられるべきである．
5. こどもたちや親たちは，自らのヘルスケアにかかわるすべての決定において説明を受けて参加する権利を有する．すべてのこどもは，不必要な医療的処置や検査から守られるべきである．
6. こどもたちは，同様の発達的ニーズをもつこどもたちとともにケアされるべきであり，成人病棟には入院させられない．病院におけるこどもたちのための見舞い客の年齢制限はなくすべきである．
7. こどもたちは，年齢や症状にあったあそび，レクリエーション，及び，教育に完全参加するとともに，ニーズにあうように設計され，しつらえられ，スタッフが配属され，設備が施された環境におかれるべきである．
8. こどもたちは，こどもたちや家族の身体的，情緒的，発達的なニーズに応えられる訓練を受け，技術を身につけたスタッフによってケアされるべきである．
9. こどもたちのケアチームによるケアの継続性が保障されるべきである．
10. こどもたちは，気配りと共感をもって治療され，プライバシーはいつでもまもられるべきである．

［病院のこどもヨーロッパ協会（野村みどり監，渡部富栄他訳）：病院の子ども憲章　注釈情報，病院のこどもヨーロッパ協会，2002より引用］

する権利も具体的に保障している．

- 二番目の特徴として，親をはじめとする家族が子どもの成長・発達のために重要であることを認めている点があげられる．子どもはあくまでも成長・発達の途上にある存在であり，「家庭環境の下で幸福，愛情及び理解のある雰囲気の中で成長すべきであることを認め」[1]ている．さらに子どもが親の意思に反して親から分離されないことも定めている．
- 三番目の特徴としては，健全な発達・成長を促すための遊びや教育への権利を認めている点があげられる．教育を受ける権利に関しては，締約国に対しすべての子どもに必要な措置をとるべきことを定めている．

2 医療を受ける子どもの権利

a. 病院の子ども憲章について

- 入院する子どもは，家族と分離された環境に置かれ，侵襲的処置を受けることになる．いかに優れた医療を提供できたとしても，医療行為そのものは子どもにとって少なからず侵襲的である．医療を受ける子どもの権利の擁護の第一歩は，こうしたことを医療者が理解することであるといえる．
- 「病院のこども憲章（EACH憲章）」は，入院の前・中・後におけるすべての子どもが持つ権利のリストとして，1988年に採択された[4]．その内容を表1に記す．この憲章の実行を目的に設立されたのが，病院のこどもヨーロッパ協会（European Association for Children in Hospital：EACH）である．EACHは，"「病院のこども憲章」の注釈"という，より詳しい説明を付け加え，今日の子どもへのヘルスケアを巡る状況に対して，憲章の条項の関連性，解釈および理解の仕方を示してい

- る[4]．
- 現在，わが国でもこども病院などで，病院独自の「こども憲章」を定めて提示しているのを見かけるようになった．

b. 日本看護協会における小児看護領域の看護業務基準

- 日本看護協会は1999年に，小児看護領域の看護業務基準を示した．この中でとくに留意すべき子どもの権利と必要な看護行為として，説明と同意，最小限の侵襲，プライバシーの保護，抑制と拘束，意思の伝達，家族からの分離の禁止，教育・遊びの機会の保証，保護者の責任，平等な医療を受ける，以上の項目をあげ基本的考え方を述べている[5]．
- こうした子どもの権利を擁護していくために具体的に考える内容として，以下にインフォームド・コンセントとアセント，そしてプレパレーションについて述べる．

c. インフォームド・コンセントとインフォームド・アセント

1) インフォームド・コンセントの対象

- 医療を受ける対象が子どもである場合，重要な決定は保護者（主として親）がその責任において下すことになる．したがってインフォームド・コンセント（以下IC）の対象は子どもの保護者になり，「子どもへの説明はどこまで必要か」という疑問も生じてくるであろう．しかし本来，ICとは医療のプロセスに患者が主体的に参加するための手段として提唱されているものであり[3]，子どもも自分にわかる言葉で説明される権利を有することになる．

2) インフォームド・アセントとは

- 年齢の低い子どもであっても，その理解力に応じ説明し了解を得る手続きが，インフォームド・アセント（以下IA）である．
- コンセントとアセントは，どちらの言葉も日本語では「同意」と訳されることがあるが，コンセントは承諾という責任の生じるレベルであるのに対し，アセントは同意レベルの賛同と考えられており，責任の重さの違いがある[6]．

3) 適応年齢

- アメリカ小児科学会においては15歳以上をインフォームド・コンセントの適応とし，7～14歳の子どもをインフォームド・アセントの対象としている[7]．しかしこれより年齢の低い子どもに対しても，その子にわかるように説明し，その子なりの納得が得られるようなかかわりが必要である．

d. プレパレーション

1) プレパレーションとは

- プレパレーションとは「心理的準備」と訳され，蝦名はプレパレーションについて，「病院で子どもが"きっと直面するだろう"と思われる医療行為によって引き起こされるさまざまな心理的混乱に対し，説明や配慮をすることにより，その悪影響が最

小限になるように工夫し，その子なりに乗り越えていけるように子どもの対処能力を引き出すようなかかわりをすること」[7]と説明している．

2） プレパレーションの方法と目的

- プレパレーションは，一般的には子どもに理解しやすいように遊びやツール（おもちゃ，ビデオなど）を用いて行うが（図1），プレパレーションの方法に定められた手順や決まった方法などがあるわけではない．

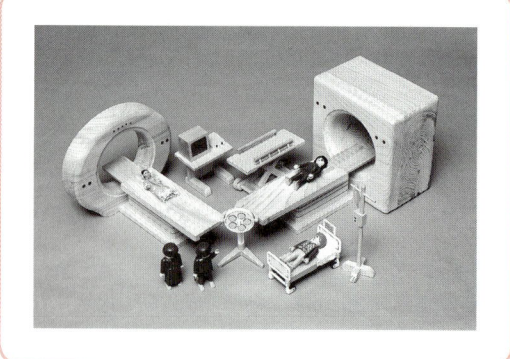

■図1　プレパレーションの例（検査の様子などをおもちゃで表す）

- プレパレーションの目的として，①子どもに情報を伝えること，②子どもの気持ちを受け止めること（感情表出の機会を与える），③医療者との信頼関係を作り上げること，があり[7)8)]，クリティカルケア領域において子どもの状況に合わせて実践できるものである．プレパレーションを考え実践していくことは，子どもの権利の具体的な擁護につながっていく．

3 十分な権利擁護がなされた小児クリティカルケア充実のために

- 日本においてクリティカルケアが必要な子どもは，たとえば心臓手術の後であれば循環器系のICUで，頭部外傷があれば脳外科系のICUといったように，それぞれの診療科に関連したICUで，成人の患者と混在する中でケアされている状況があるが，小児ICU（Pediatric Intensive Care Unit，以下PICU）の整備も少しずつ進んできている．
- 重症な子どもたちが回復していく過程には，家族に対するケアを含め，子どもの発達段階別の特徴に配慮したきめ細かいケアが必要である．
- 成長していく過程の子どもたちを臓器別・疾患別にみているのでは，そうしたケアの提供に限界があり，ケアの充実のためにPICUの存在は不可欠である．
- 北米のこども病院を例にとると，PICU専属スタッフには医師，看護師（スペシャリストも含め）はもちろん，呼吸療法士，理学療法士，薬剤師，MSWなどさまざまな職種が配置され，Multi-Disciplinary Team（以下MDT）といわれる他職種からなるチームを形成し，それらのメンバーが協働し小児患者とその家族のケアを行っている．
- 「健やかに成長発達する」という子どもにとって重要な権利が十分に擁護されるために，PICUとMTDの整備を含めた小児クリティカルケアの充実が求められる．

（白石裕子）

引用文献

1) 外務省ホームページ：「児童の権利に関する条約」．
http://www.mofa.go.jp/mofaj/gaiko/jido/zenbun.html（2011/1/11アクセス）
2) 益守かづき：子どもの権利と看護．ナーシング・グラフィカ　小児看護学―小児の発達と看護（中野綾美編），12-23頁，メディカ出版，2006．
3) 益子孝徳：医療処置を受ける子どもと「子どもの権利」「患者の権利」．小児看護31（5）：548-552，2008．
4) 病院のこどもヨーロッパ協会（野村みどり監，渡部富栄他訳）：病院のこども憲章　注釈情報．病院のこどもヨーロッパ協会，2002．
http://www.nphc.jp/each.jp.pdf（2011/1/11アクセス）
5) 日本看護協会編：小児看護領域の看護業務基準．日本看護協会看護業務基準集2005年，30-40頁，日本看護協会出版会，2005．
6) 片田範子：小児看護と倫理．実践看護技術学習支援テキスト　小児看護学（片田範子監），12-20頁，日本看護協会出版会，2005．
7) 蝦名美智子：プレパレーションの実践に向けて．医療を受ける子どもへのかかわり方，「子どもと親へのプレパレーションの実践普及」研究班　平成14・15年報告書別冊，2005．
8) 鈴木敦子：子どもにとってのプレパレーションの意味．小児看護29（5）：536-541，2006．

D 小児のクリティカルケアにおける家族ケアの特徴

1 危機的状態にある家族の理解

a. 小児の急性期における家族の特徴

1) 家族が置かれた状況
- 小児の急性期は症状の変化や進行が速く，生命の危機へといたる状態の悪化が起こりやすい．また，救命処置や全身管理が最優先され，家族への配慮が行き届かない場合がある．
- この時期の家族には，時間的余裕がない．さらに，小児に意思決定能力がないことが多いため，家族が治療に関する意思決定を迫られ，その責任と心理的負担が大きい．
- 小児の症状の急激な悪化は，家族の緊張と不安を助長し，病状や予後が深刻であればあるほど，家族に与える影響は大きい．

2) 不十分な現実への理解
- 家族は初期の段階では，現実を受け止めることがむずかしく，医師の説明が理解できず，否認反応が起こりやすい．看護師は医師説明時に同席して家族の理解度を確認し，過小あるいは過大に理解している場合は，再度説明する機会の設定や，補足説明を行うことが必要である．
- 予後の厳しさが理解できた家族は，いっそう強い不安や恐怖，悲嘆感情を抱く．とくに，事故などにより危機的状況に陥った場合は罪悪感や自責の念なども加わり，心理的危機状況に陥る．また，医療者に対する怒りや攻撃的な態度がみられることもある．
- この時期の家族は注意力や思考力が低下していることがあり，十分な情報提供と心理・社会的状況の把握，あるいは家族の意向を確認しながら心理サポートの専門家の介入などを早期から検討することが重要である．

3) 家族対応の焦点
- 急性期における家族の反応はさまざまであり，慎重にアセスメントして対応する必要がある．表面上は落ちついた態度であっても，精神的に動揺している場合もあり，小児の状況と家族の反応を考慮した介入が必要である．
- 看護者自らの家族観を自覚して，先入観を持たず，家族個々とその関係性をみつめることが重要である．

b. 家族システム理論

- 家族とは「絆を共有し，情緒的な親密さによってお互いに結びついた，しかも，家族であると自覚している2人以上の成員である」と定義される（フリードマンの定義）．したがって，家族は全体システムとして，相互関連性の観点からとらえられる．
- 一般システム論に基づき，家族は複数の個人が相互に関連し合って形成されるシステムである．そして家族システムは内部に母子・父子，きょうだい，夫婦などの小さなサブシステムを内包し，家族システムの上位には地域や社会システムがある．家族は，その上位システムである地域や社会との相互作用の中で存在しており，家族内あるいは地域や社会からのニーズに応じて変化していかなければならない．
- 家族システム理論は，家族を全体としてとらえる視点を提供するとともに，アセスメントの視点を示す．

c. 家族のアセスメント

1) 家族の心理状況のアセスメント

- 家族の衝撃に影響する因子として，小児の年齢があるが，わが子の危機的状況のために衝撃は大きく，通常の判断能力を失っていることも多い．

[アセスメント内容]
- 小児の入院による家族への影響
- 家族が現在抱えている問題や不安・疑問
- 各ストレス源はどのような種類で，強さや継続期間はどの程度か

2) 家族システムの開放性と家族内のサブシステムのアセスメント

- 家族がもつ人的なものを含む資源や，家族をとりまく社会的支援など，家族が有する対処資源により，家族がとれる対処方法が異なる．

[アセスメント内容]
- 家族の知識や年齢，体力，時間的余裕，経済的状況など家族に関する情報
- 家族の適応力，柔軟性，家族構成を含めた人間関係や勢力関係の状況など家族間の関係性
- 家族をとりまく親戚や知人，公的な社会資源などのソーシャルサポートの有無とその状況
- 健康問題が起きる前の状況や家族の過去の経験と，その際の対処方法

3) 家族のコミュニケーションパターンのアセスメント

- 家族のコミュニケーションは，家族システムのフィードバック機能として重要である．
- 家族システム内のサブシステムどうしの関係や，家族どうしのつながりについて把握する．

[アセスメント内容]
・家族の明確なコミュニケーションの有無
・ほかの家族への表現に対する反応の状況
・自由な自分の考えや意見の伝え合いの状況
・言語的メッセージと非言語的メッセージの一致の程度

4) 家族適応力のアセスメント

- 同じストレスであっても，感じる負担や脅威の程度，家族にとっての意味づけなどは，個々に応じて異なる．どのように認識しているかはストレス時の家族の姿勢や行動に影響するため，家族自身の認識を知ることが重要である．
- 家族の対処方法は，過去の経験に影響を受けるなど家族により特徴的な方法をとることが多い．したがって，家族が現在とっている対処方法のみならず，過去の対処経験を含めて把握し，多彩な対処方法がとれるように支援していく．

[アセスメント内容]
・家族が置かれている現在の状況についての認識
・家族が置かれている現在の状況について，どのように意味づけているか（深刻な脅威，家族の力で乗り越えられる，挑戦すべき課題など）
・家族が，ストレスに対処したり，現在の状況を乗り越えるために，必要なものや不足しているものの認識
・家族が今まで問題や困難に直面したとき，どのような取り組みをしてきたのか，どのような対処方法をとることが可能か
・家族が現在のストレス状況の中で，どのような対処方法をとっているか，対処方法に偏りはないか
・現在とっている対処方法は効果的か，対処の結果はどうか
・個々の家族の取り組みだけでなく，家族全体がどのように対応していこうとしているか

2 家族支援の理論と実際—家族支援のポイント

a. 小児への最善のケアを保証

- 家族にとってクリティカルな状況は，子どもを人質にとられたような気持ちになることもある．最善のケアが行われていることを家族が理解できるようにかかわることが重要である．
- 小児のケアが優先され，家族への配慮が行き届かない場合があるが，家族対応にあたるスタッフをつくるなどの環境を整え，積極的にかかわっていく．

b. 意味ある面会の実現

- 家族内のサブシステム間の関係や，家族員どうしのつながりや距離について，現在の状況だけではなく，健康問題が起きる前の状況についても情報を得て，家族全体を理解する．きょうだいの関係で面会が滞っていたり，十分な時間が確保できない場合は，きょうだいを一時的に預かるなどの配慮により，小児ときょうだい双方を含めた家族システムを支援する．
- 医療機器に囲まれさまざまなラインが挿入されていると，子どもに近づけない家族もいる．家族が面会しやすい環境を精神的・物理的に整える必要がある．鎮静中などに「話してもわからない」あるいは「面会にきても何もできない」と感じる家族もいるが，声をかけることの重要性を説明し促す．また，本の読み聞かせや，積極的に日常ケアへ参加することで，家族がもつ接近のニードの充足を図る．
- 生活スタイルの多様化などにより，遠方あるいは夜間にしか面会時間がとれない家族のために，24時間フリー面会など，面会時間の制限を緩和する．
- 入院時などは処置に追われるが，状況がわからず待つ時間は家族の不安を増強させる．可能な限り早期に初回面会の機会を設ける．短時間に終わっても，家族が状況把握をする機会になる．
- 面会時に小児特有の感染症の問題があるが，場合によってはきょうだいの面会をコーディネートすることも必要である．

c. 的確な情報提供

- 入院時は早期に病状や状況説明などについて，そのつど情報提供する．ベッドサイドで小児の状況を確認しながら説明したほうが理解を得られやすい場合以外は，別室で落ちついて説明を聞ける環境が必要である．
- 動揺した心理状況の家族は，説明されたことを理解できていないことがある．そのつど理解度を確認し，家族が確認しやすいように説明書を渡し，正確な情報を得られるように配慮する．
- 家族をとりまく親戚や知人，公的な社会資源などとの間で，情報や具体的な支援，交流を状況について把握し，必要な情報提供を行う．

d. コミュニケーションギャップの回避

- 家族のコミュニケーションのアセスメントを行い，家族システム内のサブシステムどうしの関係や家族どうしのつながりについて理解する．
- コミュニケーションがうまくとれていないと，誤情報が伝達されたり情報が伝わらないこともある．重要な決定を代弁する家族にとって，情報の質は重要である．
- コミュニケーションギャップを回避するために，そのつど家族の認識を確認し，キーパーソンとなるすべての家族に説明を行うことも検討する．
- 医療の専門家ではない家族が，ほかの家族に医療的説明をすることは大変むずかし

く，うまく伝わらないことを認識して対応することが重要である．

e. 家族のペースの尊重

- 家族システムは家族をとりまく環境からのさまざまな要請だけでなく，個々の家族の成長・発達や，生活の中で遭遇する想定外のさまざまなできごとに伴う変化にも対応していかなければならない．一時的に均衡が失われることもあるが，均衡を取り戻すために家族の状況を常に意識した支援が必要である．
- 核家族化や少子化，そして離婚件数の増加などで家族ニードは変化し，多様化していることを認識し，各家族に応じた対応を検討する．

f. 快適な環境整備

- プライバシーの確保は，急性期には物理的にも精神的にも容易ではないが，努めて配慮する．
- 病状によっては家族の病院待機が求められたり，付き添い希望がある場合などは，可能な限り家族のニーズに配慮した生活空間を提供する必要がある．場合によっては，小児のベッドサイドに家族の仮眠スペースを設けることなどを考慮する．

g. 支持と安心感と温かさの提供

- 健康な家族では，やりとりされるメッセージは明解で温かみがあり，家族員がオープンに自分の感情や考えを伝えられ，言語的メッセージと非言語的メッセージが一致している．明瞭なコミュニケーションパターンによる，家族の相互作用を支援する．

(中嶋　諭)

参考文献

1) 長戸和子：家族システム理論．新しい家族看護学（法橋尚宏編著），61-67頁，メヂカルフレンド，2010．
2) 池添志乃：家族発達理論．新しい家族看護学（法橋尚宏編著），67-71頁，メヂカルフレンド，2010．
3) 瓜生浩子：家族ストレス対処理論．新しい家族看護学（法橋尚宏編著），71-79頁，メヂカルフレンド，2010．
4) 飯野英親：小児救急患者と家族への対応．救急患者と家族のための心のケア，エマージェンシー・ケア夏季増刊：271-283，2005．
5) 千明政好，山勢博彰：救急患者家族の心理的特徴．救急患者と家族のための心のケア，エマージェンシー・ケア夏季増刊：19-29，2005．
6) 岡田洋子，茎津智子，佐藤雅子ほか：入院に伴う小児と家族の反応と看護．小児看護学2 小児の主要病状とケア技術，43-57頁，医歯薬出版，2008．

第 II 章

小児の
アセスメントと
症状別の対応

A 呼吸器系の症状アセスメントとケアの実際

1 呼吸器系のアセスメントの基本

a. 小児の呼吸の特徴

- 呼吸運動において，乳幼児では胸郭の断面が円形であり，肋骨がほぼ水平に並び，呼気と吸気の容積の差が少ないため胸式呼吸ができにくく，そのため横隔膜運動を主とする腹式呼吸となる．
- 幼児期になると胸郭断面は楕円形になり肋骨が斜めに並び，呼吸筋も発達し胸腹式呼吸となる．さらに学童では，胸郭・呼吸筋の発達により，胸部運動を主とする胸式呼吸になる．
- 小児の呼吸の特徴として，気道系は①咽頭・喉頭が柔らかく狭い，②気管や気管支が狭い，③末梢平滑筋組織の発達が不十分，④粘液分泌腺の過形成，などがある．また，臓器系は①胸郭が柔らかい，②相対的に肝臓が大きい，③腹部が膨張しやすい，などがある．以上をふまえ，小児では相対的に①呼吸抵抗が高く，②感染などによる分泌物増加や気道浮腫で容易に気道狭窄しやすく，③有効換気量が少なくなることから，呼吸困難を引き起こしやすい．

b. 呼吸状態のアセスメントの実際

- 小児の呼吸状態をアセスメントする場合，第一印象が重要となる．表情，全身色や呼吸パターンからまずは呼吸が苦しそうなのか，そうでないかを見た目でとらえる．"苦しそうな印象"を感じとれた場合は，表1の部位に変化がみられることが多い．
- さらに呼吸のフィジカルアセスメントを進めるうえで，まずはできる限り安静な状

表1　呼吸の異常サインが見られやすい部位と状態

部位	異常サインの状態
頸部	呼吸補助筋（胸鎖乳突筋，斜角筋，僧帽筋）の緊張，頸静脈怒張
胸部	陥没呼吸
腹部	呼吸パターン異常（呼吸数，呼気または吸気の延長），奇異呼吸
全身	全身色，チアノーゼの有無，虚脱症状，冷汗，冷感（末梢循環不全）

表2　クリティカルの状況における呼吸の重要評価項目

- 第一印象：パッと見た全身の印象
- 呼吸数と呼吸の深さ
- 呼吸パターン
- 呼吸音
- 呼吸障害のタイプと重症度

態で実施することが望ましい．しかし，小児では協力が得られにくく，安静時の呼吸状態を観察し続けるのは簡単ではない．
- 一方，安静時の観察では得られなかった情報が，安静が保たれていない状態で確認できることもある．呼吸に負荷がかかった場合に，安静時に聴きとれなかった喘鳴や副雑音が聴取されるなどの場面である．たとえば啼泣時や体動後に，あいまいだった喘鳴がはっきり聴きとれたなど，安静を優先としながら，今できるアセスメントに注目するのが重要となる．
- クリティカルな状況にある小児で，とくに重要な呼吸の評価項目（表2）を下記で解説する．

1）第一印象
- 呼吸をアセスメントする際は，最初に，苦しそうか，そうでないかを捉える．先述のように，"苦しそうな印象"は，表1の部位と呼吸の異常に現れることが多い．

2）呼吸数と呼吸の深さ
- 小児は，月齢・年齢などによって呼吸数や呼吸パターン（腹式呼吸から胸式呼吸へ）が変化する．また，入眠時と覚醒時，哺乳時や入浴時などの場面によっても異なるため，いつどのようなときに呼吸数が増加するのかを見極める必要がある．
- 小児での呼吸困難時の呼吸数とその深さは，以下のように分類できる．
①頻呼吸：呼吸の深さは変わらず，数が増加する．呼吸器疾患，心疾患，発熱，不安などでみられる．
②徐呼吸：呼吸数が少なくなる．低酸素血症や高炭酸血症，脳圧亢進などでみられる．
③過呼吸：呼吸数は変わらず，深い呼吸．代謝性アシドーシスなどでみられる．
④多呼吸：深い呼吸で数も増加する．新生児の一過性多呼吸などがある．
⑤減呼吸：呼吸数は変わらず，浅い呼吸．呼吸筋麻痺などでみられる．
⑥過換気：浅い呼吸で呼吸数は多い．心因性のものに過換気症候群がある．持続すると呼吸性アルカローシスを起こす．

3）呼吸パターン（努力性呼吸と異常呼吸）
- 小児の解剖学的，生理学的特徴から小児にみられやすい努力性呼吸（表3）があり，呼吸状態のアセスメントに役立つ．"苦しそう"という見た目のサインにもつなが

表3　努力性呼吸の種類

鼻翼呼吸	呼気時に鼻腔をできるだけ大きく開き，気道の抵抗を減少させる現象で呼吸とともに鼻翼が動く
肩呼吸	肩を上下して行う呼吸．肩で息をする状態
下顎呼吸	呼吸に合わせて下顎を動かす．口をパクパクさせてあえぐような呼吸
起坐呼吸	仰臥位では呼吸困難が増強するので，自発的に上体を起こしてしまう状態．肺水腫や喘息発作などでみられる
頭部前屈呼吸	呼吸と同時に乳児の頭部が前屈する状態で，呼吸補助筋である斜角筋と胸鎖乳突筋が働くために起こる
陥没呼吸	気道の狭窄により吸気の際，胸腔内圧の陰圧をより必要とするため狭窄部位に応じて胸骨上窩，鎖骨上窩，季肋部，肋間腔，剣状突起などに陥没がみられる

表4 代表的な異常呼吸

シーソー呼吸	吸気時に横隔膜が上がり，呼気のときに下がる
無呼吸発作	20秒あるいはそれ以下の呼吸停止
チェーンストークス呼吸	はじめは弱く，しだいに増強し多呼吸となり，次いで呼吸が再び減弱してついには無呼吸を示す．この過程が繰り返される．
ビオー呼吸	深さと早さがまったく不規則な呼吸が続き，その繰り返しの間に無呼吸がみられる．脳圧亢進時にみられる．
クスマウル呼吸	深く，ゆっくりとした呼吸で糖尿病性昏睡など高度のアシドーシスのときにみられる
呼気延長	下気道，末梢気道に狭窄がある場合にみられる
吸気延長	上気道に狭窄がある場合にみられる

表5 陥没呼吸の重症度

呼吸困難の程度	陥没の位置	部位の詳細
軽度〜中等度	肋骨下	肋骨縁直下の腹部
	胸骨下	胸骨直下の腹部
	肋骨間	肋骨と肋骨の間
重度	鎖骨上	頸部，鎖骨の直上部
	胸骨上	胸部，胸骨の直上部
	胸骨	胸骨の背骨方向の陥没

る重要項目である．さらに呼吸困難時の代表的サインとしては，視診による**表4**に示した異常呼吸があげられる．

- 胸郭の異常としての陥没呼吸は，その位置が重症度のめやすとなる．ただちに呼吸補助が必要な場合もあり，変化を見逃さない観察が重要となる（**表5**）．

4）副雑音の確認

- 異常呼吸の部位や程度，原因を検索するため呼吸音を聴取する．
- 聴診の際には正常呼吸音と副雑音を理解しておくことが重要である．代表的な副雑音を（図1）に示す．また，呼吸音は左右同じ高さで評価する．順序を図2に示す．
- 仰臥位で背部の聴診が困難な場合は，背部とベッドの間に聴診器を入れて聴診する．
- 聴診器には低音をとらえやすいベル型と，高音をとらえやすいダイアフラム型（膜型）がある．呼吸音の聴取には一般に膜型の面を用いる．

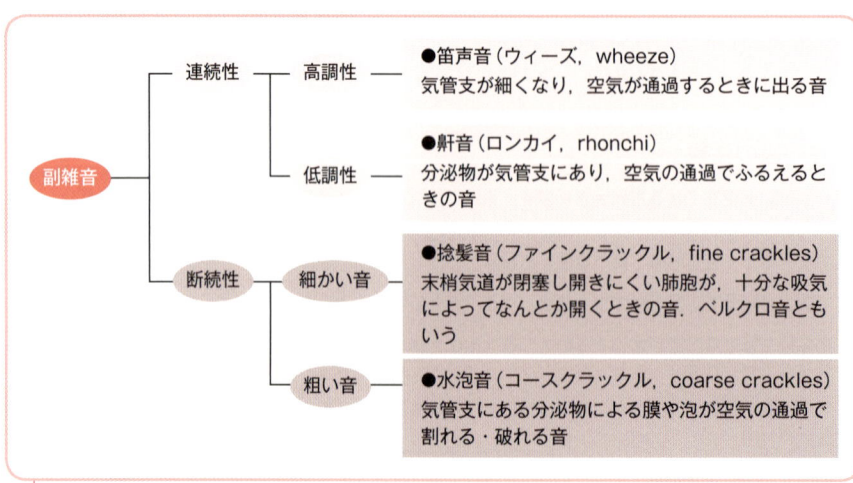

図1 代表的な副雑音

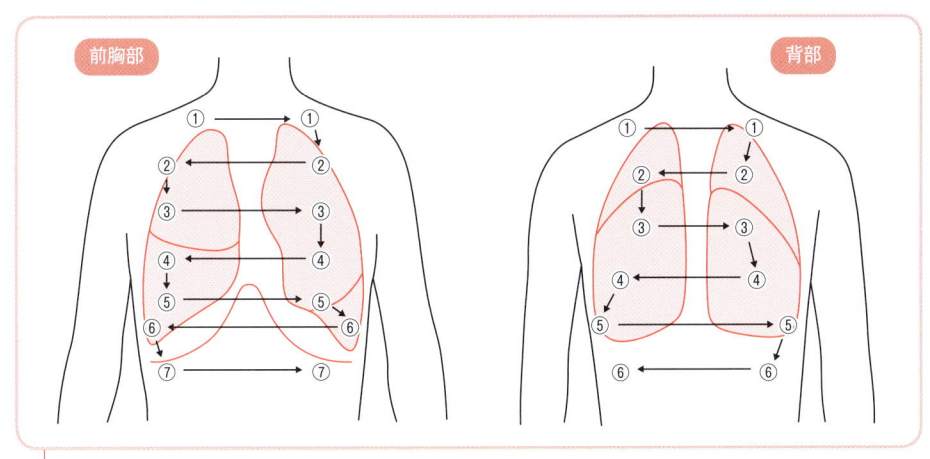

■ 図2 聴診の順序（左右は同じ高さで確認）

5) 呼吸障害のタイプと重症度

- 呼吸促迫状態にある小児は，無理な診察や検査，採血そして静脈ライン確保などの侵襲的な処置により呼吸状態がさらに悪化する危険性があるため，常に呼吸状態を観察し安定化を図りながら，対応することが求められる．
- 全身色，呼吸数，呼吸パターン，呼吸音で呼吸の評価を行い，呼吸障害のタイプ（表6）と重症度（表7）を見極めることが重要である．
- 小児の呼吸障害がどの病変部位（表8）に起因しているかを見極めることも大切になる．たとえば，上気道狭窄の病変では，陥没呼吸や吸気性喘鳴が特徴的であり，下気道狭窄の病変では呼気性喘鳴や呼気延長を認める．また，肺実質障害を呈する

■ 表6 呼吸障害のタイプと重症度

呼吸障害のタイプ	重症度（表7）
● 上気道狭窄 ● 下気道狭窄 ● 肺実質障害 ● 呼吸中枢障害	● 呼吸促迫 ● 呼吸不全

■ 表7 呼吸促迫と呼吸不全

呼吸促迫	● なんらかの原因により呼吸障害が生じると，呼吸数の増加，鼻翼呼吸，陥没呼吸，などの努力性呼吸が出現する．このような代償症状を認めるが酸素化と換気が保たれている状態．
呼吸不全	● さらに呼吸障害が進行し，酸素化障害（$PaO_2 < 60\,torr$，室温）や換気障害（$PaCO_2 > 50\,torr$）を呈する状態． ● チアノーゼに加え呼吸数減少や無呼吸，呼吸音の消失，意識障害などの重篤な症状が出現する．

■ 表8 病変部位別症状

	上気道狭窄	下気道狭窄	肺実質障害
症状	● 吸気性努力性呼吸亢進（陥没呼吸） ● 吸気性喘鳴（stridor） ● 吸気の延長 ● 嗄声（かすれ声）	● 呼気性喘鳴（wheeze） ● 呼気延長 ● 多呼吸 ● 咳嗽	● 時に呻吟（うなり声） ● 断続性副雑音 ● 咳嗽 ● チアノーゼ
進行後の状態	呼吸数低下（無呼吸），呼吸音減弱，意識障害		
代表的疾患	● 偏桃肥大 ● 舌根沈下 ● クループ ● 急性喉頭蓋炎　など	● 細気管支炎 ● 気管支喘息　など	● 肺炎 ● ARDS　など

病変では呻吟(うなり声)や断続性の副雑音が出現する.
- 急性呼吸不全が進行すると呼吸数低下,換気不良(呼吸音減弱),意識障害が出現するため迅速な対応を要する.
- 治療・処置後は,その反応を再評価することも重要である.治療により呼吸促迫が改善したようにみえても,短時間で再び増悪する場合もある.繰り返し呼吸状態を評価することが大切である.

2 呼吸困難

a. 呼吸困難とは

- 呼吸困難とは,努力性呼吸のみられる状態をいう.小児においては苦痛を訴えられない,あるいは表現を明確にできないことから,第三者が他覚的症状から発見することが重要となる.
- とくに乳幼児では,解剖学的特徴や中枢神経の未熟さから,呼吸困難に陥りやすく,また急速に呼吸不全へと進行しやすい.

b. 呼吸困難をきたしやすい疾患

- 小児において,呼吸困難をきたしやすい疾患を表9に示す.

c. 呼吸困難の観察

- 呼吸困難のアセスメントには,見た目の苦しさ(第一印象)をとらえることに加え,評価を深めるために,①呼吸数と呼吸の深さ,②呼吸の型とリズム,③副雑音の3つの観察が重要である(18頁参照).

d. 呼吸困難時の主なケア

1) 体位調整

- 呼吸困難時は,坐位やファーラー位などのできるだけ安楽な体位をとり,呼吸をしやすくする.

(1) 坐位,ファーラー位
- 気道を圧迫せず,横隔膜を下げて胸郭を広げるようにすることで空気が肺胞に入りやすくなり,楽に呼吸ができるようにするのが基本である.起坐位が代表的な体位

表9 小児(乳幼児と学童)で呼吸困難をきたしやすい疾患

乳幼児	学童
喘息性気管支炎,クループ,細気管支炎,百日咳,気管内異物,肺炎,胃食道逆流,気胸,先天性心疾患,心不全 等	気管支喘息,肺炎,気胸,貧血,中毒,外傷,先天性心疾患,心不全 等

で，上半身を起こして体の前にテーブルや枕を置き，もたれかかる姿勢をとる．乳幼児では抱っこやたて抱きの姿勢にすると精神的に落ち着き安楽が保たれることがよくある．

(2) 肩枕を使用した体位
- 乳幼児では気道の閉塞がある場合，頸部が伸展されるように，肩甲骨の下にたたんだタオルなどを入れる．口腔から咽頭，咽頭から気管へと気道が確保された状態となり，さらに舌根沈下による気道閉塞を予防する．小児の心肺蘇生時の気道確保で行われる体位で，呼吸困難時にも有効である（89頁図2参照）．

2) 体温の調節と安静
- 体温の上昇や興奮・啼泣は代謝亢進により，二酸化炭素の産生を増加させ呼吸困難を悪化させる．衣類，室温に気を配り体温の調節を行い，できるかぎり心身の安静に努める．

3) 腹部のアセスメント
- 便秘やガスの貯留による腹部膨満が呼吸困難の誘因となることがあるため，腹部のアセスメントと消化器症状の有無について観察を行う．

4) 口・鼻腔吸引
- 小児は咳嗽反射が未熟で，肺も器質的・機能的に未熟な状態であるため，気道や鼻腔に貯留した分泌物をうまく排出できないことが多い．そのため，援助の1つとして口・鼻腔吸引を行う場合がある．鼻腔吸引は，鼻汁の吸引にも有効だが，侵襲的であり，苦痛を伴うため最小限の時間で行えるようにする．

5) 吸入療法
- 呼吸困難時は，気道の閉塞により呼吸が妨げられることがある．吸入療法とは，気道の開存のため，気管支拡張薬などを霧状にして空気と混合させ，気管粘膜の局所や全身に作用させるために行う治療法である．
- 吸入療法が適応となる主な場面は，気管支喘息発作時の短時間作用型β_2刺激薬，急性細気管支炎でのアドレナリン，クループや喉頭浮腫でのアドレナリン，デカドロンの投与時などである．

3 チアノーゼ

a. チアノーゼとは

- チアノーゼとは，皮膚や粘膜が紫色を呈することをいい，毛細血管中の還元ヘモグロビンが5g/dLを超えると出現する．
- 新生児は胎児ヘモグロビン（286頁参照）が多く存在し，チアノーゼを起こしやすい．
- 小児のチアノーゼの原因は，無呼吸発作，先天性心疾患，重度の気管支喘息などさまざまであり，臨床で遭遇するきわめて重要な症状の1つである．

- チアノーゼを呈している小児は，一部を除き，呼吸困難などの症状を伴っており，緊急に対応しなければならないケースが多い．そのためにも，チアノーゼの病態生理，原因となる疾患などを十分に理解してケアすることが大切である．

b. チアノーゼの分類

- チアノーゼは病態生理によって大きく以下の2つに分けられる．

1) 中心性チアノーゼ

- 動脈血中の酸素濃度が低いために起こるチアノーゼのことである．換気不全や中枢性または神経筋疾患によりガス交換が悪くなり出現するチアノーゼや，心疾患など右左シャントのために動脈血の酸素飽和度が低下して出現するチアノーゼがある．
- 中心性チアノーゼは，四肢，爪床と同様に舌，口腔内，眼瞼結膜などの粘膜や体幹にチアノーゼが認められる．
- 原因疾患は呼吸器系疾患，循環器系疾患によるものが多く重症かつ緊急性を要することが多い（表10）．
- 小児で中心性チアノーゼを観察する際は，まず呼吸器系疾患か循環器系疾患かを判断する．評価には，SpO_2が有用であり，とくにパルスオキシメーターを上下肢に装着することで右左シャントの有無を診断する指標になる．
- このほか多血症やメトヘモグロビン血症に伴うチアノーゼがある．

表10 チアノーゼの分類と主な疾患

1. 中心性チアノーゼ
1) 肺疾患：肺炎，気管支炎，気管支喘息，無気肺，気管支肺異形成
2) 気管支狭窄：動脈輪，気管支異物，仮性クループ
3) 機械的肺機能抑制：縦隔腫瘍，横隔膜ヘルニア，胸郭変形，膿胸
4) 中枢性または神経筋疾患による低換気 ❶中枢性無呼吸，鎮静薬過量投与，低血糖発作 ❷頭蓋内出血，脳炎，髄膜炎 ❸重症筋無力症，進行性筋萎縮症，ウェルドニッヒ—ホフマン病
5) チアノーゼ性心疾患：大血管転位症，三尖弁閉鎖症，肺動脈弁閉鎖症，総動脈幹遺残症，ファロー四徴症，総肺動脈還流異常症，左室低形成症候群，単心室
6) アイゼンメンジャー症候群
7) 原発性肺高血圧症
8) 多血症：真性多血症，2次性多血症，高粘稠症候群
9) メトヘモグロビン血症（15％以上のメトヘモグロビン）
2. 末梢性チアノーゼ
1) 心拍出量低下：心不全，甲状腺機能低下症，ショック
2) 動静脈閉鎖
3) 寒冷への曝露
4) レイノー現象

2）末梢性チアノーゼ

- 末梢において酸素の供給よりも消費が多い場合や，心拍出量の低下により毛細血管を血液が循環する速度が遅い場合などに起こる．指，耳朶など体の中で冷たくなりやすい個所に認められ，小児ではとくに手指，足指の先端，手掌，足底などに認められる．SpO_2は正常である．

c. チアノーゼ出現時の主なケア

1）安静の保持

- チアノーゼのある小児は酸素供給量が少ないことが多い．そのため，酸素消費量が最小限となるように，泣かせ続けないなど，できるだけ安静を保つことが重要である．
- 安静の保持には，小児の欲求を満たせるようアセスメントすることが求められる．啼泣の原因として，空腹，おむつの汚れ，点滴のもれ，衣類や掛け物の温度調節の不適，母子分離などが考えられる．まずは不快因子を取り除き，その後に抱っこであやしたり，ゆりかご式ベビーベッドなどで精神的安定を図る．

2）排便コントロール

- 便秘などによる怒責は，無酸素発作やチアノーゼを引き起こすため，毎日排便がみられるように調整していく．

3）酸素投与・吸入・吸引などの実施

- 小児の場合，酸素投与や吸入，吸引などの呼吸ケアは協力を得られにくく，また不快感などにより啼泣してしまい，かえってチアノーゼが悪化してしまう状況を招くことがある．小児に合わせた対応と，短時間で的確に実施する技術が必要になる．
- 酸素投与であれば，マスクとカニューラでどちらが協力を得られやすいか，不快なしぐさが少ないかを評価する．吸入療法では家族と一緒に実施すると泣かずにできることは多い．また，口・鼻腔吸引時など侵襲が加わる場合は"十分な観察を行いながら，安全にかつ短時間で愛護的"に実施することが重要である． （大谷尚也）

参考文献
1) 道又元裕編：人工呼吸ケア「なぜ・何」大百科，340-384頁，照林社，2005.
2) 池松裕子：クリティカルケア看護の基礎，111-139頁，メヂカルフレンド社，2003.
3) 藤田一美：小児の人工呼吸器管理．人工呼吸ケアのすべてがわかる本（道又元裕編），284-315頁，照林社，2001.
4) 磨田裕：もっとも新しい人工呼吸ケア，50-54頁，学研メディカル秀潤社，2005.
5) 馬場一雄：小児生理学，113-128頁，へるす出版，2005.
6) 妙中信之：症例から学ぶ急性呼吸不全．呼吸器ケア 5（8）：55-99，2007.
7) 杉澤栄：重症小児の看護ケア．小児看護 29（7）：880-888，2006.
8) 森川昭廣，西間三馨：小児気管支喘息治療・管理ハンドブック，2-29頁，日本小児アレルギー学会，2006.
9) 上田康久：麻疹肺炎．小児内科 36（1）：162-165，2004.
10) 上田康久：チーム医療としての呼吸リハビリテーション．小児診療 67（12）：2247-2252，2004.
11) 上田康久，梅原実：急性呼吸窮迫症候群（ARDS）．小児疾患診療のための病態生理（第3版），110-115頁，東京医学社，2002.
12) American Heat Association：Search for and Treat Causes of Acute Deterioration. 43-44, American Heat Association, 2006.
13) 丸川征四郎編：ナースの質問119．132頁，南江堂，2002.

B 循環器系の症状アセスメントとケアの実際

1 循環器系のアセスメントの基本

- 循環器系は心血管系ともよばれ，心臓の自動能および心臓・血管それぞれの自己調節機能により，外部から制御を受けなくても，身体の基礎的代謝を維持するだけの血流配分を可能としている．
- この調節能力には限界があり，循環器系の破綻は生体機能および生命維持不全へと直結する．とくに，予備力の低い小児においては，もっとも注意しなければならないアセスメント項目の1つである．

a. 循環動態とは

1）血圧の構成要素

- 循環器系が維持されているということは，心血管系から全身に十分な血流配分がされているということである．臨床上，心臓からの血流を測定するのは不可能なので，間接的な指標として，血圧が用いられる．血圧を決定する構成要素は，心拍出量と末梢血管抵抗であり，次の式で表される．

    血圧＝心拍出量×末梢血管抵抗

- この式から，血圧が上昇しているときは，"心拍出量が増加している"か，"末梢血管抵抗が増加している"か，または，"両者が増加している"かのいずれかとなる．また，血圧が低下しているときは，"心拍出量が低下している"か"末梢血管抵抗が減少している"か，または，"両者が減少している"かのいずれかとなる．

2）心拍出量

- 心拍出量とは，1分間に心臓から拍出される血液の量（L/分）であり，1回心拍出量［1回の心収縮で心臓から拍出される血液の量（L/回）］と1分間の心拍数を乗じたものである．

    心拍出量＝1回心拍出量×心拍数

3）心拍出量の規定因子

- さらに心拍出量は，①心収縮力，②前負荷，③後負荷の3つの因子によって規定される（図1）．
- ①心収縮力とは，心臓が血液を駆出する力のことである．心収縮力は，心筋の収縮・弛緩能力，自律神経，心筋細胞イオンなどに影響される．
- ②前負荷とは，心臓が収縮する直前にかかる負荷のことで，心室の拡張収縮期圧で表される．前負荷は，拡張期容積，つまり全身からの静脈還流量（循環血液量）が多

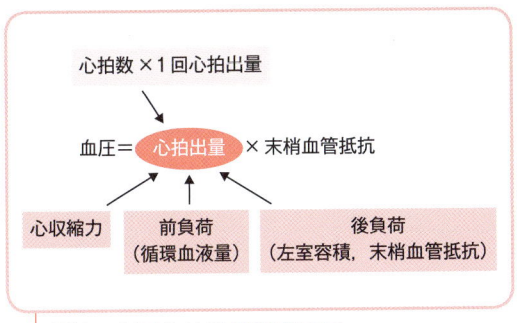

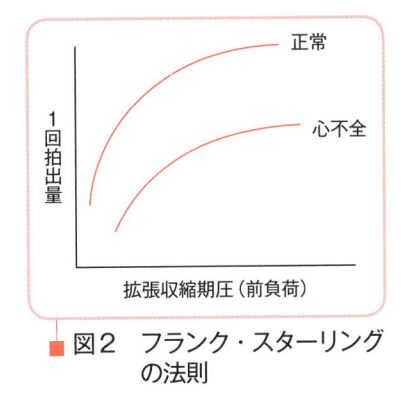

■ 図1　1回心拍出量規定因子

■ 図2　フランク・スターリングの法則

くなることで増大する．また，フランク・スターリングの法則に従って，生理的範囲内では，拡張期容積の増大により，心筋がより引き伸ばされたぶん強く収縮し，心拍出量が増大する．心不全などにおいて心筋の収縮性が低下すると，この機能は低下する（図2）．

③後負荷とは，収縮期に左心室から大動脈に血液を拍出する際に心室にかかる負荷のことで，左心室では大動脈圧（いわゆる血圧），右心室では肺動脈圧に反映される．後負荷を規定するものは，左室容積と末梢血管抵抗（末梢血管の固さ，末梢血管収縮）である．

b. 循環器系のアセスメントとケアの実際

- 循環器系のアセスメントとケアは，前述の循環動態の基礎を理解して行うとよい．まず，小児における循環動態指標の基準値を知っておき，それぞれの指標が変化，もしくは正常から逸脱した場合に，以下の項目に従ってアセスメントを行う．また表1に，実施時のポイントをまとめる．

1）血圧が維持，代償されているか，または，どのように代償されているか

- 循環器系が維持されているかどうかをみるもっとも端的な指標は血圧である．まず，血圧が維持されるかを素早く認識し，維持されていなければ，ただちに介入を行う．
- 血圧が維持されているけれども，そのほかの循環指標に変化がある場合，はたらいている代償機構は何かをアセスメントする．
- 血圧を維持するためには，心拍出量を上げるか，末梢血管抵抗を上げるか，もしくはその両方を上げる．そのため，心拍出量を上げるために心拍数が上がっている

■ 表1　循環器系のアセスメントとケア実施時のポイント

❶ 循環器系のアセスメントとケアを行うときには，循環動態の基本を理解する．
❷ まず第1に，血圧が維持されているかをみる．維持されていなければ，ただちに緊急介入を行い，維持されていれば，代償機構がはたらいているかをアセスメントする．
❸ 循環動態の指標をみる際には，1つの指標だけをみるのではなく，同時にいくつもの指標をみて，総合的に評価する．
❹ 心拍出量を変化させる規定因子（心拍数，心収縮，前負荷，後負荷）をもとにアセスメントをし，介入を行う．

か，末梢血管抵抗を上げるために末梢冷感が著明になっているかなどを観察する．
● これらの代償機構には限界があり，有効的な介入がされなければ，心拍出量は一気に低下する．また，末梢冷感があるからと安易に温めると，代償機構の阻害により血圧が下がることもあるので注意する．

2）各指標との関連性
● たとえば血圧が下がっている場合，ほかの循環動態指標はどうなっているのか観察する．
● 血圧が低下傾向で心拍数が上昇し，中心静脈圧（CVP）は低下，尿量も減少していれば，出血や脱水など，なんらかの原因によって，循環血液量が減少していることを考慮する．
● 血圧も心拍数も同時に低下しているが下がり方は緩徐で，CVP，尿量は基準値，顔色良好で末梢が温暖であれば，入眠や鎮静薬などの影響によるものかもしれない．あるいは，血圧も心拍数も同時に下がり，尿量減少，意識レベル低下し，顔色不良で末梢冷感が著明であれば，非代償性のショック状態であり，ただちに緊急介入が必要である．

3）各指標が変化する要因の有無
● たとえば心拍数が上昇している場合，血圧は正常もしくは上昇し，なおかつ呼吸数も上昇している．
● このとき，これらの指標が上昇するほかの因子がないか観察する．小児が痛みを感じていたり，発熱していれば，痛みや発熱を緩和する必要がある．あるいは，ガス交換がうまくいかず，努力呼吸により循環動態に影響を与えているようなら，そのほかの呼吸に関する指標を観察し，努力呼吸を緩和する治療とケアが必要である．

4）血圧変化と規定因子（心収縮力，前負荷，後負荷）の関連（図3）
● 血圧が変化した場合，以下のどの規定因子が関連しているかを考え，それぞれの場合の介入の準備を行う．

(1) 心収縮力
● 心筋梗塞，心筋症，心タンポナーデなど，心筋の収縮・弛緩能の低下時や，不整脈，心筋細胞イオン（Ca^+，K^+，Mg^+）の異常などにより心収縮力は低下する．一般的に，開心術後は心収縮力が低下する．
● 心収縮力は心エコーにて，左室駆出率（ejection fraction：EF）や心壁運動（wall motion）で評価される．心収縮力を増加するには，強心薬（ドパミン，ドブタミン，アドレナリン，ノルアドレナリン，イソプレナリン）が投与される．心収縮力は，前負荷にある程度依存するので，前負荷の調節も行う．

(2) 前負荷
● 脱水や出血などで循環血液量が減少している場合，前負荷は低下し，血圧は下がる．この場合は輸液や輸血を投与することで前負荷を増加させる．心不全時には，水分制限や利尿薬の投与で前負荷を下げて，心容量負荷を軽減する．
● 前負荷の指標は，血圧，心拍数のほかに，CVP，肺動脈楔入圧（PCWP），心エコー

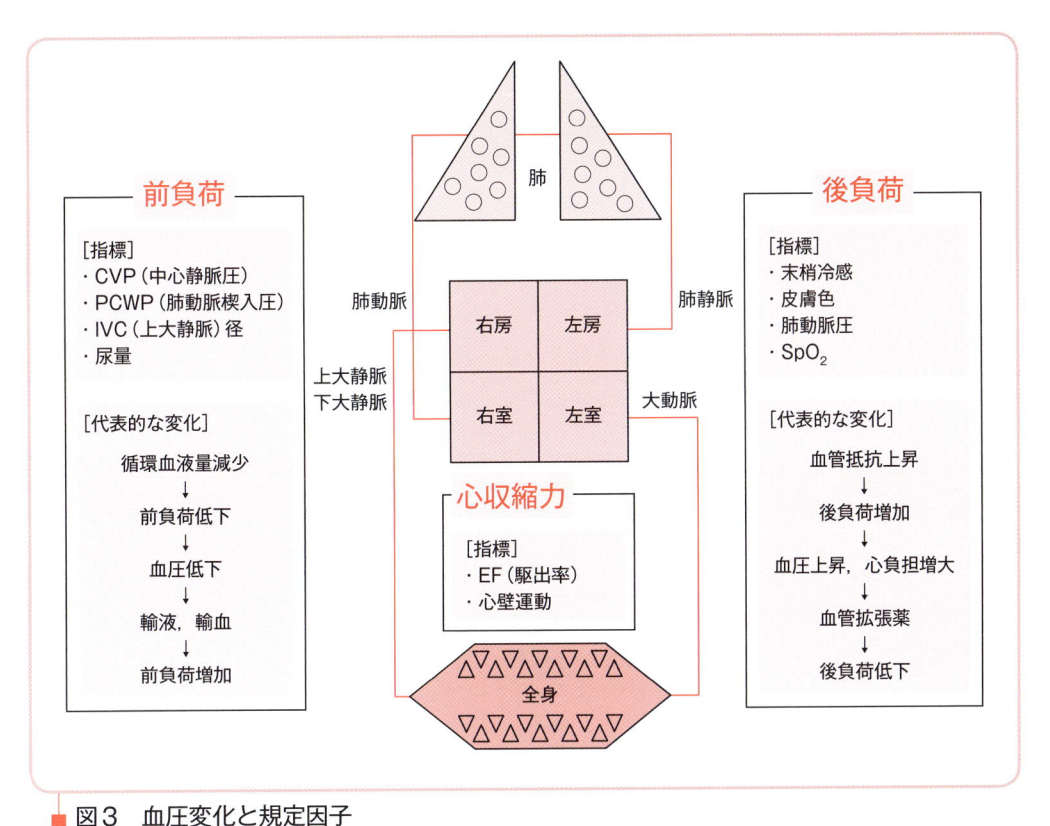

■ 図3　血圧変化と規定因子

による上大静脈（IVC）径および尿量などである．

(3) 後負荷

- 血液の粘稠度が上がる，血管弾性が低下する，血管が収縮する，これらにより血管抵抗が上がり，後負荷は増大する．
- 後負荷の増大によって血圧は上がるが，心臓はこの血管抵抗に打ち勝って血液を駆出しなければならず，心負担が増大する．
- 後負荷の指標は，末梢血管抵抗の指標となる末梢冷感，皮膚色などや，肺血管抵抗の指標となる肺動脈圧，動脈血酸素飽和度などがある．後負荷を下げるためには，血管拡張薬（ニトロプルシド，ニトログリセリン，一酸化窒素）などが使用される．後負荷を上げて血圧を上昇させたい場合には，バソプレシンなどが使用される．

2 脱水

- 脱水は成人よりも小児に起こりやすく，小児クリティカルケア領域において，頻繁に遭遇する体液異常の1つである．また，適切な対処がされなければ，脳の障害や生命に危険が及ぶこともありうる．一般的であるが，決して見過ごされてはならない症状の1つである．

a. 小児が成人よりも脱水症になりやすい主な理由

- 小児は体重に占める水分および細胞外液の割合が大きく，一日に入れ替わる水分量が成人よりも多い．小児の摂取した水分の入れ替わる速度（水代謝速度）は体重あたり成人の約3.5倍である．つまり，乳児が7時間水分をとらないのは大人にとって24時間水分をとらないことと同等である．
- 腎機能（尿濃縮力）が未熟で，体内水分が不足してきたときに水分の保持ができない．乳児の尿濃縮力は，成人の約半分である．
- 新生児，乳児は口渇を言葉で訴えることができず，口渇感があっても自力で水分補給ができない．

b. 脱水の病態

- 脱水は，血漿細胞外液である血清ナトリウム（Na）量によって，等張性（130～150 mEq/L），高張性（>150 mEq/L），低張性（<130 mEq/L）に分類される．小児における脱水のうち，約60～65％が等張性，30～35％が高張性で，低張性は5％以下である．

1）等張性脱水

- 水分摂取不良時などに，電解質と水がほぼバランスを保ったまま喪失する場合に起きる．体液は細胞外液区分から主に失われるので，血漿量は有意に減少し，それに併い循環血液量も減少する．等張性脱水を起こした小児は，循環血液量減少性ショックに特徴的な症状を呈する．

2）低張性脱水

- 電解質喪失が水喪失を上回る場合に起こり，食塩欠乏性脱水ともよばれる．嘔吐や下痢などで水と電解質を失って，水だけ補充されるときなどに起こる．
- 体液は，濃度の低い細胞外液から濃度の高い細胞内液に移動するので，細胞外液量の喪失は著しく，しばしば循環血液量減少性ショックを起こす．
- 低張性脱水では，細胞外液喪失の割合が大きいので，等張性脱水や高張性脱水に比べると，重篤な身体症状を呈しやすい．

3）高張性脱水

- 水喪失が電解質喪失を上回る場合に起こり，水欠乏性脱水ともよばれる．電解質の摂取過剰もしくは水分喪失により起こる．多量の発汗があるにもかかわらず，水分摂取がされない場合や，塩分を大量に含んだ液体を摂取したときなどに起こる．
- 体液は，濃度の低い細胞内液から濃度の高い細胞外液に移動するので，循環血液量は維持され，外見上の脱水所見が著明でないことが多い．しかし細胞内は脱水になっており，進行すると重篤な神経症状やけいれんを起こす可能性が高い．

表2　脱水症の程度と臨床症状

臨床症状・所見	軽度	中等度	高度
体重減少 　乳児 　年長児	 ＜5％ ＜3％	 5〜10％ 3〜9％	 ＞10％ ＞9％
皮膚 　緊張度 　色調 　四肢体温	 良好 青白い ややひんやり	 低下 浅黒い ひんやり	 かなり低下 斑点状 冷たい
意識状態	正常	正常	嗜眠
粘膜	乾燥	かなり乾燥	からからに乾燥
大泉門	平坦	少し陥没	明らかに陥没
循環状態 　血圧 　脈拍	 正常 正常または軽度頻脈	 正常か低下 頻脈	 低下 頻脈（脈は触れにくい）
尿量	軽度減少	乏尿	無尿
検査所見 　pH 　尿素窒素 　尿比重	 7.3〜7.4 正常 ≒1.020	 7.0〜7.3 上昇 ＞1.030	 ＜7.1 著明に上昇 ＞1.035

[小林陽之助：小児科学．第2版（小林陽之助，金子一成編），122-126頁，金芳堂，2008より引用]

表3　脱水時の輸液療法

	輸液の選択	輸液速度，輸液量，輸液期間
第Ⅰ期 急速初期輸液 （2〜3時間）	循環血液量の回復をめざし，脱水のタイプを問わず，血清電解質組成に近い細胞外液補充液を投与する（ラクテックD，ソリタ-T1，ソルデム1号など）	10〜20mL/kg/時，高張性脱水の場合は5〜10mL/kg/時を，通常，2回の排尿が確認されるまで
第Ⅱ期 緩速均等輸液 （20〜23時間）	電解質濃度を調整した均衡多電解質液を投与する（ソリタ-T3号，ソルデム3号など）	通常，乳児500mL，幼児750mL，学童1000mL程度の輸液をⅡ期の時間（24時間―Ⅰ期に要した時間）で均等に輸液する．高張性脱水では輸液量は通常の75％にし，48時間程度かけてゆっくり補正する

c. 脱水を伴う小児のアセスメントとケアの実際

1）アセスメント：脱水の程度と緊急度の把握

(1) 体重の減少度

● 乳児では，体重減少度が5％未満が軽度，5〜10％が中等度，10％以上が高度脱水とされる（幼児では，それぞれ3％未満，3〜9％，9％以上）．

(2) 臨床症状

● 一般的な脱水所見，水分出納のほかに，循環血液量減少性ショック症状（代償性・非代償性）と神経症状（意識障害，けいれんなど）の有無・進行に注意する．脱水の程度と一般的な臨床症状を表2に示した．

2）ケアの実際

● 小児の意識が清明で，経口摂取が可能であれば，番茶や白湯，経口補水液やイオン水などを与える．この時，少量を頻回に与え，嘔吐を誘発しないように注意する．

- 経口摂取が不可能，もしくは経口摂取だけでは必要水分量が不足する場合は，医師の指示に基づいて輸液を投与する．脱水時の輸液療法は，急速初期輸液が必要とされる第Ⅰ期と，緩速均等輸液に移行する第Ⅱ期に分けて行われる（表3）．
- 清潔の保持と2次感染の予防を行う．口腔・口唇乾燥に対しては，含嗽やワセリンなどを塗布し，全身の清潔を保持する．

3 浮腫

- 浮腫とは，皮下組織に間質液（血管外に存在する細胞外液）が異常に貯留した状態をいい，正常な体液の循環になんらかの障害が生じるために起こる．小児のクリティカルケア領域においても，浮腫はよく観察される症状の1つで，さまざまな原因によって起こるが，その原因，要因をきちんとアセスメントしてケアすることが重要である．

a. 浮腫形成の機序

- 組織間腔に入った体液が再び出ていく要因には表4の5つがあり，これらの要因のいずれかが障害されると，組織間腔の圧は上昇し，浮腫が形成される．

表4 浮腫形成の障害要因
❶静脈静水圧
❷血管内と組織間腔の膠質浸透圧
❸毛細血管の半透過性
❹組織圧
❺リンパ液の流れ

1) 静脈圧の亢進

- たとえば，長時間同じ姿勢でいたり，窮屈な衣類やサポーターを巻いていたりすると静脈還流が停滞して，静脈圧と毛細血管圧が上昇する．これにより体液は血管内に戻ることが困難となり，組織間腔にたまり浮腫を生じる．このほかに典型的な例は，左右シャントを有する心疾患により，肺循環に負荷がかかって起こる肺水腫と，門脈亢進に伴って起こる腹水である．

2) 血漿タンパク質の減少

- 血漿タンパク質レベルが低下すると，体液を血管内に膠質浸透圧で引き戻すことができなくなり，体液が組織間腔に貯留する．ネフローゼ症候群による大量のアルブミンの喪失，食事中のタンパク質不足，胸水・腹水からのアルブミン喪失，（時として）経静脈輸液により血漿タンパク質が希釈された場合の低タンパク血症（4.5g/dL以下）でみられる．

3) 毛細血管の透過性

- 毛細血管壁が傷害されたり，その透過性が変化すると，組織間腔に血漿タンパク質が滲出し浮腫を形成する．これは熱傷を含む炎症，過敏反応により，毛細血管が傷害された場合に起こる．

4) 組織圧の上昇

- 眼窩や外陰部などの構造が疎な部位は組織圧が上昇しやすく，浮腫はこれらの部位に早期にかつ容易に起こる．肺水腫の原因も，静水圧の上昇とともに肺組織の疎性

構造に要因があるといわれている．

5）リンパ管系の閉塞
● リンパの流れが閉塞されると，タンパク質内容物に富んだ浮腫を生じる．この状態は小児ではまれであるが，リンパ系器官の外傷やリンパ節摘除などで起こりうる．

b. 浮腫を伴う小児のアセスメントとケアの実際

1）アセスメント

(1) 浮腫の観察
● 浮腫の部位・程度，圧痕の有無，皮膚の色や緊張，全身性か局所性か．とくに浮腫が出現しやすい部位は，顔，手背，下肢などであるが，重症患者では，背部，後頭部，外陰部などにも著明に現れる．

(2) 一般状態やそのほかの症状
① 肺水腫，脳浮腫，肝腫など，臓器浮腫に伴う症状の観察（肺音，呼吸状態，神経症状，腹囲，肝腫大など）
② 水分出納，体重の増減
③ 検査データの把握（電解質，アルブミンなど）
④ 浮腫の原因と考えられる病態生理，事象の考察

2）ケアの実際
● 安静と保温により臓器の負担を軽減させ，血液の循環を促す．
● 皮膚の保護を行う．浮腫のある皮膚は脆弱で傷つきやすいため，清潔を保つとともに，乾燥した肌には保湿剤を塗る，外部からの圧迫，刺激を避けるなど皮膚を圧迫したり，傷つけることのないように細心の注意を払う．
● 安楽な体位の工夫（肺浮腫や腹水，心臓性の浮腫の場合は，上体を挙上する，下肢の浮腫の場合は下肢を挙上するなど）を行う．また，マッサージや定期的な体位変換を行い，同一部位の圧迫を予防し，循環を促す．

4 不整脈

● クリティカル領域に携わる看護師であれば，不整脈の基本的知識を知っておくことは必須であり，心電図の波形も読みこなせることが望ましい．しかし，さまざまな疾患病態を扱うクリティカル領域において，すべての不整脈を正確に判読することは，それなりの経験と時間を要する．
● 重要なことは，小児の不整脈の特徴を理解するとともに，不整脈が発生した場合に，緊急治療がただちに必要なのか，治療を要するが急がなくてもいいのか，それとも様子観察していいのかを判断し，正しい介入方法を選択することである．

■ 表5　不整脈の原因

薬剤	テオフィリン，カフェイン，ジゴキシン，抗不整脈薬
感染	心内膜炎，心筋炎，リウマチ熱
内分泌代謝異常	電解質異常（低K血症，高K血症，低Ca血症，高Ca血症，低Mg血症），尿毒症，甲状腺機能亢進症，褐色細胞腫
心臓の構造異常	心筋症，心臓腫瘍，僧帽弁逸脱症，先天性心疾患，開心術後，不整脈源性右室心筋症，早期興奮症候群（副伝導路）
そのほか	母体SLE，遺伝性QT延長症候群，中心静脈カテーテル

[小林陽之助：小児科学．第2版（小林陽之助，金子一成編），384-387頁，金芳堂，2008より引用]

a. 小児の不整脈の特徴

- 小児期の不整脈の原因はさまざまであるが（表5），その頻度に年齢依存性がある．
- 基礎疾患をもたない特発性不整脈が多く，明らかな基礎心疾患のない不整脈には，予後良好なものが多いが，先天性心疾患，心疾患術後，特発性心筋症などに合併する不整脈には重篤なものがあり，注意が必要である．また，自律神経系に関与した不整脈が比較的多く，生理的に正常な現象であることがほとんどである．

b. 代表的な小児の不整脈

1）洞性不整脈
- 学童期によくみられる．呼吸性にRR間隔が変動し，吸気時に心拍数が増加，呼気時に減少する．管理不要である．

2）心房性期外収縮
- 新生児期，乳児期でよくみられる．単発性のものは問題ない．多源性や連発性のものは慎重な経過観察を要する．

3）心室性期外収縮（図4）
- 学童期で多くみられる．単発性，単形性は，問題ない．多源性，連発性，基礎心疾患があるものは，運動負荷で増加するので，突然死の危険性もあり，運動制限と慎重な経過観察を要する．

4）発作性上室性頻拍（図5）
- 新生児から学童期までによくみられる．心拍数は普通200回/分前後となる．持続すると，心不全をきたすため，迅速な治療が必要である．まず，顔面に氷をあてたり，頸動脈を圧迫するなどの迷走神経刺激法を試みる．眼球圧迫は，網膜剥離をきたすおそれがあるため行わない．
- 迷走神経刺激法で効かなければ，アデノシンを急速静脈内注射する．いったん発作がおさまっても再発することがしばしばあり，ジギタリス，年長児ではプロプラノロールやベラパミルの予防投与を行うこともある．

5）心室頻拍（図6）
- 心室性期外収縮が3連発以上，心拍数が120回/分のものをいう．30秒以上持続す

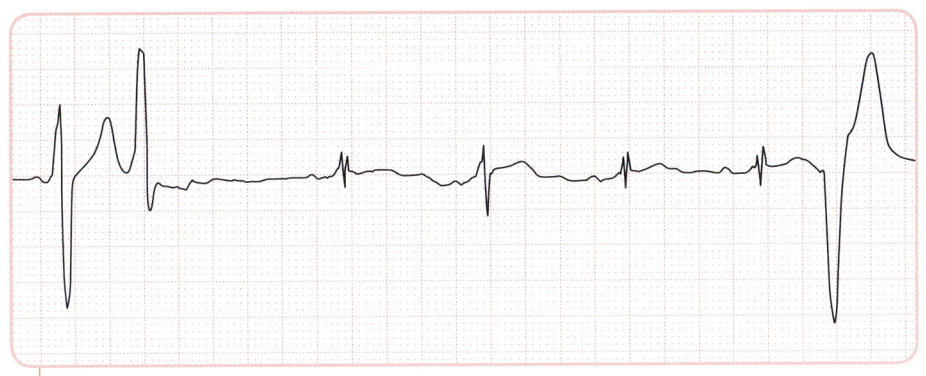

■ 図4　心室性期外収縮（多源性の例）

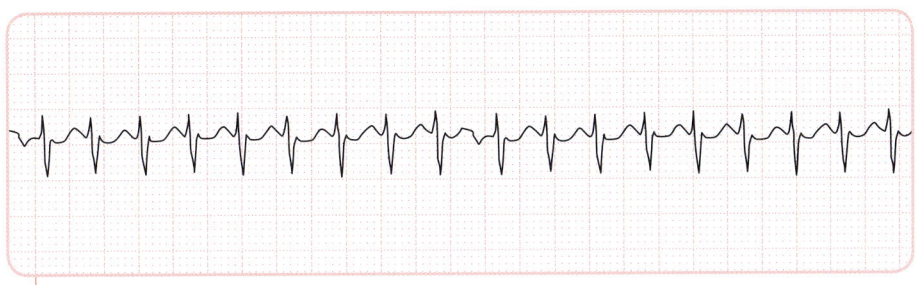

■ 図5　発作性上室性頻拍

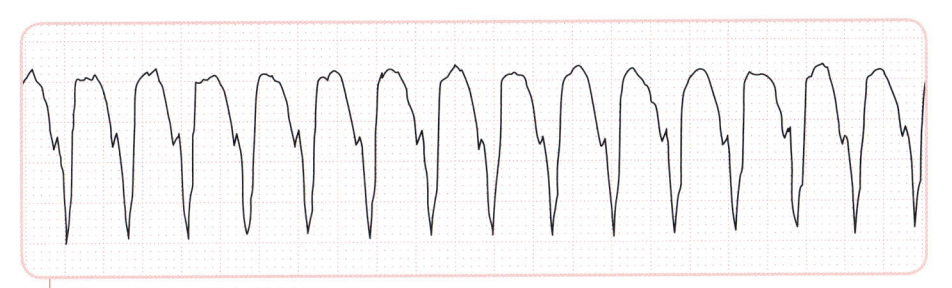

■ 図6　心室頻拍（持続性）

るものを持続性心室頻拍，30秒未満のものを非持続性心室頻拍という．
- QRS波形が多形性のものは，心室細動へ移行しやすい．症候性のものは治療の適応があり，薬物治療やカテーテルアブレーション（直流通電や高周波通電によって，頻拍性不整脈の原因となる心筋組織を破壊する治療）が行われる．

6）房室ブロック（図7：3度房室ブロック）

- 1度房室ブロック，2度房室ブロック（Wenchebach型〔ウェンケバッハ〕，Mobitz型〔モビッツ〕）は無症候性で，基礎疾患がなければ，通常，治療の必要はなく経過観察となる．ただしMobitz型では，症候性の徐脈や意識低下を伴う場合もあり，この場合はペースメーカーの適応となる．
- 3度房室ブロック（完全房室ブロック）は，意識低下や心拍出量の低下，心不全や突然死の原因となることが多く，ペースメーカー植込みの適応となることが多い．

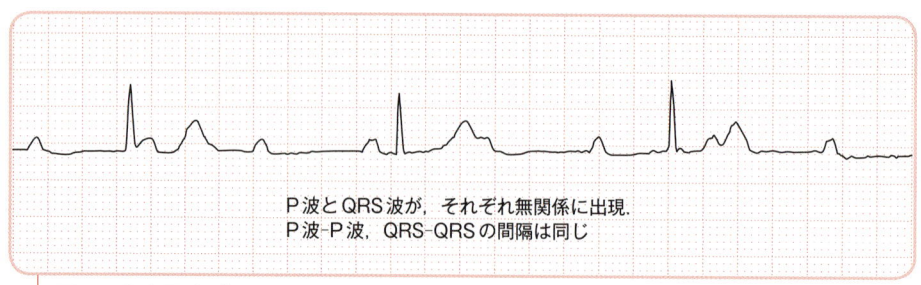

■ 図7　3度房室ブロック

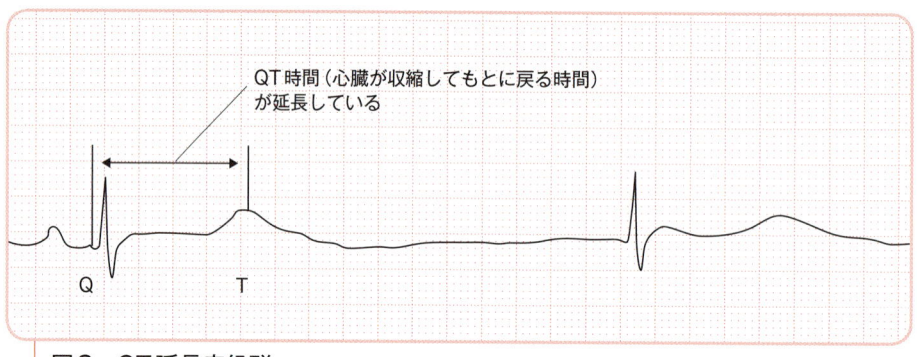

P波とQRS波が，それぞれ無関係に出現．
P波-P波，QRS-QRSの間隔は同じ

QT時間（心臓が収縮してもとに戻る時間）が延長している

■ 図8　QT延長症候群

7) QT延長症候群（図8）
- QT時間の著明な延長（0.46秒以上）をきたし，トルサド・ド・ポアンツ（torsade de pointes）とよばれる多形性心室頻拍を生じ，失神，突然死を引き起こす可能性の高い症候群である．先天性のものは遺伝性であり，後天性のものは，薬剤性，電解質異常などが原因となる．薬物治療，ペースメーカー植込みなどが行われる．突然死の可能性があり，定期的な診察と運動制限が行われる．

c. 不整脈発現時の対応

1) 波形は正常であるか．それとも正常から逸脱しているのか確認
- 正常心電図波形を知っておくとともに，その小児にとっての基礎波形を知っておく．勤務の始めなどにモニター心電図レコード（ベースストリップ）をとっておくとよい．

2) 何の不整脈であると考えられるか．緊急対応が必要か確認
- 一般的な不整脈とその緊急度を知っておく（表6）．正常または基本波形から逸脱した波形がみられた場合は，ただちに波形を記録する（イベントストリップ）．モニター心電図と12誘導心電図の違いを理解し，必要であれば，12誘導心電図をとる．

3) 不整脈出現時の血行動態・一般状態の変化をアセスメント
- とくに，意識状態の変化，血圧低下の有無．次に，動悸，胸痛などの自覚症状の有無，乳幼児の場合では，啼泣や不機嫌さを評価する．

表6 緊急度による不整脈の分類

致死的不整脈：救急蘇生を要する	●心停止（Cardiac Arrest） ●心室細動（Vf） ●脈なし心室頻拍（Pulseless VT） ●無脈性電気活動（PEA） ●心静止（asystole） ●症候性徐脈	治療を要する	●発作性上室頻拍 ●洞不全症候群 ●QT延長症候群 ●血圧低下を伴わない次の不整脈：心房粗動，心房細動，房室ブロック ●症状を伴う次の不整脈：洞頻脈，洞徐脈，房室ブロック（1度・2度），期外収縮
緊急治療を要する	●脈あり心室頻拍（VT） ●発作性上室頻拍（PSVT） ●血圧低下を伴う次の不整脈：心房粗動（AF），心房細動（Af），房室ブロック	治療を要しない	●症状を伴わない次の不整脈：洞頻脈，洞徐脈，房室ブロック（1度・2度），期外収縮

4）その不整脈の臨床的意義を評価し，緊急度，介入の必要性を判断

●不整脈の種類，意識レベル，血行動態の変化，自覚症状の有無などを併せて，緊急介入・応援要請の必要性，医師への報告のタイミングを判断する

d．緊急度による看護師の対応

1）致死的不整脈

①ただちに，応援を要請する．この時，決して小児の傍から離れず，大声で叫ぶか，緊急コールボタンを押す．

②動脈ラインの圧波形を認めないか，頸動脈の触知が不能であれば，ただちに胸骨圧迫を開始する．

③応援の看護師は，救急カート，気管挿管，人工呼吸，除細動，経皮ペーシングなどの準備をし，医師の介助を行う．

④応援看護師または外回りの医師は，家族に連絡，状況説明を行う．

⑤心拍が再開された後も，慎重なモニタリングと管理を行う．

2）緊急治療を要する不整脈

①意識レベルの低下，高度の血圧低下を伴う場合は，致死的不整脈に準じる．

②心電図を記録し，医師に報告する．

③救急カートを近くにおいて，薬物投与，ペースメーカー挿入，除細動，救急蘇生などの準備を行う．

④医師の指示に基づき，薬物療法などの処置を行い，慎重なモニタリングと管理を行う．

3）緊急ではないが治療を要する不整脈

①心電図波形を記録し，脈拍，血圧，意識などの低下がないか確認する．

②不整脈の頻度が増加したり，小児が症状を訴える場合は，早めに医師に報告する．状態が安定していれば，様子を観察しながら，機会をみて，医師に報告する．

③医師の指示に基づき慎重なモニタリングと管理を行う．

5 ショック

- ショックの定義は，時代によって変遷しており，文献によってもさまざまである．現在，一般的なショックの定義は，「酸素とエネルギー基質の需要・供給のバランスがくずれ，細胞機能障害が生じる病態」または「組織の灌流不全により組織の酸素および代謝需給バランスがくずれた状態」などとされる．キーワードは以前の「循環血液量の減少」ではなく，「組織つまり，細胞レベルでの低灌流と酸素需要と供給のバランスの破綻」となる．

a. ショックの分類

- ショックの分類もまた，従来の病因的分類から循環動態を重視した分類に変遷している（表7）．また，これとは別に，ショックは，血圧への影響を基盤にした重症度による分類がある（表8）．
- 代償性ショックは，組織の灌流不全徴候（表9）があるが，収縮期圧は正常である（血圧が代償されている）．酸素供給が低下すると，脳や心臓などの重要臓器の血流を維持しようと，生体の代償機序がはたらく．心拍数増加（頻拍），体血管抵抗増加（末梢冷感，脈圧減少），内臓血管抵抗上昇（腎：尿量低下，腸管血流低下）などが一般的な代償機序で，この機序により，血圧を維持しようとする．
- この代償機構が破綻すると血圧は低下する．低血圧はショックが相当進行した後に出てくる晩期の所見で，臓器障害や心停止が差し迫っている状態であり（敗血症性ショックの場合は，炎症性メディエーターの放出や活性化により，早期に低血圧と

表7 ショックの分類

病因的分類（旧）	循環動態的分類（新）
●出血性ショック ●心原性ショック ●神経原性ショック ●敗血症性ショック ●アナフィラキシーショック	●循環血液量減少性ショック：出血性，体液喪失 ●心原性ショック：心筋性，心機能不全，不整脈 ●血液分布異常性ショック：敗血症，アナフィラキシー，神経原性 ●閉塞性ショック：心タンポナーデ，肺塞栓症，緊張性気胸

表8 重症度によるショックの分類

- 代償性ショック：灌流不全があるが，血圧正常
- 非代償性ショック（低血圧性ショック）：灌流不全あり，低血圧あり

表9 組織の灌流不全徴候

- 脈拍微弱
  - ・代償性ショックで末梢触知不全
  - ・非代償性ショックで中枢触知不全
- 毛細血管再充満時間（CRT）の延長：2秒以上
- 皮膚蒼白・冷汗
- 意識レベルの低下
- 尿量低下＜1〜2mL/kg/時
- 高乳酸血症　Lactate＞4mmol/L

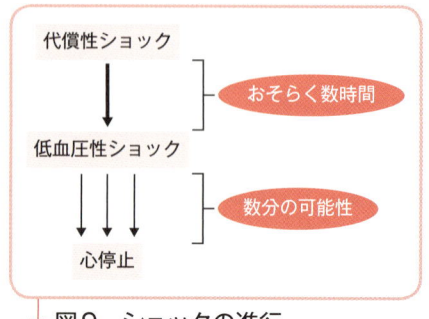

図9 ショックの進行

代償性ショック → 低血圧性ショック（おそらく数時間）→ 心停止（数分の可能性）

なることがある），その速度は加速度的に進行するといわれている（図9）．なお，アメリカ心臓協会（AHA）のガイドラインでは，1～10歳の小児における低血圧は，以下の式で求められる値を下回る場合であると定義されている．

70 mmHg ＋（小児の年齢×2）mmHg

b. 各ショックの特徴と治療の実際 （図10）

1）循環血液量減少性ショック

- 小児のショックでもっとも多くみられ，下痢や嘔吐などの水分喪失が主要な原因である．
- 小児において，血圧と体液喪失量との関連は不明確であるが，一般的に50～100 mL/kgの体液喪失があれば，低血圧性ショックに陥るとされる．
- 循環血液量減少性ショックに対するもっとも効果的な治療は輸液の急速投与で，生理食塩液やリンゲル液などの等張電解質輸液を20 mL/kgで急速静注投与し，必要に応じて繰り返す．等張電解質輸液を3回投与しても改善しない場合は，ほかの原因を考えるか，治療を変更する（膠質液や輸血など）．
- 出血性の循環血液量減少性ショックに対しても，等張電解質輸液20 mL/kg急速静注投与から開始し，失血の補充には，濃厚赤血球を10 mL/kg急速静注投与する．

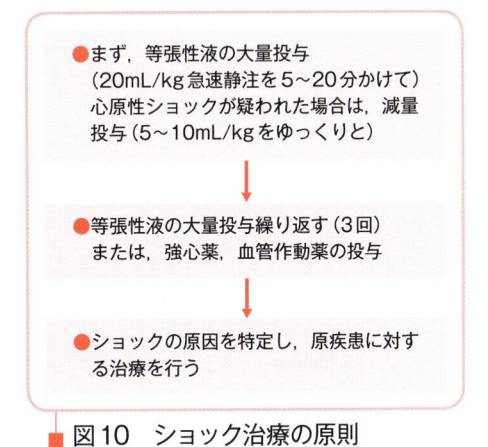

■ 図10　ショック治療の原則

- まず，等張性液の大量投与（20 mL/kg急速静注を5～20分かけて）心原性ショックが疑われた場合は，減量投与（5～10 mL/kgをゆっくりと）
- 等張性液の大量投与繰り返す（3回）または，強心薬，血管作動薬の投与
- ショックの原因を特定し，原疾患に対する治療を行う

2）心原性ショック

- 心筋機能障害により組織灌流が不十分となる．心拍出量の減少，著しい頻拍，体血管抵抗の増加を特徴とする．2次的肺水腫により呼吸仕事量が増加していることが多い．
- 輸液によって循環呼吸状態が悪化すれば心原性ショックを疑い，5～10 mL/kgの等張電解質輸液を緩徐に投与する．呼吸仕事量の減少のため，酸素投与のほかに，二相性陽圧呼吸（BIPAP）や機械的人工呼吸が考慮される．中心静脈路の確保を行い，集中モニタリングのもと，強心薬（陽性変力作用）や血管拡張薬などの投与が行われる．

3）血液分布異常性ショック

- 組織灌流は血流の分布異常により障害され，灌流が不十分となる部位（内臓など）がある一方で，代謝需要を上回る血流を得る部位（骨格筋や皮膚）もある．
- 体血管抵抗の低下（脈圧の増大）や血流分布異常の徴候（意識変容と乳酸アシドーシスがあるにもかかわらず皮膚が温かい）があれば，血液分布異常性ショックを疑う．
- このショックでもっとも多くみられる敗血症ショックは，炎症性メディエーターやサイトカインの放出により体血管抵抗が低下し，初期には末梢が温かくなり，血圧は早期に低下する（ウォームショック）．
- ショックの進行に伴い体血管抵抗は増加し，末梢は冷え，脈拍が微弱になっていく（コールドショック）．治療は，拡張して増大した血管内容積を満たすことと（等張

電解質輸液20 mL/kgボーラス），体血管抵抗の低下に対して，アドレナリンなどの血管収縮薬の投与が必要になることもある．

4）閉塞性ショック
- 物理的な血流障害により心拍出量が低下し，組織灌流が不十分となる．閉塞性ショックの臨床徴候は，重症の循環血液量減少性ショックと鑑別が困難なことがあるが，循環が不良で，中心静脈の上昇と静脈うっ血を認めたら，閉塞性ショックを疑う．対応のポイントは，通常のショック治療と並行して，ショックとなっている原因を特定し治療を行うことである．

c. そのほかのショックの一般的管理

1）体位調整
- 血圧低下時は，トレンデレンブルグ体位（仰臥位で頭部を低く，足を約30度高くした状態）により，静脈還流を促し血圧を上昇させるといわれるが，脳浮腫の助長や呼吸機能低下の可能性もあり，注意して行う（頭部を下げずに下肢のみ挙上など）．
- 意識があり，血圧の安定している小児には，本人のもっとも楽な体位をとらせる．呼吸負荷のある場合は，上体を挙上する．

2）酸素投与
- 気道確保し，高流量酸素投与が行われる．意識レベル，呼吸状態，ショックの程度により，NPPV（非侵襲的陽圧換気）や，気管挿管後，機械的人工呼吸が行われる．

3）血管確保
- 気道と呼吸が確保できれば，優先して血管確保が行われる．できるだけ太いゲージの針で2本以上確保することが望ましい．末梢静脈の確保が困難な症例には，ただちに骨髄針留置（☞180頁）が行われる．必要に応じて，中心静脈路が確保される．

4）モニタリングと頻回の評価
- 小児の一般状態，バイタルサインを頻回あるいは継続的にモニタリングし，評価することで，治療の効果，次の治療の方向性を判断する．

5）補助的検査
- ショックの結果，生じる可能性のある臓器機能障害や代謝障害の評価を行うために，表10の補助的検査が行われる．必要に応じて，是正される．

表10　ショック対応時の補助的検査

❶全血球算定		出血・輸液によりヘモグロビン・ヘマトクリット値減少，敗血症により白血球数異常，DICにより血小板減少
❷血糖値		ショック時のストレスにより通常増加
❸カリウム		腎機能不全，アシドーシス，利尿薬の投与により増加または減少
❹カルシウム		敗血症，輸血により減少
❺乳酸		組織低酸素血症，糖産生により増加
❻動脈血ガス分析		組織低灌流，腎不全などによりアシドーシス
❼静脈血酸素飽和度（SvO_2）		酸素供給の不足か消費の増加により，低値または血流の分布異常か酸素消費の低下により高値

d. ショック時のアセスメントとケアの実際

●ショックの病態生理と治療を理解してアセスメントとケアを行い，ショックの進行を最低限に抑えるとともに，異常の早期発見と早期介入に努める．

1）小児の状態の観察

- 意識レベル，活気，機嫌
- 呼吸状態，酸素飽和度
- 血圧，心拍数，脈の緊張
- 体温，尿量
- ショックの5P：蒼白（Pallor），冷汗（Perspiration），虚脱（Prostration），微弱な頻脈（Pulselessness），呼吸促迫（Pulmonary deficiency）

2）モニター類の準備

●必要に応じて以下のモニターを準備し，頻回あるいは継続的な観察を行う．

- 心電図モニター，パルスオキシメーター，持続血圧計，持続体温計，動脈ラインと圧モジュール，中心静脈ラインと圧モジュール，尿道カテーテル

3）1次心肺蘇生，ショック治療，原疾患治療の準備と介助

●気道確保，酸素投与，気管挿管，人工呼吸器の準備を行う．
●輸液，血液製剤，救急蘇生薬，そのほか代謝補正薬，原疾患の治療薬と医療機器の準備を行う．

4）小児・家族援助

●小児，家族への説明を行い不安の軽減と，プライバシーの確保に努める．

（森口ふさ江）

参考文献

1) American Heart Association：PALSプロバイダーマニュアル（日本語版）AHAガイドライン2005準拠，16-17頁，シナジー，2008．
2) 卯野木健：クリティカルケア看護入門―声にならない訴えを理解する，66-84頁，ライフサポート社，2009．
3) 江島豊，及川千代：ICUエキスパートナーシング，第2版（加藤正人監，星邦彦，長谷川正志編），91-97頁，南江堂，2004．
4) 安部紀一郎，森田敏子：関連図で理解する―循環機能学と循環器疾患のしくみ，第3版，日総研，2010．
5) 小林陽之助：小児科学，第2版（小林陽之助，金子一成編），122-126頁，金芳堂，2008．
6) 松尾宣武，濱中喜代：新体系看護学29-小児看護学②健康障害をもつ小児の看護．146-149頁，2003．
7) LFホエーリー，DLウォン：新臨床看護学体系―小児看護学（常葉恵子，吉武香代子，小林登訳），314-320頁，医学書院，1985．
8) 小林陽之助：小児科学．第2版（小林陽之助，金子一成編），468頁，金芳堂，2008．
9) 松尾宣武，濱中喜代：新体系看護学29-小児看護学②健康障害をもつ小児の看護．163-165頁，2003．
10) LFホエーリー，DLウォン：新臨床看護学体系―小児看護学（常葉恵子，吉武香代子，小林登訳），320-325頁，医学書院，1985．
11) 長嶋正寛，住友直方，牛ノ濱大也：小児不整脈―診断・治療・予後・管理，2-3頁，診断と治療社，2005．
12) 江島豊，及川千代：ICUエキスパートナーシング，第2版（加藤正人監，星邦彦，長谷川正志），98-102頁，南江堂，2004．
13) 小林陽之助：小児科学，第2版（小林陽之助，金子一成編），384-387頁，金芳堂，2008．
14) American Heart Association：PALSプロバイダーマニュアル（日本語版）AHAガイドライン2005準拠，62-111頁，シナジー，2008．
15) 小林陽之助：小児科学，第2版（小林陽之助，金子一成編），98-100頁，金芳堂，2008．
16) 志馬伸朗，橋本悟：小児ICUマニュアル―エビデンスを取り入れた小児集中治療，第5版，11-13頁，永井書店，2005．
17) 杉中宏司，岡本健，田中裕：ショックの定義と病態生理．レジデント1（8）：16-20，2008．

C 脳神経系の症状アセスメントとケアの実際

1 脳神経系のアセスメントの基本

- 脳や神経は，全身の生体活動を調節する重要な機構である．この機構の障害は，頭蓋内に生じた1次性の病変によるものだけでなく，頭蓋外の病態に影響を受けて2次的に生じうる．
- 小児は各臓器の代償能力が未熟である．さらに，体に生じた異常から脳を保護する機構である脳血管関門も未熟であり，脳・神経系に2次的な障害をきたしやすい．
- 小児は体に生じている変化を伝えられない，あるいは正確に言語化できないことが多く神経機能の異常を見逃しやすい．さらに挿管管理のもとで持続的な鎮静薬や鎮痛薬の投与が行われるような状況下ではその発見が困難となりやすい．
- 本項では重症な小児への脳・神経系のアセスメントという視点から，頭部の外観，意識，脳神経機能および神経学的異常所見のアセスメントについてポイントを述べる．

a. 頭部の外観のアセスメント

- 小児の身長や体重に占める頭部の割合は大きく，幼少であるほど顕著である．
- 眼は成人よりもやや低い位置にある．出生時から光や動きをとらえ，30cm前後の位置にあるものを注視できるが視力は低い．出生後1ヵ月ほどで追視が，4ヵ月ほどで色の識別ができる．
- 耳は眼とほぼ同じ高さに位置する．出生時より音（とくに高い音）を鑑別できる．6ヵ月で音源を探そうとする．幼少児では突然の大きな音に驚愕や動作の停止といった反応をみせる．
- 乳児の頭蓋骨は分離しており，線維組織によってつながれている（縫合）．この分離骨間には大泉門（9～18ヵ月で閉鎖），小泉門（～3ヵ月で閉鎖）というスペースが存在する．
- 大泉門は，前頭部に指を置き，頭頂部方向へ軽く触れながら動かしていくと，骨のない柔らかい部位として触知できる．通常は平坦で柔らかく，かすかに拍動を触れる．頭蓋内圧が増すと，大泉門は硬く膨隆し拍動性が増す．この特徴から頭蓋内圧の推測に用いられる．
- 圧亢進が長期にわたると，圧の分散のため骨が離解し頭囲拡大が生じる．この点は，頭蓋骨の癒合が強固ではない乳幼児がもつ特殊な頭蓋内圧の緩衝機構ととらえることができる．

b. 意識のアセスメント

- 意識の評価では主観的要素が入りやすいためスケールなどのツールを用いて評価することが多い．評価に要する時間が短く簡便で，妥当性があり，共通認識できるものが望ましい．
- AVPUスコア（表1）は外的な刺激（音と痛み）への反応性をみることで，簡便で迅速に評価でき伝達することができる．救急外来や急変時の迅速評価などに適している．
- 長期的な神経学的評価には，小児用に修正されたGlasgow Coma Scale（GCS, 表2 44頁）が用いられる．会話能力を獲得する前の小児でも評価できるようになっている．
- ツールは評価と伝達，記録を容易にする手段である．一方で意識に関する情報を網羅することはできない．「普段と違う」「なにかおかしい」など直感的であっても有用だと考えられる所見は記録を残すよう努める（ありのままの情報として記録し，主観的な解釈と混同しない）．

表1 AVPU小児反応スケール

A：意識清明（Alert）	目覚めて，活動的刺激に適切に反応
V：声に反応（Voice）	名前を呼んだり，大声で声をかけたとき
P：痛みに反応（Pain）	爪床を圧迫する，胸部をつねるなどの痛み刺激にだけ
U：無反応（Unresponsive）	刺激に反応しない

c. 脳神経機能のアセスメント

- 脳神経は12対の神経で構成され，神経核が脳幹に位置する（第ⅠおよびⅡ神経を除く）．この特徴から，脳神経機能の評価は脳幹に生じた障害やその進行度の指標に用いられる．
- 対光反射や頭位変換眼球反射（人形の眼現象）は意識障害時の脳幹機能評価などに用いられる反射で，クリティカルケア領域では重要な所見である（☞「3. 意識障害」47頁，「4. 瞳孔異常」49頁）．
- 脳神経機能の詳細な評価方法は他書に譲るが，一般的に小児では検査に協力が得られにくく，また緊張からも所見が取りにくい．日常的な行動や遊び，周囲への反応から大まかな機能の評価を行い，必要に応じてより詳しいアプローチを行うなどの工夫が必要である．

d. 神経学的な異常所見のアセスメント

1）頭蓋内圧亢進に関連した症状と徴候

- 頭蓋内圧（Intracranial Pressure：ICP）亢進は頭蓋内のコンパートメント（脳実質・血液・脳脊髄液）のいずれかの体積が過度に増加することで生じる．急性の出血や浮腫では急激な圧亢進から突発的に症状を呈するが，緩徐な圧の上昇をきたす病態ではある程度進行するまで症状を生じないこともある．
- 特異な症状はないが，全体的な症候から推測できる（表3 44頁）．小児では不機嫌，活気のなさ，易刺激性，哺乳力や摂食意欲低下などの非特異的所見から疑いを抱くことが多い．一方で乳幼児では，解剖学的特徴から大泉門膨隆や頭囲拡大など

■ 表2　小児と乳児用に改変されたGCS

反応	小児	乳児	スコア
開眼	自発的に		4
	よびかけに応じて	声に応じて	3
	痛みに応じて		2
	開眼せず		1
最良の音声反応	見当識，適切	機嫌よい発語	5
	混乱	不機嫌，啼泣	4
	不適切な発語	痛みに応じて啼泣	3
	理解不能な発語 非特異的発音	痛みに応じて うめき声	2
	発語発声なし		1
最良の運動反応	指示に従う	自発的 目的をもった動き	6
	疼痛部位識別	触ると逃避	5
	痛みで逃避		4
	痛みで異常屈曲		3
	痛みで異常伸展		2
	体動なし		1
合計	3〜15		

■ 表3　頭蓋内圧亢進に伴う症状・徴候

	症状	特徴・機序
自覚的	悪心・嘔吐	悪心を伴わず突然生じることも多い
	頭痛	早朝に生じやすい 立位より臥位で増強する
他覚的	神経学的症状	けいれんや意識障害，眼所見の異常 易刺激性をきたすこともある
	うっ血乳頭	ICP亢進による視神経乳頭のうっ血
	クッシング徴候	脳血流維持のための代償反応である（血圧上昇，脈圧増大，徐脈）
乳幼児に特有	大泉門の膨隆	骨欠損部から圧が逃げることで生じる
	頭囲拡大	圧による骨縫合の離開による
	体重増加不良	慢性的に繰り返す嘔吐による栄養障害（ICP亢進症状による2次的所見である）

特有の所見を認める（上記）．発生の機序から考えると頭蓋内圧亢進に対する特異性が高い所見と考えられる．

2）髄膜刺激に関連した症状と徴候

- 髄膜が炎症や出血などによって刺激された際，さまざまな症状が確認できる．
- 症状としては頭痛や嘔吐などを認めるが非特異的である．髄膜刺激徴候としてはケルニッヒ徴候やブルジンスキー徴候，項部硬直などが認められるが，一般的に乳幼児では確認するのが困難であることが多い．経験的に，股関節，膝関節，踝の関節を屈曲する下肢の動きにより，痛みなどの反応を認めることがある．

2　頭痛

- "痛み"は自覚的症状であり，頭痛もその1つである．一般的に，対象の主観的訴えを正確に把握するのはむずかしい．また重症度と訴えの強さは一致しないことをしばしば経験する．
- 小児領域では言語コミュニケーションをとれない，あるいは正確に言語化できないなどの点から，その把握がより困難となる．また異なる部位の痛みを"頭痛"として訴える場合もある．

- 頭痛は単に身体的な問題ではなく，精神・社会面など患者のQOLに大きな影響を与える．
- 小児は頭痛の存在を訴えることができない可能性が高いことを念頭に置き，頭痛から原因を診断するだけでなく，病態から頭痛の存在を推測しケアを考慮することも必要である．

a. 頭痛の分類

- 頭痛は国際的分類法により，1次性頭痛と2次性頭痛に分けられる．
- 1次性頭痛（Primary headache）は，ほかの原因疾患がなく，頭痛という症候により診断されるものをさす．片頭痛や緊張型頭痛，群発頭痛などがこれにあたる．
- 2次性頭痛（Secondary headache）は，なんらかの原因に続発して頭痛が生じたもので病因により分類される．小児で代表的なものとして感染症や副鼻腔炎，頭部外傷に伴うものがある．
- クリティカルケア領域において頭痛を訴える小児の看護で重要なポイントは，1次性と2次性の鑑別，さらに緊急度の高い2次性頭痛を見落とさないことである．（注記：生命予後からみたポイントで，1次性頭痛が臨床的に問題でないというわけではない）．

b. 頭痛のアセスメント

- 頭痛は頭蓋内の血管拡張，痛覚感受部位に生じた炎症・牽引などにより生じる．また，頭頸部の筋緊張，眼，歯，鼻，耳疾患からの投射など頭蓋外にその発生要因があるものも存在する．これらからわかるように頭痛の原因疾患は多岐にわたる．
- 症状の時間的特徴や発熱，神経学的所見などから原因を推測する（表4）．

1）頻度

- 1次性頭痛である片頭痛をもつ小児は少なくないとされる（成人の有病率が10〜

表4 小児の頭痛のアセスメントと考えられる原因

時間的特徴	発熱・神経学的所見など		主な原因
急性 （時間〜日）	発熱（＋）	神経学的異常*（＋）	髄膜炎，脳炎・脳症，脳膿瘍，ADEM，V-Pシャント感染
		神経学的異常*（－）	全身性感染症（上気道炎，肺炎，敗血症） 局所性感染症（中耳炎，副鼻腔炎，う歯）
	発熱（－）	神経学的異常*（＋）	頭蓋内出血
		神経学的異常*（－）	副鼻腔炎，眼科・歯科疾患，低酸素血症，高炭酸ガス血症，低髄圧症候群（腰椎穿刺後に生じることがある）
亜急性 （数日〜週）	神経学的異常*（＋）		水頭症，脳腫瘍，慢性硬膜下血腫
	神経学的異常*（－）		副鼻腔炎，眼科・歯科疾患，高血圧
慢性 （月〜年）	反復性		片頭痛，緊張性頭痛，群発頭痛，三叉神経痛，MELAS
	持続性		慢性緊張性頭痛，心因性，うつ病，脳腫瘍，水頭症，脳動静脈奇形，もやもや病

*髄膜刺激症状，脳圧亢進症状，局所神経症状などを含む
[荒木清：小児の頭痛「頭痛の診療の進め方」．小児科49（4）：393，2008を参考に作成]

表5　問診のポイント

問診の項目	内容
始まった時期	いつから始まったか（例：3年前より，5歳から，3日前，急に　など）
頻度	年に数回　月に数回　一週間に数回　ある時期はほぼ毎日
持続時間	1時間以内　数時間　約1日　数日間
部位	片側　全体　両方のこめかみ　後頭部・首　眼の奥　顔面
性質	脈を打つような（ズキンズキン）　締め付けられるような 眼をえぐられるような　殴られたような
程度	じっとできず転げ回るぐらい　寝込んだり，じっとしていたい 我慢できるけどいたい
前駆症状や併発症状	眼がチカチカしたり，ぼやける　涙が出る　悪心・嘔吐 首や肩の痛み・こり　光・音・声が不快である
誘発したり 悪化させる要因	時間や行動，環境の変化などの要因 （例：朝方起きる際に，仕事が忙しくなると，頭を振ると）
今までの対処法	鎮痛薬の内服　受診や検査をしたことがあるか
ほかの症状・既往	発熱の有無　首が動きにくい　周期性嘔吐症の既往の有無
家族歴の有無	頭痛持ちの家族がいるか　脳血管疾患の既往の有無

［荒木清：小児の頭痛「頭痛の診療の進め方」．小児科 49（4）：391, 2008を参考に作成］

15％に対して，小児では7歳で3％，15歳で10％の有病率[1]）．2次性頭痛では，感冒などを含む感染症や耳鼻科・歯科領域の疾患に伴うものが多くを占める．

- 頻度は低いが緊急性の高いものとして，中枢神経系感染症や頭部外傷（頭蓋内出血）に伴うものがあげられる．小児では非外傷性脳出血はまれだが[2]，緊急性は高く注意して鑑別する．

2）頭痛の問診とフィジカルアセスメントのポイント

- 鑑別には問診が重要となる（表5）．部位や時間的要素や家族歴を聴取する．
- 頭痛の既往の有無にかかわらず，「これまでに経験のない最悪の痛み」には注意すべきである．「突然始まった」「症状が増悪傾向である」といった訴えも同様に緊急度の高さを示唆する．
- 神経学的所見として髄膜刺激徴候（項部硬直）は必ず確認する．脳圧亢進症状，麻痺，巣症状から緊急度の高い病態を疑う場合は，血液検査に加えて頭部画像検査（麻痺などがある場合，梗塞の否定のためにMRI・MRAが必要になることもある）を早急に実施する．
- 幼少児で髄膜刺激徴候のある場合，頭頸部を触診すると嫌がる，啼泣するなどの反応がみられることがある．頭頸部筋肉の過緊張や圧痛を認める場合，緊張性頭痛の存在が示唆される．

c. 頭痛への対応の実際

- 小児ではアセトアミノフェン，イブプロフェンが安全性の高い鎮痛薬として用いられる（Reye症候群回避の目的も含む）．年長児ではロキソプロフェン（ロキソニン®

など）も用いられる．1次性頭痛のうち，群発頭痛は治療薬が異なることに注意する（詳細は参考文献4）を参照されたい）．
- 1次性頭痛の場合，多くは症状とうまく付き合っていかなければならない．誘因や予防法について，本人と家族に十分な説明を行うことで不安の軽減に努める．学童期以降では，症状出現時の休養場所の確保など，担任や養護教諭にも病状に関する理解を求める必要がある．
- 2次性頭痛の場合，痛みのコントロールとともに原因疾患の治療が必要である．緊急度の高い原因の場合，薬物の投与や他部門との連携などを含む早急な対応が求められる．

3 意識障害

a. 意識とは（図1）

- 意識は脳幹に存在する系（上行性網様体賦活系）と，視床下部が独自に作る睡眠と覚醒のリズムによって調整されている．これらの部位は大脳皮質に広く刺激を投射することで覚醒レベルの維持に役立っている．このように，意識は特定の部位により司られているのではない．意識障害は，脳幹や視床，大脳皮質の障害により生じる．

b. 意識障害のアセスメントと対応の実際

- 意識障害の原因への介入は重要であることに違いはない．しかし原因検索には時間を要することも多い．
- 意識障害を生じている患者は生命の危機的状態に陥る（あるいはすでに陥っている）可能性が高い．この点から，生命にかかわる徴候の生理学的評価と蘇生処置を優先する．したがって，まず一番に行うことは生命が危機的状態にないかを確認す

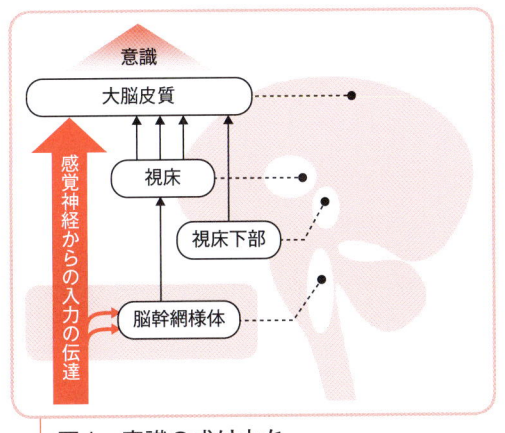

図1　意識の成り立ち

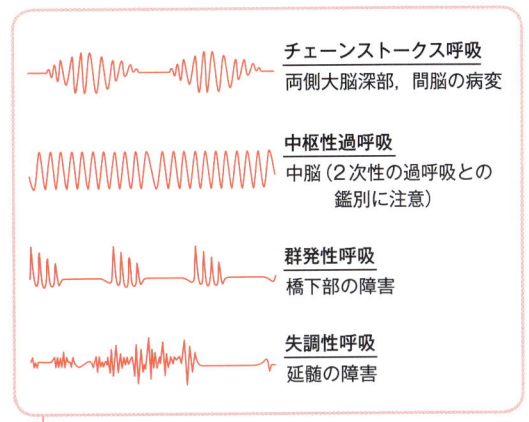

図2　病変レベルによる呼吸パターンの異常
- チェーンストークス呼吸：両側大脳深部，間脳の病変
- 中枢性過呼吸：中脳（2次性の過呼吸との鑑別に注意）
- 群発性呼吸：橋下部の障害
- 失調性呼吸：延髄の障害

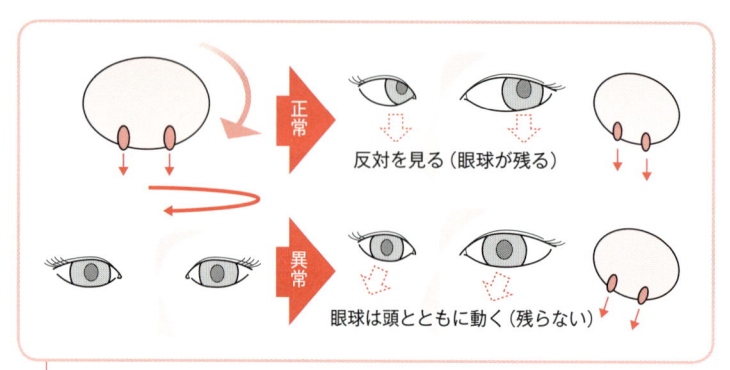

頭部を左右に回転させると眼球が反対側に変異する現象．意識障害があり，外眼筋麻痺がないときに陽性．頸椎損傷では禁忌．

■ 図3　頭位変換眼球反射（人形の眼反射）

ることである．

- 外見，呼吸努力，皮膚の循環や出血の有無などにより生命を脅かす状況であるかを迅速に判断する．引き続きABCのチェックから適切なサポートや蘇生処置を行う．呼吸パターンは病変部位により変化する（図2）．
- 次にD（disability）として，頭蓋内圧亢進の所見を確認する．神経学的所見としてGCS，瞳孔所見や誘発眼球反応（頭位変換眼球反射，図3）を評価する．所見から脳ヘルニアへの進行が疑わしい場合，早急な画像評価や対応が必要となる．
- けいれんを認める場合は原因にかかわらず，早急に止める．また，簡易血糖測定と血液ガス分析（静脈血でも可）を実施し，異常（具体的には低血糖，アシドーシス，電解質異常）があれば補正を開始する．また，持続的なパルスオキシメーターと心電図モニタリング，および尿量測定を開始する．

c. 意識レベルの評価と記録

- 年齢に合うGCSを用い評価する．スケールにより意識を半定量化することで情報共有が可能となり，また経過の把握が容易となる．処置に対する反応や気になる言動などは有用な評価材料となりうる．主観を含めず記録に残すようにする．

d. 意識障害の原因とその検索

- 気道の確保と呼吸循環の安定のうえで，異常への対応に目処がついたら並列して原因の検索を行う．検索にあたっては，養育者から迅速に情報を収集する．基礎疾患から想定可能な原因がある場合，念頭に置いて対応する．
- 鑑別のポイントをまとめたものとして"AIUEO-TIPS"（アイウエオ・チップス）が用いられることがある．小児で考えられる項目を表6にまとめた．先天性代謝異常や脳炎・脳症の場合は，原因が初診時に判断できない場合も多い．もし血液や尿，髄液を採取する機会があれば，なるべく治療前の検体を確保し，凍結保存することが後の原因検索に役立つことがある．
- 意識障害の原因は大脳や脳幹の病変，あるいは病変による頭蓋内圧亢進によるもの（これを1次性脳障害という）だけではない．

表6　意識障害のある小児の鑑別（AIUEO-TIPS）

	鑑別として考えること		
A	Alcohol（アルコール），Abuse（虐待[*1]）	T	Trauma（頭部外傷／重要臓器損傷／出血）
I	Infection（感染症／髄膜炎・脳炎）	I	Insulin（インスリン＝糖尿病患者／低血糖） Inborn Errors of Metabolism（先天性代謝異常） Intussusception（腸重積）
U	Uremia（尿毒性／溶血性尿毒症症候群：HUS）	P	Psychogenic（心因性／特に学童〜思春期以降で）
E	Electrolyte（電解質[*2]），Encephalopaty（脳症）	S	Seizure（けいれん発作および発作後） Stroke（脳血管障害），Shock（ショック） Shunt（脳室シャントのトラブル／感染・閉塞）
O	Overdose ingestion（大量服薬／薬物中毒）		

[*1]：揺さぶられっ子症候群では身体的虐待を疑う所見がないこともある
[*2]：抗利尿ホルモン分泌不全症候群（SIADH），副腎不全に注意する

- 意識障害のうち，脳組織の代謝や血流の異常に伴い脳幹や大脳の機能低下が生じたものを2次性脳障害とよぶ．当然ながら2次性脳障害の原因は多岐にわたる．また，クリティカルケアの対象となる小児はこのような状況に置かれていることが多く，意識障害のリスクが高い．
- 1次性と2次性の脳障害の特徴を表7にまとめる．意識障害で必ず頭蓋内圧亢進や瞳孔異常などの症状が現れるわけではない．原因へのアプローチでは，神経学的所見のみにとらわれないよう心がける．

表7　意識障害の特徴と原因

	1次性脳障害	2次性脳障害[*1]
発症様式	急激に発症	序々に発症
単症状		
ICP亢進症状	高頻度で認める	頻度は低い[*2]
瞳孔異常		

［横田裕行：意識障害の病態．救急医学33（9）：997, 2009を元に作成］
[*1]：2次性障害は脳浮腫などの形で1次性障害の原因となりうる
[*2]：代謝性では瞳孔異常を認めることがある

4　瞳孔異常

- 瞳孔は虹彩により囲まれた正円形の孔であり，網膜に投射する光量を調節する．
- 瞳孔の調節システムは，視床下部や脳幹とそれらから起こる神経が関連して成り立つ．調節機構の解剖・生理学的な背景を知ることは，所見の判断と病態の推測に重要である．

a. 瞳孔とその調整

- 瞳孔径は2〜5mmほどで，通常左右差は認めない（1mm以内の差は生理的範囲内とされる）．一般的に2.0mm以下を縮瞳，6.0mm以上を散瞳という．
- 瞳孔は「瞳孔括約筋」と「瞳孔散大筋」という2つの筋により調整されている瞳孔括約筋は副交感神経により，瞳孔散大筋は交感神経により支配され，瞳孔径はこの2つの支配神経のバランスにより決定される．

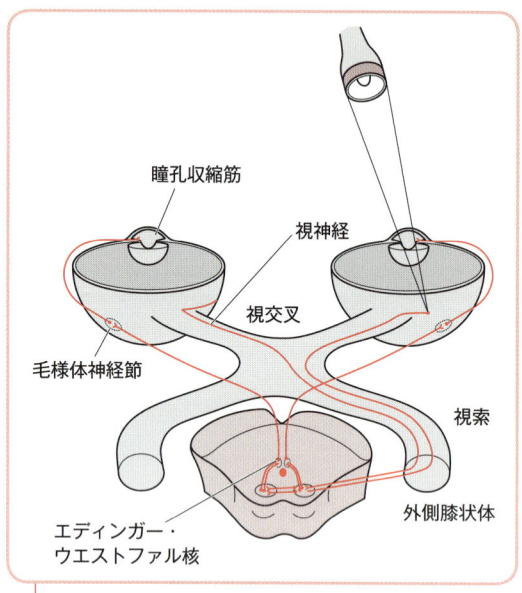

図4 対光反射の神経路

[垣田清人:瞳孔の異常,新:脳神経外科エキスパートナーシング,22頁,南江堂,2005より引用]

表8 対光反射所見による神経路の障害の鑑別の例

所見:右の直接対光反射(－),間接対光反射(＋)
左の直接対光反射(＋),間接対光反射(－)であった.

		右		左	
		視神経	動眼神経	視神経	動眼神経
右	直接	△	△		
	間接			○	○
左	直接			○	○
	間接	△			△

*直接対光反射→入光側の視神経,入光側の動眼神経の評価
*間接対光反射→入光側の視神経と,入光と逆側の動眼神経の評価

●問題を示唆する場合は△を,問題がないものは○で記載.本例は右視神経の障害が疑われることがわかる.

b. 対光反射

- 瞳孔は光刺激に対して反射的に収縮し,網膜に投射される光量を調整する.この反応を対光反射とよぶ.この反射の反射弓は,求心路を視神経,遠心路を動眼神経で構成されている.
- 片方の眼球に入力された光刺激は両側のエディンガー・ウエストファル核(EW核)に刺激を与え,最終的に両側に縮瞳を生じる(図4).
- たとえば右の眼球に入光すると,入光のない左側も縮瞳を認める.この時,右側の反応は(右側の)直接対光反射,左側の反応は(左側の)間接対光反射とよばれる.左右の直接および間接対光反射から,視神経や動眼神経の障害を推測することができる(表8).

c. 瞳孔異常のアセスメント (表9)

- 瞳孔異常はサイズや対光反射の異常,所見の左右差として認められる.いずれの場合にも脳幹を中心とした神経系の危急的問題の可能性を想定し,検索,評価と対応を行う.

1) 左右のサイズの差(瞳孔不同)

- 瞳孔径の左右差は,支配神経および神経核に片側性障害が起こった結果生じる.
- 瞳孔不同を生じる病態の1つにテント切痕ヘルニアがあり,機序はテントを越えた病変部による片側の動眼神経の圧迫である.圧迫された側の対光反射消失および散瞳(副交感神経障害→交感神経優位)が生じる(図5).ヘルニアの発生を示唆する臨床的に重要な所見である.

表9 病変の及ぶ部位と瞳孔所見

瞳孔所見	両側縮瞳	中間径	瞳孔不同	縮瞳（Pin hole）	著明な散瞳
示唆する病変	間脳（視床下部を含む）	中脳	片側動眼神経（切痕ヘルニア）	橋	延髄
対光反射	正常	消失	散瞳側の消失	正常（確認困難）	消失
機序	視床下部からの交感神経入力↓ ▼ 副交感神経優位	両支配神経の障害 ▼ バランスは維持 EW核の障害から対光反射は消失	テント上病変から片側動眼神経圧迫 ▼ 圧迫側は交感神経優位	交感神経下行路を含む病変（障害） ▼ 副交感神経が優位	広範で高度な脳幹機能の障害

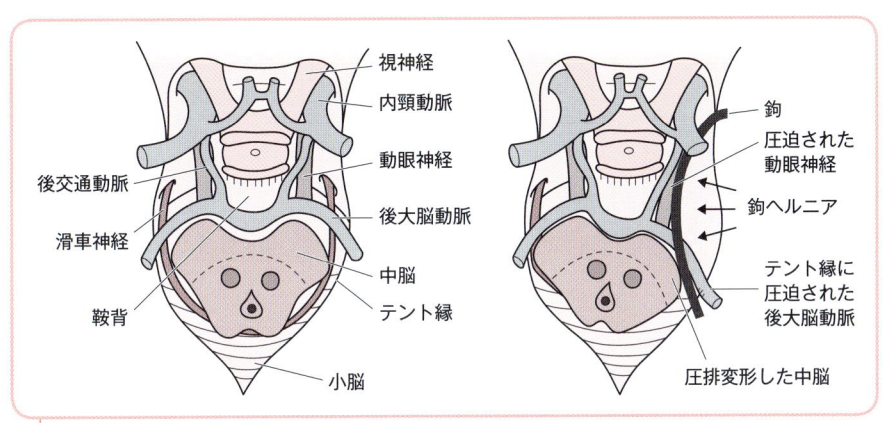

図5 テント切痕ヘルニアによる片側性の動眼神経障害

[垣田清人：瞳孔の異常，新：脳神経外科エキスパートナーシング，22頁，南江堂，2005より引用]

表10 薬剤・化学物質と瞳孔所見への影響

	主な薬剤・化学物質
縮瞳	バルビツール酸系薬剤，麻薬（モルヒネなど），有機リン酸
散瞳	覚醒剤（アンフェタミンなど），抗ヒスタミン薬，アトロピン，抗うつ薬，バルビツール酸系薬剤（過量投与），アミノフィリン，テオフィリン，麻薬やベンゾジアゼピンなどからの離脱症状

2) 両側そろったサイズの異常（縮瞳と散瞳）

● 両側性の縮瞳や散瞳は，支配神経および神経核に両側性障害が起こった結果生じる．これらの障害は，全般的な脳障害（中毒や代謝性脳障害）および脳ヘルニアでみられる．

● テント上の病変による脳ヘルニアでは，進行にしたがい間脳→中脳→橋→延髄と圧迫による障害を生じるため各部位に存在する瞳孔の支配神経や神経核に影響を与える．よって瞳孔所見は，その進行度を予測する臨床的に重要な所見となる（図3）．

● 同様に各部位に両側に及ぶ範囲で生じた圧迫，出血では両側共通の瞳孔異常が生じうる．

3) 瞳孔異常の解釈と注意点

● 縮瞳および散瞳所見を評価する際には，これらが薬物（化学物質）による影響を受けることを念頭に置き，注意して解釈を進める（表10）．このような物質の投与は

治療行為で生じうる．また救急外来などでは薬物摂取の中毒症状として直面する可能性がある．
- 過量の麻酔薬や鎮静薬は瞳孔径や対光反射に影響を与える可能性がある．
- 対光反射は視神経と動眼神経の障害に影響を受ける．顔面や頭部の外傷では注意する．

5 けいれん

a. けいれんの概念

- 神経や筋肉の異常な興奮により生じる発作的でかつ不随意な症候である（表11）．
- 中枢神経系の異常で生じる狭義のけいれんは convulsion と表記されるが，発作自体を seizure と表現することがある．わが国では複数の症状が「けいれん」と表現されており注意する．
- てんかん epilepsy はけいれんと混同して使用されるが，症候ではなく疾患名である．

表11 けいれんの特徴

① 発作的で不随意に起こる筋収縮である．
② 全身もしくは一部の筋群でみられる．
③ 筋収縮の形式はさまざま
　・持続した筋収縮（強直性）
　・素早い収縮相と緩やかな弛緩相の反復（間代性）
④ 神経系（あるいは筋肉自体）の異常で起こる．

b. けいれんと小児の特徴

- 小児の約10％がけいれんを経験するといわれ，生涯でもっとも発作を認めやすい時期である．
- 乳幼児の脳はシナプスが多く，神経細胞どうしの結合が多岐にわたっている．また抑制系シナプスが興奮性シナプスに比べ相対的に未発達である．これらよりけいれんを生じやすい．

c. 年齢と原因

- 原因は多岐にわたるが，年代により原因の頻度が異なる（表12）．
- 乳幼児期の発作のほとんどは熱性けいれん（febrile seizure）であり予後良好である．一方で，化膿性髄膜炎や急性脳症の好発時期でもあり，発熱に伴うけいれんの対応には注意する．意識障害を伴うものでは急性散在性脳脊髄炎（ADEM）や脳炎・脳症を考慮する．
- 熱性けいれんの好発年齢は6ヵ月〜5歳といわれ，学童期になると熱による発作を

表12 けいれんの主な原因

新生児期	低血糖，低カルシウム血症，感染症，脳傷害（周産期・先天性）
乳幼児期	熱性けいれん，軽症下痢に関連したけいれん，髄膜炎，電解質異常，脳炎，急性脳症，乳児良性けいれん
学童期	てんかん，髄膜炎，脳炎，外傷

表13　けいれんに対する観察および問診の実際

	発作および前後の所見	情報収集（問診）におけるポイント
型	範囲（全身・部分） 筋緊張（間代・強直） 左右差	どこ（どちら）から始まったか どんな動きだったか どのように発作が変わっていったか（広がっていたか）
時間	持続時間 回数 連続性	初めての発作か どれくらいの時間続いたか （疑わしい誘因があれば，それから）どれくらいの時間が経っていたか （発作歴があれば，それから）どれくらいの時間が過ぎているか
神経学的所見	意識 眼球（固定・偏位） 筋トーヌス 反射 髄膜刺激症状	発作前に気になることはなかったか ・反応性低下や目つきの異常などの精神・神経面の変化 ・坐位保持困難や手足の動き，歩行異常など運動面の変化 家族および同胞にけいれん（およびその原因となる疾患）の既往がないか
随伴症状	呼吸・循環の異常 ・チアノーゼ ・心拍，血圧の変動 ・心電図異常 ・呼吸の異常	顔や唇の色はどうだったか 呼吸の変化（停止，微弱）があったか 発熱はなかったか 嘔吐や下痢などの消化器症状はなかったか 処方されている薬剤はないか（家庭に置かれている薬剤はないか）

認める可能性は低くなる．発熱に伴うけいれんを認める場合は，脳炎・脳症などを疑う．
- てんかんや脳腫瘍，外傷（虐待を含む）は全年齢において念頭に置いておく必要がある．
- 小児期に独特なけいれんの原因に熱性けいれん，軽症下痢に伴うもの，小児良性けいれん，テオフィリンや抗ヒスタミン薬など薬剤誘発性のものがあり，病歴の聴取時は注意する．

d. けいれんの観察と問診の実際

- 観察および情報収集（問診）の実際を表13に示す．
- 発作部位や神経症状（発作後の所見も含む）は，発作の焦点や原因を推察する際に重要な情報となる．とくに片側もしくは部分発作では脳の局所病変が示唆され，注意を要する．
- 発作の様子は擬態語（例：がたがた，びくびく）や，体の動きなどで発作の目撃者から語られることが多い．様子をうまく表現できない場合，具体的に表現を補完し情報の表出を援助する．

e. けいれん発作時の対応

- 対応は緊急を要するが，あわてず，冷静に以下の3点を並行する．

1) ポイント1：患者の生命や身体の安全を確保する

- 循環や呼吸に影響が生じる可能性が高い．多くの場合，呼吸状態の変化から気道と呼吸のサポートが必要となる．所見を確認して，気道確保，換気補助，酸素投与を実施する．
- 不随意運動や嘔吐により外傷や窒息などの2次的傷害のリスクがある．危険な環境

を回避し，嘔吐による誤嚥を防ぐため頭部を横に向けるなど体位を整える．咬傷予防目的で口腔内に物を挿入しない．

2) ポイント2：けいれんを止める

- 発作の多くは一時的で，自然に消失することが多い（逆に5分以上持続する場合は注意）．
- 持続する場合は薬剤の投与により早急に消失させる．わが国では，ジアゼパム（ホリゾン®注，ダイアップ®坐薬など）の静脈内注射が第1選択薬として用いられる．

3) ポイント3：原因の検索を行う

- 緊急性の高い血糖，動脈血ガス分析，酸・塩基平衡の異常は末梢血で評価ができる．早急に実施し対応を行う．
- 一般血液検査を実施する．可能であればアンモニア，ケトン体などの評価も行う．
- 発作後は一過性に麻痺や意識レベル低下などが生じることがある．抗けいれん薬を投与した場合は呼吸抑制が生じることもあり，モニタリングと観察を継続する．
- けいれん重積型脳症では，発作後に遷延する意識障害のみが異常を示唆する所見となりうる．薬剤使用後でも3～6時間以上持続する意識障害では脳波やMRIによる評価を考慮する．

4) 薬剤やその他の対応

- 静脈路がない場合はジアゼパム坐薬，ミダゾラムの点鼻投与などの手段がとられる．
- ジアゼパム坐薬は有熱時発作のリスクが高い小児の予防対応にも用いられる．解熱薬と併用する際は互いの吸収を阻害しないようジアゼパム投与後，30分あけて解熱薬を挿肛する．
- 発作時（とくに初回発作）には家族の動揺が大きい．家族への精神的な配慮とともに，再発作時の対応に関する具体的な説明などを行い，理解を得られるよう援助する．
- けいれんが重積あるいは群発する場合は継続した管理が必要となる． （大西哲郎）

参考文献

1) 大野耕策，前垣義弘編：診療実践 小児神経科，116-121頁，診断と治療社，2009．
2) Marianne GHほか：APLS小児救急学習用テキスト，原著第4版（吉田一郎監訳），診断と治療社，2006．
3) 荒木清：小児の頭痛「頭痛の診療の進め方」，小児科49(4)：389-398, 2008．
4) 慢性頭痛の診療ガイドライン作成に関する研究班（坂井文彦ほか）：慢性頭痛診療ガイドライン，2006．
http://www.jhsnet.org/GUIDELINE/top.htm（アクセス2011/03/23）

D. 消化器系の症状アセスメントとケアの実際

1 消化器系のアセスメントの基本

a. 小児の消化器の特徴とアセスメント

- 乳幼児の腹部は筒型であり，幼児は腰椎の生理的な前彎により，腹部が膨隆してみえる．
- 乳児の胃は，成人と比べると垂直（とっくり状）で球形に近いが，3歳頃になると胃底が形成され，成人に近い水平位になる．また，乳児では噴門の括約筋が緩いので，容易に溢乳する．腸の長さは，新生児では身長の約7倍，乳幼児では約6倍であり，年少であるほど吸収面積が広い．
- 肝臓は消化器系の臓器であるが，胎生期から出生時にかけては主に造血機能を果たす．乳幼児期の肝臓は相対的に大きく，容易に触知できる．また，肝臓のグリコーゲン貯蔵量が少ないため低血糖になりやすい．乳児期では胆汁の分泌物が少なく，脂肪の消化・吸収が低い．脾臓はリンパ系器官の臓器であるが，必要に応じて造血機能も果たす．
- クリティカルな状況にある小児への消化器系のアセスメントでは，上記の主な特徴を基本に，現れる症状と消化器系の異常がどう関係しているかを観察・評価していく．実際は，腹部膨満，腹痛などの状態変化に対し，腹部へのフィジカルアセスメントによって原因を探る．さらに随伴症状の確認や，小児では症状などの訴えが乏しいこともふまえ検査値なども重要な指標とする．

b. 腹部のフィジカルアセスメント

- 腹部のアセスメントは，小児の状態に応じて行うことが必要である．腹痛時などは啼泣が続いて安静が保てなかったり，アセスメント時に緊張し，正確な所見が得られないこともある．また，打診や触診が痛みを誘発することもあり，表情の観察は欠かせない．乳幼児では，母親や慣れた人の膝の上で診察するとよい．年長児くらいでは両膝を曲げ，何か話題をもって気をそらすようにすると緊張を取ることができる．
- アセスメントの順序は，視診，聴診，触診，打診が基本である．小児にとって刺激の少ない順序，方法で行う．

1）視診

- 注意深い視診で，患者の重症度をある程度推測できる．全身色，活気，姿勢，表情，

表1　各症状と関連する検査項目

症状	必須検査項目
腹痛	血球算定検査，CRP，ALP，AST，T-Bil，アミラーゼ
嘔吐・下痢	血球算定検査，BUN，Cr，Na，K，Cl
消化管出血	血球算定検査，BUN，Cr
腸閉塞	血球算定検査，CPK，BUN，Cr，Na，K，Cl

表2　消化液の特徴

消化液	pH	性状
唾液	6.3〜6.8	無色，弱酸性
胃液	1.5〜2.5	無色，酸性
膵液	約8.5	無色，アルカリ性
胆汁	約8.3 約6.9	黄褐色（肝胆汁） 赤褐色（胆嚢・胆汁）
腸液	約8.3	無色，アルカリ性

腹部膨満などをチェックする．腹部を抱えこむ姿がみられる場合は腹膜刺激症状が考えられる．腹部膨満が強く，腹壁が硬い場合には消化管穿孔や腸回転異常の可能性がある．

2）聴診

- 腸管の蠕動音を聴くのが主であるが，乳幼児で協力が得られにくい場合は，腸雑音の確認は困難である．
- 腸炎などでは，蠕動運動が亢進している音が聴かれる．イレウスでは，metric soundとよばれる金属音で高音の腸蠕動が聴かれることがある．

3）触診

- 触診を行う前にまず手を温め，異常がなさそうな部位から軽く触れていく．
- 触診では，圧痛の部位，ブルンベルグ徴候（腹壁を手で押さえた時よりも，押さえた手を離した瞬間に激しい痛みを感じる），筋性防御（触れると腹壁が緊張し硬く感じられる），腫瘤の有無などのほか，肝・脾腫の有無も確認する．

4）打診

- 打診によって濁音や鼓音を確認する．通常，腹部膨満があり，便塊などが貯留している部分は濁音となり，ガスが貯留している部分では鼓音が確認されやすい．なお，腹水については側腹部の打診によって振動が伝わることで判断できる．

c. 客観的指標の把握

- 小児では自ら症状を訴えることができない場合や，アセスメント時に安静などの協力を得られないことも多い．そのため，客観的な指標を把握することが重要になる．たとえば，消化器症状の診断に欠かせない血液検査項目は押さえておきたい（表1）．さらに，嘔吐時の吐物の特徴（表2）などは重症度や原因のめやすになる．

d. 随伴症状，全身状態の観察

- 腹痛以外の随伴症状として，発熱，悪心・嘔吐（回数，性状），下痢（性状，回数，血便の有無），排尿痛，咳，喘鳴などについても可能なかぎり問診と観察を行う．
- 急性腹症などのように全身状態が悪化している場合もあり，バイタルサインや意識状態などを観察し，ショック症状の早期発見に努める．

e. 腹部のアセスメント時に押さえたいポイント

1) 心理面への影響
- 乳幼児でも，自分の置かれた環境で異変に対し敏感に反応し，不安を抱いている．また，言語的表現がむずかしい時期でもあり，自分の訴えを十分に伝えられず，たとえば痛みがあっても我慢するという状況を引き起こすことがある．また，問診などを行っても，痛みがあるかないかだけの確認となり，痛みに隠れた心理状態を十分に評価できないこともある．全身状態の観察と併せて，その痛みが心理的影響を与えていることを十分に考慮する必要がある．
- 小児では，消化器症状の原因となる病態以外にも，検査，処置が心理的に影響を与え，腹痛などの痛みを増強させることもある．小児に検査や処置意味がわかるようにプレパレーション（☞9頁）を行いながら，援助することが重要である．

2) 家族からの情報収集
- 消化器症状の訴えは，小児の自己表現のみに頼らず，家族からの情報などと合わせ，アセスメントをする必要がある．
- たとえば腹痛では，①痛みが始まったときの状況，②持続時間，③時間的経過による痛みの変化の有無，④痛みの強さ，⑤性質，⑥部位と広がりについて小児と家族から問診する．腹痛が治まった後は，禁食解除されてからの食事の摂取状況（量，種類，時間など）と痛みとの関係や排ガス・排便と腹痛の関係も観察することが重要である．

3) 嘔吐時の緊急度の判断
- 嘔吐が現れている場合，生命予後や後遺症予後を考え，緊急に外科的処置などが必要かどうかを（頭蓋内出血，髄膜炎，消化管の先天奇形など）を判別することが重要となる．
- 頭痛，髄膜刺激症状，けいれん，意識障害などがあれば頭蓋内出血・髄膜炎などの中枢神経疾患，または腹痛，便秘，腹部膨満などがみられるときは消化管の通過障害の存在をアセスメントする．
- さらに，消化器疾患の場合は吐物の状態や性状の観察（表3）も重要になる．

表3 吐物の状態や性状による疾患・障害の可能性
- 摂取した物がそのまま出ている場合：噴門より口側の通過障害
- 凝固乳など胃液による変化がある場合：ファーター乳頭より口側の通過障害
- 胆汁が混入している場合：十二指腸下部の通過障害
- 糞臭のある場合：空腸以後の通過障害
- 血液の混入の場合：潰瘍や粘膜の出血性炎症
- 噴水状嘔吐の場合：幽門狭窄

2 腹痛

- 腹痛は，発熱に次いで多いといわれる日常的な症状である．急激な痛みを伴い放置しておくと生命に危険を及ぼす急性腹症から，一時的にかつ程度の軽いもの，さら

に慢性・反復的に繰り返されるものまでさまざまに現れる．クリティカルな状態の小児では，その緊急度や影響について迅速に評価していく必要がある．
- 痛みのアセスメントにおいて，小児は痛みについて，言葉でうまく表現できないことが多い．また，部位を伝えられなかったり，ほかの部位の疼痛でも腹痛として訴えることもある．全身を十分に観察するとともに，看護師ができる情報収集を丁寧に行うことが重要である（表4）．

■ 表4 小児の腹痛における情報収集のポイント

① 発症時期，期間，発症時の状態
② 症状の特性と程度
③ 部位が限局しているか，または広がっているか
④ 随伴症状の有無（悪心・嘔吐，下痢，便秘，食欲不振，体重減少）
⑤ 薬物使用歴の有無
⑥ アレルギーの有無
⑦ 消化器系疾患の既往の有無
⑧ 遺伝的素因または環境要因の有無（家族や周囲の感染状況）
⑨ 生活習慣
⑩ 家族歴

a. 小児の腹痛の原因分類

- クリティカルな状況での小児の腹痛の主な原因を以下に示す．

① 急性胃腸炎や鼠径ヘルニアなどの消化管疾患によるもの
② 腸管膜リンパ節炎や尿路感染症などの消化管以外の腹部疾患によるもの
③ 咽頭・扁桃炎，気管支喘息や心因性腹痛などのような腹部以外の疾患によるもの

b. 年齢別でみた小児の腹痛の原因疾患 （表5）

- 小児の腹痛の原因疾患は，年齢別でみた場合，主に以下のように分けられる．したがって，診断を進めていくうえでは，これらの原因や特徴を考慮しながら，問診や診察・検査を進めて診断・治療へと導いていく必要がある．

① 乳児期：腸重積症や鼠径ヘルニアの嵌頓など
② 幼児期：急性胃腸炎や急性虫垂炎，血管性紫斑病など
③ 学童期：幼児期にみられる疾病のほかに外傷や心因性腹痛など

■ 表5 年齢別でみた腹痛の原因疾患例（頻度はめやす）

頻度 年齢	多くみられる	しばしばみられる	ときどきみられる	少ない
0～2歳 乳児期	●急性胃腸炎 ●乳児疝痛	●腸重責 ●鼠径ヘルニア嵌頓	●尿路感染症 ●腸回転異常症 ●胃軸捻転症	●急性虫垂炎 ●壊死性腸炎 ●ミルクアレルギー ●メッケル憩室 ●ヒルシュシュプリング病
3～6歳 幼児期	●急性胃腸炎 ●尿路感染症	●便秘 ●腸重積症 ●急性胃腸炎 ●血管性紫斑病 ●周期性嘔吐症 ●急性虫垂炎	●鼠径ヘルニア嵌頓 ●臍疝痛 ●メッケル憩室炎 ●総胆管嚢腫	●胃・十二指腸潰瘍 ●腸回転異常症 ●胆道拡張症 ●胆石 ●精巣捻転
7～15歳 学童期	●急性胃腸炎 ●便秘	●急性虫垂炎 ●血管性紫斑病 ●周期性嘔吐症 ●尿路感染症 ●腸間膜リンパ節炎	●胃・十二指腸潰瘍 ●潰瘍性大腸炎 ●起立性調節障害 ●腹部外傷 ●精巣捻転	●心筋炎・心不全 ●腸重積 ●尿路結石 ●胆石

＊幼児・学童期には心因性腹痛もみられる

表6 小児の消化管出血をきたす主な疾患

新生児・乳児	幼児	学童
新生児メレナ ミルクアレルギー 細菌性腸炎 壊死性腸炎 メッケル憩室 血小板,凝固系異常 腸回転異常	細菌性腸炎 腸重積症 大腸ポリープ メッケル憩室 潰瘍性大腸炎,クローン病	細菌性腸炎 消化性潰瘍 大腸ポリープ 潰瘍性大腸炎,クローン病

c. 腹痛と下血の関係

- 小児に腹痛の訴え・症状がある場合,下血の有無を必ず確認する.両方の症状を同時に呈している場合は,腸管粘膜損傷を伴う病変,あるいは腸管組織が壊れるような変化が起こり,痛みと出血の原因になっていることも多い.
- 表6で示す疾患の可能性が考えられるが,これらは容易に重篤な状態に陥ったり,内科的処置では軽快せず外科的処置が必要な状態になる場合もあり,病態に対する慎重かつ迅速な観察と評価が必要である.

d. 年齢別にみた腹痛のアセスメントの注意点

1) 乳児

- 乳児は言語的表現がむずかしいため,機嫌,表情,姿勢などから腹痛の程度を推察しなければならない.たとえば腸重積では,間欠的に急に激しく泣き,両下肢を曲げて伸ばそうとしないなどがあげられる(☞278頁).

2) 幼児

- 年少幼児になると言語的表現ができるようになるが,曖昧なことも多い.そのため,表情や態度と併せて評価していくことが必要となる.たとえ腹痛ではなくとも,痛みを伴う症状は,小児にとってはなんらかの異変を知らせるサインである可能性が高い.ほかの症状と合わせて全身状態の変化に注意していくことが大切である.

3) 学童

- 言語的表現が明確になってくる時期で,学童以上では心因的な影響も加わり,表現が過小または過大評価されることがある.

e. 腹痛時の主なケア

- 経過観察や保存治療では,腹痛の状態や一般状態をアセスメントしながら腹痛の軽減のための援助が行われる.症状緩和のための主なケアを以下に示す.

1) 体位の工夫

- 下肢を屈曲すると,腹壁の緊張がやわらぐことが多い.また,側臥位や前屈位なども効果があり,小児がもっとも安楽な姿勢となるように配慮する.クリティカルな状況であっても,状態が安定していれば抱っこの姿勢でもよい.

2) 精神的サポート

- 心因性の腹痛では，腹部や背部をさすることや，側にいて声をかけながら軽くタッチするだけでも腹痛が軽減されることもある．

3) 薬剤の使用

- 腹痛そのものの苦痛が大きい場合には，原因検索を進めつつ，鎮痛薬の使用など症状に合わせ薬剤が選択される．その際，鎮痛薬や鎮静薬は，一過性の苦痛を軽減させるものであって根本的な治療ではないことに注意する．薬剤の使用でかえって状態悪化の早期発見の遅れにつながる可能性も考えられるため，薬剤の効果とともに，効果が切れた後の腹痛の程度や悪化の有無を十分評価することが重要である．

4) ケアの評価

- 腹痛のケアの評価は，①腹痛が消失または軽減されたか，②腹痛による生活への影響が最小限になっているか，③小児の不安は軽減されたか，④親や家族の不安や問題は解決されたかについて行う．
- 再度情報収集を行い，上記4点が不十分な場合はアセスメントと，それに伴う援助方法の見直しを図る．

3 悪心・嘔吐

- 小児におけるクリティカルな状態に関連した悪心・嘔吐は，感染症，消化器系疾患，頭蓋内疾患などを原因とすることが多い．年齢によっても原因や重症度は異なり，低年齢であるほど嘔吐によって容易に脱水状態に陥り，急速に重篤化する場合もある．また，頭蓋内疾患では神経症状も伴うため，全身状態の観察を継続することが重要である．

a. 悪心・嘔吐時の観察

- 悪心・嘔吐が出現した際は，ほかの臨床症状を考慮し，各検査と組み合わせて，どのような部位にどの程度の障害があるか，また，すみやかに外科的な対応が必要かどうかを判断することが重要となる．そのため，表7のような情報収集と検査準備が必要となる．

b. 悪心・嘔吐による重症疾患への対応

1) 初期対応

- 嘔吐によるクリティカルな状況としては，穿孔性腹膜炎や閉塞性イレウスなどが考えられる．時間を経過した場合はショックに陥ったり，脱水症状を呈する．初期対応は重症度の把握とともに迅速に行い，酸素投与，輸液投与，輸血，ステロイド・昇圧薬・抗菌薬の投与を行って全身状態の回復に努める．

表7 悪心・嘔吐時に必要となる主な情報

1) 問診	●悪心・嘔吐の程度（時期や経過，食事との関係，吐物の性状など） ●随伴症状（腹部症状，めまい，発熱・下痢・頭痛など）の有無 ●既往歴の確認
2) 観察	●バイタルサインのチェック ●意識障害の有無 ●吐物の性状確認 ●麻痺や腹部所見の確認 ●脱水症状（尿量・皮膚や筋の緊張）
3) 検査	●血液検査（血球算定検査，生化学検査，動脈血ガス分析） ●検尿 ●便検査（直腸診，便潜血の有無） ●X線（頭部：外傷など，腹部：消化器症状など） ●CT（頭部，腹部）

表8 嘔吐の誘因の除去のポイント

❶精神的・心理的刺激として激しい感情の変化や激痛，不快な臭気
❷授乳時の体位や空気の嚥下
❸水分・食物の急激で多量の摂取
❹治療の不備（点滴・内服の不徹底）
❺鎮吐薬などの治療（内服，点滴）が確実に行われているかを管理する
❻経口的に水分や食物が許可されたときは少量ずつ徐々に増量していく
❼病室環境の配慮（やや暗くし，静かにし，吐物や吐物で汚染した寝具などの悪臭を発するものを除去する）
❽嘔吐後の口腔内の不快が誘因となることもあるので幼児・学童は含嗽，乳児は口唇・歯肉の清拭を行う
❾授乳時の空気嚥下が誘因の場合は，授乳方法や授乳後の体位を工夫する

2) 緊急手術（外科的治療）

●新生児においては，消化管閉鎖，胃破裂，壊死性腸炎などでは，緊急手術が必要なクリティカルな状況となる．それ以後の年齢層では急性虫垂炎，絞扼性イレウス，小腸の軸捻転，消化性潰瘍の穿孔，外傷による消化管穿孔や著しい出血，仮性膵嚢胞などがあげられる．

3) 内科的治療

(1) 消化管疾患

●小児では腸重積が代表的な疾患である（対応は☞278頁）．そのほか，胃軸捻転は胃チューブで減圧することによって自然に整復されることもある．S状結腸の軸捻転はまず高圧浣腸を試みる．鼠径ヘルニアの嵌頓も，初めに用手的整復を試みる．
●劇症肝炎には，交換輸血，血漿交換，インスリン-グルカゴン療法を行う．

(2) 中枢神経疾患

●化膿性髄膜炎は，適切な抗菌薬の静脈内投与を行う．ウイルス脳炎では，ヘルペスウイルスによるものには，アシクロビル（ゾビラックス®）が有効であるが，ほかの脳炎や急性脳症では脳圧降下薬と2次感染予防のための抗菌薬の投与を行って経過をみる．

c. 悪心・嘔吐時の主なケア

1) 嘔吐誘発の予防

●表8に示したポイントに注意し，嘔吐の誘因を取り除くことによって嘔吐の回数を最小限にする．

2) 2次的障害，または合併症の予防と早期発見

●嘔吐が頻発する場合や下痢が伴う場合は，吐物や便によって大量の水分・電解質が失われるので脱水や電解質の不均衡が起こりやすい．したがって，水分バランス，体重低下の有無，脱水症状の有無，Ht，BUNなどの検査データの観察が重要となる．
●吐物の誤嚥による窒息が起こらないように，側臥位などの基本的対応は欠かせな

い．また，体位が確保できなかったり嘔吐が頻繁な場合は，気道確保のためのバッグバルブマスクや挿管の準備なども重要である．

3）嘔吐による不快感や苦痛を緩和するケア

●嘔吐による不快さや苦痛，検査・処置による苦痛や予後への不安，見慣れない病院環境や医療従事者など，小児には多くのストレスがかかる．小児の反応からストレスの程度をアセスメントすると同時に，小児が最小限の苦痛と負担で，少しでも安心して治療が受けられるように援助していくことが重要である．以下に対応のポイントを示す．

①小児にこれから行われる処置や出現している症状について説明する．
②小児の負担や不安の強さをふまえた検査・処置中のサポートを行う．
③小児の，検査や処置に対する不安を表出する機会を設定する．

（大谷尚也）

参考文献
1）安田是和：腹痛．消化・吸収・排泄イラストレイテッド，月刊ナーシング臨時増刊号 29（12），2009．
2）久保実：腹痛．小児科診療 64（11）：1732-1736，2001．
3）久保実：嘔吐・下痢．小児救急 Q & A，救急・集中治療 20（11・12）：1496-1502，2008．
4）池谷健：腹痛．小児の治療指針，小児科診療第65巻増刊号，2002．

E 代謝・内分泌系の症状アセスメントとケアの実際

1 代謝・内分泌系のアセスメントの基本

- 生体を構成する細胞・組織・臓器は常に物質交換を行い，動的平衡を保っている．これらの現象を総称して代謝といい，新陳代謝あるいは物質代謝とよばれている．
- 本項では，小児の代謝・内分泌に影響を与えるクリティカルな状況を"侵襲時"としてとらえ，アセスメントに必要な病態の知識と観察の注意点を示す．

a. 小児における侵襲時の代謝の変化（表1）

1）水分・電解質代謝の変化

- 代表的な侵襲である手術を例にすると，生体では術後2〜4日にかけて水分やナトリウムの体内貯留傾向が出現し，尿量や尿中排泄が減少する．この細胞外液量増加は，侵襲時の循環維持機構の1つである．この間の低ナトリウム血症は，水分貯留傾向とナトリウムの細胞内移動が起こることによる．
- カリウムは骨格筋細胞の崩壊や損傷部の細胞からの遊出によって，多量に組織間や血管内に移行し，腎臓で排泄される．
- これらが侵襲時の水分代謝・電解質の主な変化である．さらに小児の場合は，成長発達段階であることから，以下のような特徴をもつことに留意する．
  - 細胞内液に比べ，細胞外液の比率が高い
  - 体重に対する不感蒸泄量が多い
  - 腎機能が未熟で水分の再吸収がされにくい

2）エネルギー代謝の変化

- 小児の基礎代謝は，熱産生や成長と発達に必要なエネルギー産生によって亢進して

表1 侵襲時の代謝相変化（Mooreによる）

相	侵襲後のめやす	代謝変化	生体反応
第1相 傷害期	2〜3日	循環維持のため体液保持に傾く タンパク異化亢進（窒素平衡は負）	尿量減少，尿中浸透圧上昇，血管透過性の亢進
第2相 転換期	4〜14日	侵襲から回復に転じる 神経内分泌反応の沈静化	利尿期
第3相 筋力回復期（同化期）	1週間〜1ヵ月	免疫系の影響がなくなり，体力と筋力が回復する．タンパク合成開始（窒素平衡は正）	食欲増進 血糖値安定
第4相 脂肪蓄積期	数週間〜数ヵ月	タンパク合成と脂肪の蓄積	食欲正常化 体力・体重の回復

おり，体重あたりの代謝量は成人の約2倍である．
- 侵襲があると基礎代謝が亢進する．さらに，術後などの侵襲時には絶飲食が加わるため，エネルギー供給が不十分となる．この不足したエネルギー源供給のために，生体にある筋肉などのエネルギー源を分解して利用する異化作用が亢進し，病的やつれ，慢性的な低栄養状態になる．

3）糖代謝の変化
- 侵襲時は，カテコールアミン，グルココルチコイド，グルカゴン，成長ホルモンの分泌によって肝グリコーゲンが分解され，解糖・糖新生の促進が起こる．
- 筋グリコーゲンは，筋組織ではブドウ糖に変換されず乳酸となって血中に放出され，肝臓でブドウ糖になる．また，アラニンからの糖新生も亢進し，高血糖となる．
- 過大侵襲時などでは，血中乳酸濃度が上昇することがあるが，これは組織への酸素供給不足により嫌気性解糖が亢進したため生じるもので，代謝性アシドーシスの原因になる．

4）タンパク代謝の変化
- タンパク代謝は異化が同化を上回るために窒素平衡は負となる．異化亢進の主な原因は飢餓，炎症，コルチゾール分解亢進などである．
- 分解される体タンパクは骨格筋が主である．体タンパクの崩壊により尿素窒素，クレアチニンなど含窒素代謝産物の尿中排泄量が増加する．負の窒素平衡は術後数日間持続する．

5）脂質代謝の変化
- 侵襲によって増加したカテコールアミンなどは，脂肪組織中のトリグリセリドを加水分解して遊離脂肪酸とグリセロールの血中放出を促す．遊離脂肪酸はエネルギー源として利用される．
- 侵襲時では，遊離脂肪酸濃度と血糖値は相補的な関係にあるが，侵襲時は双方上昇する．この脂肪異化は術後2～3週間続く．

b. 侵襲時における代謝・内分泌のアセスメントのポイント
- 過大侵襲時には，血中乳酸濃度の上昇により代謝性に異常をきたすために，それに対する代償機能により，呼吸状態にも影響を及ぼすことがある．
- 侵襲時にはカテコラミンの放出により消化管の血管を収縮させるため，消化機能にも影響することがある．腹部症状や尿・便の性状と量など，排泄状況の観察も行う．
- 体内代謝のバランスと摂取エネルギーのバランスをアセスメントする．体重の変化，肥満あるいはるいそうの有無，食欲の状況などの観察を行う．
- 侵襲直後はインスリンの分泌が一時的に低下する．一方，グリコーゲンを分解するグルカゴンやインスリン拮抗ホルモンであるカテコールアミン，コルチゾールの上昇が優位になっていること，また，生体のインスリン抵抗性によって血糖値が上昇する．血糖管理ではインスリン投与による低血糖の出現に注意して観察する．
- 侵襲による基礎代謝の亢進は，基礎エネルギー消費量の上昇とともに安静時エネ

ギー消費量も増加することになる．この状態が遷延すれば，病的飢餓や除脂肪体重の低下などを増悪させる．
● 内分泌系のホルモン異常や代謝異常により全身のバランスが変化し，呼吸循環や消化器系などさまざまな指標に異常が生じるため，基本的なバイタルサインの測定を行う．
● 内分泌異常では，発育不良や短肢など体型や顔貌の異常など，特有の身体上の外観を有することがあるので観察を行う．

2 発熱

a. 小児の体温とその調節機構（表2）

● 人は寒い環境下では熱を産生し，暑い環境では皮膚の血管を拡張させて発汗により熱を放散させて，体温を一定に保とうとする（表3）．
● とくに新生児の熱産生の機序は non-shivering thermogenesis（非ふるえ熱産生反応：ふるえによって体温を上げることができない）による熱産生が重要である．寒冷刺激が加わると，ノルアドレナリンが分泌され褐色細胞の血管を拡張させ，血流量が増加して脂質からグリコーゲンへの変化を増加させる．褐色細胞は肩甲骨・脊柱・腎周囲に多く分布する．環境温が低いと首筋がほかの部位より温かくなるのはこのためである．
● 小児は発達過程であり，体積に対する体表面積の占める比率が大きく，皮下脂肪層が少なく筋肉層も薄い．このため熱を喪失しやすい状態にあり，環境温度の影響を受けやすく，容易に体温変動を引き起こす．

表2　小児の体温調節の特徴
● 体温調節中枢が未発達で，環境温度の影響が大きい
● 基礎代謝が大きく，発熱体としての熱容量が小さく体温が安定しくにい
● 体表面積が大きく，皮膚からの熱放散が大きい
● 皮下脂肪が少なく筋肉層も薄いため熱放散が大きい
● 発熱機序が未発達である
● 皮膚血管の温度に対する反応が緩慢である

表3　熱の産生と放散

熱の産生	熱の放散
● 生命維持の代謝過程で発生する基礎代謝	● 輻射：体とは接していない物体へ熱が伝達される
● 随意な筋肉の運動	● 対流：外気温と気体の流れによる熱交換
● 不随な筋肉の運動（シバリングなど）	● 伝導：体と接している物体間での熱交換
● 内分泌腺のはたらき	● 蒸散：水分が気化するときに気化熱として熱が奪われる
● 食物摂取	

b. 発熱とは

- 発熱とは，熱産生と熱放散のバランスが何かの原因によって調節機能に変調をきたし，平熱時より1℃以上上昇した状態であり，全身に回っている発熱物質に反応して正常体温が高いレベルに設定される適応過程である．
- 発熱反応は炎症性サイトカインによって引き起こされる．炎症性サイトカインが産生される何かの状態に対する反応である．発熱反応の重症度は，感染の存在あるいは重症度の指標とはならない．すなわち感染の特異的反応ではないことを認識しておく必要がある．
- 高体温は図1のようなしくみで代謝を亢進させ，酸素消費量の増加や頻脈・多呼吸をもたらし体力を消耗させる．このため重症小児（とくに心不全や呼吸不全のある）ではとくに体温管理が重要となる．

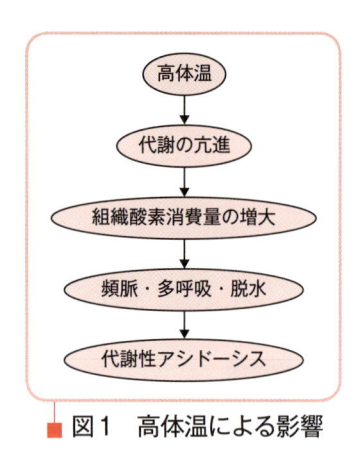

■ 図1　高体温による影響

c. 発熱のアセスメント（表4）と注意点

- 発熱は子どもによくみられる症状であるが，家族を不安にさせることも多い症状の1つであり，家族の不安への対応も重要である．一方，疾患に対し不安のあまり過度の保温を行い，熱産生と放散のバランスが崩れるうつ熱状態であることもあり，家族への指導も重要である．
- 動脈管開存のため用いられるプロスタグランジン製剤など薬剤の影響により体温上昇をきたすことがあるため，薬剤による影響を含めてアセスメントを行う．

d. 発熱時のケアの実際

1）体温の測定

- 発熱は心拍出量や酸素消費の増大を招くため，心不全や呼吸不全のある小児の体温調整は，心負荷や呼吸障害を軽減するために重要である．
- 小児のクリティカルな状況での体温測定は，直腸温や脳温などの中枢温を連続測定（表6）することが多く，それぞれに目標体温を確認しケアを行う．体温の変化は循

■ 表4　発熱時の主な観察項目

問診	年齢，平熱，基礎疾患・熱性けいれんの既往
発熱の経過	発熱の時期（いつから）とその期間，発熱パターンの有無や熱型（表5），体温上昇の程度
前駆症状	活気の有無や機嫌，哺乳力や食欲の程度，咳嗽や鼻汁の有無，嘔吐や下痢の有無
随伴症状	けいれんや意識障害の有無，脱水症状の有無，リンパ節腫脹の有無と程度，四肢関節の疼痛や腫脹の有無
全身状態	顔色や顔貌，皮膚色，チアノーゼの有無，発汗の有無と程度，脱水症状の有無
環境	伝染性疾患の地域での流行程度や接触の可能性，衣服・掛け物の環境，室内温や湿度

■ 表5　熱型とその特徴

熱型	特徴	主な疾患
稽留熱	高熱で日内差1℃以内	肺炎，髄膜炎，腸チフスなど
弛張熱	高熱で日内差1℃以上．最低体温は平熱まで低下しない	敗血症，結核，ウイルス感染症，気管支肺炎など
間欠熱	日内差が1℃以上で，高熱期と無熱期が交互に現れ，無熱期は37℃以下になる	膿腫，マラリアなど
二峰熱	発熱が数日続きいったん解熱するが，再上昇するもの	胆道閉鎖，ホジキン病，マラリアなど

■ 表6　クリティカルな状況での連続的体温モニタリング

	適応	注意事項
直腸温	●病態悪化時，あるいは心疾患などの手術後に厳密に体温管理を行う場合	●プローベ挿入の際に，直腸穿孔や直腸粘膜を損傷させない ●固定を十分に行わないと挿入長が浅深して測定誤差を生じる
脳温	●脳低体温療法の施行時	●体温上昇により脳代謝は亢進するため，体温上昇を防ぎ，目標範囲内で脳温管理を行う

環や代謝など身体に与える影響が大きいため，体温の変動を予測し，下記で述べるようなきめ細かな調整を行う必要がある．

2）環境調節

- オープンフロアに入室する場合，小児の療養環境ごとに室温や湿度調整するのはむずかしい．掛け物の使用や温罨法・冷罨法などで調整を行う．
- 末梢循環の悪い小児は，温罨法施行中に低温熱傷を起こすことがあるため，直接皮膚に接触しないように使用する．
- 冷罨法時は，局所の冷却が続くと皮膚トラブルの可能性がある．定期的に皮膚観察を行い，適宜貼用部位を変更する．また，四股に冷罨法を行うと，末梢冷感をきたすため冷罨法の部位の確認と調整を行う．
- 体温上昇期には，末梢冷感の出現やシバリング（悪寒戦慄）がみられることがあり，四肢末梢の保温や掛け物による調整を行う．
- 発熱時には体力の消耗も激しく，栄養面の評価や寝衣や寝具による不快を除去し，安静が保たれる環境を作る．

3）解熱薬の使用

- 発熱状態ではあるが，水分摂取も可能で活気や機嫌も保たれている状態であれば，安易な解熱薬の使用を控える．
- 解熱薬はセットポイントを下げることによって体温を低下させるが，末梢循環や循環動態が不安定な場合は血圧の低下を招く可能性があるため，バイタルサインの観察を十分行う．

4）水分管理

- 発熱による発汗などで水分必要量は増加するが，食思不振により水分摂取量は減少することが多い．こまめに水分摂取を促すとともに水分出納の観察を行う．

3 出血傾向（凝固異常）

a. 小児における出血傾向とは

- 小児は皮膚や粘膜が薄く脆弱であるために，思わぬ出血状態になることがある．
- 凝固異常などの止血機構に問題がある場合は，出血量が多くなれば，適切な対応と迅速な処置を行わないと予後に影響する（表7）．
- 先天性心疾患の手術後の易出血状態時，内服薬などによる抗凝固療法が行われている小児，化学療法中の血小板減少時，あるいは出血傾向を伴う基礎疾患（表8）を有しているなどの情報は，緊急度の判断や対応処置の方法などをアセスメントする際に重要である．
- 播種性血管内凝固（Disseminated Intravascular Coagulation：DIC）は大量の微小血栓が生じ，その血栓を溶かそうと線溶系の亢進が起こり出血の原因となる．

b. 出血傾向のアセスメント

1）出血の状況
- 出血部位や出血量，出血の持続時間，血液の色，内出血も見逃してはならない．

2）問診
- 出血の理由（状況），出血傾向を伴う基礎疾患の有無や既往症，現在の治療や内服薬の有無を確認する．

3）全身状態およびバイタルサイン
- 顔色，皮膚蒼白の有無，四肢冷感の有無，気分不快，ふらつき，虚脱感，頭痛，血

■ 表7　小児の出血喪失の程度に基づく分類

クラス	循環血液量喪失%	徴候
クラスⅠ	＜15% （40kgで約500mL）	● 脈拍：わずかな増加 ● 血圧：正常 ● 呼吸：正常 ● 毛細血管再充満時間：正常 ● 傾斜試験：正常
クラスⅡ	20〜30% （40kgで約800mL）	● 脈拍：頻脈＞150 ● 血圧：収縮期低下，脈圧減少 ● 呼吸：頻呼吸＞35〜40 ● 毛細血管再充満時間：遅延 ● 傾斜試験：陽性 ● 尿量：正常
クラスⅢ	30〜35% （40kgで約1200mL）	● 血圧：低下，脈圧狭い ● 尿量に影響あり
クラスⅣ	40〜50% （40kgで約1600mL）	● 血圧：触れず ● 脈拍：触れず ● 言語あるいは痛み刺激に反応なし

＊循環血液量は除脂肪体重の6.0〜6.6%，あるいは60〜66mL/kg程度である．循環血液量低下の初期は，循環血液量を補うために頻脈になる．尿量は循環血液量の低下に伴い，減少する．

■ 表8　主な出血性疾患

	主な疾患	原因	主な出血部位	治療
先天性	血友病	血友病Aは第Ⅷ因子，血友病Bは第Ⅸ因子の量的あるいは質的異常	●皮下出血・口腔内出血 ●歩行開始により足関節や膝関節に出血，筋肉内出血	●欠乏している凝固因子の補充
	フォンウィルブランド病	●タイプ1：フォンウィルブランド（von Willebrand：以下vW）因子量的異常 ●タイプ2：vW因子質的異常 ●タイプ3：vW因子完全欠如	●皮膚粘膜からの出血 ●鼻出血や抜歯後の止血困難，性器出血	●軽傷例では止血処置の徹底 ●タイプ1：合成抗利尿ホルモン（DDAVP）の静注 ●タイプ2・3：ヒト血漿由来のvW因子を含む第Ⅷ因子/vW因子製剤投与
	血小板無力症	●血小板膜糖タンパクⅡb/Ⅲaの量的質的異常による血小板凝集能の低下あるいは欠如	●鼻出血，口腔内出血，月経過多などの粘膜出血	●血小板輸血
	DIC	●外傷，低体温，敗血症などの重症感染症，急性循環不全など	●皮膚や粘膜の出血，採血部位の止血困難，頭蓋内出血，肺出血，消化管出血	●基礎疾患の治療が重要 ●ヘパリン，アンチトロンビンⅢ ●合成タンパク分解酵素阻害薬の投与 ●血小板濃厚液や新鮮凍結血漿の補充
後天性	ビタミンK欠乏症（新生児メレナ，乳児ビタミンK欠乏性出血症）	●肝臓で合成される血液凝固第Ⅱ・Ⅶ・Ⅸ・Ⅹ因子に必要なビタミンKの欠乏 ●低栄養やビタミンK摂取不足，胆道閉鎖症による胆汁分泌低下，下痢，抗菌薬の長期投与による腸内細菌叢の乱れ	●頭蓋内出血，注射部位の止血困難，消化管出血	●ビタミンKの静注 ●乳児ビタミンK欠乏性出血は出生時・産科退院時，1ヵ月検診時のビタミンKの経口投与で予防する
	特発性血小板減少性紫斑病	●末梢血液中の血小板が減少するが，血小板産生は正常である．多くは免疫性血小板減少である	●出血症状は血小板の減少程度による ●皮膚の点状出血・斑状出血，鼻出血，口腔内出血，血尿，月経過多，下血，頭蓋内出血	●急性期：血小板増加のための治療，免疫グロブリン大量療法，ステロイド ●慢性型：ステロイド少量投与，脾臓摘出（出血症状が軽微であれば，外傷に注意し，血小板機能を低下させる薬剤を避ける）

圧，脈拍，尿量を確認する．

4）随伴症状

●頭部での出血の際には，悪心・嘔吐，意識障害やけいれんなどの症状は，頭蓋内の出血の可能性があり，緊急対応を要することが多い．外傷による出血の場合は，創部感染の徴候も確認する．

5）モニタリング

●血圧は出血初期には低下しないことがあるので，血圧の値のみで重症度を判断してはならない．非侵襲的血圧測定で変化がみられるときは，観血的モニタリングを検討する．

●重篤な小児では，口唇・口腔粘膜，ライン刺入部，創部，ドレーンより出血が認められやすいため定期的に観察する．

●気道からの出血は，換気不全をまねくため気管吸引の際は，気道を損傷しないように細心の注意を払う．

●中心静脈圧は血液喪失の存在や程度との相関は低いとされているが，体位によってはCVPの変動がみられることがある．

●酸素摂取率の上昇は，全身性の低灌流の指標となるといわれているが，代謝亢進時や貧血に対する反応でも増加するため考慮してアセスメントする．

6）検査

- CT，MRI，X線写真などの画像検査は，出血部位の特定や重症度や緊急度の判断には重要な情報である．
- 血小板，PT（プロトロンビン時間），APTT（活性化部分トロンボプラスチン時間），ACT（活性凝固時間），フィブリノーゲン，FDP（フィブリン・フィブリノーゲン分解産物），D-ダイマー，AT活性，ヘモグロビン（Hb）やヘマトクリット（Ht）などの検査データから，貧血の有無の確認や出血傾向について評価する．ただし，Htは出血があっても血漿と赤血球量の比率は一定のため，初期には変化しない．

4 乏尿・多尿

a. 小児の腎機能の特徴

- 小児では腎機能が未発達であり，尿濃縮力が低くナトリウム保持能力も低いために，脱水に陥りやすく，電解質のバランスが崩れやすい．
- 体内での水分の占める割合と細胞外液の割合が高いうえに，必要エネルギーや不感蒸泄が多いため，水分バランスが崩れやすい．また，重炭酸イオンの再吸収や水素イオンの排泄能が低いために，代謝性アシドーシスをきたしやすい．
- 輸液を続けることで，医原性の水分・電解質のバランス異常を起こすことがある．

b. 乏尿とアセスメント

- 小児の乏尿とは0.5～1.0mL/kg/日未満の状態である．このため，血中尿素窒素（BUN）や血清クレアチニン（Cr）の上昇がみられる．
- 乏尿は腎前性，腎性，腎後性に分類されるが，その原因によって対処方法が異なるので，障害部位をアセスメントしながら原因疾患を改善することが重要である（表9）．また，腎前性や腎後性であっても，放置すれば腎性に移行する．

c. 多尿とアセスメント

- 多尿の症状を示す主な疾患は，中枢性尿崩症，腎性尿崩症，糖尿病などがある．尿崩症とは腎臓での水分保持が障害された状態で，クリティカルな状況にある小児では重要となる．

1）中枢性尿崩症

- 下垂体後葉からの抗利尿ホルモン放出抑制によって起こる．原因は頭部外傷や低酸素性脳症，髄膜炎などがある．

2）腎性尿崩症

- 標的臓器が抗利尿ホルモンに反応しないことが原因で起こる．原因は低カリウム血症，アミノグリコシド系抗菌薬，造影剤などである．

表9 乏尿の分類

分類	特徴	病態	主な疾患・原因	症状
腎前性	要因は腎臓の上流にあり，腎血流が減少する．腎臓自体には異常はない	全身性の循環不全	消化管感染症・感冒性胃腸炎	嘔吐，下痢，脱水
			糸球体腎炎・ネフローゼ症候群	タンパク尿，低タンパク血症
			肝不全	意識障害，低タンパク血症
			うっ血性心不全	多呼吸，チアノーゼ，頻脈，発汗
			敗血症	発熱，感染徴候
			薬剤性	薬剤使用後のショック
		局所性の循環不全	大動脈狭窄	下肢の血圧低下
			腎動脈血栓	臍動脈カテーテル留置既往
			腎静脈血栓	ネフローゼ症候群
腎性	腎実質を含む，腎臓自体の異常	急性尿細管壊死	腎毒性物質の投与	薬剤，造影剤，多量の組織破壊薬
		急性糸球体障害	慢性糸球体腎炎，膠原病による糸球体腎炎	
		急性間質障害	白血病細胞の腎臓への浸潤，薬剤	
		血流障害	溶血性尿毒症障害（HUS），腎動脈血栓，腎静脈血栓	
腎後性	要因は腎実質の遠位にあり尿流出障害が特徴	尿管閉塞	尿管結石，悪性腫瘍の尿路浸潤後，尿管出血・血栓	
		尿道閉塞	神経因性膀胱	

d. 乏尿・多尿時のケアの実際

- 水分の出納を厳重に管理する必要がある．輸液量は，時間尿量や不感蒸泄量，発汗量，嘔吐や下痢などで失われる水分量により決められる．
- 体重測定は水分出納バランスをアセスメントするために重要であり，医師とも協力しながら安全面に十分配慮して可能な限り計測を行う．
- 時間尿量のチェックとともに尿比重や尿pHのチェックも行う．
- 尿量に応じて，輸液量が変更されることがあり，指示に応じた輸液管理が重要である．また，口渇も強いため年齢に応じた経口水分摂取管理も重要である．口渇により大量の水分を摂取するが，水分補給とのバランスが崩れれば，脱水をきたすことがある．症状に応じた適切な水分管理が必要である．
- 多尿時は抗利尿ホルモン薬の点鼻により尿量が調節されることがある．点鼻薬使用時は，鼻汁を除去してから投与し，液漏れがないように正確で確実な投与を行わないと効果に影響が生じる．また，投与後の尿量のチェックは正確に行わなければならない．
- 乏尿時は利尿薬が投与されることがある．投与後の薬剤に対する反応や時間尿量の変化を十分観察する．一時期に多量の尿排泄があれば，血圧低下などバイタルサインの変化がみられることもあり注意を要する．

（中嶋　諭）

参考文献

1) 中田諭:小児の呼吸・循環・代謝・栄養の特徴.重症集中ケア7(3):6-11,2008.
2) 道又元裕:やさしい侵襲学講座.重症集中ケア7(3):77-80,2008.
3) 安藤有子:代謝.フィジカルアセスメント 落とし穴とQ&A.重症集中ケア特別編集号,33-58頁,日総研,2009.
4) 山腰伴子:発熱.こどもケア5(1):2-9,2010.
5) 杉澤栄:呼吸困難・意識障害・けいれん・ショック・発熱・嘔吐・腹痛.重症集中ケア7(3):12-24,2008.
6) 奈良間美保他:発熱.系統看護学講座専門分野Ⅱ 小児看護学1,第11版,317-321頁,医学書院,2010.
7) 稲田英一,唐澤富士夫,長谷場純敬監訳:発熱患者.ICUブック,第2版,399-413頁,メディカル・サイエンス・インターナショナル,2003.
8) Martha A.Q. Curley, Janis Bloedel Smith, Patricia A.MOloney-Harmon:Trauma. Critical Care Nursing of Infants and Children, 893-923, W.B. Saunders Company, 1996.
9) 稲田英一,唐澤富士夫,長谷場純敬監訳:発熱患者.ICUブック,第2版,399-413頁,メディカル・サイエンス・インターナショナル,2003.
10) 奈良間美保他:発熱.系統看護学講座専門分野Ⅱ 小児看護学1,第11版,339-345頁,医学書院,2010.
11) 奈良間美保他:系統看護学講座専門分野Ⅱ 小児看護学2,第11版,270-287頁,医学書院,2010.
12) 石峯佐知子:尿が出ない.救急看護の手技Q&A(森田孝子,岡元和文編),ナーシングケアQ&A 27:108-110,2008.
13) 稲田英一,唐澤富士夫,長谷場純敬監訳:急性乏尿,ICUブック:12-24,2008.
14) 小林利江:尿量が少ない どうしたらよいの?.院内急変と緊急ケアQ&A(岡元和文,森田孝子編),ナーシングケアQ&A13:48-49,2006.
15) 浅香えみ子:尿量が異常に多い/失禁した どうしたらよいの?.院内急変と緊急ケアQ&A(岡元和文,森田孝子編),ナーシングケアQ&A13:50-51,2006.

F 栄養のアセスメント

1 栄養評価法

- クリティカルな状況にある小児の栄養評価の意義は，①重症度の判定，②治療方針の決定，③治療効果の評価，④回復過程の評価，⑤成長・発達の評価である．その際，病態と治療効果をふまえての栄養評価が重要になる．
- しかし，小児における栄養評価は，現在の段階で不明な点も多く，施設独自の方法がとられていることが少なくない．そのため，以下に一般的な栄養アセスメントの方法と小児での基準値について述べる．

a. 臨床所見

- 臨床所見としては，以下の3項目を観察する．
① 全身状態：るい痩，肥満，浮腫の有無など
② 皮膚・粘膜の状態：乾燥，皮膚炎，出血斑など
③ 神経学的所見：腱反射など

b. 血液検査

- クリティカルな状況の小児における血液検査時の注意点として，浮腫（血管内脱水）や輸液（成分や水分量）などの影響により，必ずしも値が栄養状態を反映しているとはいえない．そのため，血液検査の値を評価する際は，他の指標や治療経過，水分出納バランスなどと合わせて評価していくことが必要になる．

1）血清アルブミン

- 半減期が長く（$t_{1/2}=21$日），その時点での静的栄養状態を示すため，鋭敏さにはかけるがスクリーニングとしては最適である．以下に血清アルブミンの基準値を示す．
  - 低出生体重児：3.0〜4.2 g/dL
  - 新生児：3.6〜5.4 g/dL
  - 幼児：4.0〜5.0 g/dL
  - 学童：3.5〜5.0 g/dL

2）rapid turnover protein（RTP）

- 半減期（$t_{1/2}$）が短いため，動的な栄養状態をアセスメントできる．下記に主なタンパクをあげる．
① レチノール結合タンパク（$t_{1/2}=0.5$日）
② トランスサイレチン（プレアルブミン：$t_{1/2}=1.9$日）

③トランスフェリン（t1/2 ＝ 7日）

3）C-反応性タンパク（CRP）

- 炎症によって消耗されるタンパク量をマーカーとしたもの（t1/2 ＝ 0.3日）．上記RTPの変化などが炎症性のものか．そのまま栄養評価には利用しにくいが，栄養状態の変化が炎症性疾患によるものかどうかの指標となる．

4）糖の評価

①血中グルコース（血糖）値：年齢によって示す値に差があることを考慮しなくてはならない．
②年齢ごとの基準値を以下に示す[1]．
　・低出生体重児：20～60 mg/dL
　・新生児：出生後24時間以内：40～60 mg/dL
　・生後24時間以上：50～90 mg/dL
　・小児：60～100 mg/dL
　・成人：70～110 mg/dL
③血中グルコースに関して，小児（とくに乳児）では肝臓でのグリコーゲンの貯蔵が少なく，糖新生の機能も未熟なため，低血糖を合併しやすい．
④小児の血糖管理は，高血糖だけでなく低血糖にも注意を払い，細やかな血糖管理が必要になる．
⑤グリコヘモグロビン（HbA1c）を指標とする．

5）脂質関連の評価

①トリグリセリド，コレステロールなどを指標とする．
②新生児では，経消化管栄養が開始できず，無脂肪の輸液が続くと容易に必須脂肪酸欠乏を呈すため，スクリーニングが必要である．

c. 尿検査

- ケトン体はエネルギー源としてのブドウ糖の利用が低下し，脂肪の分解が亢進していることを示す．
- 摂取エネルギーの不足や飢餓，糖尿病，外傷，大手術，発熱時はケトン体が尿中に排泄される．

d. 窒素バランス

- クリティカルな状況にある小児において，窒素バランスを測定する意義は，タンパク代謝が異化状態にあるのか同化状態にあるのかを判定し，タンパク質投与量が適正であるかを評価することにある．
- タンパク質の栄養評価において一般的な指標となる．
- 摂取したタンパク質含有窒素量（N-in）と，対外に排泄された総窒素量（N-out）の差である．
- 生体のタンパク質代謝が同化の方向にあるのか，異化の方向にあるのかを判定し，

栄養補給の指標とする．
- 成人での窒素バランスは±0であるが，重症患者の回復期や成長期の小児は同化状態となるため正のバランスを示す．
- 以下の計算式で算出する．

①窒素バランス：(N-in) - (N-out)

②タンパク質含有窒素量(N-in)
- タンパク中窒素含有量として，投与タンパク質(g/日)×0.16
- アミノ酸中窒素含有量として，アミノ酸量(g/日)×0.81×0.16

③窒素排泄量(N-out)
- 尿中尿素窒素(g/日)+1.0，もしくは尿中尿素窒素(g/日)×1.25で算出する．
- 外傷，重症感染症，高熱，手術侵襲などの高度なストレスが加わった場合は，筋タンパクの崩壊に伴い，尿中への窒素排泄量が著しく増加する．

④1日窒素バランスの基準値[1]
- 0ヵ月〜4ヵ月：+90〜+180mg N/kg
- 4ヵ月〜17ヵ月：+90mg N/kg
- 17ヵ月〜3歳：+70mg N/kg
- 3〜7歳：+40mg N/kg

e. 間接カロリメトリー法

- 呼気ガス分析による酸素消費，二酸化炭素排出，呼吸商を計算する方法である．
- 術後などの異化亢進期の監視として期待されている．

f. クレアチニン身長指標（CHI：cratinineheight index）

- 全身の筋肉量と相関するといわれ，以下のように算出する．

$$\text{クレアチニン身長指標(CHI)} = \frac{\text{患者の24時間尿中クレアチニン排泄量(mg)}}{\text{同身長正常時の24時間中クレアチニン排泄量(mg)}} \times 100\%$$

g. 身体計測 (表1)

- 急性期の短期間での栄養評価としては，身体計測値は主に体重の変化を指標とする．
- 術後などのクリティカルな状態にある小児の場合，輸液量やライン類の影響を受けるため，体重の正確な評価が行いにくい．そのため，体重の測定は，水分出納バランスと合わせての体重の変化を把握するための指標程度と考えるべきである．
- 身長と体重から求められる栄養障害の評価として，年齢/体重比，身長/体重比などがある．
- 身体計測では，身長，体重，胸囲，頭囲などの身体的発育状態に加え，上腕三頭筋皮下脂肪の厚み，上腕筋囲が指標となる．
- 小児の場合，上腕三頭筋皮下脂肪圧や上腕筋囲も測定誤差が出やすく，栄養評価としては信頼性に欠ける．

（杉澤　栄）

表1　身体計測値と評価の指標

項目	内容
年齢/体重比	正常：標準の90〜110% 軽度栄養不足：75〜89% 中等度栄養不足：60〜74% 重度栄養不足：60%未満
体重/身長比 身長/体重比	●体重/身長比：急性の栄養障害の指標 　正常：標準の90〜110% 　軽度栄養不足：80〜89% 　中等度栄養不足：70〜79% 　重度栄養不足：70%未満 ●身長/体重比：慢性の栄養障害または発育障害の指標 　正常：標準の95%以上 　軽度栄養不足：90〜94% 　中等度栄養不足：85〜89% 　重度栄養不足：85%未満
パーセンタイル値との比較	●身体計測では，身長，体重，胸囲，頭囲の標準値との比較をする．その際，「平成12年　乳幼児身体発育調査報告」書の調査結果を参考にするとよい． ●パーセンタイル値と比較した際，10パーセンタイル未満および90パーセンタイル以上では十分な経過観察が必要である ●通常は，身長・体重の実側値をパーセンタイル成長曲線に照らし合わせて評価する
健常時との体重比	●健常時体重比の算定 　$\%健常時体重 = \dfrac{現在の体重}{健常時体重} \times 100$ ●％健常時体重による栄養障害の程度 　軽度：85〜95%　中等度：75〜85%　高度：75%以下
体重減少率（％weight loss）	●体重減少率の算定 　$体重減少率（\%） = \dfrac{健常時体重 - 現在の体重}{健常時体重} \times 100$ ●体重減少率による栄養障害の程度 　軽度：〜5%　中等度：5〜10%　高度：10%以上
上腕三頭筋皮下脂肪圧（TSF）	●一般に左上腕三頭筋の中間点（測定部位）の1cm上方の皮膚を脂肪とともに親指と人差指でつまみ上げ，皮下脂肪計測器で3回連続測定する 　新生児：10mm→以後，1歳まで3ヵ月ごとに1mmずつ増加する． 　1歳：14mm→以後，5歳まで13mm程度 ●TSFによる脂肪減少の程度 　標準の80〜90%：軽度減少 　標準の60〜80%：中等度減少 　標準の60%以下：高度減少
上腕筋囲（AMC）	●上腕三頭筋皮下脂肪圧と同じ測定部位の上腕周囲径（AC）を，メジャーを用いて計測する 　AMC＝上腕周囲径－3.14×TSF 　新生児：9cm 　9ヵ月：12cm→以後，3歳まで13cm，さらに以後，2〜3年で1cm増加 ●AMCによるタンパク消耗の程度 　標準の80〜90%：軽度消耗 　標準の60〜80%：中等度消耗 　標準の60%以下：高度消耗

引用文献

1) 志馬伸朗，橋本悟：栄養の管理．小児ICUマニュアル，改訂第5版，167-174頁，永井書店，2005.

参考文献

1) 高松英夫：第1章栄養不良とその結果—1．栄養不良の定義．キーワードでわかる臨床栄養，24-51頁，羊土社，2007.
2) 田中芳明：栄養療法における小児の特殊性と栄養必要量－2．小児の栄養必要量．コメディカルのための静脈経腸栄養ハンドブック，275-279頁，南江堂，2008.
3) 青木芳和：3．血漿タンパクによる栄養アセスメント．臨床病理レビュー（127）：1-12, 2003.
4) 井村賢治，井上善文，和佐勝史：小児とICU管理—小児の高カロリー輸液—最近の問題点—．ICUとCCU 12(12)：1069-1076, 1988.
5) 里見昭，高橋茂樹：小児輸液療法の原則．医学のあゆみ 183(9)：565-569, 1997.

第III章

小児救急の実際

A 小児の救急初期対応

- 救急医療とクリティカルケアは表裏一体の関係にある．救急医療により救命された重症小児が回復していくには，クリティカルケア部門での手厚いケアが必要である．同時に重症な小児を救急部門として躊躇することなく受け入れるためには，PICU（小児ICU）などクリティカルケア部門のバックアップが不可欠である．
- 小児の場合，救急部門を訪れる患者の病態の見極めはむずかしく，受診してくる小児の保護者のニーズも多様化している．さらに，救急部門を訪れる小児の中には虐待の事例が隠れていたり，保護者の育児不安が契機となっていたりするなど，医学的知識だけでは対応できない事例も増えている．
- 防ぐことのできる子どもの死を防ぎ，救うことのできる子どもたちの命を救うためには，救急部門とクリティカルケア部門の連携と相互理解が不可欠である．この項では小児初期対応の理解を深めるために，トリアージと虐待対応に関する基礎知識について解説し，さらに小児救急医療の社会的役割について述べる．

1 小児救急医療におけるトリアージ

a. 救急医療におけるトリアージとは

- 救急医療におけるトリアージとは，患者評価の過程の1つであり，治療優先度決定と適切な加療場所の決定を行うものである[1]．医療の需要が供給を大きく超える場合に，限られた資源（人的・物的）を最大限有効に活用するためのシステムが必要であり，それがトリアージである．
- トリアージは，一度，治療優先度と加療場所を決定すれば終了するものではなく，トリアージ後の待機患者の再評価や，必要なケアの見極めと提供を含めた一連の看護ケアとしてとらえる必要がある．

b. 小児救急における小児と保護者の特徴と看護師の役割

- 救急外来を訪れる小児の大半は軽症であり，その中に緊急度の高い小児が少数混在している（表1）．表1に示したような特徴から，小児の緊急度や重症度の見極めは非常にむずかしく[2]，さらに小児の状態は，保護者によって過大評価されたり過小評価されたりする．
- それゆえ小児救急においては，結果的に軽症であるか重症であるかを問わず，いつでも誰でも小児を受け入れ，受け入れた後で専門的な知識や技術をもった医療者に

よるトリアージが行われる医療体制が望まれる．
- 虐待や保護者の育児不安などが契機となる受診も多い．トリアージの場面はそうした小児や家族の状態を見極め，適切な援助につなげていくために重要な役割を果たす．その担い手である看護師には，フィジカルアセスメントの知識や能力のみならず，保護者の養育能力や親子関係など，子どもと保護者を総合的にアセスメントする能力が求められる．

■ 表1　小児救急患者の特徴

- 自ら症状や苦痛を訴えることができない
- 訴えが明確でないため問題の本質をとらえづらい
- 重篤そうに見えて実は軽症であったり，軽そうに見えて実は深刻な状況であったりというように問題の実態をとらえにくい
- 予備力が小さく，変化の速度が大きい
個人の年齢・発達・成長に依存してバイタルサインの正常値が異なる，など成人とは異なった特徴がある

[清水直樹，上村克徳，阪井裕一他：小児救急医療体制充実化のためのトリアージ・システムの有効性の検討．日本小児科学会雑誌 109(11)：1326，2005より引用]

c. トリアージの目標

- トリアージの目標としては次のようなものがある[3]．

・緊急もしくは生命が危険な状態の患者を迅速に見極めること
・救急部門に来た患者にもっとも適切な治療の場所を判断すること
・救急部門の混雑を緩和すること
・理にかなった患者評価が続けられる手段を提供すること
・患者や家族に予測される医療や待ち時間についての情報を提供すること
・その救急部門での緊急度を明瞭に示す信頼できる情報を提供すること

d. トリアージのプロセス[4)5)]

- トリアージはプロセスに沿って体系的に行われるものであり，個人の医療者の経験や勘に頼って行われるものではない．トリアージのプロセスの例として，国立成育医療研究センターで用いられているトリアージプロセスを示す（図1）[4]．患児は図1のステップに沿って緊急度を判定される．多くの施設で看護師がトリアージを行っ

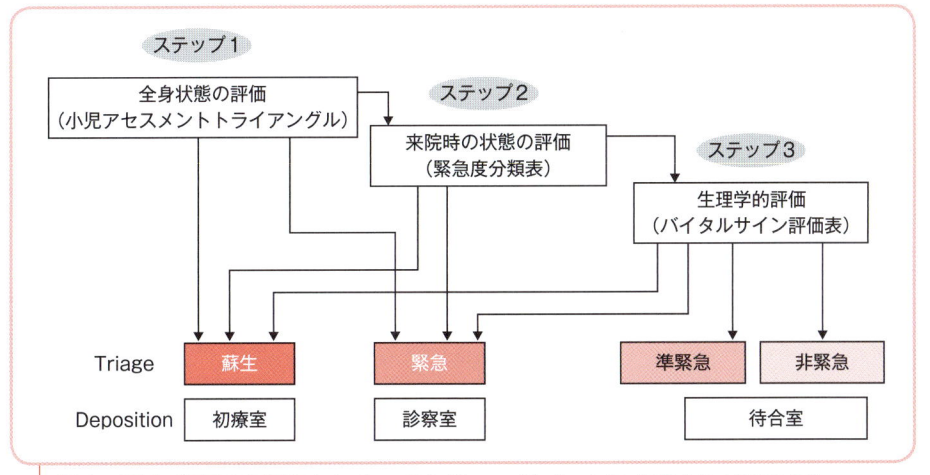

■ 図1　国立成育医療研究センターのトリアージプロセス（PTAS-NCCHD）
[林幸子：小児専門病院におけるトリアージの実際，小児看護 34(1)：67，2011より転載]

ているが，緊急度判断が不明確な場合は医師に確認し判定することが原則となる．
- トリアージの最初のステップは小児二次救命処置（Pediatric Advanced Life Support，以下 PALS）における小児評価（アセスメント）トライアングル（Pediatric Assessment Triangle，以下 PAT）を基本としている．
- 次のステップで来院の理由と簡単な病歴聴取，バイタルサインの測定を行い，3番目のステップの年齢に応じた生理学的な評価から病態の緊急度を判断する．
- トリアージの緊急度の分類の一例として，国立成育医療研究センターで使用しているトリアージ区分を示す（表2）[5]．この区分においてはトリアージにおける緊急度を，「蘇生」，「緊急」，「準緊急」，「非緊急」，の4つに分類している．
- 以下にそれぞれのステップの具体的な内容を説明する．

1）ステップ1：First Look—小児アセスメント・トライアングル（PAT）

- このステップでは，意識状態を含む一般状態・循環状態・呼吸状態の評価をPATに基づいて行う．このステップで「悪い」と評価された場合，次のステップを待たずに緊急度は「蘇生」となり，ただちに医療的介入が行われる．

2）ステップ2：Present Problem—来院の理由と簡潔な病歴聴取

- このステップは来院の理由と簡潔な病歴聴取を行い，トリアージ緊急度分類などに照らし合わせて緊急度の評価を行う過程である．このステップで行う緊急度分類表の一例を示す（表3）[5]．トリアージは病態を評価することが大切であり，病歴聴取は診断を絞るためのアプローチではない．林はこのステップのポイントとして，「病状から予測される緊急性の高い疾患や病態がないかを念頭に置いたうえで，焦点を絞った問診と観察を行う」と述べている．

3）ステップ3：Vital sign—バイタルサインの測定，迅速な心肺機能評価

- 3番目のステップとしてバイタルサイン（体温，呼吸数，心拍数，必要時に血圧）を測定し，最終的なトリアージ区分を決定する．バイタルサインは図2のような評価表を用いて，年齢によるバイタルサインの基準値から逸脱がないか評価される．逸

■ 表2　国立成育医療研究センターにおけるトリアージ区分

区分	内容	診察までの時間*
蘇生	生命または四肢・臓器の危急的状態で直ちに診察・加療を要する	直ちに
緊急	生命または四肢・臓器が危急的状態に陥る可能性が高く，早急に診察・加療を要する	15分以内
準緊急	生命または四肢・臓器が危急的状態に陥る可能性があり，比較的早期に診察・加療を要する	60分
非緊急	生命または四肢・臓器が危急的状態に陥る可能性がその時点で強く見出せず，診察を急ぐ必要がない	120分以内

*この時間は基準値ではなくあくまでも目標値である．
[上村克徳ほか：小児救急医療におけるトリアージ．ケースシナリオに学ぶ小児救急のストラテジー，19頁，へるす出版，2009より転載]

■ 表3　緊急度分類表の内容の例

区分	具体的症状
蘇生	けいれん中，呼吸停止／呼吸不全，高度の徐呼吸，敗血症性ショック，多発外傷，心停止　など
緊急	意識障害の疑い，満3ヵ月未満児の発熱（≧38.0℃），上室性頻拍疑い，骨折　など
準緊急	意識障害の既往（来院時意識清明），満3歳未満で40℃以上の発熱，虫垂炎・腸重積を疑う病歴　など
非緊急	気道症状が明確で元気な発熱，肘内症疑い（安静時に痛みなし），中耳炎疑い（耳痛・耳漏）　など

[上村克徳ほか：小児救急医療におけるトリアージ．ケースシナリオに学ぶ小児救急のストラテジー，18頁，へるす出版，2009より転載]

	0-3 month	3-6 month	6-12 month	1-3 year	3-6 year	6-10 year
+2SD	80	80	61	40	32	26
+1SD	70	70	53	35	28	23
Normal	60	60	45	30	24	20
Normal	30	30	25	20	16	14
−1SD	20	20	17	15	12	11
−2SD	10	10	9	10	8	8

＜呼吸数＞

	0-3 month	3-6 month	6-12 month	1-3 year	3-6 year	6-10 year
+2SD	230	204	180	164	140	120
+1SD	205	182	160	147	125	105
Normal	180	160	140	130	110	90
Normal	90	80	80	75	70	60
−1SD	65	58	60	58	55	45
−2SD	40	36	40	41	40	30

＜心拍数＞

■ 図2 バイタルサイン評価表
［伊藤龍子ほか：小児救急医療における看護師のトリアージの有効性に関する研究．平成17年度日本看護協会看護政策研究事業委託研究報告書，2006より引用］

脱があった場合にはトリアージ区分に反映させる[6].
- トリアージにおけるバイタルサインの測定は重要な意味をもつが，異常なバイタル値かどうかを見極めるのと同時に，完全に正常なバイタルサイン値であることを確認する意味も大きい．

4） トリアージの再評価
- トリアージの評価は，来院時に一度行えばよいものではない．必要な看護ケアの提供を含め，定期的に再評価を行う必要がある．

5） トリアージを行う際の注意点
- トリアージにおいて実際の病態よりも緊急度を低く判定することをアンダートリアージといい，高く判定することをオーバートリアージという．
- トリアージは整備された分類表などがあっても，実際には判定に迷う小児が多数存在する．トリアージの判断に迷ったときは緊急度の高いほうのレベルに設定すること，つまりオーバートリアージをするのが原則である．
- アンダートリアージは，本来の緊急度より低く判定したことで，小児に対する必要な治療・処置の遅れにつながるため，小児に不利益をもたらす危険性がある．

2 虐待の発見と対応

- 子ども虐待は深刻な社会問題である．相談件数は，2009年には44,210件（速報値）（厚生労働省）と発表されており，統計を取り始めた1990年と比較すると40倍に増えている[7]．これは人々の虐待への認識が進んだため，児童相談所への相談件数として反映されていると考えられる．
- 子ども虐待は子どもの心身の健やかな成長を妨げる小児期の重大な疾患である．きわめて再発率が高く，重症化しやすい．子ども虐待は，「髄膜炎や悪性腫瘍などと同様，予後不良な緊急医療の対象と考えるべきもの」[8]としてとらえ，適切に対応する必要がある．ここでは，虐待の概要を説明する．なお虐待に関する詳細は成書を参考にしていただきたい．

a. 虐待の定義と分類

1) 虐待の定義

- 虐待の定義に関しては，世界共通の定まったものがあるわけではない．日本では「児童虐待防止法」において，子ども虐待を表4のように定義している．
- 子ども虐待は，「生きる権利」「育つ権利」を脅かされる，子どもに対する重大な権利侵害である．子どもにとって心身に危害を加えられたら，加えた側の意図にかかわらず虐待としてとらえ対応するべきである[9]．

2) 子ども虐待の種類とマルトリートメント

(1) 身体的虐待

- 身体的虐待とは，挫傷，熱傷，骨折，裂傷など，子どもの身体への故意の傷害である．
- これらの虐待が契機となり救急外来を受診するため，小児救急の医療現場は虐待の発見の場でもある．しかしながら，虐待は虐待のことを認識しているものが対応しないと，見逃したり不適切な対応をしたりすることにつながる．虐待の発見には，医療者の"不自然さへの気づき"が大きなカギを握る．その例を表5[10]に示す．
- 虐待はきわめて再発率が高く，重症化しやすい小児期の重大な疾患であり，生後1年までに生じた重篤な頭蓋内損傷の95％以上は，虐待に起因すると報告されている[11]．

表4 児童虐待防止法第二条「子ども虐待の定義」

この法律において，「児童虐待」とは，保護者（親権を行う者，未成年後見人その他の者で，児童を現に監護するものをいう．以下同じ．）がその監護する児童（十八歳に満たない者をいう．以下同じ．）について行う次に掲げる行為をいう．
1. 児童の身体に外傷が生じ，又は生じるおそれのある暴行を加えること．
2. 児童にわいせつな行為をすること又は児童をしてわいせつな行為をさせること．
3. 児童の心身の正常な発達を妨げるような著しい減食又は長時間の放置，保護者以外の同居人による前二号又は次号に掲げる行為と同様の行為の放置その他の保護者としての監護を著しく怠ること．
4. 児童に対する著しい暴言又は著しく拒絶的な対応，児童が同居する家庭における配偶者に対する暴力（配偶者（婚姻の届出をしていないが，事実上婚姻関係と同様の事情にある者を含む．）の身体に対する不法な攻撃であって生命又は身体に危害を及ぼすもの及びこれに準ずる心身に有害な影響を及ぼす言動をいう．）その他の児童に著しい心理的外傷を与える言動を行うこと．

表5 虐待を思わせる不自然さの例

例	内容
不自然な外傷	・外から見えにくい部分に存在する外傷（大腿内側部，でん部など） ・新旧混在した打撲痕 ・何による傷か推定できる外傷瘢痕 ・境界線がはっきりした熱傷 ・子どもの成長発達に見合わない（乳幼児のらせん状骨折など）外傷 ・保護者の話す受傷機転に見合わない重症の外傷　など
保護者の話の不自然さ	・受傷から来院までが不当に長い ・重篤な外傷を患児本人やきょうだいのせいにする　など
子どもと保護者の様子の不自然さ	・子どもの服装が季節に見合わない ・子どもが保護者と目を合わせない ・保護者が子どもに話しかけない　など

［坂井聖二：身体的虐待の診断．子ども虐待の臨床（坂井聖二，奥山眞紀子，井上登生編），3-45頁，南山堂，2005を参考に作成］

(2) ネグレクト

- ネグレクトとは子どもの成長発達に必要な世話などをしないことであり,「ネグレクトされているネグレクト」と称されるように,身体的虐待に比べ認識され難い.医療の場では,体重や身長の増加不良がある,季節にそぐわない衣服を着ている,清潔が保たれておらず汚い,などがネグレクトを疑うきっかけになることが多い.
- さらに教育を受けさせない,子どもにとって必要な情緒的欲求に応えていない,子どもに注意を払わず危険な環境に放置(タバコやライターなど子どもが口に入れたりいじったりすると危険な物を放置している,炎天下の車内への放置など)する,遺棄する,などもネグレクトである.また,定期健診を受けていない,胎児に有害な生活習慣を継続している,などの妊婦の行為について胎児ネグレクトと考えられ,こういった母親は虐待者の予備軍になりうる.

(3) 性的虐待

- 性的虐待は子どもの性的権利を侵害することとされ,子どもに性行為を強いる,性的嫌がらせをする,性行為やポルノ写真を見せる,子どものポルノ写真・ビデオの撮影,などが具体的内容としてあげられる.
- 性的虐待の子どもに与える影響は精神面で強く,解離性障害などに移行する危険が高い[9].

(4) 心理的虐待

- 心理的虐待は,子どもが心理的に安全に守られて発達する権利を侵害するものであり,無視,拒否,ほかのきょうだいとの著しい差別,言葉の暴力,恐怖を与える,などが具体例としてあげられる.しかし,身体的虐待でも性的虐待でも心理的なダメージは生じ,心理的虐待が単独で生じるわけではないと考えられる.すべての虐待に心理的虐待が存在しているといわれ始めている.
- 虐待は以上のように分類されているが,明確に区別できるものではなく,これらを含めた child maltreatment(チャイルド マルトリートメント)(不適切なかかわり)としてとらえる考え方になってきている[9].

3) 医療者が知っておくべき特殊な虐待

- このほか,医療者が知っておくべき特殊な虐待として,乳幼児揺さぶられ症候群(Shaken Baby Syndrome,以下SBS),代理人によるミュンヒハウゼン症候群(Munchausen Syndrome by Proxy,以下MSBP),医療ネグレクト,があげられる.

(1) SBS

- SBSは「乳児や幼児期早期の子どもを激しく揺することにより,びまん性脳浮腫,硬膜下もしくはくも膜下出血および網膜出血を起こすもの」で,乳児期や幼児期初期の死亡で高率を占めていると考えられている[12].
- 救急部門を経て,PICUなどに搬送される重篤な頭部外傷の乳児・幼児の中に,SBSの症例が少なからず存在すると考えられる.しかしながら,SBSの発生において誤解されて考えられてきた時代もあり,適切に診断されていない事例も数多く存在すると推測される.

- 現在では「高い高い」や「乱暴な遊び」などでSBSが発生することは否定されている．家庭内での転落などで重大な脳障害が起こることはないとされている[12]．

(2) MSBP
- MSBPは，養育者（ほとんどは母親）によって子どもに対し，虚偽の症状が作られることである．具体的な例として，病歴のねつ造，窒息をさせる，子どもに害になるものを摂取させる，などを繰り返す[11]．
- MSBPを行う親は，子どもの病気のことを心配し，治療や処置に協力的で，片時も子どものそばを離れようとせず，医療者からみると心底子どものことを心配し，献身的な看病をしているように映る．
- 親による子どもの病気の虚偽の訴えや症状のねつ造などにより，医療者は子どもに対し本来ならば必要ない治療や検査を行うことになり，子ども虐待に医療者が図らずも加担させられてしまうことになる．MSBPを疑い確定診断をつけるまでには，数ヵ月単位の時間を要することが多い．

(3) 医療ネグレクト
- ネグレクトの中でも，子どもに対し必要な医療を受けさせることを拒否する例である．現代の医学では十分安全性も効果も実証されている手術の拒否や，特定の宗教と関連した輸血の拒否などが医療ネグレクトの例としてあげられる．

b. 子ども虐待と虐待者

- 子ども虐待の虐待者は実母がもっとも多く，虐待者全体の約6割を占めている．このことは子育ての負担のほとんどを母親が担っているという状況を反映していると考えられ，これらの母親は子育てに悩み，親戚や地域から孤立し1人で追い詰められていることが多いと推測できる．
- また被虐待経験をもつ親たちが，自分の子どもに対して虐待者になることや，ドメスティック・ヴァイオレンス（DV）と関連していることも知られている．子ども虐待は背景に複雑な要因が絡んでおり，虐待者を特定すれば問題が解決するわけではない．

c. 子ども虐待への対応

- 子ども虐待への対応は，子どもの安全を第一に考える必要がある．また，医療者には虐待を疑ったら通報する義務が課せられていて，その通報義務は守秘義務より優先される．
- しかしながら，個人の医療者がスタンドプレーで通報しても，その後の適切な対応にはつながらない．いずれの虐待の事例も，関連部署や職種を含めたチームで対応していくことが重要である．
- 最近では，小児専門病院や大学病院などを中心に，多職種からなる虐待対策チームが設立され，院内のみならず院外や関係機関との連携も活発になってきている．
- 医療の場で虐待を見逃さないために必要なことは，不自然さに気がつくことであ

り，「おかしい」と思ったことをタイムリーに共有できるチーム作りが大切である．さらに，子どもの虐待は，たとえ対応が首尾よく行えたとしても，医療者にとっては心理的につらい事例であり，医療者自身の精神的ケアも合わせて子ども虐待の対応を考えていく必要がある．

d. 小児救急医療の場の役割と虐待の発見

- 虐待は小児期の重大な疾患であり，予防と早期発見・治療（対応）が子どもにとって何より大切である．小児救急の医療現場は，虐待を見落とすことなく早い段階で発見し的確な対処につなげていくためのスクリーニングの場であるととらえる必要がある．
- 子ども虐待は，虐待を行っているものを特定すれば解決するものではない．虐待を行う親たちが子どもを連れて医療機関を訪れることは，医療者へのSOSであり，虐待を行う親たちも医療者の援助の対象である．そうした親たちは医療者に攻撃的であったり，医療者からの援助を拒否したりすることも多々あるが，彼らこそ真に援助を必要とする人たちであることを忘れてはいけない．

3 小児救急医療の社会的役割

a. 子育てを支える小児救急の役割

- 乳児死亡率は世界のトップレベルの低さを誇る日本であるが，1〜4歳の小児の死亡率はほかの先進国のそれと比較して高いことが知られている．
- この理由に対する明快な回答は得られていないが，1〜4歳の小児の死亡原因の第1位は"不慮の事故"であり，小児科医の不足など小児救急医療の質の問題や供給不足は否めない．
- 小児救急外来を巡っては，緊急性のない軽症者の受診数の多さが問題視され，マンパワー不足の現場ではこうした軽症例の受診抑制に目が向きがちである．しかし急激な少子高齢化で，家庭における育児能力の低下が背景にある現在，救命のための高度な医療の提供のみならず，家庭で子どもを看る力を支える役割も小児救急医療には求められている．
- 小児救急医療の社会的役割を考慮すると，軽症例の受診抑制ではなく受診をきっかけに家庭で子どもを看る力を強化するための援助に医療者の視点をシフトさせていく必要があろう．
- そもそも救急に限らず小児にかかわる医療は，単に病気やけがの治療だけではなく，子どもたちの健やかな成長発達を支えるための役割をもつ．言い換えれば小児にかかわる医療，中でも小児救急医療は子育てを支える医療であるといえ，看護師にはそうした役割の担い手になることが期待されている．

b. 小児救急医療電話相談事業について

●家庭で子どもを看る力を支える手段の1つとして，小児救急医療における電話相談の整備がなされてきている．

●平成16年度，厚生労働省は，都道府県が整備・実施する小児科医師等による小児患者の保護者向けの電話相談事業に対して補助をする制度を創立した（＃8000小児救急医療電話相談事業）．＃8000における小児救急医療電話相談事業は，2010年12月末現在，47すべての都道府県で実施され，今後の充実が望まれている．

*

●さまざまなニーズをもって救急部門を訪れるすべての小児とその家族に看護援助が必要なわけではない．トリアージの場は看護援助の必要性の見極めの機会になり，虐待の発見の最初のきっかけにもなりうる．また，現場の医療体制の充実だけではなく，社会の中で子どもの健やかな成長を支えるための医療の役割について認識し，子どもが病気になっても育ちやすい・育てやすい環境を整えるために，子どもや家族の視点に沿った医療のあり方や体制・連携を考えていく必要がある．

（白石裕子）

引用文献

1) Fleisher GR et al：Textbook of Pediatric Emergency Medicine. 4th ed, Lippincott Willams & Wilkins, 2000.
2) 清水直樹，上村克徳，阪井裕一他：小児救急医療体制充実化のためのトリアージ・システムの有効性の検討．日本小児科学会雑誌 109（11）：1319-1329頁，2005.
3) 宮坂勝之，清水直樹：小児救急医療でのトリアージ．P-CTAS：カナダ小児救急トリアージ・緊急度評価スケールを学ぶ，克誠堂出版，2006.
4) 林幸子：小児専門病院におけるトリアージの実際，小児看護 34（1）：61-73，2011.
5) 上村克徳ほか：小児救急医療におけるトリアージ．ケースシナリオに学ぶ小児救急のストラテジー，16-20頁，へるす出版，2009.
6) 伊藤龍子ほか：小児救急医療における看護師のトリアージの有効性に関する研究．平成17年度日本看護協会看護政策研究事業委託研究報告書，2006.
7) 厚生労働省：児童相談所における児童虐待相談対応件数 http://www.crc-japan.net/contents/notice/pdf/h21_sokuhou.pdf（2011/02/14 アクセス）
8) 宮本信也：子ども虐待の介入と予防．子ども虐待の臨床（坂井聖二，奥山眞紀子，井上登生編），265-284頁，南山堂，2005.
9) 市川光太郎：総論．児童虐待イニシャルマネジメント，1-41頁，南江堂，2006.
10) 坂井聖二：身体的虐待の診断．子ども虐待の臨床（坂井聖二，奥山眞紀子，井上登生編），3-45頁，南山堂，2005.
11) Charles FJ：小児への虐待とネグレクト，ネルソン小児科学原著第17版（衛藤義勝監，奥山眞紀子訳），126-136頁，エルゼビア・ジャパン，2005.
12) 奥山眞紀子：Shaken Baby Syndrome．子ども虐待の臨床（坂井聖二，奥山眞紀子，井上登生編），99-105頁，南山堂，2005.

B. 小児の心肺蘇生

- 日本における1～4歳児の死亡率は、ほかの先進国に比較して高く、中でも不慮の事故による死亡が多い。この中には"防ぎ得た死"も少なからず存在していると考えられる。
- 小児に限らず「救命の連鎖」は、①心停止の予防、②心停止の早期認識と通報、③一次救命処置（AED含める）、④二次救命処置（心停止後の集中治療を含める）、の4つの要素から成り立っている[1]。
- 本項では、小児の命を救うための重要な知識・技術として、国際蘇生連絡委員会（ILCOR）による2015 Consensus on Science with Treatment Recommendations（CoSTR）に基づいてわが国で作成された「JRC（日本蘇生協議会）蘇生ガイドライン2015」をふまえた、小児の一次救命処置（PBLS）と二次救命処置（PALS）について述べる。なお、PALSについては、重症な小児に必要な患者評価と、クリティカルな場面で遭遇しやすいショック時の対応に焦点を当てて解説する。

1 小児の一次救命処置（Pediatric Basic Life Support：PBLS）

- JRC蘇生ガイドライン2015におけるPBLSのアルゴリズムを図1に示し、手順と注意点を述べる[1]。

a. PBLSの手順

1）反応の確認と緊急通報
- 肩をたたきながら大声で呼びかけ、反応を確認する。
- 反応がなければ周囲の人に、緊急通報（ナースコールや119番）とAED（自動体外式除細動器）や救急カートの手配を依頼する。

2）心停止の判断
- 反応がない場合は気道確保を行い呼吸の観察を行う（可能であれば同時に脈拍の確認）。
- 呼吸がない、あるいは異常な呼吸（死戦期呼吸）を認めれば心停止と判断し、ただちに胸骨圧迫を開始する。
- 呼吸確認は10秒以内に行う。
- 脈拍が確認できても、脈拍60/分未満でかつ循環が悪い（皮膚の蒼白、チアノーゼなど）場合は心肺蘇生を実施する。

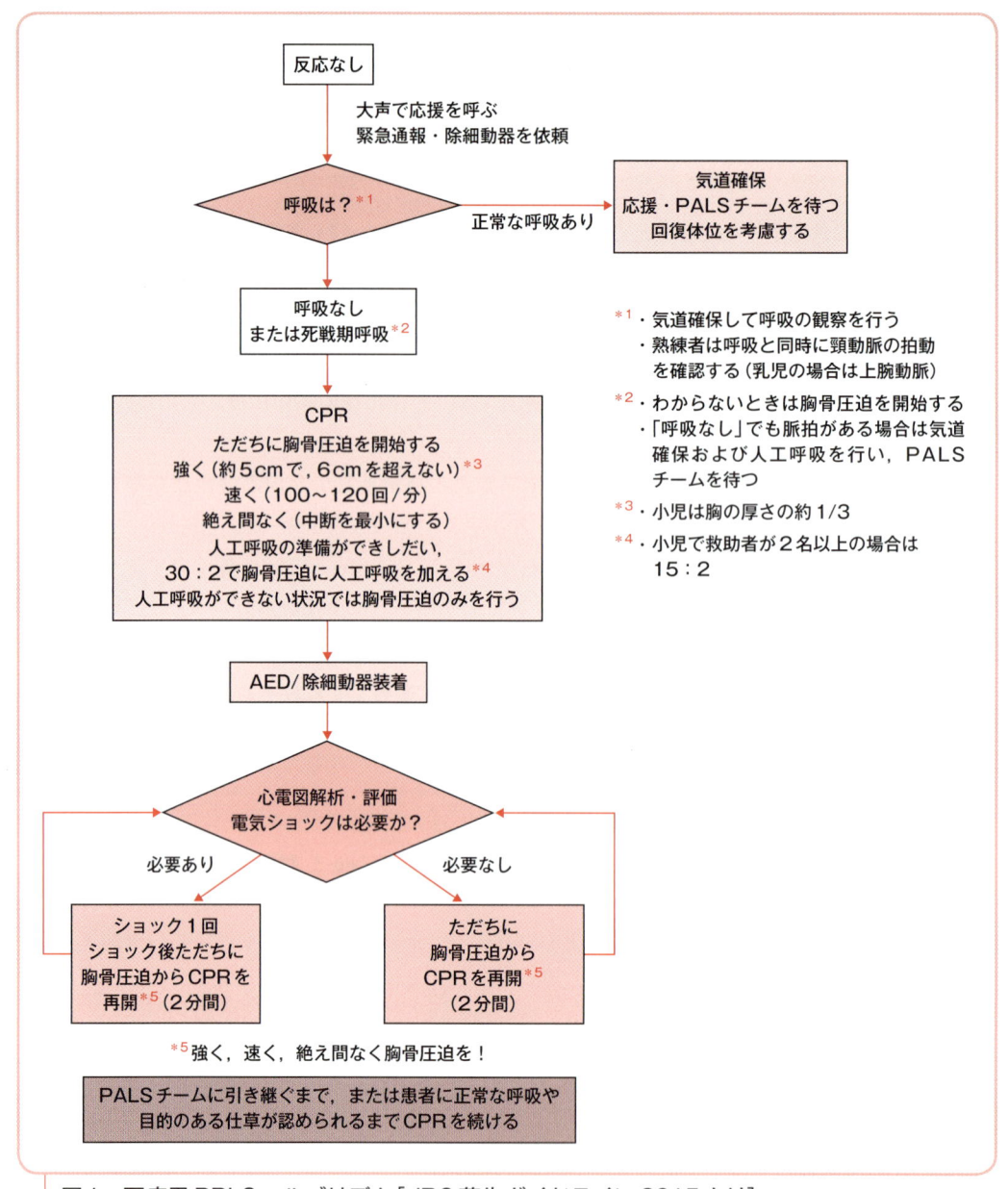

■図1　医療用PBLSアルゴリズム［JRC蘇生ガイドライン2015より］

3) CPR

(1) 胸骨圧迫
- 心肺停止が確認できればただちに胸骨圧迫を開始する．
- 胸骨圧迫の部位は胸骨の下半分とする（めやすは胸の真ん中）．
- 乳児・幼児に対する胸骨圧迫の深さは，胸の厚さの約1/3とする．
- 圧迫回数は1分間あたり100〜120回のテンポで行う．
- 胸骨圧迫の中断を最小限となるように実施する．

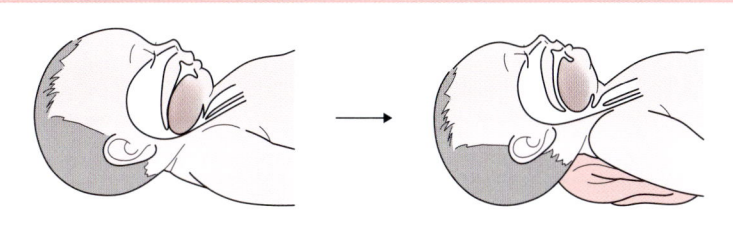

A：反応のない乳児を平面上で仰向けにすると，首が前屈する．舌が咽頭に向かって後方に落ち込み，気道が閉塞する．

B：肩枕により外耳道の高さが肩の頂点（前方）に合うよう頸部を中間位にして，気道を確保する．

■ 図2　気道確保時のポジション

- 毎回の胸骨圧迫の後で完全に胸壁がもとの位置に戻るように圧迫する．
- 乳児の胸骨圧迫は，二本指圧迫法か，胸郭包み込み両母指圧迫法を下記のように行う[1]．

① 1人で救助にあたる場合は，二本指圧迫法で行う．胸の真ん中に指を2本当て，胸骨を圧迫する．

② 2人以上で救助にあたる場合は，胸郭包み込み両母指圧迫法が推奨される．この場合，乳児の胸部に両手を当て，指を広げて胸郭を包み，両母指を胸の真ん中に当てる．傷病者の胸部に指を回すことができない場合は，胸骨を2本の指で圧迫する．

(2) 気道確保と人工呼吸

- 人工呼吸の準備ができしだい，気道確保を行って2回の人工呼吸を行う．
- 人工呼吸は約1秒かけて行い，送気する量（1回換気量）は胸が軽く上がる程度とする．
- 気道確保は頭部後屈—あご先挙上法を用いる．頸椎損傷が疑われる場合は下顎挙上法を第1選択とする．
- 小児の心肺停止は呼吸が原因となっている可能性が高いため，すみやかに気道確保と人工呼吸を開始することが重要である．

(3) 気道確保の注意点（図2）[2]

- 乳児や小児は頭部が大きく，意識のない状態で寝かせると，頸部が前方に屈曲気味になることから舌が気道を塞ぐことになり気道の閉塞が起こる．あご先挙上法により咽頭の後方から舌を引き上げ，気道を十分に確保するようにする．その際，バスタオルなどを肩枕として使用し，外耳道の高さが肩の頂点に合うように頭部の位置を調節し，気道を確保する．
- あご先下方の軟骨組織を深く押してはならない．
- あご先挙上法を行う際，親指を使用してはならない．
- 乳児の口を完全に閉じてはならない．

(4) 胸骨圧迫と換気の比

- 2人以上でCPRを行う場合は，胸骨圧迫と人工呼吸との比は15：2とする．
- 1人でCPRを行う場合は，胸骨圧迫と人工呼吸との比は成人と同様に30：2とする．

- 気管挿管が行われている場合は，人工呼吸中も中断することなく胸骨圧迫を実施する．

4）心電図解析
- AEDが到着するまではCPRを続け，また心電図の解析・評価をする直前まで胸骨圧迫を継続する．
- 就学前の小児に対するAEDの使用時は，可能であれば小児用パッドを貼付するか，小児用モードに切り換える．
- パッドの貼付部位は，前胸部と側胸部とする．前胸部と背部に貼付してもよい．

5）電気ショックが必要な場合
- AEDの使用時は，音声メッセージに従って電気ショックを実施する．
- マニュアル式除細動器の使用時は，心室細動/無脈性心室頻拍であれば電気ショックを実施する．電気ショック後はただちに胸骨圧迫からCPRを2分間行い，以後2分ごとにモニターの確認と電気ショックを繰り返す．

6）電気ショックが必要でない場合
- AEDの使用時は，音声メッセージに従ってただちにCPRを再開する．
- マニュアル式除細動器の使用時は，QRS波形が認められれば脈拍を確認する．
- 無脈性電気活動や心静止であれば，ただちに胸骨圧迫からCPRを再開し，以後2分ごとにモニターの確認を繰り返す．

7）一次救命処置の継続
- CPRは，循環の回復やPALSチームなどに引き継ぐまで継続する．

b. 最新ガイドラインにおけるBLSの改善点とは

- 国際的な心肺蘇生ガイドライン（国際蘇生連絡委員会（ILCOR）にてなされる心肺蘇生法の国際合意事項（CoSTR））は，5年ごとに改訂がなされている．2015年に出された最新のガイドラインも，5年前と比較して従来のBLSの方法から変更された点がいくつかある．JRC（日本蘇生協議会）は，ILCOR参加団体でもあり世界的に標準的な蘇生教育の普及を行い，これまで各トレーニングサイトで蘇生教育を実施してきたAHA（アメリカ心臓協会）と連携をとりながら，蘇生教育を行っている．表1に，一般的に用いられているAHAの成人，小児，乳児に対するBLSの主な要素のまとめを示す[3]．

1）1分間のリズムを100〜120回
- JRC蘇生ガイドライン2015では，胸骨圧迫の重要性がより高まり胸骨圧迫のリズムにも変更があった．2010年版では「1分間に100回以上のテンポ」とされていたが，2015年版では，「1分間に100〜120回のテンポ」に変更された．

2）胸骨圧迫では胸をしっかりともとの位置に戻す
- 2015年版では，胸骨圧迫に関して「押したらしっかりと胸をもとに戻す」という点が強調された．
- 胸骨圧迫で胸を押した後，かかる圧を解除することが重要である．解除する際は完全に胸をもとの位置に戻すように力を抜く．

表1 AHAガイドライン2015における成人，小児，乳児に対するBLSの主な要素のまとめ

要素	推奨事項		
	成人	小児（1歳〜思春期）	乳児（1歳未満，新生児を除く）
認識	反応をチェックする 呼吸をしていない，または死戦期呼吸のみ（すなわち，正常な呼吸でない） 10秒以内に脈拍を触知できない （呼吸と脈拍のチェックは，10秒未満で同時に行うことができる）*		
CPR手順	C（胸骨圧迫）-A（気道）-B（呼吸）		
胸骨圧迫のテンポ	100〜120回/分		
胸骨圧迫の深さ	5cm以上 （圧迫の深さを6cm 以下にすべきである）	約5cm 胸の厚さの1/3以上	約4cm 胸の厚さの1/3以上
胸壁の戻り	圧迫を行うたびに胸郭が完全にもとに戻るようにする； 圧迫の中断のたびに，胸部にもたれない		
胸骨圧迫の中断	胸骨圧迫の中断を10秒未満に制限する		
胸骨圧迫と人工呼吸の比率	30：2 救助者が1人または2人	30：2（救助者が1人） 15：2（救助者が2人以上）	
高度な気道確保器具による人工呼吸*	100〜120回/分のテンポで胸骨圧迫を継続する 6秒ごとに1回（10回/分）人工呼吸を行う		

*ヘルスケアプロバイダー（health care provider：HCP）による
[AHA：心肺蘇生と救急心血管治療のためのガイドラインアップデート2015ハイライト，10頁，2015より引用，一部改変]

3）呼吸の確認に迷ったら，すぐに胸骨圧迫

- 2015年版では「呼吸の確認に迷ったらすぐに胸骨圧迫をする」という点も重視されている．
- 心停止した場合に「死戦期呼吸」と呼ばれる，しゃくりあげるような呼吸がみられることがある．これは正常な息をしていない状態だが，呼吸をしていると勘違いをすることがある．そのために心停止の判断が遅れることがないよう，迷った場合はすぐに胸骨圧迫を始めるべきとされている．

2 小児の二次救命処置（Pediatric Advanced Life Support：PALS）

- 病院など高度な医療が提供できる場所であっても，反応がない小児・乳児では，胸郭・腹部の動きを観察し呼吸がない場合にはCPRの適応と判断して，PBLSのアルゴリズムに従う．
- CPRが必要な小児には，ただちに酸素を投与し，ECGモニター，パルスオキシメーターの装着がなされ，同時に除細動器，静脈路の確保準備を行うなど，PALSが開始される．
- その後はさらに原因検索を行いながら，輸液，抗不整脈薬，カテコラミンなどの投

与や，血糖・電解質管理や気管挿管・人工呼吸療法などの必要性を評価していく（具体的な実践はⅣ章参照）．
- 以下では，PALSの実施にあたってクリティカルケア看護でとくに重要となる，AHAガイドラインに示された，重症な小児を救うための系統立てた評価の方法，およびJRCガイドラインに示された重症な小児に生じやすいショックへの対応について述べる．

a. PALSにおける患者評価[4]

- 重症な小児を救うためには，系統的な評価が重要であり，PALSにおける評価は，初期評価，一次評価，二次評価，三次評価と続く．
- 大切なことは，診断をつけることよりも，小児の状態の何がどのように悪いのか「病態を正確に評価する」ことであり，異常が認められたらただちに適切な介入（stabilization：安定化）を行う．以下，小児の評価に関するポイントを述べる．

1）初期評価（General Assessment）

- 患者に触れずに短時間の観察（第一印象）で行う評価であり，小児評価トライアングル（Pediatric Assessment Triangle：PAT）を用いて行う（図3）．子どもは見知らぬ医療者を見るだけで怖がり泣くことがあり，それは時として子どもの状態の悪化につながりかねない．PATは子どもに触れる前にパッと見た第一印象で，「具合が悪い（生命を脅かすような問題がある）」か「そうでもない（生命を脅かす状態ではない）」か，を評価するものである．「具合が悪い」と評価された場合は気道・呼吸・循環の迅速評価と必要な対応へ，「そうでもない」と評価された場合は系統的に評価を進める（一次評価，二次評価，三次評価）．

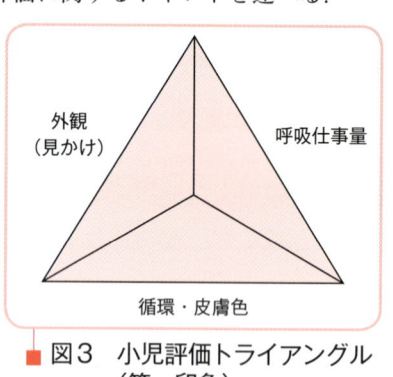

図3　小児評価トライアングル（第一印象）

外観（見かけ）／呼吸仕事量／循環・皮膚色

2）一次評価（Primary Assessment）

- ABCDEアプローチに沿った心肺機能，神経機能に関する診察評価である．ABCDEの内容を以下に示す．

・Airway	気道
・Breathing	呼吸
・Circulation	循環・皮膚色
・Disability	神経学的評価
・Exposure	全身観察

- これらの評価に基づき，患者に必要な治療や処置を判断する．一次評価が終了し，生命を脅かす問題に適切な対応がとられていれば，二次評価，三次評価に進む．

3）二次評価（Secondary Assessment）

●診察および焦点を絞った病歴聴取による評価であり，SAMPLE評価ともよばれる．SAMPLE評価の内容を以下に示す．

・Signs and Symptoms	主訴にかかわる症状・徴候
・Allergies	アレルギー
・Medications	薬剤
・Past History	既往歴，関連病歴
・Last Meal	最後の経口摂取
・Event	現在の疾病や受診につながる状況

4）三次評価（Tertiary Assessment）

●生理学的状態や診断を確定するための検査，X線検査，そのほかである．

b. ショックに対する初期治療[1,5]

●ショックとは，組織灌流障害により組織の代謝需要と比較して酸素と栄養が十分に供給されないことにより，細胞の酸素不足，代謝性アシドーシスなどが進行し，生命維持に危機が迫った急性全身性の病的状態である．
●症状として，意識状態の悪化，頻脈（拍）または徐脈（拍），脈拍の減弱，血圧低下，毛細血管再充満時間の延長（2秒以上），四肢冷感，尿量減少などがみられる．
●ショックの初期治療はその原因にかかわらず，等張性輸液急速の投与（10〜20mL/kg）を行う．
●必要があれば等張性輸液を追加投与し，同時にショックの原因検索も行う．
●ショック時は，体組織の酸素需要が供給を上回っているので，ただちに酸素投与を行う．
●重症な小児は全身性の炎症反応を起こしていることが多いため，ここでは小児敗血症性ショックの初期治療アルゴリズムに沿った対応について述べる（図4）[5]．
●このアルゴリズムはショックを早期より認識し，大量輸液と循環作動薬を用いた段階的な循環サポートを行うことによって，末梢循環不全と低血圧からの迅速な回復をめざすための処置の流れをまとめたものとされている[5]．

1）ショックの早期認識
●ショックの治療を早期に開始することができるよう，心拍数，血圧，末梢および中枢の脈拍触知，末梢温・中枢温の差，皮膚色，毛細血管再充満時間，意識レベル，尿量からショックを早期に認識する．

2）気道確保と酸素投与，薬剤投与経路の確保
●ショックが認識されたら5分以内に気道確保および高流量酸素投与，循環不全の評価をしながら，静脈もしくは骨髄に薬剤投与の経路を確保する．

3）急速輸液，低血糖・低カルシウム血症の補正
●全身性炎症反応の評価により，肺血症性ショックが疑われたら15分以内に初回

```
意識低下および組織灌流悪化
```

5分以内に
- 気道確保後，高流量酸素投与
- 静脈路あるいは骨髄路確保
- 循環不全の評価（右記）
- 全身性炎症反応の評価

右記：
- 末梢，中枢の脈拍触知
- 末梢温と中枢温の差
- 皮膚の色，温度
- 毛細血管再充満時間
- 血圧，心拍数
- 意識レベル
- 尿量
- 心臓超音波検査

→ 敗血症性ショックの疑い

初期治療と反応性評価

15分以内に
- 20mL/kgの等張晶質液：組織灌流が改善するか，湿性ラ音や肝腫大が出現するまで最大60mL/kg（またはそれ以上）ボーラス投与
- 低血糖と低カルシウム血症の補正
- 血液培養後，抗菌薬を投与

輸液に反応なし → **輸液不応性ショック**

追加治療と反応性評価
- 中心静脈路確保
- 観血的動脈圧測定
- 気管挿管/人工呼吸開始を考慮
- 末梢が冷たければドパミンあるいはアドレナリンを使用
- 末梢が温かければノルアドレナリンを使用

ドパミン：5~10μg/kg/min
アドレナリン：0.05~0.3μg/kg/min
ノルアドレナリン：0.05~0.3μg/kg/min

反応なし → **カテコラミン不応性ショック**

60分以内に

副腎皮質機能不全の可能性
- あり → ヒドロコルチゾン補充
- なし ↓

AP：arterial pressure
CVP：central venous pressure
ScvO$_2$：central venous oxygen saturation

- CVP，AP，ScvO$_2$をモニタリング
- 年齢別正常血圧とScvO$_2$>70%を目標

再評価と追加治療

- 血圧正常，末梢冷感あり：
  - アドレナリンと輸液調節
  - PDEⅢ阻害薬や亜硝酸薬を考慮
- 低血圧，末梢冷感あり：
  - アドレナリンと輸液調節
  - PDEⅢ阻害薬やドブタミンを考慮
- 低血圧，末梢が温かい：
  - ノルアドレナリンと輸液調節
  - 低血圧が持続すれば，バソプレシンまたは低用量アドレナリンを考慮

カテコラミン不応性ショックの持続

- 心タンポナーデ，気胸，腹腔内圧上昇への対処
- 体外循環補助（ECMO）も考慮

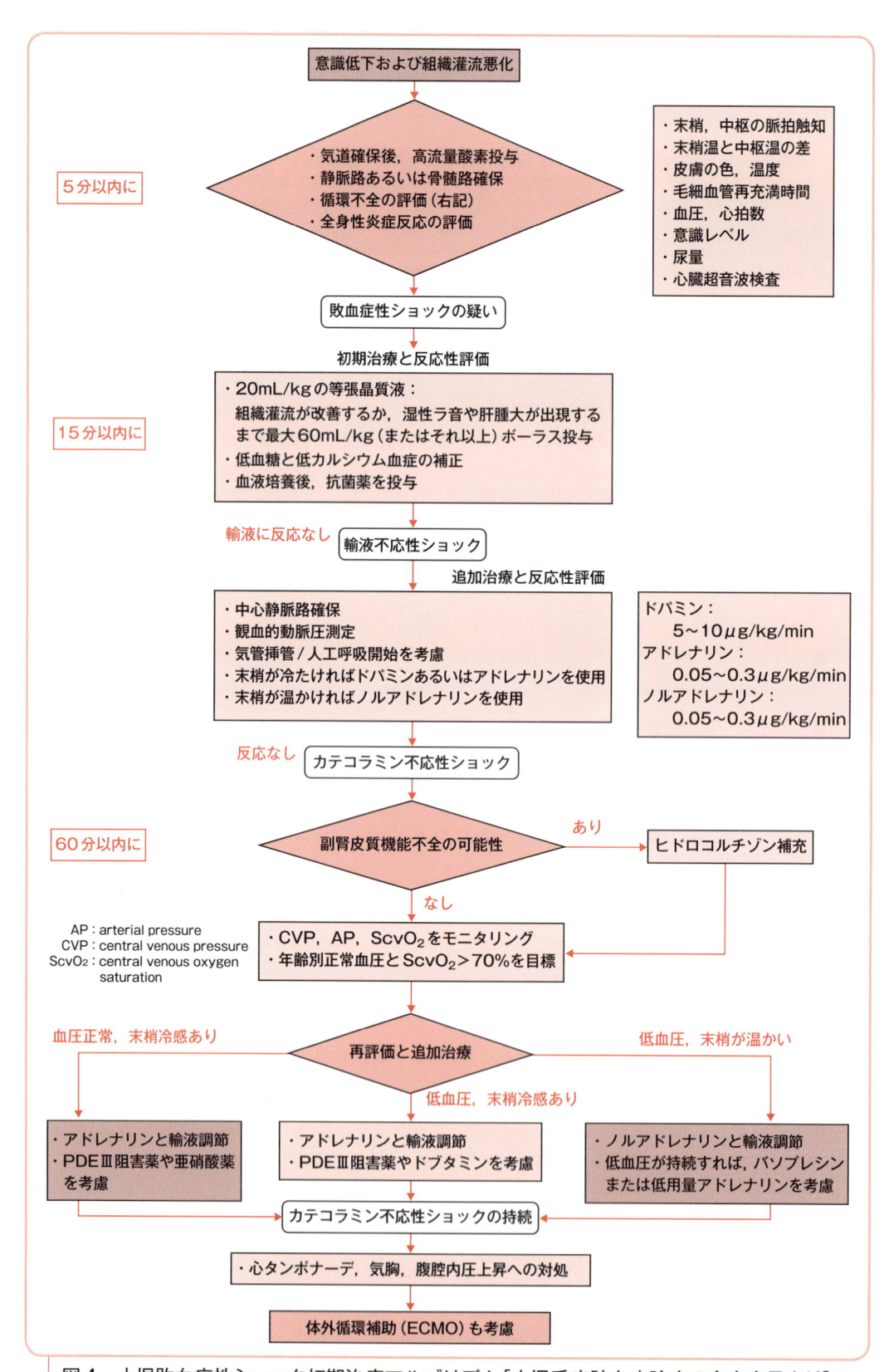

■ 図4　小児敗血症性ショック初期治療アルゴリズム［小児重症肺血症診療の合意意見より］

20mL/kg, 必要であれば組織灌流の改善または呼吸副雑音や肝腫大が出現するまで最大60mL/kgまで急速輸液を行う.
- 低血糖と低カルシウム血症の補正を行い, 血液培養後に抗菌薬を投与する.

4) 中心静脈路の確保, カテコラミン投与, 動脈圧モニタリング, 人工呼吸療法の考慮
- 急速輸液に反応しない場合は, 1時間以内に中心静脈路を確保し, カテコラミン投与を行う. また, 動脈圧のモニタリングを行い, 気管挿管および人工呼吸の開始を考慮する.
- カテコラミンの使用は末梢冷感が認められる場合はドパミンもしくはアドレナリンを使用し, 末梢冷感が認められなければノルアドレナリンを使用する.

5) 副腎皮質機能不全の可能性
- カテコラミン投与によってもショック状態が遷延した場合は, 副腎皮質機能不全の可能性を考慮する.

6) ヒドロコルチゾン補充の考慮
- 副腎皮質機能不全が示唆される場合は, ヒドロコルチゾンの補充を考慮する.

7) モニタリングの強化, 血圧および中心静脈血酸素飽和度（$ScvO_2$）の維持
- 中心静脈圧（CVP）, 動脈圧（AP）に加え中心静脈血酸素飽和度のモニタリングを行い, 70%以上を目標とした呼吸・循環管理を行う.
- 血圧や末梢冷感を評価しながら, アドレナリンや輸液の調節, そのほかの血管拡張薬を考慮する.
- 血圧が正常で末梢冷感が認められる場合は, アドレナリンや輸液の調節, PDE III阻害薬やニトロ化合物投与を考慮する.
- 低血圧で末梢冷感がない場合は, ノルアドレナリンや輸液の調節を行い, 低血圧が持続すれば, バソプレシンまたは低用量アドレナリン投与を考慮する.

8) 体外式心肺補助手段の考慮
- 心タンポナーデや気胸などの対処を行い, 薬剤や輸液にも反応しない場合は, ECMO/PCPSなどの体外循環補助装置を考慮する.

*

- 小児の救命の連鎖のもっとも重要な要素は"予防"である. いったん心肺停止に陥った小児はいかに訓練された救命処置を受けても, その予後はきわめて不良であり, 心肺停止を起こさないための予防対策・教育が必要になる.
- 日本における1〜4歳児の死亡率は, ほかの先進国に比較して高いことは述べたが, 死因の中でも「不慮の事故」による死亡が多い. 日本では「不慮の事故」と称されているが, 米国においては子どもの遭遇する事故について, 予測不可能な（予防不可能である）"accident"ではなく, 予側可能な（予防可能である）"injury"としてとらえるようになってきている.
- 医療者は, 「不慮の事故」を子どもの命を脅かす「重大な健康問題」としてとらえ, その予防に取り組む必要がある.
- 事故の情報収集は事故予防の出発点である. 事故でけがを負った小児が受診する場

である小児救急の医療現場は，それができる重要な場所であり，看護師にその役割が期待される．小児の医療に携わっているものにとって，小児の事故予防は救命技術を身につけることと同じように，取り組む必要のある重要な課題である．

（白石裕子）

引用文献

1) 日本蘇生協議会：JRC 蘇生ガイドライン 2015 オンライン版，第3章小児の蘇生．
http://www.japanresuscitationcouncil.org/wp-content/uploads/2016/04/6f3eb900600bc2bdf95fdce0d37ee1b5.pdf（2016.4.10 アクセス）
2) American Heart Association（AHA）：乳児に対する CPR．BLS ヘルスケアプロバイダーマニュアル AHA ガイドライン 2005 準拠日本語版（日本蘇生協議会監），43-58頁，シナジー，2007．
3) American Heart Association（AHA）：心肺蘇生と救急心血管治療のためのガイドラインアップデート 2015 ハイライト，2015．
https://eccguidelines.heart.org/wp-content/uploads/2015/10/2015-AHA-Guidelines-Highlights-Japanese.pdf（2016.4.10 アクセス）
4) American Heart Association（AHA）：小児の評価．PALS プロバイダーマニュアル AHA ガイドライン 2005 準拠日本語版（宮坂勝之，清水直樹訳・監），1-32頁，シナジー，2006．
5) 志馬伸朗，羽鳥文麿，氏家良人他：日本での小児重症敗血症診療に関する合意意見，日本集中治療医学会雑誌 21（1）：67-88，2014．

参考文献

1) 有吉孝一，植田育也：小児救急医療の基本　心肺蘇生．ケースシナリオに学ぶ小児救急のストラテジー（日本小児救急医学会　教育・研修委員会編），21-31頁，へるす出版，2009．

第Ⅳ章

重症な小児の治療とケア

A 輸液管理・輸血管理

1 輸液管理

a. 小児の体液

1) 体液区分
- 成人の体内にある全体液量（total body fluid：TBF）は体重の60％である．低年齢であるほど全体液量は多くなり，新生児では約80％である．
- 全体液量は，細胞内に保持されている細胞内液（intracellular fluid：ICF）と間質液や循環している血液などの細胞外液（extracellular fluid：ECF）に分類され，その比率はおおむね2：1である．さらに細胞外液の間質と血漿の比率はおおむね3：1である．
- 細胞内液は年齢によってその割合はほとんど変化せず，小児では低年齢であるほど間質液などの細胞外液量の割合が高くなるという特徴がある（図1，2）．
- 出生後にみられる新生児の生理的体重の減少は5～10％におよび，主に間質液の水が排泄されることによって生じる．

2) 電解質
- 電解質とは溶液中で解離してイオンとなる物質をさし，体内ではナトリウム（Na），カリウム（K），クロール（Cl）など多くの種類がある．電解質は生体の恒常性を維持するため狭い範囲で調整されている．
- クリティカルな状況にある小児は，心不全，呼吸不全，腎不全などの臓器障害，脱水，出血，外傷，熱傷，代謝障害などによって水・電解質異常をきたしやすい．主な電解質の種類とその作用を表1に示す．

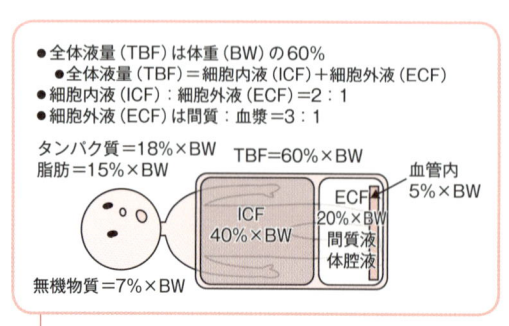

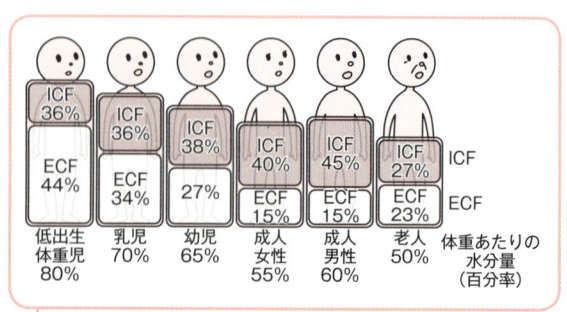

■ 図1 体液の区分
■ 図2 年齢による体液量の変化

［前川喜平，辻芳郎監：体内における水分分布とその体重あたりの百分率．標準小児科学，第4版，178頁，医学書院，2000を参考に作成］

表1　主な電解質の種類と作用

電解質	原子量/分子量	1mEq	1g	血漿濃度	作用
Na（ナトリウム）	23	23mg	43.5mEq	135-150mEq/L	細胞外の浸透圧，細胞外液量の調節，血圧保持
K（カリウム）	39.1	39.1mg	25.6mEq	3.5-5.0mEq/L	神経・筋肉の興奮，細胞内代謝，酵素反応，内分泌作用
Ca（カルシウム）	40	20mg	50mEq	4.8-5.2mEq/L	骨歯の形成，体内のCa貯蔵，神経・筋肉細胞の興奮・伝達，血液凝固機能，酵素活性，細胞膜での物質輸送
Mg（マグネシウム）	24	12mg	83.3mEq	1.0-2.0mEq/L	細胞内の酵素活性，触媒作用，膜の興奮性
Cl（クロール）	35.5	35.5mg	28mEq	97-105mEq/L	酸塩基平衡
HCO_3（重炭酸）	61	61mg	16.4mEq	23-25mEq/L	酸塩基平衡，アルカリ化作用
NaCl（食塩）	58.5	58.5mg	18mEq		

3）循環血液量

- 循環血液量は体重当たり新生児80mL/kg，2歳頃まで75mL/kg，2歳以降70mL/kgとされ，新生児では約240mL程度と少ない．小児は手術による出血や頻繁な採血によっても貧血をきたしやすいため，血液の喪失を最小限にするとともに循環血液量が維持できるよう輸液が行われているか評価することが重要である．
- 小児の体重当たりの体表面積は年齢が小さいほど大きいため脱水を引き起こしやすい．心不全や発熱により発汗の多い小児は，不感蒸泄が増加していることを考慮し，水分量や循環血液量の評価を行う必要がある．

4）必要水分量

- 必要水分量は体表面積当たりでは年齢に関係なく約1,500mL/m^2であり，体重当たりのおおむねの必要水分量は，乳児で120〜150mL/kg/日，幼児で80〜120mL/kg/日，学童で60〜80mL/kg/日である．
- 生後1週間頃から3〜4ヵ月頃の体重当たりの必要水分量がもっとも多いが，必要水分量は発汗，活動，周囲環境などによって左右される．

5）不感蒸泄

- 不感蒸泄は，主に呼吸器と皮膚からの水分の喪失をさす．体表面積当たり約300mL/m^2/日程度あるとされるが，年齢，体温，環境温度，衣服の状態に影響を受け，心不全や体温調節に伴う発汗によって増加する．
- 不感蒸泄の量は未熟児・新生児で15〜25mL/kg/日，乳児の脱水時で20mL/kg/日，通常時で50mL/kg/日，発熱時で75mL/kg/日程度の不感蒸泄がめやすとされる．
- 不感蒸泄に影響するものとしては，開放式ラジアントウォーマー（保温装置）の使用で50〜100％の増加，光線療法の使用で30〜50％の増加，頻呼吸で20〜30％の増加，気管挿管で20〜30％程度の影響があるとされている．

b. 侵襲時の体液変化

- 侵襲を受けると局所もしくは全身の炎症反応により毛細血管の透過性が亢進し, 非機能的細胞外液としてサードスペース (図3) に水分が移行する (capillary leak). これにより循環血液量の減少が生じるため, 適切な輸液管理によって循環血液量を維持し, 循環のアセスメントを行いながら臓器障害の予防を図ることが重要である.
- 侵襲時は適切な循環血液量の維持のため, 炎症反応による血管透過性亢進時の大量の輸液負荷が必要な時期, 炎症反応改善時などのサードスペースから細胞外液に水分が移行する利尿期, その後の経静脈栄養などが必要な時期を考慮した輸液管理を必要とする.

c. 輸液の種類

- 輸液製剤には, 晶質液として主に循環血液量の増加を目的とした細胞外液補充液と, 電解質と体内水分の調節を目的とした維持液がある. クリティカルケアを必要とする小児は病態, 治療経過, 合併症等により体液や電解質バランスが大きく変化するため, 循環動態, 電解質, 重要臓器機能を確認し, 輸液内容や量が変更される. 主な輸液製剤の種類と特徴を表2に示す.

d. 輸液中の注意事項

- 輸液の開始や中止は看護師によって行われ, 小児は投与量, 投与速度が体重や病態によって変化し, 重症な小児では複数のルートから投与される. そのため安全で確実な輸液が実施できるよう留意することが重要である.
- 大量の輸液時は低体温を生じることがあり, 体温低下が予測される場合は輸液ラインの加温などを行い体温の維持に努める.
- 緊急時には循環血液量を維持するため細胞外液の輸液として生理食塩液, 乳酸リンゲル液, 酢酸リンゲル液などが用いられる.
- 緊急時の輸液の初期投与量としては10〜20 mL/kgを5〜20分かけて急速投与し,

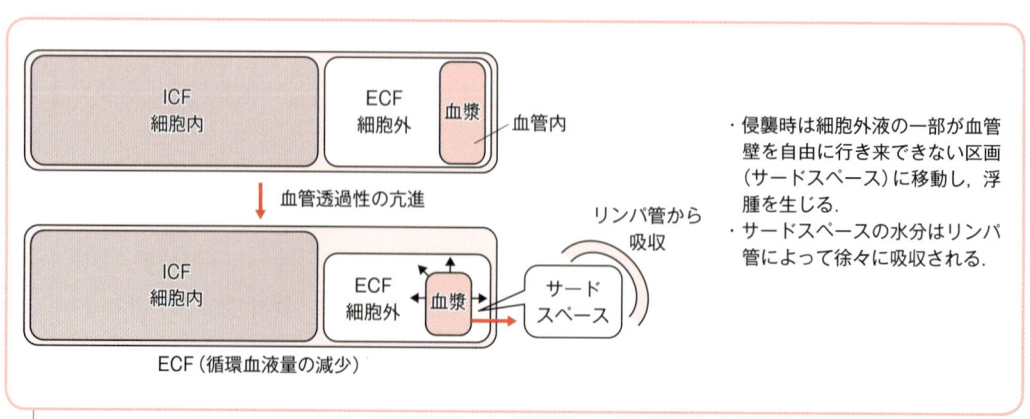

図3 サードスペースとは

・侵襲時は細胞外液の一部が血管壁を自由に行き来できない区画 (サードスペース) に移動し, 浮腫を生じる.
・サードスペースの水分はリンパ管によって徐々に吸収される.

表2 主な輸液製剤と特徴

種類			特徴	製品例
晶質液 Crystaloid	等張電解質輸液（細胞外液補充液）	生理食塩液	NaとClを含み，血漿と等張	大塚生食注 テルモ生食
		乳酸リンゲル液	アルカリ化薬として乳酸が添加されている．乳酸が体内で代謝されて重炭酸イオンを産生する	ラクテック ソルラクト
		酢酸リンゲル液	アルカリ化薬として酢酸が添加されている．酢酸が体内で代謝されて重炭酸イオンを産生する．肝障害がある場合は有利かもしれない	ヴィーンF
		重炭酸リンゲル液	アルカリ化薬として重炭酸が添加されている	ビカーボン注 ビカネイト
	低張電解質輸液・ナトリウムなどの電解質の量によって分類される	1号液（開始液）	病態不明時の水・電解質の補給（等張の1/2から2/3のNaとClを含み，Kを含まない）	KN1A輸液，1B ソリタ-T1号 ソルデム1
		2号液（脱水補給液）	Na，Clに加え細胞内液に多いK，Mgなどの電解質を含む	KN2A輸液，2B ソリタ-T2号
		3号液（維持液）	1日に必要な水・電解質を補給できるためよく使用される	KN3B輸液 ソリタ-T3号 ソルデム3，3A EL-3号
		4号液（術後回復液）	電解質濃度が低く細胞内液への水分の補給	KN4A輸液，4B ソリタ-T4号
		ブドウ糖液	細胞内への水分の補給 5%ブドウ糖液で，血漿，等張液，電解質は含まない	ブドウ糖注射液5% グルノン5%
膠質液 Colloid	血漿増量薬	デキストラン製剤	循環血液量の増加，膠質浸透圧の維持が可能であるが腎障害に注意が必要	低分子デキストラン糖
		ヒドロキシエチルデンプン	膠質浸透圧の維持に有用であるが凝固線溶系障害，アナフィラキシー，腎障害に注意が必要	ヘスパンダー サリンヘス
	血漿分画製剤	等張アルブミン製剤	5%アルブミンは血漿浸透圧と等張 アルブミン1gで水分20mLを保持 心臓手術時の人工心肺の回路充填	献血アルブミン「ベネシス」
		高張アルブミン製剤	膠質浸透圧維持のために使用 25%アルブミン50mLでは，125mLの水分保持が可能	献血アルブミン-ニチャク

反応があれば同量を繰り返し投与するが心疾患がある場合は容量負荷による心不全症状の出現に留意する．脱水と判断された場合は，5〜10mL/kgを10〜20分以上かけて投与し，血圧，心拍数，中心静脈圧などの観察を行う．

e. 経口補水療法

- 経口摂取が可能で血管への輸液が行えない状況で，電解質と糖質が混入された経口補水液を摂取するのが経口補水療法である．安全，容易に脱水の予防や症状の改善が行えるとして認知されつつある．
- 小児は，不感蒸泄の増大や腎臓の濃縮能の未熟さにより脱水を生じやすい．経口補水液は通常のスポーツ飲料やイオン飲料に比べるとNa濃度が高く（35〜75mEq/L），

Kが維持量程度（20 mEq/L）含まれている．また，糖濃度（1.35〜2.5％）と浸透圧は低く（200〜250 mOsm/L）なっている．これらの濃度および浸透圧の調整によって，水分およびNaが吸収されやすくなる．
- 下痢による脱水予防だけでなく，嘔吐があっても少量・頻繁に与えることで脱水症状の改善が期待される．ただし，ショック状態やイレウスのある小児は，誤嚥や消化管穿孔などのおそれがあるため使用しない．

2 輸血管理

a. 輸血の目的

- 輸血は出血や凝固因子の補充など血液成分の補給が必要な場合に行われる．感染，アナフィラキシー，移植片対宿主病（GVHD），輸血関連急性肺障害（TRALI）などのリスクを伴うため，インフォームドコンセントのうえ，必要な血液適合試験などの適切な検査を行い必要最小限に行われる．

b. 主な血液製剤（表3）と適応

①　赤血球濃厚液-LR「日赤」（RCC-LR）．放射線を照射したものは照射赤血球濃厚液-LR「日赤」（Ir-RCC-LR）1単位約140 mL

- 出血や貧血のある患者に赤血球を補充することにより末梢循環系へ十分な酸素を供給することを目的として使用する．主にヘモグロビン（Hb）8 g/dL未満の場合となる．
- 赤血球投与によって予測されるHbの上昇は，下記式で推測できる．

    予測上昇Hb値（g/dL）＝投与Hb量（g）／循環血液量（dL）

- Hbを1 g/dL上昇させるには，濃厚赤血球のHbを20 g/dLとすると，約4 mL/kg必要となる．

表3　主な血液製剤の例

販売名（略号）	目的	単位	容量（mL）	有効期限	貯法（℃）
照射赤血球濃厚液-LR「日赤」 （Ir-RCC-LR-1） （Ir-RCC-LR-2）	赤血球成分の補充 赤血球と血漿を分離したもの	1 2	約140 約280	採決後72時間〜最長21日まで	2〜6
新鮮凍結血漿-LR「日赤」 （FFP-LR-1） （FFP-LR-2）	凝固因子を含む血漿成分と血漿タンパクの補充	1.5 3	約120 約240	−20℃以下で1年間．恒温槽などで30〜37℃にて融解し融解後3時間以内に使用	−20以下
照射濃厚血小板-LR「日赤」 （Ir-PC-LR-1） （Ir-PC-LR-10） （Ir-PC-LR-15） （Ir-PC-LR-20）	血小板の補充 出血傾向時	1 10 15 20	約20 約100 約250 約250	採決後72時間	20〜24 （要振盪）

＊輸血は開封後24時間を経過したものは使用しない．また，常温で6時間経過したものは使用しないこと．

2）新鮮凍結血漿-LR「日赤」（FFP-LR）1単位約80mL

- 凝固異常や観血的な処置を行っている患者に凝固因子を補充することによって，凝固機能の維持や出血の予防を主な目的とし，ほかに安全で効果的な血漿分画製剤がない場合に使用する．具体的にはDIC，肝不全，ビタミンK欠乏，大量輸血時の複数の凝固因子の欠乏補充などとなる．
- 投与前にプロトロンビン時間（PTまたはPT-INR），活性化部分トロンボプラスチン時間（APTT）を測定し，大量出血ではフィブリノゲン値も測定する．PTあるいはAPTTが正常の30％未満またはPT-INRで1.5〜2単位を超えると臨床的な凝固異常が認められる．
- 凝固因子を20〜30％上昇させれば生理的止血効果が期待できるが，これに必要なFFPは約10mL/kgとされている．

3）濃厚血小板-LR「日赤」（PC-LR），放射線を照射したものは照射濃厚血小板-LR「日赤」（Ir-PC-LR）1単位約20mL

- 出血傾向のある患者に血小板成分を補充することにより，止血を図り出血を防止することを目的として使用する．血小板数が5万/μL未満に減少している患者で活動性の出血がある場合がめやすとなる．
- 濃厚血小板1単位の容量は約20mL，5単位に含まれる血小板数は約0.2×10^{11}個以上である．血小板の増加は下記式で予測され，体重ごとの増加のめやすは表4となる．

予測血小板増加＝輸血血小板総数／（循環血液量 mL $\times 10^3$）$\times 2/3$（1/3は脾臓にとりこまれる）

c. 血液製剤投与時の注意

- 正しい血液バッグか，正しく導入針は刺されているか，血液の漏れはないかを確認する（血管外露出に注意し，最低でも1〜2時間ごとにチェックする．）
- カルシウム（Ca）製剤を一緒に投与すると血液が凝固するため，混注しないように注意する．
- 放射線を照射した赤血球濃厚液や日数の経過した赤血球は，血球の破壊によりK値の上昇がみられる．小児は循環血液量が少ないため血清K値に留意する．また抗凝固薬としてクエン酸が添加されており，血清Ca値が低下する可能性があるため血圧や血清Ca値に留意する．
- 濃厚赤血球は2〜6℃，新鮮凍結血漿は−20℃以下に保たれた血液専用の保冷庫に保存し，血小板濃厚液は室温（20〜24℃）で水平振盪しながら保存する．
- 輸血準備時及び輸血開始時は，氏名，血液型，血液製造番号，有効期限，交差適合

■ 表4　血小板10単位（200mL）で上昇する血小板数

体重	5kg	10kg	15kg	50kg
上昇血小板数	30万/μL	15万/μL	10万/μL	5万/μL

試験の検査結果，放射線照射の有無，患者確認など複数の医療従事者で行う．
- 不適合輸血では，輸血開始直後から血管痛，不快感，胸痛，腹痛などの症状がみられるがクリティカルな状況にある小児は自ら訴えることができないことが多いため輸血開始後5分間はベッドサイドで小児の状態を観察する．また，開始後15分後は発熱，蕁麻疹などのアレルギー反応の有無を確認し異常が認められれば中止し，医師への報告と対処を行う．終了後も，悪寒，発汗，呼吸困難，けいれん，血圧低下など副作用に対する全身観察を怠らない．主な副作用とその対応につき，下記に示す．

1）輸血後移植片対宿主病（PT-GVHD）

- PT-GVHDは，輸血後10日前後に発熱，紅斑が生じ，次いで肝機能障害，下痢，さらに汎血球減少を生じて10日から2週間の経過で死亡する疾患である．その本質は輸血されたTリンパ球による宿主（受血者）への攻撃であり，免疫不全状態のほか供血者と受血者のHLA型が特殊な関係にある場合に生じることがわかっている．新生児や腎機能が低下している小児では，遅くとも照射後1週間以内の血液を使用する．

2）アレルギー，アナフィラキシー

- 血漿タンパクによるアレルギー反応で蕁麻疹を生じ，抗ヒスタミン薬の投与などが考慮される．呼吸や循環が不安定な小児では，呼吸抑制や血圧の変動に留意する．
- 抗IgA抗体を有するIgA欠損症患者にIgAを含んだ血液を輸血した場合にみられるが，抗HLA抗体，抗顆粒球抗体などによって生じることもある．

3）感染

- 輸血により伝搬される病原微生物にはウイルスや細菌がある．肝炎ウイルスの感染は，スクリーニング検査の進歩により激減したが，変異株による感染ウィンドウ期の感染があるため何例か発生している．
- サイトメガロウイルス（CMV）は，新生児や造血幹細胞移植後の感染の場合に問題となる．

（中田　諭，大谷尚也）

参考文献

1) 前川喜平，辻芳郎監修：標準小児科学，第4版，医学書院，2000．
2) 金子一成：経口補水療法-わが国における現状と今後の展望-，小児科臨床 61(1)：13-23，2008．
3) 遠藤正之：輸液療法の目的，考え方，期待できる効果，レジデントノート 7(5)：585-591，2005．
4) 丸山一男：術後輸液　サードスペースってどう考えたらいい？．臨床研修プラクティス 5(4)：72-78，2008．
5) 志馬伸明，橋本悟：小児ICUマニュアル，改訂版5版，永井書店，2005．
6) 前川信博：臨床小児麻酔ハンドブック改訂版第2版，診断と治療社，2008．
7) 須藤博：輸液したものはどこに分布するの？水の生理と輸液製剤の分布，臨床研修プラクティス 5(4)：6-14，2008．
8) 早川弘一監訳：ガイトン臨床生理学，医学書院，1999．
9) 北岡建樹：よくわかる輸液療法のすべて，永井書店，2003．
10) 静脈経腸栄養学会：やさしく学ぶ輸液・栄養の第1歩，第2版，大塚製薬株式会社，2008．
11) 日本赤十字社血液事業本部：「輸血療法の実施に関する指針」（改定版）及び「血液製剤の使用指針」，改訂版，2009（平成21年2月一部改正）．
http：//www.jrc.or.jp/vcms_lf/iyakuhin_benefit_guideline_sisin090805.pdf（2011/3/28アクセス）
12) 「輸血療法の実施に関する指針」（改訂版）及び「血液製剤の使用指針」（改定版），日本赤十字社，2009．
13) 伊藤和彦：輸血後移植片対宿主病（PT-GVHD）はどんな病気で，いかに予防するか？．新輸血医学，174-177頁，金芳堂，1993．

B 栄養管理

1 栄養投与の意義と具体的方法

- クリティカルな小児への栄養投与の意義は，①生命を維持する，②回復を促進する，③合併症を予防する，④成長を促進することである．
- クリティカルな小児への栄養投与の具体的な方法として，栄養状態の評価，栄養投与量の決定，各種栄養素の投与量の算出と決定，適切な経路からの栄養投与があげられる．栄養状態の評価については，「Ⅱ章-F 栄養アセスメント」を参照にしていただきたい．ここでは，栄養投与量の決定，各種栄養素の投与量の決定，栄養投与経路の選択について述べる．

a. 栄養投与量の決定の手順

- 小児の栄養投与量の決定は，基本的に成人と同じである．栄養投与量の決定手順を図1に示した．
- 術後早期のエネルギー投与量は，水分制限や高血糖などの問題により，ただちに表1のようなエネルギーは投与しがたいので，血糖値を中心とした血液検査による栄養評価や窒素バランスなどを指標としながらその50〜70％をめやすに開始し，徐々に増量を図る．

b. 小児の栄養代謝の特殊性と各種栄養素の投与量の算出

- 小児の総エネルギー必要量と各種栄養素の投与量は，小児の栄養代謝の特徴をふまえ，算出する必要がある．

1）総エネルギー必要量

(1) 1日の総エネルギー必要量（total daily requirement：TDR）

- 基礎エネルギー消費量（basal energy expenditure：BEE，または安静時エネルギー消費量 resting energy expenditure：REE）＋生体活動・成長に必要なエネルギー量（energy expenditure of activity：EEA）＋食物摂取と代謝により産生されるエネルギー量（specific dunamic action of food：SDA）によって算出される．
- もう1つの1日の総エネルギー必要量の算出方法として，BEE（REE）×生活強度指数がある．

(2) 1日の総エネルギー必要量のめやす

- 実際の臨床で用いられる1日の総エネルギー必要量のめやすを表1に示す．
- 中心静脈による栄養投与の際は，経口（経腸）栄養と比較して，エネルギー必要量

が少なくなる．この理由は，消化吸収に要するエネルギーであるSDAや，腸管で吸収されずに便中に排泄される損失量を考慮する必要がないためである．

(3) 基礎エネルギー消費量［BEE（REE）］算出時の注意点

● 1日の総エネルギー量を算出する際は，Harris-Benedict（ハリス ベネディクト）の式によって算出する．

［Harris-Benedictの式］

男：66.47＋13.75×体重（kg）＋5.0×身長（cm）－6.76×年齢（年）

女：655.1＋9.56×体重（kg）＋1.85×身長（cm）－4.68×年齢（年）

● Harris-Benedictの式で算出する際の問題点として，成長発達が盛んな乳幼児においては適応しにくいことを念頭に置く．

● 基礎エネルギー消費量〔BEE（REE）〕は，小児の状態によって以下のように変わることに注意する．

① BEE（REE）は，体温が1℃上昇すると13％増加することを考慮する．

② 低栄養の状態では，代謝が低下するため15％程度減少する．

③ 小児の術後のBEE（REE）の上昇については明らかになっていない．

④ 重症度によって，以下のようにBEE（REE）を増減する．

・軽度（通常手術前後など）：＋10％

・中等度（四肢外傷時など）：＋25％

・重度（菌血症，重度の熱傷など）：＋50〜100％

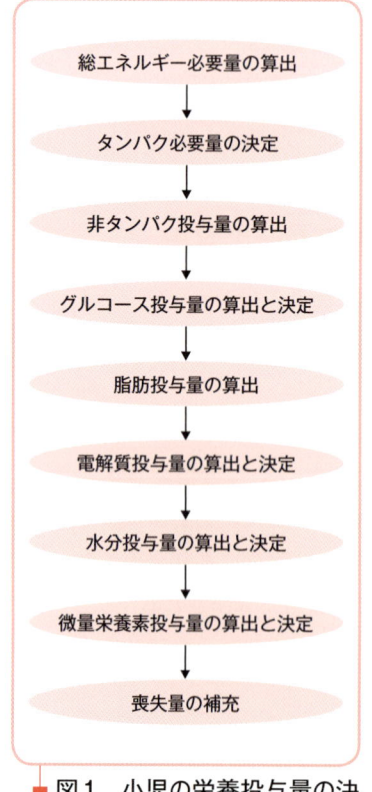

■ 図1　小児の栄養投与量の決定手順

総エネルギー必要量の算出
↓
タンパク必要量の決定
↓
非タンパク投与量の算出
↓
グルコース投与量の算出と決定
↓
脂肪投与量の算出
↓
電解質投与量の算出と決定
↓
水分投与量の算出と決定
↓
微量栄養素投与量の算出と決定
↓
喪失量の補充

■ 表1　1日のエネルギー消費量（総エネルギー量）

年齢	男子（kcal/kg/日）	女子（kcal/kg/日）
0ヵ月から	120±20	120±20
2ヵ月から	110±20	110±20
6ヵ月から	100±20	100±20
1歳	86	86
2歳	92	92
3歳	92	91
4歳	88	85
5歳	85	82
6歳	81	78
7歳	77	70
8歳	71	66
9歳	65	62
10歳	62	58
11歳	58	56
12歳	56	52
13歳	51	49
14歳	49	46

［志馬伸朗, 橋本悟：栄養の管理. 小児ICUマニュアル, 改訂第5版, 169頁, 永井書店, 2005より引用］

2）必要タンパク量の決定

- クリティカルな小児の場合，外傷や重症感染症，高熱，手術侵襲などの高度なストレスが加わっている場合が多く，その場合，筋タンパクの崩壊と急性相タンパク（急性期に血中に増加するタンパク）の産生が増加するため，タンパク必要量は増加する．
- 静脈栄養の場合でのアミノ酸投与量の算出の際，とくに，新生児・乳児期はアミノ酸代謝速度がきわめて速いが，その反面，フェニルアラニンやチロシンといった必須アミノ酸の分解酵素活性が低いため，過剰症となりやすいことを考慮しなければならない．
- 新生時期・乳幼児期では肝機能異常が惹起されることを考慮する．
- 年齢に応じてタンパク必要量が異なる．年齢ごとの1日のタンパク必要量のめやすを表2に示す．

表2 1日のタンパク必要量

年齢	1日必要量
●0～6ヵ月	2.2g/kg/日
●6ヵ月～1歳	2.0g/kg/日
●1～3歳	1.8g/kg/日
●4～6歳	1.5g/kg/日
●7～10歳	1.2g/kg/日
●11～14歳	1.0g/kg/日
●15歳～18歳	0.8g/kg/日

[志馬伸朗，橋本悟：栄養の管理．小児ICUマニュアル，改訂第5版，169頁，永井書店，2005より引用]

3）非タンパク熱量の設定

- 小児は投与する非タンパク熱量を大きく設定することにより，窒素利用効率が高まり，腎への負担が軽減する．
- NPC/N比（糖・脂質の投与熱量／投与したタンパク・アミノ酸の窒素量）を200～250とし，成人の基準となる150前後より高く保つことが重要である．

4）グルコース投与量の決定

- 三大栄養素である糖質の投与量に関しては，小児の年齢に応じた糖代謝を考慮する必要がある．
- 小児の糖代謝の特徴として，乳児期までは膵アミラーゼの活性が低いため，多糖類（でんぷんやデキストリン）は分解されにくいことと，乳糖分解酵素（ラクターゼ）は新生児でも小腸刷子縁に存在することから，糖質としては乳糖が好ましい．
- グルコース投与量の決定は，総エネルギー必要量，タンパク質投与量，脂肪投与量，血糖値をめやすに算出する．
- 許容されるグルコースの投与速度は，低出生体重児で3～7mg/kg/分，新生児で10～13mg/kg/分，乳児で10～14mg/kg/分である．

5）脂質投与量の決定

- 健常時の場合，総エネルギー所要量に対する脂質の割合は，下記とされている[1]．
  - ・新生児期：50％
  - ・乳児期：40％
  - ・幼児期以降：20％以上，30％未満
  - ・思春期以降：25％未満
- クリティカルな状態にある小児の場合，耐糖能の低下からブドウ糖のみの熱源補給では，限界に達することがしばしばある．それらの状況に対応（回避）するために，点滴による脂肪乳剤の投与がなされるが，脂質異常症の徴候や呼吸機能への影響，

肝機能などの評価を行いながら，一般的には1〜2g/kg/日程度の少量で投与する[2]．

2 必要水分量の算出

- 小児の体液区分は，総体液量と細胞外液の割合が成人より多いといった特徴をもっている．そのことから，水分不足や喪失による脱水によって，体液量が不足しやすく，容易に循環不全に陥る危険性をはらんでいる．
- 水分の過剰投与は，新生児期では致死的な状況に陥りやすい．しかし，乳児期以降は，腎の希釈能が完成していることから，急激かつ莫大な負荷でないかぎり，水分不足の状態ほど厳重な管理が必要な場合が多い．
- 小児は必要水分量，不感蒸泄および体液区分が大きく異なるため，年齢と体重に応じた水分投与が必要になる（表3）．
- クリティカルな状態にある小児の必要水分量を算出する場合，バイタルサインや尿量，体液バランスを示すデータ，治療経過，水分喪失量などを参考にしながら必要水分量を算出する．
- 小児の不感蒸泄は，年齢や環境，体温などにより影響を受けるが，簡単なめやすは以下のとおりである．
  - ・低出生体重児：15〜25mL/kg/日
  - ・乳児：25〜50〜70（脱水〜通常〜発熱）mL/kg/日
- 不感蒸泄に影響する因子としては，増加因子として，未熟性，開放型インファントウォーマーの使用，光線療法，頻呼吸があり，減少因子としては，気管挿管があげられる．

■ 表3 小児の必要水分量

年齢	平均体重(kg)	mL/kg/日
3日	3.0	80〜100
10日	3.2	125〜150
3ヵ月	5.4	140〜160
6ヵ月	7.3	130〜155
9ヵ月	8.6	125〜145
1歳	9.5	120〜135
2歳	11.8	115〜125
4歳	16.2	100〜110
6歳	20.0	90〜100
10歳	28.7	70〜85
14歳	45.0	50〜60

［志馬伸朗，橋本悟：水電解質代謝・腎の管理—水分・電解質管理．小児ICUマニュアル，改訂第5版，134頁，永井書店，2005より引用］

3 栄養投与経路の選択

- 小児においても成人と同様に，栄養投与経路は，①経腸栄養，②静脈栄養である．
- クリティカルな状況にある小児の場合，成人と同様に免疫機能を維持（バクテリアルトランスロケーション予防）するために，消化管が利用できるかぎり，経腸栄養が優先される．

a. 経腸栄養経路の選択

1）経腸栄養の適応と禁忌

(1) 適応

①吸啜や嚥下が弱いまたは不可能で，経口摂取だけでは十分に摂取できない場合（低出生体重児，中枢神経障害をもつ小児，人工呼吸管理中など）

②消化管の通過障害（未完全閉塞）

③消化管の吸収障害

④外科手術の前後，術中管理中

⑤外傷，悪性腫瘍治療中などの侵襲時

⑥そのほか，治療上で必要な栄養補給，特殊栄養剤の投与時など

(2) 禁忌

①消化管の完全閉塞

②高度の消化吸収障害

③消化管出血，潰瘍，穿孔，腸炎などで消化管の安静が必要な場合

④腹膜炎

⑤腸炎，炎症性腸疾患など腸管を利用することが病態を悪化させる場合

⑥そのほか，重症の呼吸・循環不全，多臓器不全，ショックなど

2）経腸栄養の種類と方法，注意点

(1) 経口摂取（ミルク・母乳・食事）による経腸栄養

- 味覚や摂食機能の発達を考慮し，可能なかぎり経口摂取を試みる．
- 小児では，病状だけでなく，心理的・社会的要因でも経口摂取量が大きく変化するため，経口摂取量はしっかりと把握する．
- 栄養障害が著しい場合は，早い段階で，必要な栄養を補給することが可能な経管栄養に切り替える．

(2) 経鼻チューブによる経腸栄養

- 比較的短期間の経腸栄養や静脈栄養からの移行期では，経鼻チューブによる栄養を試みる．
- 胃食道逆流症がない場合は，経鼻チューブを用いる．胃食道逆流がある症例では，成分栄養チューブ（EDチューブなど）を用い，先端を幽門後（十二指腸，小腸）に留置し，持続投与を行う．
- 必ずチューブの先端の位置を確認する．その方法は，胃内に空気を注入して気泡音の聴取に加え，胃液の吸引，X線写真上での確認を行う．
- 新生児・低出生体重児では，経口胃チューブを用いることがある．その際，胃チューブの先端による胃の損傷に危険があるため，先端の位置は適宜変更する．

(3) 胃瘻，腸瘻

- 長期的に経腸栄養を行う場合，胃管チューブの予定外抜去などの危険回避や小児の活動範囲の拡大をふまえ胃瘻，腸瘻も考慮する．

4 経腸栄養剤の種類と選択，投与方法

- 経腸栄養剤には，成分栄養剤，消化態栄養剤，半消化態栄養剤，濃厚流動食がある．
- 母乳もチューブにより投与が可能であることから，広い意味での経腸栄養剤といえる．
- 経腸栄養剤を用いる場合は，開始から3～5日かけて漸増していく（ならし期間をもつ）．
- 病態による経腸栄養剤の選択と投与方法を以下に示す．

1）消化吸収障害がなく，胃内に投与する場合

- 新生児，乳児では，母乳・人工乳を用い，そのほかでは濃厚流動食や半消化態栄養剤を用いる．
- 原則として，ホルモン分泌など日内リズムをつけるため間欠的投与を行うが，腹部膨満や胃内の残量などにより投与量を調節する．
- 腹部膨満や下痢をきたす場合は，経腸栄養ポンプによる持続投与を考慮する．

2）消化吸収障害はないが，幽門後（十二指腸，小腸）に投与する場合

- 小児は原則として，胃内での停滞がないため，消化吸収障害の少ない半消化態栄養剤や消化態栄養剤を投与する．
- ダンピング症状や下痢を予防するために経腸栄養ポンプによる持続投与を行う．その際，低濃度，低速度から投与を開始する．

3）消化吸収障害，消化管運動機能障害がある場合

- 障害の程度に応じて消化・吸収されやすく残渣の少ない成分栄養剤，消化態栄養剤を用いる．投与方法は，病態に応じて選択する．有効に投与するために持続投与も試みる．

4）免疫栄養（Immunonutrition）

- 免疫栄養は，成人の術前待機患者や術後患者などに投与することで，感染性合併症発生率の低下や在院日数の減少という効果が明らかになっている．しかし，小児ではデータは少なく，成人での知見をいかに導入すべきかを考慮する．
- 免疫賦活経腸栄養剤の投与による効果は，これからの検討課題である．
- 免疫系を賦活化する栄養素としては，アルギニン，グルタミン，n-3系脂肪酸，核酸などがある．免疫系を賦活化する栄養素が強化された栄養剤の栄養素の種類と比率は，市販されている製品間で大きく異なる．
- 免疫栄養は，手術前5～7日から実施するのが望ましい．強く推奨される疾患としては，待機的消化器外科患者，体幹部における鈍的損傷・穿通性損傷の患者である．

5 経静脈栄養

- 末梢静脈栄養と中心静脈栄養の2種類の経路がある．
- 末梢静脈からは静脈炎のリスクが高く，浸透圧の高い高カロリー輸液投与が不可能である．10%程度のブドウ糖濃度の輸液投与までが限界とされる．
- 中心静脈からの高カロリー輸液投与は，各基本輸液の内容を基に，投与内容，投与量を算出する．2009年に発売されたリハビックス®1号輸液・2号輸液は，小児用の高カロリー輸液の基本製剤である．
- 脂肪製剤としては，イントラファット®，イントラリポス®，イントラリピッド®などがあるが，免疫機能に悪影響を及ぼしたり重症患者や外傷患者では予後を悪化させる可能性も示されていることから，投与は慎重に行う．
- 中心静脈栄養投与下での電解質の投与量のめやすは，Na：3〜4mEq/kg/日，K：2〜4mEq/kg/日，Cl：3〜4mEq/kg/日，Ca：1〜2mEq/kg/日，Mg：0.2〜0.5mEq/kg/日，P：2〜3mEq/kg/日である．
- 経静脈栄養実施中でも，可能な範囲で経消化管栄養を併用し，早い時期に経消化管栄養へ移行することが望ましい． 〔杉澤 栄〕

引用文献

1) 田中芳明：栄養療法における小児の特殊性と栄養必要量―小児の栄養必要量．コメディカルのための静脈経腸栄養ハンドブック，277-278頁，南江堂，2008．
2) 井村賢治，井上善文，佐和勝史：小児とICU管理―小児の高カロリー輸液 最近の問題点―．ICUとCCU **12**(12)：1703-1704，1988．

参考文献

1) 志馬伸朗，橋本悟：栄養の管理．小児ICUマニュアル，改訂第5版，167-174頁，永井書店，2005．
2) 田中芳明：栄養療法における小児の特殊性と栄養必要量―小児の栄養必要量．コメディカルのための静脈経腸栄養ハンドブック，275-281頁，南江堂，2008．
3) 田中芳明，甲斐田章子：小児の栄養必要量の決定法．栄養療法ミニマムエッセンシャル，27-34頁，南江堂，2006．
4) 志馬伸朗，橋本悟：水電解質代謝・腎の管理―水分・電解質管理．小児ICUマニュアル，改訂第5版，134-146頁，永井書店，2005．
5) 大熊利忠，田平洋一，小川滋彦ほか：経腸栄養法．キーワードでわかる臨床栄養，羊土社，140-175頁，2007．
6) 神波信次，吉川徳茂：高カロリー輸液製剤．小児科臨床 **60**(12)：2499-2508，2007．
7) 日本静脈経腸栄養学会編：小児の栄養管理．静脈経腸栄養ガイドライン第2版，63-76頁，2006．

C 酸素療法

1 酸素療法の目的と適応

- 酸素療法は，呼吸器疾患による呼吸困難などの症状，循環器疾患によるシャント，ショックなどの循環障害に伴う低酸素血症に対し，症状の改善や低酸素による脳へのダメージを防ぐために実施される．また，著しい貧血に対しては，高濃度酸素を投与することで動脈血酸素運搬能を高め，低酸素状態に陥ってる組織へ酸素を供給することを目的とする．
- 酸素療法の適応は，主に以下の3つがめやすとされるが，小児では呼吸困難や呼吸促迫などがみられる多くの場面で実施される．小児の状態を的確にアセスメントし，禁忌に十分な注意を払うことが必要となる．
  ① 絶対的適応：$PaO_2 < 50\,Torr$，相対的適応：$PaO_2 < 60\,Torr$
  ② 酸素運搬能が低い：循環不全，心不全，著しい貧血，一酸化炭素中毒など
  ③ 代謝亢進状態：敗血症，発熱，けいれん，手術後・外傷後の組織への酸素供給など

2 酸素療法の種類

- 酸素投与では，酸素流量や用いられる器具によって吸入酸素濃度（F_IO_2）は異なる．さらに小児では，呼吸回数が多く1回換気量が少ないことで，必ずしも成人と同じような効果が得られるとは限らない．実施中はSpO_2などでその効果を評価することが必要である．
- 小児では酸素療法への理解が得られにくいことも多く，器具の装着が困難となる場合がある．小児が嫌がる方法で啼泣が続けば酸素消費量を増加させ，さらに低酸素を助長するおそれもある．基本的な器具の選択や使用時の注意点に加えて，小児の状態に応じた工夫が必要となる．以下に，使用器具別に具体的な投与法の実際を示す．

a. 鼻カニューラ

1) 投与の実際

- 主に1～3L/分程度の低流量の酸素投与で用いる．表1に成人における酸素流量によるF_IO_2のめやすを示す．
- 鼻呼吸をしていることが必須条件で，鼻汁による鼻閉が

表1 鼻カニューラ使用時のF_IO_2（成人）のめやす

酸素流量（L/分）	吸入酸素濃度（F_IO_2）
1	0.24
2	0.28
3	0.32
4	0.36
5	0.4

ある場合は，効果は不確実である．適宜，鼻腔吸引が必要となる．
- マスクを強く嫌がったり，マスクがフィットしない小児の場合は鼻カニューラが第一選択となる．
- 新生児・乳児に対して鼻カニューラを使用する際，加湿が必要か否かについての確立されたデータはない．アメリカ呼吸療法学会（American Association for Respiratory Care：AARC）では，新生児や乳幼児では，鼻カニューラを用いた酸素療法時の最大流量は2L/分までに制限すべきとしている．
- WHOの呼吸障害乳児への酸素投与勧告，および新生児，乳児に対する酸素投与量とF_IO_2値データから，適正な鼻カニューラによる酸素投与量は体重当たり150mLか，それ以下に設定すべきであると考えられる．表2に2歳以下の小児への体重別の投与量のめやすを示す．

2）投与時の工夫や注意点
- 鼻カニューラを装着してから酸素を流すと不快感が増すことが多い．装着前に酸素を流しておくとよい．
- 鼻カニューラを固定するテープによって皮膚損傷を起こす可能性があり，定期的な観察や交換が必要となる．皮膚損傷しにくいテープを選択し，統一することも重要である（図1）．

表2 2歳以下の小児に対する鼻カニューラでの酸素流量と吸入酸素濃度のめやす

F_IO_2	体重別酸素投与量（mL/分）				
	<1.5kg	>1.5kg	3kg	5kg	10kg
0.3	25	75	135	25	450
0.4	75	150	225	375	750
0.5	100	200	250	750	2250

＊吸入酸素濃度は，酸素流量を1L/分増加させるごとに4％ずつ上昇する．しかし，口呼吸・鼻閉などの場合は，実際の吸入酸素濃度に影響を及ぼす

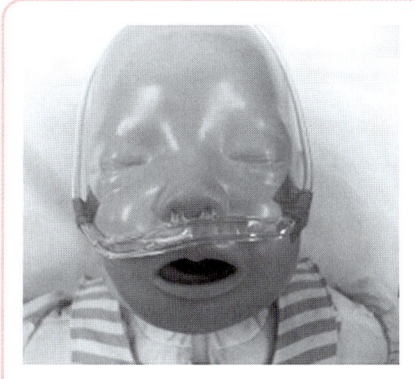

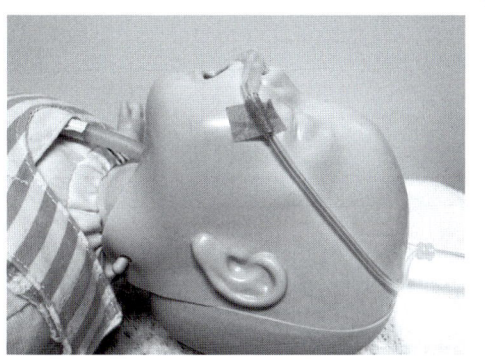

＊鼻カニューラのチューブは，本来，左右の耳介から顎の下を通って首の下で1本のチューブとして使用するが，小児ではチューブを引っぱったり，外したりすることがあるため写真のように頭部に向けて固定することもある．このとき，テープの固定位置の皮膚傷害に注意する．

図1 鼻カニューラの装着：チューブは頭部方向に向けて固定

● 吸入酸素濃度は，体格や呼吸状態に大きく左右されることから，動脈血酸素飽和度を指標に酸素流量を調整する．

b. 酸素マスク

1) 簡易酸素マスク

(1) 投与の実際

● 主に5〜10L/分程度と幅広い酸素流量で用いられる（表3）．分泌物で鼻閉があり，口呼吸となっている場合には第一選択となる．
● 低流量で実施するとマスク内に呼気が貯留して再吸入するおそれがある．少なくとも3L/分以上で投与する必要がある．

(2) 投与時の工夫や注意点

● マスク部が体動によりずれたり外れたりしやすく，またフィットしない場合もあり，その際は十分な効果が得られなくなる．確実な固定が望ましいが小児の理解の程度や状態に応じて工夫する必要がある．
● たとえば，理解がある程度得られ，ずれや外れが少ない場合はマスクを固定する際，外れを防ごうとゴムをきつく締め付けないようにする．適宜圧迫をゆるめ，皮膚損傷を予防することが重要である（図2）．
● 一方，マスクのゴムの臭いを嫌がる，マスクに対する小児の不快感が強い，体動が大きい場合は，マスクを固定して装着せず，家族に抱っこしてもらいながらマスクを口元に近づけるなどの方法で酸素投与がスムーズにいくことがある．鼻カニュー

表3　簡易酸素マスク使用時のF_IO_2のめやす

酸素流量（L/分）	吸入酸素濃度（F_IO_2）
5〜6	0.4
6〜7	0.5
7〜8	0.6

表4　リザーバーマスク使用時のF_IO_2のめやす

酸素流量（L/分）	吸入酸素濃度（F_IO_2）
6〜7	0.6
7〜8	0.7
8〜10	0.8
10〜12	0.9

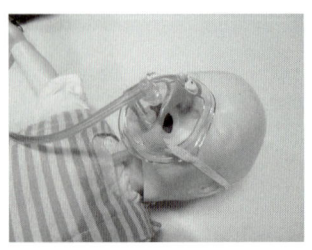

図2　酸素マスクのタイプと使用の実際

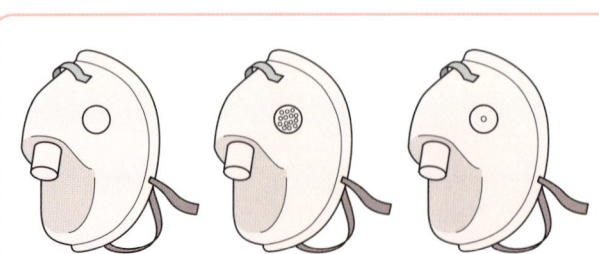

高流量システム用（大きな孔）　低流量システム用（小さな孔）　リザーバーシステム用（一方弁）

ラの違和感が強い場合などにも有効である．
- 一般にマスクに小さな穴のあいた低流量用マスクを使用する．

2) リザーバー付マスク（非再呼吸マスク）
- 簡易酸素マスクだけでは酸素化が改善できなかったり，より高濃度の酸素投与が必要な場合は，リザーバー付マスクを用いる．
- 流入した酸素はリザーバー内に貯留され，吸気時にはこの高濃度の貯留した酸素を吸入できる（表4）．また，呼気弁がついていて外気を吸入しない．さらに，リザーバーとマスクの間にも弁があり，呼気がリザーバー内に流入しない．投与時は，リザーバーの膨らみを確認する．

c. ネブライザー付酸素吸入

1) 投与の実際
- ネブライザーによって十分な加湿を行いながら，設定した高濃度の酸素を吸入することが可能である（インスピロン®，アクアパック®）．
- 成人に用いる場合，設定濃度は限界があるが，小児では1回換気量や最大吸気流量が少ないため，マスクのフィッティングが適切であれば，設定値どおりの高濃度の酸素吸入が期待できる．
- 一般に，ネブライザー付酸素吸入では，大きめの穴のあいた高流量用タイプのマスクを用いる．

2) 投与時の工夫や注意点
- ネブライザーによる過剰な加湿によって，衣服が濡れたり胸部の創部が濡れて汚染されるおそれもあるため，加湿が適切かどうかを確認する．

d. 酸素ボックス

1) 投与の実際
- 酸素ボックス（図3）は鼻カニューラ，酸素マスクのどちらも嫌がり，有効な酸素療法ができない場合に有効である．小児では写真のように頭部を覆う形で実施する

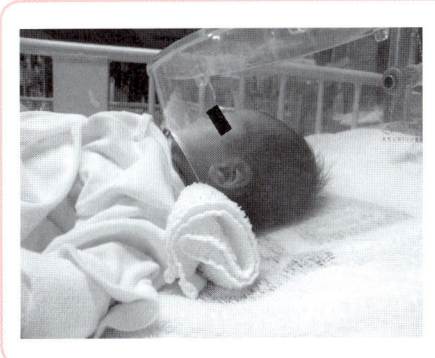

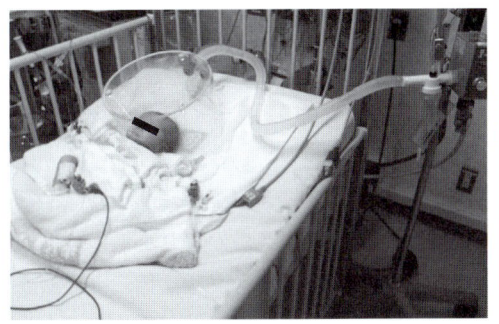

図3 酸素ボックスの使用

ことが多い．ただし，酸素ボックスにおいても体動制限や閉塞感が伴うことに留意する．
- 酸素ボックスは開閉の際などに酸素が漏れやすく，酸素濃度を一定にすることがむずかしい．適宜，酸素濃度計（図4）にてボックス内を測定することが必要である．なお，ボックス内では測定する位置によって濃度が異なるため，小児の口元が指示された酸素濃度であるかを測定することが望ましい．酸素濃度の指示が変更されたとき，小児の状態が変化したとき，吸引後などは，15分から1時間ごとに測定を行う．

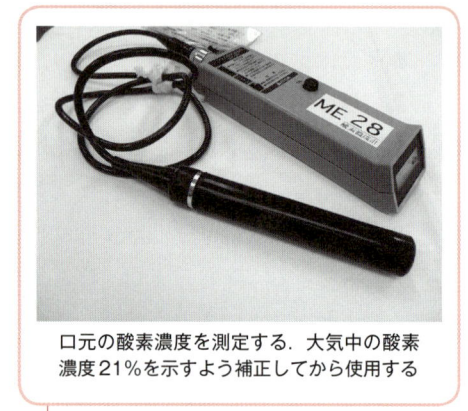

口元の酸素濃度を測定する．大気中の酸素濃度21％を示すよう補正してから使用する

■ 図4　酸素濃度計

2）投与時の工夫や注意点

- ボックス内は，加湿や結露で衣服が濡れやすいため，適宜更衣や清拭を行う．
- ボックス内は湿度が高いため，小児の体温だけで容易に高温多湿になりやすい．小さい氷枕を入れるなどの対応があるが，その氷枕によって小児が低体温をきたす場合もあるため体温に注意して行う．
- 酸素ボックスでの酸素療法実施時の処置やケアは，酸素の漏れから濃度が低下しすいため，できるだけすみやかに行う．
- ボックスの使用がむずかしい場合に，身体全体を覆う酸素テントを用いることもある．テント内はボックスほどではないが，恐怖感や孤独感・圧迫感を感じるとともに，行動制限を強いられる．テント内で楽しめる遊びを工夫するなどして，小児の気分を紛らわせ，情緒面に配慮する．

3 酸素療法中のケアの実際と注意点

a. 看護のポイント

- 小児は気道が狭く，解剖学的特徴から呼吸不全に陥りやすいため，酸素療法中も呼吸状態の密な観察が必要である．効果がみられない，症状が悪化するような場合は，すみやかに対応が必要となる．
- 小児は啼泣などで分泌物が多いため，鼻汁などを適宜吸引し，効果的な酸素吸入ができるようにする．
- 鼻カニューラや酸素マスクを嫌がり，効果的な酸素療法が行われないことは少なくない．慣れるまではできるかぎり小児のそばを離れず精神的安定を図る．家族の協力も重要となる．それでもマスク類による酸素療法の実施がむずかしい場合は，小児の状態に合わせて，酸素ボックスなどの方法を考慮する．

b. 酸素投与時の注意点

1) 酸素中毒
- 高濃度の酸素投与の限界として，酸素濃度100％では6時間以内，80％では12時間以内，50％では48時間以内での投与が推奨されている[1]．
- これは，高濃度酸素を投与することにより，活性酸素が増産され生体組織・細胞が傷害を受けるためである．とくに肺は傷害を受けやすい．一般的にはF_IO_2が40％の酸素濃度であれば酸素中毒は起こりにくいとされているが，個人差や日内変動が大きく，とくに小児では，酸素濃度だけでは中毒症状のリスクを判断できない．注意深い観察が不可欠である．
- 活性酸素は，肺に直接障害を起こしたり，マクロファージなどの炎症性細胞を介して，気管，血管内皮細胞，肺胞上皮などに傷害を起こし，無気肺，肺水腫，肺胞出血，肺サーファクタントの減少，肺のコンプライアンスの低下，拡散能の低下を招くとされている．

2) 循環への影響
- 先天性心疾患などで，酸素投与の禁忌がある（表5）．高濃度酸素により肺血管が拡張することで体肺血流バランスが変化したり，循環維持に欠かせない動脈管が閉鎖してしまうことで，重篤な循環不全を招くためである．

3) CO_2ナルコーシス
- 呼吸中枢は，酸素（O_2）と二酸化炭素（CO_2）により刺激され換気を維持している．しかし，呼吸器疾患や脳神経疾患など慢性的な呼吸不全により体内にCO_2が蓄積している場合，呼吸中枢はCO_2濃度が高いことに慣れてしまう．すると，呼吸中枢はCO_2ではなく，O_2濃度が低いかどうかのみで刺激されてしまうようになる．
- この状態で高濃度の酸素が投与されると，呼吸中枢は十分な酸素が保たれているととらえ，呼吸を促す刺激がなくなり，換気を減少させてしまう．すると，もともとのCO_2の蓄積がさらに進み，呼吸停止にいたる．これが，CO_2ナルコーシスのメカニズムである．
- 酸素投与時は，慢性呼吸不全の有無を必ず確認し，低流量から投与を行うなどの注意が必要である．また投与中は，CO_2ナルコーシスの臨床診断基準である，重症呼吸性アシドーシス，意識障害，自発呼吸の減弱に注意する．

4) 無気肺
- 高濃度の酸素を投与すると，肺胞内の酸素は拡散によってすべて毛細血管に移行し，肺胞内ガスはなくなり，肺胞が虚脱して無気肺になる可能性がある．

表5 高濃度酸素が禁忌の疾患

肺循環負荷型疾患	心室中隔欠損症，完全大血管転位など
肺静脈閉塞性疾患	総肺静脈還流異常，僧帽弁狭窄など
動脈管依存性疾患	肺動脈閉鎖，右心低形成など

5）加湿の影響

● 自然呼吸において，21℃，湿度50％の大気を吸気とすると，上気道を通過していくうちに気道粘膜で加温・加湿され，気管分岐部では37℃相対湿度は100％となる．しかし，乾燥した酸素では加湿が十分に行われず鼻の乾燥感や刺激が強まり，高流量・高濃度では加湿が必要である．流量のめやすとしてアメリカ呼吸療法学会のガイドラインでは，酸素流量5L/分以下では酸素加湿を行う根拠はないとしている．

（大谷尚也）

参考文献
1) 鈴木常雄：酸素療法の危険性について，救急集中治療 15：81-85, 2003.
2) AARC：Clinical Practice Guideline-Oxygen Therapy in the Home or Extended Care Facility-Respir Care 37：918-922, 1992.

D 人工呼吸療法と気道管理

1 小児の人工呼吸療法の特徴

● 人工呼吸療法は，呼吸不全，心不全，中枢神経に障害のある患者に対し，酸素化の改善，換気の調節，努力性呼吸の軽減の目的で用いられる．小児は，細い気道，少ない1回換気量，頻呼吸であることを考慮した人工呼吸管理が必要である．

a. 人工呼吸療法の目的

1）酸素化の改善
● 人工呼吸療法によって陽圧換気が行われることで肺容量が増加する．肺容量の増加は肺胞毛細血管と肺胞気のガス交換面積が増大し，肺胞と毛細血管の血流とのバランスが保たれる．また，呼気時に気道内圧を陽圧に保つことで肺胞の虚脱を防ぎ，機能的残気量を増大することで酸素化の改善が得られる．

2）換気の調節
● 神経筋疾患や高度な意識障害があると，必要な換気を維持できず，呼吸数や1回換気量の低下により肺胞低換気を生じる．人工呼吸器によって換気量を調節することでガス交換能が改善され，全身の組織に必要な酸素を供給し，代謝によって産生した二酸化炭素を排出することができる．

3）呼吸努力の軽減
● 重度な肺炎や肺水腫があると，気道抵抗の増大や肺コンプライアンス低下により，努力性呼吸や呼吸困難が生じる．この状態が続けば呼吸筋が疲労し，呼吸不全に陥る．また，小児は努力性呼吸に費やされるエネルギー消費が大きいことから，心不全や努力性呼吸がある場合は呼吸仕事量軽減を目的に人工呼吸が行われる．

b. 小児の人工呼吸療法の特徴（表1）

● 小児は気道が細いため，分泌物の貯留や気道粘膜の浮腫により容易に気道抵抗の上昇や気道閉塞をきたす．また，胸郭が柔らかいため，肺胞が虚脱しやすく過膨張になりやすい特徴がある．

表1　小児の人工呼吸療法の特徴
- 気管チューブの内腔径の確保と，抜去後の気道浮腫を防ぐため，カフなしチューブが使用されることが多い．
- カフなしチューブではエアリークが生じやすく，低換気や人工呼吸器のトリガーエラーの原因となる．
- カフ付チューブを使用してリークをなくしても，呼吸回数が多く1回換気量が少ないため，トリガーエラーは起きやすい．また，吸気時のガスの圧縮や回路の膨張による換気量の損失が生じやすい．

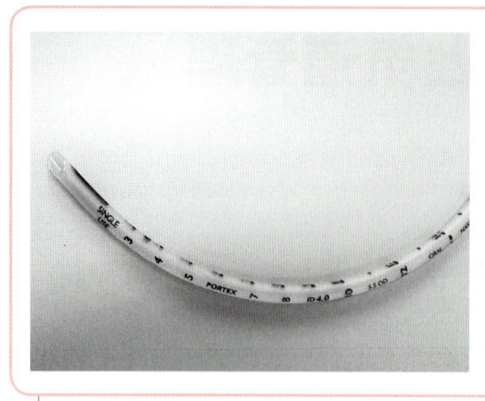

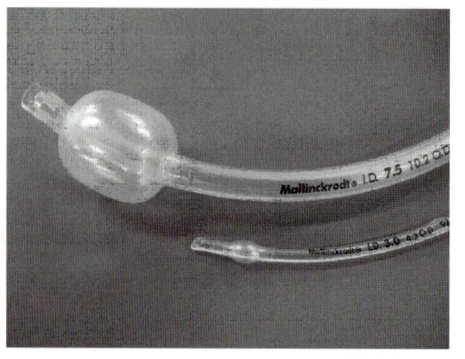

■ 図1　小児用気管チューブ（左写真：カフなしチューブ，右写真下：カフ付チューブ．右写真上は成人用のカフ付チューブ）

- さらに小児の人工呼吸療法には表1のような特徴があるため，量規定換気（Volume Control Ventilation：VCV）を行うことが困難である．そのため，主に圧規定換気（Pressure Control Ventilation：PCV）が行われる．
- 近年では，人工呼吸器のトリガーセンサーおよび制御技術やモニタリング機能が向上したため，適切なカフ圧管理等が行える施設においては，小児でも成人と同様に自発呼吸と同調させるさまざまな換気様式による呼吸管理が可能になっている．

c. 小児の人工呼吸療法の注意点

1）カフの有無

- カフなしチューブの使用が一般的である（表1）．カフ付チューブ（図1右下）による気道管理は，気管チューブ内径の狭小化，抜管後の声門下狭窄の出現，不適切なカフ圧管理による気道粘膜の損傷の可能性がある．
- カフ付チューブの使用は，小児麻酔や小児集中治療において経験豊富な施設・専門家の下で行う特殊な病態における院内使用に限られるとされている．また，その際にはカフ圧測定（＜20cmH$_2$O）が前提であることに留意する．

2）PTVによる管理

- 小児におけるPTV（患者トリガー換気：Patient Triggered Ventilation）については，気管チューブからのリークがトリガー感度を低下させたり，リークを自発呼吸と誤認して換気をくり返すオートサイクルが発生したりするため，トリガー感度の設定は，胸郭の動きや自発呼吸とあわせて注意深く行う必要がある．
- 多呼吸がある小児では，PTVがauto-PEEP（呼気が完全に呼出する前に吸気が行われてしまうこと）の原因となりうる．また，肺コンプライアンスの低い小児では，肺実質に障害を与える可能性があるため慎重に設定を行う必要がある．

3）気管チューブの固定

- 小児は気道が短いため，気管チューブの適切な位置の範囲が狭いことから，チューブの固定および頭部が前屈，後屈しないように留意が必要である．

2 人工呼吸療法中のモニタリングとアセスメント

- 人工呼吸療法中は，気管チューブによって会話ができない．また，薬剤による鎮静が図られるため，コミュニケーションの手段が限られた状態となる．
- 人工呼吸器に換気を依存している小児にとって，安全で適切な換気サポートが行われているか，また安楽が保たれているかを，各設定や検査値，アセスメントなどからモニタリングしていくことがきわめて重要となる．

a. 人工呼吸療法中のモニタリングと指標

- 人工呼吸管理中に行うモニタリングの重要なパラメーターとして，"酸素化を評価"するものと，"換気を評価"するものがある．人工呼吸器のモニタから得られる各数値と合わせて，人工呼吸療法による効果と影響を評価する．

1）人工呼吸器のモニタ

- モニタには，設定された人工呼吸管理の条件（設定値）や実際の計測値が表示される．さらに各種のセンサーから得られたデータを組み合わせたグラフィック（グラフィックモニタ）や，分時換気量，肺コンプライアンスなども同時に確認することができる．表2に人工呼吸器の主なモニタ項目を示す．

2）酸素化の指標

- 酸素化の指標（表3）は，パルスオキシメーターによるSpO_2や動脈血ガス分析によるPaO_2，さらにそのほかの各データから算出した数値でモニタリングが可能である．

3）換気機能の指標

- 人工呼吸中の換気能の指標（表4）としては，呼吸数，$PaCO_2$，換気量などがある．これらは胸郭や横隔膜，肺実質のコンプライアンスや気道部分の抵抗，呼吸筋力などの因子によって影響される．

b. 人工呼吸療法中のアセスメント

- 人工呼吸療法中のモニタリングでは，酸素化や換気の評価だけでなく，呼吸音や呼吸パターンの変化，分泌物の性状や精神面への影響等についてもアセスメントする

表2 人工呼吸器のモニタ表示項目

気道内圧	● 呼吸器回路の気道内圧は連続的に測定され，表示部に最高気道内圧と気道内圧計の針やグラフィックで表示される
換気流量	● 流量センサーで得られた情報とサンプリング時間の計算から，1回換気量・分時換気量が計算される ● 吸気側の流量と呼気側の流量との変化をモニタすることで，自発呼吸の存在や呼吸器回路のリークを確認することができる
吸入酸素濃度（F_iO_2）	● 吸入酸素濃度の計測値を表示させることで，設定値との差を確認し，必要な酸素濃度のガスが吸入されているか確認できる

＊このほかグラフィック画面に肺コンプライアンスや気道抵抗，自発呼吸のパターンなどを表示することが可能

表3　人工呼吸管理中の酸素化の指標

酸素飽和度（SpO_2）	● SpO_2 90％は PaO_2 60 Torr に相当し，SpO_2 が90％を下回ると全身に必要な酸素を供給できなくなるとされる ● 新生児は胎児循環の影響により，低い酸素飽和度でも生命活動が可能な場合がある
動脈血酸素分圧（PaO_2）	● 動脈血中に溶け込んでいる酸素の量を示すもので，動脈血を採血し測定する．ほかのパラメーターと併せて，人工呼吸療法の評価や酸素化の指標として用いられる
酸素化指数（P/F比）	● 計算式［P/F比＝ PaO_2 / F_IO_2］で表される F_IO_2 に対する PaO_2 の比のことで，肺の酸素化障害の程度を示す ● 異なる F_IO_2 でも比較が可能であり，簡便に計算できるため，臨床で多用される．ALI，ARDSなどの急性肺障害の診断基準としても使用される ● 基準値：450〜600［急性肺障害（ALI）＜300，急性呼吸窮迫症候群（ARDS）＜200］
酸素化指数 （Oxygenation index : OI）	● 平均気道内圧（mean airway pressure : MAP）を因子に含むことで，P/F比よりも正確に予後を反映するとされる ● 計算式［OI ＝ MAP × F_IO_2 / PaO_2］で表される 　＊ MAP ＝ PEEP ＋（PIP － PEEP）× Ti × RR/60 　　PIP：最高気道内圧，Ti：吸気時間，RR：呼吸回数
肺胞気動脈血酸素分圧較差 （A-aDO_2）	● 肺胞酸素分圧（P_AO_2）と PaO_2 の差を表し，肺におけるガス交換障害の指標となる． ● 計算式［A-aDO_2 ＝（P_AO_2 － PaO_2）＝（大気圧－水蒸気圧）× F_IO_2 － $PaCO_2$/0.8－PaO_2］で表され，値が大きくなるほど，酸素化が障害されていることを示す ● F_IO_2 が異なる場合は比較することが困難で，空気下もしくは100％酸素下といった吸入酸素の条件をそろえる必要がある ● 基準値：10 Torr 以下（空気吸入下），100％酸素下では350 Torr 以下

表4　人工呼吸管理中の換気能の指標

動脈血二酸化炭素濃度（$PaCO_2$）
● 動脈血中に溶け込んでいる二酸化炭素を示すもので，動脈血から採血した検体によって測定する．ほかのパラメーターと併せて，人工呼吸療法の評価や換気状態の指標として用いられる
終末呼気二酸化炭素濃度（E_TCO_2）
● 二酸化炭素は拡散能が高いため，呼気の終末期の二酸化炭素濃度と肺の毛細血管に流れる血液に含まれている二酸化炭素はほぼ同じ値であることを利用したパラメーターである ● $PaCO_2$ と E_TCO_2 の較差は正常な肺であれば2-4 Torrgであるが，較差が大きい場合は肺における障害やシャントの可能性がある
死腔換気率（Vd/Vt）
● 1回換気量の中で生理学的死腔換気量が占める割合を示し，$PaCO_2$ と E_TCO_2 の値から求める ● 計算式［Vd/Vt ＝（$PaCO_2$ － E_TCO_2）/$PaCO_2$］で表され，気管挿管時の基準値は約0.3
コンプライアンス
● 1回換気量と気道内圧から計算され，肺の膨らみやすさ（コンプライアンス）を数値化して求めることができる ● 動的コンプライアンスは人工呼吸療法中，容易に測定することが可能であるが，静的コンプライアンスのほうが肺の膨らみやすさを正しく評価できる ● 動的コンプライアンス（Cdyn）：Cdyn（mL/cmH2O）＝ Ti/（最高気道内圧－ PEEP） ● 静的コンプライアンス（Cstat）：Cstat（mL/cmH2O）＝ Ti/（プラトー圧－ PEEP）

必要がある．
- 人工呼吸療法中は，動脈血ガス分析や胸部X線検査のように，その時点の状態を検査するものと，フィジカルアセスメントによって得られた情報とベッドサイドモニタや人工呼吸器のモニタ，パルスオキシメーターやカプノメーターなど連続的に行われているモニタリングを関連させて評価することが重要である．
- モニタリングの値に異常が生じたときは迅速に対応する能力が求められる．

3 人工呼吸器の設定

- 小児の人工呼吸管理はカフなしチューブによって行われ，リークが存在することが多いため，人工呼吸器の設定は常に回路内にガスが流れている連続流方式を応用した圧規定換気のタイムサイクル式の設定が主流とされている．しかし，圧規定換気のタイムサイクル式は，自発呼吸出現時の人工呼吸器との同調が悪く，呼吸仕事量が増大しやすいという問題が残る．
- 近年では，小児でもカフ付チューブが使用されたり（☞120頁図1右下），人工呼吸器の進歩によって，小児においても自発呼吸と同調できる人工呼吸器が開発されている．

a. 人工呼吸器の設定

- 人工呼吸器の設定項目は，モード，吸入酸素濃度，1回換気量もしくは吸気圧，換気回数，PEEP，サポート圧，警報の設定などがある．小児における主な重要項目を以下に示す．

1) 吸入酸素濃度
- 小児の酸素化能（PaO_2など）に応じて決定する．
- 高濃度酸素を長期に投与すると慢性肺障害を起こすおそれがあるため，PaO_2およびSpO_2を指標に，早期に0.5以下になることを目標に設定する．

2) モード選択
- 小児の人工呼吸器装着の目的に応じ，気管チューブのリークの有無，自発呼吸の有無，酸素化や肺コンプライアンスなどを考慮し，量規定か圧規定か，圧支持を行うかなどの選択を行う．

3) 呼吸回数
- 呼吸回数は生理的な呼吸数に準じて設定する．
- 気道狭窄などによる気道抵抗の上昇や肺コンプライアンスの低下がある場合は，auto-PEEPが出現しないよう$PaCO_2$を指標に呼気時間を設定する．

4) 吸気時間
- 通常は生理的な吸気時間に準じて吸気時間を設定する．
- 肺コンプライアンスが低い場合は，吸気時間や呼気時間を長く設定することがある．
- 吸気時間には，ポーズ時間（吸気終了後に吸気弁も呼気弁も閉鎖される時間）が含まれる．ポーズ時間は，肺全体の均一な拡張を促すときに調節する．

5) 1回換気量（量規定の場合）
- 量規定換気を行う場合は，呼吸回数と1回換気量の積である分時換気量の調節によって，$PaCO_2$を至適な範囲に調節する．コンプライアンスの低い肺では気道内圧の上昇に注意する．
- PIPが$30\,cmH_2O$を超えないよう6〜8mL/kgをめやすとし，胸郭の動きや$PaCO_2$

を参考に調節する．

6）吸気圧（圧規定の場合）
- 圧規定換気を行う場合は，1回換気量と胸郭の動きをみながら吸気圧の設定を行う．
- コンプライアンスの低い肺では換気量が低下するため，換気量やE_TCO_2などによるモニタリングが必要である．

7）PEEP
- PEEP（呼気終末期陽圧）は，呼気時に気道内圧の陽圧を維持することにより，機能的残気量を増大させ酸素化の改善効果が得られる．しかし，高いPEEPは胸腔内圧を上昇させ，循環抑制などをきたすおそれがあるため，3〜5 cmH_2O程度で開始し酸素化をみながら調整する．

8）サポート圧
- 自発呼吸を感知した際に換気を補助する圧力を設定する．サポート圧を高くすると，吸気努力を必要とせずに吸気を行うことができる．最高気道内圧は30 cmH_2Oを超えないように設定する．

9）トリガーレベル
- 自発呼吸と換気を同調させる場合，小児の吸気をセンサーによって感知し，これをきっかけに換気を行う（トリガーする）機能が必要である．その方法は，呼吸器回路内の圧力低下を感知するタイプ（圧トリガー）や，流量変化を感知するタイプ（フロートリガー）などがある．
- 小児は1回換気量が少なく呼吸回数が多いため，より鋭敏に感知できるフロートリガー等のセンサーを装備した人工呼吸器が必要である．

b. 人工呼吸器のモード

- 人工呼吸器の換気モードはメーカーや機種によってさまざまなネーミングがされている．ここでは，換気モードを理解するうえで基本となる分類について解説する．

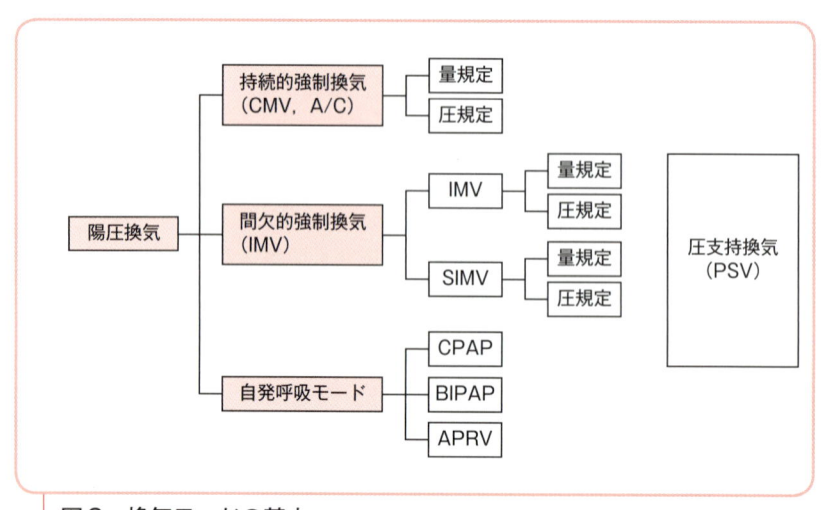

■ 図2　換気モードの基本

- 換気モードは，①持続的強制換気，②間欠的強制換気，③自発呼吸の3通りに大きく分けられる．さらにこの3つに量規定，圧規定などの方式を加えた分類を図2に示す．

1）主な換気モード

（1）持続的強制換気（continuous mandatory ventilation：CMV）またはA/C（assist and/or control）

- すべての換気が人工呼吸器によって強制的に行われている様式である．全身麻酔や筋弛緩がなされているときは，この換気モードが選ばれる．
- ガスを送りこむ方法には，後述する量規定換気と圧規定換気の2つの方法がある．
- 現在では，持続的強制換気をA/C（assist and/or control）とよぶことも多い．

（2）間欠的強制換気（intermittent mandatory ventilation：IMV）

- 強制換気と小児の自発呼吸が混在した様式である．また，自発呼吸が出現した際，吸気のタイミングに併せて強制換気を行う方法を同期的間欠的強制換気（synchronized intermittent mandatory ventilation：SIMV）とよぶ．
- 小児においてもSIMVモードを用いることで自発呼吸と強制換気との同調性が高まり，自発呼吸を温存した人工呼吸療法やウィニングが可能となった．

（3）自発呼吸モード（spontaneous breath）

- 小児の自発呼吸によって換気する様式である．陽圧換気下では，吸気・呼気ともに陽圧となる持続的陽圧換気（continuous positive airway pressure：CPAP）が代表的である．
- 小児の吸気開始を認識し，設定された圧まで吸気を補助するPSV（圧支持換気，pressure support ventilation）は，吸気圧によっては小児の吸気を補助するが，自発呼吸の吸気，呼気のタイミングは小児が決定するため自発呼吸モードに分類される．
- 最近では，CPAPがさらに改良された換気方法として，成人では二相性気道陽圧換気法（BIPAP）や間欠的圧開放換気法（APRV）などのモードも使用されている．

2）吸気をつくる2つの方式（量規定と圧規定）

- 人工呼吸器が吸気を送る際，量を規定して送るか，圧を規定して送るかによって，それぞれ量規定換気と圧規定換気がある．
- 現在の人工呼吸器では，意識状態，肺コンプライアンス，呼吸補助のレベルに応じて，さまざまなパターンで吸気を送ることが可能になっているが，人工呼吸管理において安全で安楽な呼吸をサポートするために，吸気をつくるこの2つの方式（図3）を理解することが重要である．以下にその特徴について解説する．

（1）量規定（volume control：VC）

- VCとは，決められた1回換気量を，決められたサイクルでガスを送気する方式である．
- 肺コンプライアンスや気道抵抗が変わっても換気量は変化しないが，気道内圧が変化する．

（2）圧規定（pressure control：PC）

- PCとは，決められた吸気圧で，決められた時間でガスを送気する方式である．

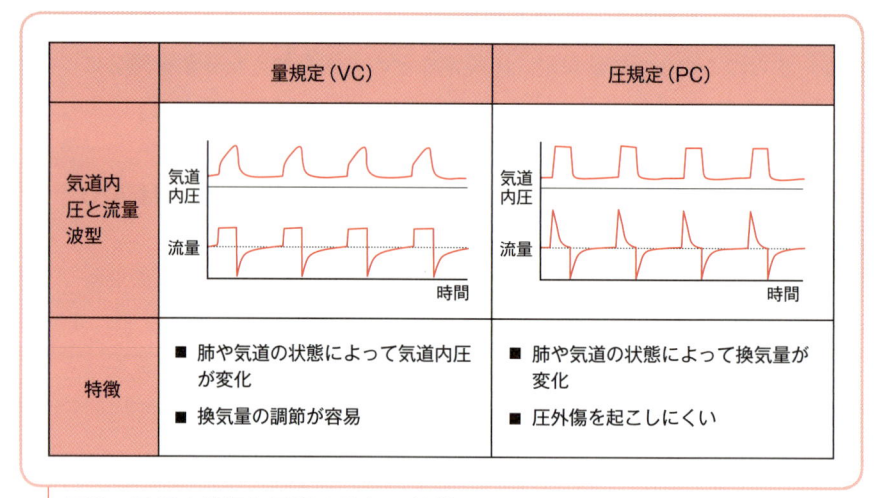

	量規定（VC）	圧規定（PC）
気道内圧と流量波型	気道内圧／流量／時間	気道内圧／流量／時間
特徴	■ 肺や気道の状態によって気道内圧が変化 ■ 換気量の調節が容易	■ 肺や気道の状態によって換気量が変化 ■ 圧外傷を起こしにくい

■ 図3　量規定換気と圧規定換気の特徴

- 同じ圧力設定であっても，肺コンプライアンスや気道抵抗によって換気量は変化する．
- PCはVCに比較して，低い気道内圧で酸素化を維持することが可能で，圧外傷を予防することが可能である．この観点から，小児ではPCによる換気が好まれる．

3）設定の実際：ALI/ARDS発症時

- ALI/ARDS（急性肺障害/急性呼吸促迫症候群）は，侵襲に続発する全身性炎症反応症候群に関連して生じる非心原性肺水腫である．
- ALI/ARDSの肺胞に，虚脱と開放を繰り返したり過伸展を伴う換気を行うと肺胞の損傷が進行し，著明な低酸素血症を呈し，肺コンプライアンスの低下が生じる．
- このような肺障害の進行を予防するため，小児においても少ない1回換気量とし，さらに肺胞の虚脱を予防するために高いPEEPの設定が行われる．また，明らかなアシドーシスや頭蓋内圧亢進がなければ，高二酸化炭素血症を容認する．
- 以下に小児におけるALI/ARDS発症時の人工呼吸器の設定例や指標を示す．

・換気モード：PCV，VCV，PSV
・1回換気量＝5〜7mL/kg（理想体重）
・最高気道内圧（プラトー圧）＜30cmH$_2$O
・PEEP＝5〜18cmH$_2$O
・換気回数：年齢に応じた正常な呼吸数
・吸入酸素濃度：SpO$_2$ 93〜97％を指標に可及的に＜60％
・PSV＝8〜10cmH$_2$O
・動脈血ガス分析：pH7.2〜7.25以上が保たれアシドーシスが進行しない
・明らかな頭蓋内圧亢進症状がない

- 肺胞の虚脱を予防するために，気管吸引は閉鎖式吸引にて行い，不用意に呼吸器回路を外したりしないような管理も併せて必要である．
- 体重は全身の浮腫等がある場合は理想体重から計算を行う必要がある．

4 人工呼吸療法中の加温・加湿

- 人工呼吸療法では，人工気道を用いて医療用ガスによって換気が行われるため，乾燥したガスに対して加温・加湿が十分に行われなければ気道粘膜の障害や分泌物の固着が生じる．
- 加温・加湿の方法には加温加湿器を用いる方法と人工鼻を用いる方法があるが，小児では加温加湿器の使用が望ましい．それぞれの方法の特徴と観察の要点を述べる．

a. 加温加湿器（図4）

- 人工呼吸療法中の加温・加湿は，水を入れたチャンバーを温め，その中をガスが通ることによって行われるパスオーバー式が一般的である．
- チャンバーで温められたガスは，吸気回路内で温度が低下すると結露を生じ，回路内の絶対湿度が低下することになる．この場合，加湿不足を招くだけでなく，結露水の気管チューブ内への流れ込みが生じやすくなる．そのため，回路内のヒーターワイヤーによって温度と湿度を維持する．
- ガスの温度の管理は，口元温度センサーによって行う．ただし，気管チューブの間に延長チューブなどがあると吸入気の温度が2〜3℃低下することに注意する．そこで，延長チューブがある場合は，口元温度の設定は39〜40℃とし，さらに結露水の流れ込みが生じないよう，水滴の除去や回路の保持に留意する．
- 光線療法やラジアントウォーマー使用中は，口元の温度センサーが輻射熱によって影響を受けないようにアルミホイルなどで保護する工夫が必要である．

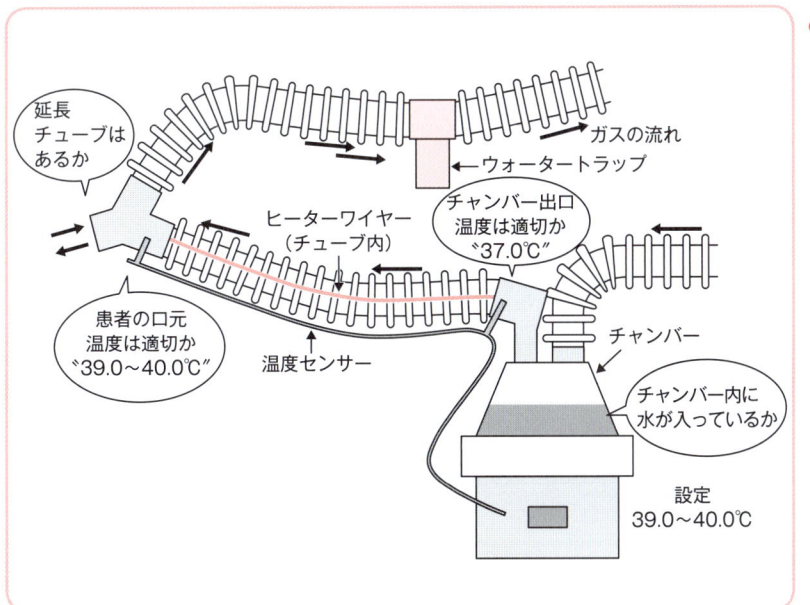

● 加温・加湿状態のチェック項目
- 加温・加湿器の電源が入っているか
- 人工呼吸器と回路の接続が適切か
- チャンバー内に水が入っているか
- チャンバーが温かくなっているか
- チャンバー出口および口元温度プローブにくもりはあるか
- 分泌物の粘稠度は高くないか

■ 図4 加温加湿器回路と観察のポイント

b. 人工鼻

- 人工鼻は，呼気に含まれる温度と湿度をフィルターにトラップさせ，再呼吸することで吸入気の温度と湿度を上げるものである．
- 人工鼻にはサイズの大小があり，小児用のものも市販されているが，以下の理由から人工呼吸管理中の使用は推奨されない．

[小児への人工鼻使用の問題点]
- 人工鼻はフィルターのサイズが大きいほど保持できる水分が増加するが，サイズが大きくなると死腔が増加し，高炭酸ガス血症が生じやすくなる．
- 小児ではカフなしチューブが使用されることが多く，呼気にリークが生じやすい．このとき呼気ガスがフィルターを通過しないため，加温・加湿不足に陥る．

- 自発呼吸があり，室内吸入気で呼吸が可能な場合は，もともと空気中のガスには水分が多少含まれているため人工鼻の使用が可能となる．しかし，室内の乾燥が強いと，分泌物の固着が生じるおそれがあり，分泌物の観察が必要である．
- 小児での使用時は，人工鼻の交換は1回／日が望ましい．また，分泌物による汚れがみられたり，努力性呼吸など気道抵抗の上昇を示す症状が出現した際は，状態を評価したうえで，そのつど人工鼻の交換を検討・実施する必要がある．

c. 加温・加湿状態の観察

- 適切な加温・加湿が行われているかの評価は，吸気回路のくもりやチャンバー内の水の消費，分泌物の性状を観察することで行う．以下にポイントを示す．

[分泌物の観察]
- 分泌物の粘稠度は高くないか
- 気管吸引の際，吸引チューブがスムースに入るか
- 気管吸引の際，数回の吸引で分泌物が吸引できるか

[呼吸器回路および加温加湿器の観察]
- チャンバー内の水が消費されているか
- 電源が入っており設定温度が示されているか
- チャンバーの出口部分に結露によるくもりがみられるか
  （呼気回路は患者の気道から出る水分が含まれるため吸気回路を観察する）

5 人工呼吸器からのウィーニング

a. ウィーニングと開始の条件

- 人工呼吸管理が長期間に及ぶと，人工呼吸器関連肺炎などのリスクが上昇し，さらに廃用症候群が出現したり，小児の運動機能や発達に影響を及ぼすことが予測される．
- 早期に人工呼吸器からの離脱を行うことが望ましいが，呼吸ウィーニング（以下ウィーニング）によって呼吸器・循環器への負荷が増大することも考えられ，十分な観察のもとで実施する必要がある．
- 人工呼吸器からのウィーニングは，呼吸不全にいたった病態が改善し，循環動態や血液ガス，胸部X線などの所見に異常がないことが前提となる．このほか，自発呼吸の出現，十分な咳嗽反射の存在，意識状態の改善などがみられることが条件となる．

b. ウィーニングの方法

- ウィーニングの方法を大きく分けると，①段階的に換気回数やサポート圧を減らして自発呼吸に移行する方法と，②自発呼吸トライアルで行う方法がある．
- 自発呼吸トライアルによるウィーニングは，段階的ウィーニングに比べると，一時的に加わる呼吸・循環への負荷が大きい．
- 成人においては，自発呼吸トライアルでウィーニングを行うほうが離脱にいたる時間が短縮されるといわれているが，小児では離脱時間が短縮される明らかな根拠はない．

1）段階的なウィーニング方法

(1) SIMV法

- 強制換気の回数を徐々に減らす方法で，循環器系への影響が少なく，人工呼吸器依存の患者であっても不安感を少なくしながらウィーニングすることができる．
- 自発呼吸の温存により，呼吸状態に応じた呼吸筋の訓練を行うこともできるため，PSVと併せてよく用いられる方法である．
- ウィーニングの例として，人工呼吸器による呼吸回数を2～4回ずつ減少させ，4回/分にて2時間以上経過することができたら抜管を考慮する．

(2) PSV法

- PSV法では，人工気道や呼吸器回路の気道抵抗によって生じる呼吸努力を軽減することができる．また，PSVのレベルを徐々に低下させることで，呼吸仕事量の負荷を徐々にかけることができる．
- ウィーニングの例として，サポート圧を2 cmH_2O ずつ低下させ，サポート圧5～6 cmH_2O で2時間以上経過することができたら抜管を考慮する．

表6　小児のERTにおけるウィーニング開始の条件

- 原因疾患の改善
- 自発呼吸の出現
- $SpO_2 \geq 95\%$ ($PaO_2 \geq 60$ Torr) / $F_IO_2 \leq 0.6$
- $PEEP \leq 8 cmH_2O$
- 吸気プラトー圧 $\leq 20 cmH_2O$
- pH 7.32～7.47
- 覚醒・意識レベルが適切（GCS ≧ 13）
- 体温 ≦ 38.5℃
- ヘモグロビン ≧ 10 g/dL で循環が安定している
- 担当医が適切と判断している
- 過去24時間以内に人工呼吸器設定の後退がない
- 次の12時間以内に新たな鎮静を要する処置がない

表7　ウィーニングの実際

❶ $F_IO_2 \leq 0.5$ かつ $PEEP = 5 cmH_2O$ とする．
❷ $SpO_2 \geq 95\%$ あれば30～120分 PSV による換気とする．
　（PS の設定は気管チューブのIDが3.0～3.5：$10 cmH_2O$，
　4.0～4.5：$8 cmH_2O$，5.0 ≦ $6 cmH_2O$）
❸ PSVによる換気で以下の3つがクリアできれば抜管する．
　(1) $SpO_2 \geq 95\%$
　(2) 呼気1回換気量 ≧ 5 mL/kg（理想体重）
　(3) 呼吸数が以下の範囲
　　・6ヵ月未満（20～60回/分）
　　・6ヵ月から2歳（15～45回/分）
　　・2歳から5歳（15～40回/分）
　　・5歳以上（10～35回/分）
＊トライアル中に次の症状が出現すれば中止
　　・$SpO_2 < 90\%$，努力性呼吸の増大，嘔吐，意識レベルの変化，頻脈，高血圧，$PaCO_2 \geq 50$ Torr，pH < 7.3

2) 自発呼吸トライアル（ON-OFF法）

- 人工呼吸器を外して自発呼吸の時間を徐々に増やす方法である．SBT（spontaneous breathing trial）ともいう．自発呼吸時の呼吸や循環への影響が大きいため，ウィーニング期間は十分なモニタリングが必要である．

- SBTによる自発呼吸トライアルは，ウィーニングの成否を予測するための指標になるとされ，主に成人で実施されているが，小児では正常であっても呼吸数が多いことから指標にはならない．

- 具体的には，ウィーニング可能と判断された小児を自発呼吸のみとし，最初の数分で自然呼吸に耐えられるかを判断し，続いて30～120分での評価を行う．この際，RSBI（rapid shallow breathing index）［呼吸数（回/分）÷1回換気量（L）］が105（成人）以下であれば抜管を考慮する．

- ウィーニングに伴う不隠や強度な不安，脈拍の増加や血圧の上昇，尿量の低下や冷汗などがみられる場合は，呼吸筋の活動に伴う循環器系の対応不足を考慮しウィーニングを中止する．

- 小児において用いられる離脱方法はERT（extubation readiness test）といわれる．表6のウィーニング開始条件をすべて満たすか否かを毎日判断し，満たしている場合は自発呼吸トライアルを行い基準に満たせば抜管を考慮する．ウィーニングの方法を表7に示す．

c. ウィーニング時の観察と注意事項

- ウィーニング中は，鎮静レベルが浅くなることが多いため気管チューブやライン類の事故抜去がないよう，小児の動きを予測したライン類の固定・観察を行い，必要時は最低限の身体拘束を考慮する．

- 自発呼吸の出現に伴って呼吸困難の出現や心負荷の増大が予測されるため，酸素化能・換気能力などの呼吸状態と併せて，心拍数，血圧，尿量などの循環動態など全身状態の観察を密に行う．

- ウィーニング時や気管チューブ抜去時の不測の事態に確実に対応できるように，輸液ラインの確認を行い不確実なラインはあらかじめ再確保しておく．

表8 ウィーニング時の観察の要点とケア

観察項目	根拠
●呼吸数・呼吸パターン ●動脈血ガスデータ ●SpO_2・E_TCO_2	●ウィーニングを開始し，自発呼吸が出現することによって，努力性呼吸や低換気症状の出現の可能性がある
●心拍数，血圧，CVP（中心静脈圧），尿量 ●pH ●末梢冷感 ●S_VO_2 ●乳酸値	●自発呼吸の出現によって，心負荷が増大する可能性がある ●とくに心疾患のある小児では，肺体血流に変化が生じ，循環動態が大きく変化する可能性があるため，呼吸状態と併せて十分な観察を必要とする
体温	●体温の上昇は，酸素消費量と二酸化炭素の産生を増加させ呼吸に負荷がかかるため，適切な体温管理を行う
腹部状態	●腹部のガスなどによる腹部膨満は，横隔膜を挙上し換気の障害となる ●胃内や腸管にガスが貯留しないよう脱気を図るとともに，頭位挙上など安楽な体位に調整する
表情・不穏の有無	●ウィーニング中は鎮静薬の減量や呼吸苦の出現により不穏症状が出現することがある ●全身への影響を評価しながら，不快の除去と安静の保持に努める
血糖値	●強いストレスは交感神経の緊張によって高血糖を招く ●低栄養状態では，ウィーニングや努力性呼吸の出現によってエネルギー消費が増大し低血糖が生じる可能性がある

表9 気管チューブ抜去後の主な合併症と対応の実際

合併症	原因と症状	対処
気道浮腫 声門下狭窄	●気管チューブの機械的な圧迫により気道粘膜に炎症が生じて浮腫をきたす ●気道が狭小化するため，抜去後数分〜数時間頃から努力性呼吸や陥没呼吸，喘鳴，吸気時間の延長など上気道狭窄の症状が出現する	●気道浮腫はステロイドの投与が有効な場合がある ●二酸化炭素の産生亢進による呼吸努力が増強しないよう，安静保持や体温管理を行う
気道の肉芽	●気管チューブや吸引カテーテルの刺激により気道粘膜の細胞が増殖して肉芽が生じると，気道の狭窄症状が出現する ●吸気および呼気の延長や喘鳴，呼吸困難が出現する	●気管挿管中から吸引カテーテルによる刺激を避ける．出血症状や換気不全症状の観察を行う ●強度の狭窄では内視鏡的な処置が行われる
声帯麻痺 嚥下障害	●気管挿管中は気管チューブが声門を通過しているため，抜去直後は声帯機能に不全をきたすことがあり，嗄声や嚥下障害が出現する	●気管チューブ抜去後は嗄声の有無を確認し，経口摂取の前は飲水テスト等により誤飲の有無を観察する
摂食障害 過敏症状	●新生児や乳児の人工呼吸療法が長期間に及び，臨界期を超えて経口摂取が行われないと，摂食障害や過敏症状が出現することがある	●長期の人工呼吸管理が予測される新生児・乳児の場合は，人工呼吸療法中からニプルによる吸啜やスキンシップの機会を計画する

●ウィーイング時の観察の要点について表8に示す．

d. 抜管後の観察の要点とケア

●呼吸状態に問題がなく，気管チューブの抜去が可能な状態であっても，抜去後は気管チューブの挿入による合併症が出現する可能性がある．
●気管チューブ抜去時は，ただちに再挿管ができるように挿入されているものと同じサイズとひとまわり小さいサイズの気管チューブと必要物品を確認する．
●気管チューブ抜去後の主な合併症，原因・症状，対処について表9にまとめる．

6 気管吸引

- 気管吸引とは，人工気道を含む気道から，カテーテルを用いて機械的に分泌物を除去するための準備，手技の実施，実施後の観察，アセスメントと感染管理を含む一連の流れのことをいう．
- 気管吸引は，気道の開放性を維持・改善することにより，呼吸の仕事量（努力性呼吸）や呼吸困難感を軽減すること，肺胞交換能を維持・改善することを目的に行われる．
- 小児に対する気管吸引は，適切な方法で実施されなければ，低酸素，血圧の変動，精神的苦痛など患者に強い侵襲を与えるだけでなく全身状態の急激な悪化やVAPをひき起こす．
- 安全な気管吸引を実施するには適確なアセスメントと確実な手技が求められる．

a. 気管吸引の実際

1）実施の判断

- 気管吸引は侵襲と合併症を伴う処置であるため，時間を定めて実施すべきものではなく，以下のような症状が出現したときに実施する．

[気管吸引の実施のめやす]
- 分泌物貯留による努力性呼吸の増強（喘鳴の出現，呼吸数の増加，陥没呼吸の出現など）
- 気管チューブ内に分泌物が目視できる
- 胸部の聴診により，気管から左右の気管支にかけて分泌物を示唆する副雑音が聴取される
- 胸部の触診により，ガスの移動に伴った振動が感じられる
- ガス交換障害がある（圧規定設定時の換気量の低下，量規定設定時の気道内圧の上昇）

2）小児・家族への説明

- 気管吸引の処置は，小児に強い苦痛を伴う．とくに意識のある小児には，方法，内容，咳嗽の誘発など予測される事柄について小児の理解できる言葉で説明し，協力を得ることが必要である．
- 家族に対しても，侵襲を伴う処置であることから気管吸引の必要性と方法および効果について説明し，理解と協力を得る．

3）吸引中のモニタリング

- 気管吸引に伴う変化を観察し異常を早期に発見するには，以下のようなモニタリングを行う必要がある．これらは連続的もしくは経時的に観察されるものであり，気管吸引中は，常にバイタルサインの変化を観察しながら実施する．

[気管吸引時のモニタリング項目]
・顔色，表情，全身色
・心電図（不整脈の有無・心拍数の変化の観察）
・酸素飽和度（全身の酸素化や吸引・処置に伴う変化の観察）
・血圧（吸引処置に伴う血圧の変化の観察）
・吸引後に，各状態変化がベースラインに戻るまでの時間など

4）吸引方法（閉鎖式気管吸引と開放式気管吸引）

- 気管吸引の方法には，気管チューブと呼吸器回路の接続部を外し，カテーテルを挿入して吸引する開放式吸引と，呼吸器回路に組み込んだ吸引カテーテルを用い，呼吸器回路を開放せずに吸引する閉鎖式吸引がある（表10）．
- 気管吸引を開放式で行うか閉鎖式で行うかについては，患者の呼吸状態，コスト，感染防止，吸引手技の習熟度などから考慮して選択する．

5）吸引カテーテルの選択

- 太い吸引カテーテルの使用は単位当たりのガスの吸引量が多く，カテーテル末梢部のガス吸引により肺胞虚脱の可能性が高まる．逆に細い吸引カテーテルは分泌物を吸引するのに時間を要する．
- 吸引カテーテルは，気管チューブの内径の1/2以下の太さのカテーテルが推奨されており，小児においては表11のようなサイズを用いる．

6）カフ圧管理

- 気管チューブのカフは，陽圧換気によって生じるガスの漏れを防止し，上気道から下気道への分泌物の流れ込みを防止する．
- カフの内圧が低下すると下気道への誤嚥を起こしやすく，高くすると気道粘膜の血流が障害され，粘膜傷害や抜管後の気道狭窄の原因となることがある．
- 小児のカフ圧は，15～25mmH$_2$O程度とし，誤嚥や気道粘膜傷害の予防には，カフ圧計を用いて内圧を確認し，脱気せずにカフ内圧を維持するようにする．

7）吸引前の酸素化

- 気管吸引は，吸引カテーテルによって気道内のガスも吸引される．また，開放式吸

表10 閉鎖式吸引と開放式吸引の特徴

吸引方法	特徴
閉鎖式吸引	● 低酸素血症やPEEP解除による肺胞虚脱の防止，肺容量の維持が期待できる． ● 気道分泌物飛散を防ぎ，感染リスクの軽減につながる．
開放式吸引	● 回路の開放により肺胞の虚脱，低酸素血症の可能性がある． ● 回路の開放による接続部や分泌物などによる汚染の可能性があり，アルコール綿で清拭・消毒を必要とする．

表11 気管チューブと吸引カテーテルのサイズのめやす

気管チューブ内径（ID）	吸引カテーテル（Fr）
2.5	5
3.0～3.5	5
4.0～4.5	6
5.0～5.5	8
6.0～6.5	10
7.0～7.5	12
8.0～10.0	14

引では呼吸器回路の開放によりPEEPが解除され，肺胞の虚脱により低酸素血症や無気肺が生じる可能性がある．
- 低酸素血症の可能性があれば，吸引前の数分間，吸入酸素濃度を上げたり，十分な酸素流量を維持したバッグバルブマスクで数回加圧する．

8）吸引圧
- 気道内の強い陰圧は肺胞の虚脱や気道粘膜の損傷をひき起こすため，小児の場合の吸引圧は80～120mmHg（11～16kP）程度とする．
- 吸引圧の設定はカテーテルを閉塞させた状態で確認する．

9）吸引時間
- 吸引中は肺胞の虚脱により低酸素血症や無気肺が生じる可能性がある．1回の吸引時間は，一般に成人では10～15秒以内とされている．
- 小児の1回の吸引時間は7～10秒以内とし，酸素飽和度が低下しないようできるだけ短い時間に吸引を終了する．

10）吸引カテーテル挿入の深さ
- 気管吸引時のカテーテル挿入の深さは，咳嗽反射の有無や分泌物の貯留場所によって調節する．
- 深い部位での吸引は気道内のガスの吸引による肺胞の虚脱や気管粘膜の損傷，肉芽の発生，出血のおそれがあり，カテーテルが当たる気管支分岐部位まで挿入しない．
- あらかじめカテーテルが気管分岐部に当たる長さを確認しておき，その深さまで挿入しないことを基本とする．

11）生理食塩水の注入
- 吸引前の生理食塩水の注入は，咳嗽を促しバイオフィルムの形成を抑制することでVAPの発生を減少させることが報告されている．
- 一方で，吸引時の生理食塩水の注入は小児に対する侵襲が強く，低酸素や不整脈，気管支攣縮の引き金となりやすい．さらに，分泌物を末梢部に移動させてしまうおそれがあることや，処置後は酸素化の改善に時間を要することなどが懸念されるため，すべての場面で推奨される方法ではないことに留意する．
- 分泌物の粘稠度を下げるためには，加温・加湿の状態，脱水傾向，呼吸器感染の有無など全身状態に目を向ける必要がある．吸引前の生理食塩水の注入については，リスクと効果を十分に考慮する必要がある．

7 気管切開と管理

a. 気管切開の適応
- 気管切開は，短期的あるいは永久的な気道確保を目的とする．小児に気管切開を実施する場合に重要なのは，緊急時を除いて，十分な検討を行ったうえで，家族の理

解を得ることである．
- 小児の気管切開の主な適応は，気管狭窄症などの気道や肺の病変，神経・筋疾患による呼吸不全に対し，長期にわたって人工呼吸管理を行う場合である．また，上気道の閉塞や狭窄によって気道確保が必要な場合は最優先に行われる．

b. 気管切開を行った小児の呼吸管理の実際

1）気管チューブ
- 小児では，経口や経鼻からの気管挿管と同様に，気管チューブは主にカフなしタイプが選択される（図5）．
- 一方，カフなしチューブの使用によって分泌物・唾液の誤嚥が起こりやすくなり，気管吸引などの気道ケアが頻繁に必要となる．また，事故抜管や感染といった問題も加わるため，気管チューブの管理はきめ細かく行う必要がある．

2）事故抜管対策と気管切開部の固定の実際

（1）事故抜管と緊急対応
- 気管切開術後早期では，事故抜管後に気管チューブの再挿入が困難となる場合がある．この事態は致命的であり，この時期はとくに事故抜管対策が非常に重要となる．
- 事故抜管後の再挿入を想定し，術後早期は挿入されている気管チューブと"同じサイズともうひとまわり小さいサイズ"を用意しておき，すぐに使用できるよう準備しておく．

（2）固定の方法
- 術後1週間程度までは，事故抜管を防ぐため，手術時に使用した気管壁の数本の糸を軽く牽引して固定したり，気管チューブの翼と皮膚を数本の糸で直接縫合して固定する場合がある．
- 気管チューブを固定する紐は，紐と皮膚の間に大人の小指が1本入る程度のすき間を作ったうえで確実に固定する．

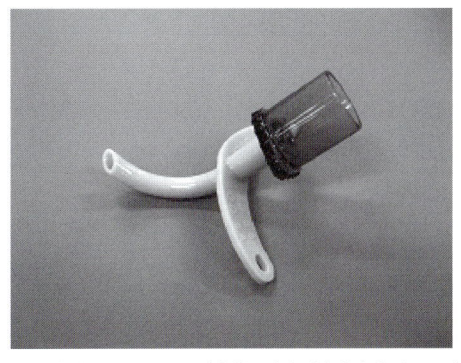

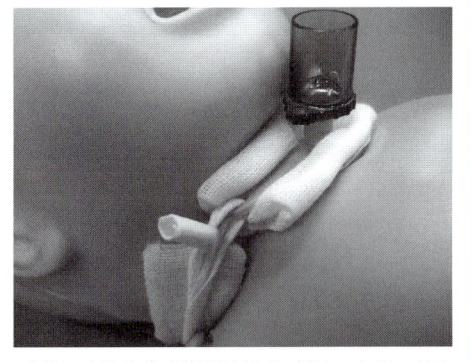

紐と皮膚の間にゆるみ（小指1本程度）をもたせて固定．小児ではサイズの選択肢が十分ではないため，右写真のように，切開部にガーゼを当てて，長さを調節する場合もある

■ 図5　カフなし気管切開チューブ（左）と固定の実際例（右）

- 小児の頸部は短いため，気管切開チューブの固定や処置は，肩枕などを入れ頭部を後屈させると実施しやすい．ただし，頸部の外周は頭部が中間位よりも後屈位のほうが伸展して長くなることから，固定紐のすき間は中間位で確認する．

(3) 固定によるトラブル
- 気管チューブの固定により起こりやすいトラブルは，頸部皮膚の損傷である．分泌物が多い小児は，気管切開口から周囲に皮膚の浸軟が起こり脆弱になりやすい．この状態で固定紐などによる局所的な強い圧迫が加わると，容易に皮膚障害が起こる．
- 皮膚障害の予防策として皮膚保護材の使用や，広い面で固定でき結び目を作る必要のない固定ホルダーも有用である．
- 気管チューブが適切な太さ・長さであることは非常に重要だが，小児の場合，その選択肢は十分ではない．太さが適切でも，長さが十分でないなど問題が残る場合は，小児ごとに工夫して対応することになる．たとえば，チューブの先端が気管支分岐部に達してしまうような場合は，切開部に当てるガーゼを重ねて長さを調節することもできる．

3）合併症への対応

- 気管切開術後の早期合併症としては，創部の出血，皮下気腫，縦隔気腫などがある．定期的に創周囲の観察を行うことが必要である．
- 気管切開口は汚染創であることから，ポビドンヨードなどの消毒薬が選択されることもある．しかし，これらの消毒薬は組織傷害により創治癒を遅らせることが知られている．分泌物による汚れがみられる場合は，日常的に消毒を行うのではなく清潔なガーゼと生理食塩水によってこまめに清拭する．
- 気管切開が長期に及ぶ場合の合併症としては，気管切開孔周囲や気管（支）内の肉芽の発生や気管腕頭動脈瘻などがある．吸引カテーテルや気管チューブによる気道の同一部位への長期的な圧迫や刺激が肉芽発生につながるため，気管壁への刺激を避けた吸引手技やチューブ管理を行う．

8 オーラルケア

- 小児の人工呼吸療法にはカフなしの気管チューブの使用が多く，下気道への分泌物のたれ込みが生じやすい．そこで人工呼吸療法を受けている小児へのオーラルケアの目的は，口腔内を正常に保つことで口腔機能を維持し，下気道への細菌の侵入を減少させ，人工呼吸器関連肺炎（VAP）を予防することにある．
- オーラルケアは4～6回/日程度を基本とし，毎日，口腔内の評価を行い個別な方法回数や方法を決定する．以下にクリティカルな状態にある小児への口腔ケアの実際を示す．

1）乾燥予防
- 小児は唾液腺が未発達であり，気管挿管中は乾燥や唾液分泌の低下による口腔内の

自浄作用の低下，粘膜機能の低下が起こる．
- 口腔内を保湿するために湿らせたガーゼで清拭したり，保湿スプレー（マウスウォッシュ®，アクアマウススプレー®），保湿ジェル（オーラルバランス®，バイオエクストラジェル®，オプトレオーズ®）などを活用する．
- 口唇は乾燥による亀裂が生じやすく，リップクリームなどで保護することもある．

2）口腔内清掃

- 歯牙がある場合は，吸引，ブラッシング，洗浄（清拭）を行う．
- 歯の溝，歯と歯の間，歯と歯茎の間と気管チューブに分泌物の塊などが付着しやすいため重点的に実施する．
- 舌苔は，舌背の表面に多数存在する糸状乳頭やその上皮が剥離したものであり，無理に取り除こうとせず，事前に保湿ジェルなどを塗布し軟化させて少しずつ除去する．
- オーラルケア時は，汚染物質を下気道に流れ込ませない体位とし，物品の工夫を行う（顔を横に向ける，排唾管の使用，吸引つき歯ブラシ，スポンジブラシ）．

3）小児におけるオーラルケアの注意点

- 小児は，鼻腔や咽頭部に分泌物が貯留していることが多いため，気管吸引前後やオーラルケアの前後は十分に口鼻腔内吸引を行う．
- 挿管チューブ，バイトブロックなどの刺激で口腔周囲に潰瘍が形成しやすいため，固定位置を移動するなどの対処を行う．
- ステロイド軟膏は細菌や真菌感染の助長につながるため，安易に使用しない．
- 標準化した手順と評価基準を作成し，毎日評価しながら小児の年齢，口腔内の状態，全身状態に応じた手順に修正変更することが重要である．
- 吸引チューブや洗浄水の咽頭部への刺激から迷走神経反射が誘発され，徐脈が出現する可能性がある．ケア時は継続的なモニタリングを行いながら実施する．
- 小児で長期にわたってオーラルケアが必要な場合は，洗口剤に含まれる薬剤の粘膜吸収を考慮する必要がある（ポビドンヨード：甲状腺機能異常・アシドーシス・腎不全，塩化ベンザルコニウム：吸収による筋脱力のおそれ）．
- ウィーニングの時期など鎮静レベルが浅い場合は，口腔ケアによって安静が保てなくなる可能性がある．口腔内の評価をもとに実施時間や方法を検討する．

（中田 諭）

参考文献

1) 志馬伸朗：重症敗血症／敗血症性ショック患者の人工呼吸管理，小児内科 42（2），2010．
2) 志馬伸朗，橋本悟：小児ICUマニュアル改訂第5版 エビデンスを取り入れた小児集中治療，永井書店，2005．
3) 香川哲郎，鈴木毅：臨床小児麻酔ハンドブック改訂第2版，診断と治療社，2008．
4) 道又元裕編：人工呼吸ケア「なぜ・何」大百科，照林社，2005．
5) 相馬一亥編：ICTのための人工呼吸器関連肺炎のマネジメント，医歯薬ジャーナル，2009．
6) David GN : Rogers'Textbook of Pediatric Intensive Care, Lippincott Williams & Wilkins, 2008.
7) Haresh K, Lennox H, Huang MD et al : Manual of Pediatric Intensive Care, People's Medical Publishing House, 2009.

E その他の人工呼吸療法

1 高頻度振動換気法（HFO）

a. HFOの適応

1）従来の人工呼吸の問題点とHFO
- 従来の人工呼吸療法は，PEEPと最大吸気圧が高く，換気回数が多くなる．この結果，高い平均気道内圧（MAP）となり，気胸などの肺障害をきたす可能性が高い．また，高濃度酸素への曝露は，肺障害を引き起こすおそれがある．
- 人工呼吸療法によって肺胞が虚脱・開放を繰り返すと量外傷（Voltrauma）が起こりやすく，その結果正常肺が破壊されてしまう．
- とくに重症な呼吸不全では肺コンプライアンスが低く，高位屈曲点（upper inflection point：UIP）が低いため，比較的低い最大吸気圧でも肺障害をきたす．
- 人工呼吸器による肺障害は，さらに循環動態への影響や炎症反応の増大により多臓器不全を引き起こすおそれがある．そこで，下記のような重症呼吸不全ではHFO（high frequency osillation）を試みる．

2）HFOの適応疾患と禁忌
- 適応疾患は，新生児呼吸窮迫症候群（respiratory distress syndrome：RDS），急性呼吸窮迫症候群（acute respiratory distress syndrome：ARDS），肺炎・気胸（air leak syndrome），肺出血などの重症呼吸不全である．
- 禁忌疾患は，低血圧などの循環障害，気道狭窄を伴う疾患とされるが，適したMAPより気道の開存ができることもあるため適応となる場合もある．

b. HFOの目的

1）HFOとは
- 高頻度振動換気法（high frequency oscillation ventilation：HFOV）は，高頻度人工換気法（high frequency ventilation：HFV）の1つであり，HFOとよばれる．
- 生理的な呼吸数より多い換気回数（150回／分以上）で，小さな1回換気量によって換気を行う．
- HFOは，エアートラッピングを起こさないように，同じ吸気量・呼気量で換気されるため気道内圧は正弦波（図1）であり，強制的に呼出が行える．
- 肺の虚脱を防止し，小さな振動で換気することで正常肺を温存し，病的肺の正常化を促し，肺障害を起こしにくい優しい換気法である．

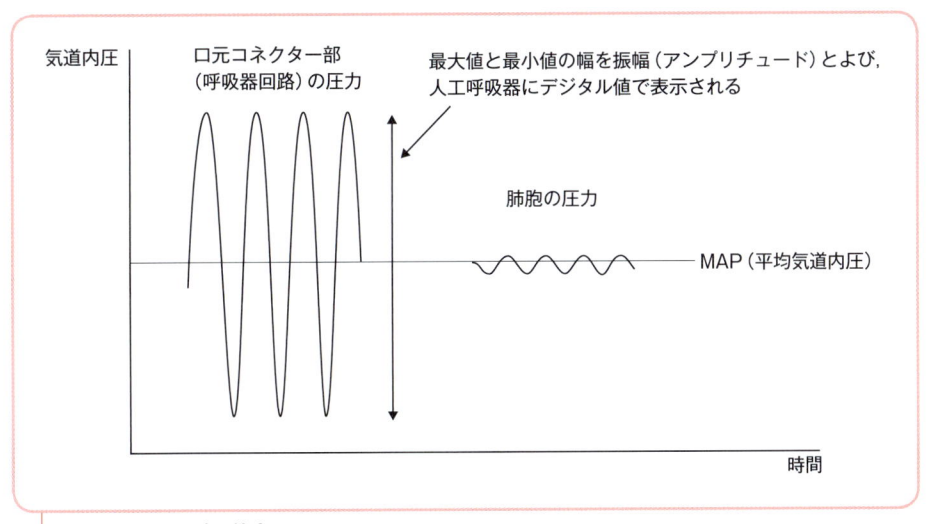

図1　HFOの気道内圧

- 肺を休ませることで（lung restの状態），肺の治療効果を得る換気法である．

2）HFOの効果
- HFOの振幅（アンプリチュード）は口元の圧力であり，MAPを中心とした最大圧と最小圧の幅であるが，肺胞には小さな振動しか伝わらない（図1）．
- MAPによって末梢気道と肺胞の開存を促し，酸素のガス交換効率を上昇させ設定酸素濃度を低下させる．
- 振動によって気道や肺胞に発生する対流や拡散などによって二酸化炭素の排出能を上昇させる．
- 二酸化炭素の排出は，f（振動数）$\times VT^2$（1回換気量の二乗）に比例して行われる．
- HFOは，基本として二酸化炭素の排出と酸素化のそれぞれを個別に調節できる．

3）HFO装置の選択
- わが国にあるHFO装置は，主に未熟児用である．
- 比較的パワーのあるピストン式の装置（ハミングV，カリオペa）でも適応となる体重は5kg程度，またハミングXは10kg程度までとされる．
- それ以上の体重では，成人用として発売されているダイアフラム式の装置（R-100，3100A HFOV）を選択する．

c. HFO実施時の観察ポイントとその根拠

- 体幹部が振動しているのを確認し，HFOの効果が得られているかを確認する．
- 気管チューブの位置が適正であるか確認する．
- SpO_2を測定し，適したMAPと酸素濃度になるように調節し，維持できているか確認する．
- 経皮的酸素・二酸化炭素モニタで$PaCO_2$を連続的にモニタリングし，$PaCO_2$の低下がみられる振幅に調節し，維持できているか確認する．

- 気道狭窄時は，振動が肺に伝わらず $PaCO_2$ が上昇し HFO の効果が得られない．
- 呼気終末二酸化炭素濃度モニタは，HFO のモニタリングとしては有効なデータを得にくい．
- 自発呼吸が抑制されているか確認する．自発呼吸は，HFO の効果を低下させるのに合わせ，肺障害を助長する．
- 高い MAP では，気胸などの肺障害を起こしていないか確認する．

d. HFO の具体的な管理法

1) 管理の基本

- 振動数は 5〜15 Hz の範囲で設定するが，新生児では 15 Hz，小児領域では 10 Hz で開始する．
- 有効なアンプリチュードが得られる振動数を選択する（振動数を下げないと，大きいアンプリチュードに設定できない）．
- 酸素濃度は 100％ で開始し，適正な MAP に調節でき SpO_2 が上昇したら，5％ ずつ低下させる．MAP は，CMV 時の MAP より 2〜3 cmH_2O 高い値で開始する．
- 振幅は体幹部が振動する程度とし，$PaCO_2$ が低下を示す振幅に調節する．

2) 管理上の注意点

- 気管チューブが細いと肺に振動が伝わらないため，HFO 開始時には，気管チューブのサイズアップを検討する．
- HFO を継続していると徐々に肺胞が虚脱するため，MAP に 10〜15 cmH_2O を上乗せした圧で SI (sustained inflation) を 15 秒程度かける．SI は血圧の低下や頭蓋内圧の上昇による出血を助長するため，SpO_2 の回復が悪いなどの場合にのみ行う．
- MAP は，虚脱肺胞を作らないため，必ず 6 cmH_2O 以上で設定する．
- MAP が高すぎると，肺損傷（エアリーク）や静脈還流の障害による循環不全，脳室内出血を起こす危険性がある．
- 強い圧が加わるため，回路外れなどに注意する．

e. HFO 実施における工夫やコツ

- 開放式の気管吸引では肺胞虚脱を起こしやすいため，閉鎖式気管吸引を推奨する．
- 腹部臓器によって肺が圧迫され，肺の振動の妨げになるため，上半身を上に傾斜させる体位が効果的である．
- 換気量をモニタリングすることや，胸部に加速度センサーを装着することで，振動を評価し，分泌物の貯留などを評価できる装置もあるので，応用できればよりよい呼吸管理が可能である．
- 吸気ガスの加温・加湿は重要であり，HFO では設定条件によって加温・加湿効率が低下するため常に注意する．
- 排痰を促すための水分出納バランスの調節や，可及的な加温・加湿が重症呼吸不全の治療に有効である．

（松井　晃）

2 非侵襲的陽圧換気療法（NPPV）

a. 小児におけるNPPVの適応

1）NPPVとは
- 非侵襲的陽圧換気療法（Noninvasive Positive Pressure Ventilation：NPPV）は，在宅人工換気療法で発展した呼吸療法であるが，成人の急性呼吸不全には必要不可欠なものになり，現在では小児でも応用されている．
- NPPVは気管挿管を行わず，インターフェイスとよばれる鼻マスク，フルフェイスマスク（鼻と口），トータルフェイスマスク（顔）を用いて陽圧換気を行う治療法である．
- NPPVの換気方式は，CPAP（Continuous Positive Airway Pressure）とBilevel PAP（Bilevel Positive Airway Pressure）の2種類である．
- Bilevel PAPは，BiPAP（バイパップ）とよばれるが，BiPAP®はフィリップス・レスピロニクス社の登録商標である（図2）．

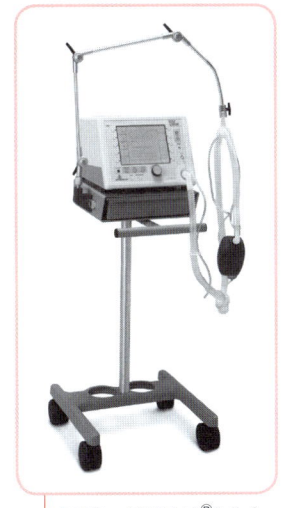

■図2　BiPAP® Vision

2）NPPVの利点
- NPPVは，人工呼吸器関連肺炎（VAP）の発生率が減少する．
- ウィーニングがスムーズにできるため，入院期間を短くできる．
- マスクの付け外しが簡単にできるために，患者のQOLが向上する．
- 気管挿管時に起こる循環動態の不安定性や低酸素血症を回避できる．
- 鎮静薬の投与が不要で，坐位を継続しながら換気が可能である．
- 経口摂取や会話が可能である．

3）NPPVの欠点
- NPPV使用時は気管吸引が困難で，気道と食道を分離できないために誤嚥の危険性がある．
- 高い吸気圧がかけられないために，重症な場合は十分な換気が困難である．
- マスクによるびらんや潰瘍を起こしやすい．
- 患者の理解と協力が必要であり，とくに小児では重要となる．使用する医療者側にも熟練した技術が必要である．
- 気道確保されていないため，有効な換気を行いにくいことに合わせ，蘇生も容易には行えない．
- 小児に適したインターフェイスが少ない（図3）．

4）小児の適応疾患
- 神経筋疾患の急性呼吸不全，術後の再挿管回避，早期抜管の補助，急性呼吸不全（インフルエンザ，RS感染症，そのほかの感染症），気道閉塞性疾患（喘息，喉頭軟

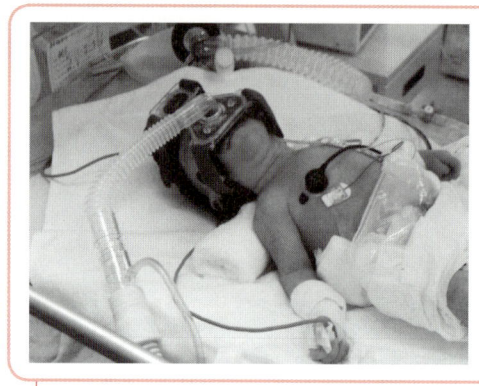

- ・2.5kg以上の新生児でも使用できるSCマスク(フィリップス・レスピロニクス社)
- ・ヘッドギアが大きいため，輪ゴムなどを使って長さを調節している

■ 図3　小児でのマスク使用の実際

化，気管軟化ほか)，睡眠時呼吸障害などが適応となり，努力性呼吸のある呼吸不全の全般が対象となる．

b. NPPV療法の実際

1) NPPV装置の原理

- NPPV専用装置の原理は，呼気弁を使用せずに意図的なリークを作成する呼気ポートを利用して，ガス流量の調節で吸気圧を調節する．
- Bilevel PAPの換気法は，PSV(Pressure Support Ventilation)と同様の換気法である．
- Bilevel PAPは呼吸仕事量を軽減させ，1回換気量の増加を目的とし，呼吸回数の安定や$PaCO_2$の低下を目ざす換気法である．小児の自発呼吸に合わせて，小児の吸いたい時間，吸いたい量で設定された補助圧で調節する．Bilevel PAPの圧は，最大吸気圧をIPAP，PEEPをEPAPとよぶ．
- 急性呼吸不全では，酸素濃度(高濃度)を設定できるBiPAP® Vision(図2)を使用する．

2) NPPVの換気モード(図4)

- CPAPは一定の圧力を維持し，気道狭窄の改善や機能的残気量の増加による酸素化を改善する．
- Sモード(Spontaneous：自発)は，患者の自発呼吸だけに同調して設定したIPAPとEPAPを送気する．
- Tモード(Timed：時限)は，自発に関係なくあらかじめ設定した分時呼吸数と吸気時間に従いIPAPとEPAPを繰り返す．
- S/Tモード(Spontaneous/Timed：自発/時限)は，自発呼吸に同調したSモード動作に加え自発呼吸を検出しない場合にTモードでバックアップする．

3) インターフェイス(マスク)の選択(図3)

- 小児に合ったマスクを選び，少ないリークで換気を行い，装着による皮膚損傷を少なくする．
- 初期導入は，鼻マスクを選択する．成人用の鼻マスクを代用することもあるが，フィッティングは悪い．

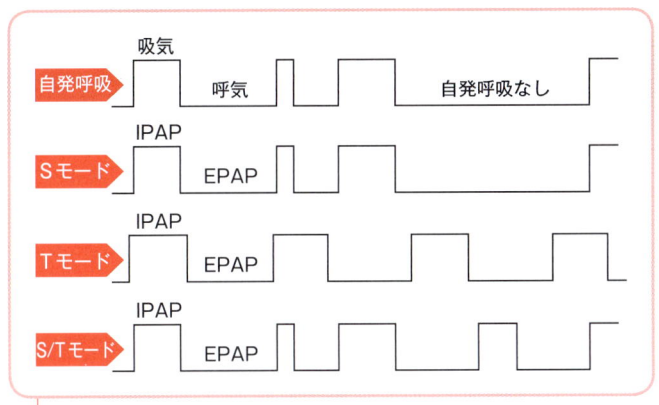

図4 Bilevel PAPの換気モード

表1 実施中の観察ポイント
- 自発呼吸に同期した圧サポートができているか.
- 気道が開存できるEPAPに設定されているか.
- 努力性呼吸は軽減できているか.
- SpO_2, $PaCO_2$をコントロールできているか.
- インターフェイス固定は,適度のリークがあり,かつ多量のリークはないか.
- インターフェイス装着部に皮膚損傷を起こしていないか.
- 分泌物は多くないか,誤嚥はしていないか.
- 胃内にガスがたまっていないか.

- 呼吸苦が激しく,口呼吸が強い場合は,フルフェイスマスクに変更する.
- 送気ガスが口から漏れ,違和感が強く,鼻マスク装着を拒否するような場合には,フルフェイスマスクに変更する.

4) NPPV実施時の観察
- 表1にNPPV実施中に観察すべきポイントを示す.

c. NPPV使用上の要点とコツ

- 初期設定は,S/Tモードに設定する.
- 自発呼吸に同調できるインターフェイス選択と装着を行う.
- 小児では協力を得られることは少ないため,インターフェイスの装着にあたっては,常に声がけをし,小児を落ち着かせ,ゆっくりと呼吸をさせる.
- インターフェイスを嫌がったときは,無理に装着せず,一度インターフェイスを外してから,再装着を促す.
- ヘッドギアも小児が受け入れるまで固定はせず,インターフェイスを手に持って小児の呼吸が安定してからヘッドギアによる固定を行う.
- 導入は低圧から開始し,徐々に圧を上げていく.
- 吸気をトリガーできず,Tモードで作動することも多いがファイティングは起こしにくい.吸気トリガーができても,呼気認識ができず,吸気時間の延長を起こすことがある.吸気トリガーエラーを起こすと,換気が行われないため,換気回数は患者が必要な最低回数を設定し,バックアップ換気ができるようにしておく.
- ウィーニングは,換気回数を下げるのではなく,圧設定を下げてインターフェイスを外す時間を延長していく(CPAPにはしない).
- NPPVは,高流量ガスで換気するため,分泌物の粘稠度が高くなりやすく,必ず加温加湿器を用いる.
- 胃内チューブを挿入し,適宜,ガス抜きをする.
- NPPVは,あくまでも呼吸補助を目的とするもので,呼吸不全の改善がみられない場合は,すみやかに気管挿管による人工呼吸管理に切り替える.

(松井 晃)

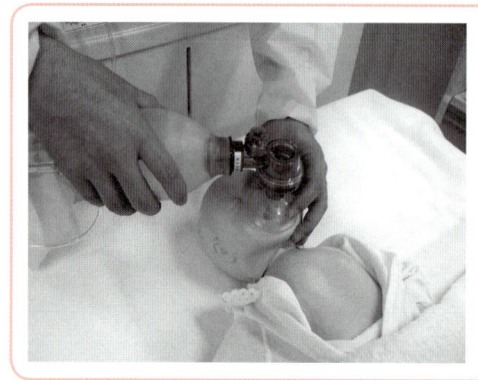

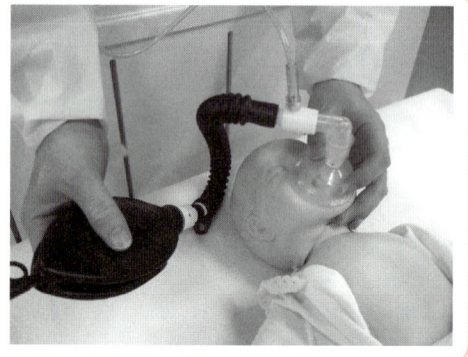

3 バッグバルブマスクとジャクソンリース

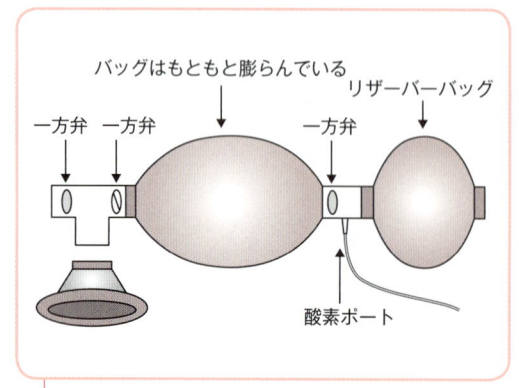

- 小児は呼吸器系の障害から呼吸停止，心停止をきたしやすいことが認められている．小児をケアする医療従事者は気道の確保に加え，バッグバルブマスクやジャクソンリースによって，適切に換気を補助する手技を身につけておく必要がある．
- 人工呼吸療法中も，気管チューブの抜去や人工呼吸器トラブル時の対処を行うために，手動で人工呼吸が実施可能なバッグバルブマスク（図5，6）やジャクソンリース（図5，8）をベッドサイドに常備する．
- バッグバルブマスクやジャクソンリースを準備する際は，小児の体格に応じた大きさのものを選択する．また，物品の点検時はサイズの確認だけでなく，酸素チューブの接続径や接続チューブの長さが適切であるかについても確認する．

a. バッグバルブマスクとジャクソンリースの構造と特徴

- 手動で換気を行うことが可能な人工呼吸器には，バッグバルブマスク（アンビューバッグの商品名でも知られる）の自己膨張式と，ジャクソンリース回路の流量膨張

図5　バッグバルブマスク（左）とジャクソンリース（右）

図6　バッグバルブマスクの構造

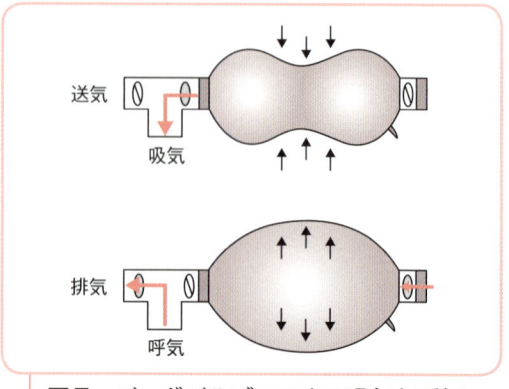

図7　バッグバルブマスクの吸気と呼気

式の2種類がある．
- 以下で示すそれぞれの特徴を理解して選択し使用する（表2）．いずれも，小児の肺の圧損傷を予防するために，35～45cmH$_2$O以上の圧がかからないようpop-offバルブという機構を備えたタイプがある．

1）自己膨張式（バッグバルブマスク）
- バッグを加圧すると，バッグ内のガスが吸気として一方弁を通して患者に送られる．加圧を中止すると，バッグが膨らむと同時に一方弁により患者の呼気が大気に放出される（図7）．
- 40％以上の吸入酸素濃度を必要とする場合は，リザーバーバッグなどが必要となる．

2）流量膨張式（ジャクソンリース）
- 患者近くのガス流入部から回路内に常時ガスを流入させてバッグを膨らませておき，バッグの加圧と中止によって吸気と呼気を行う（図9）．
- 吸気は小児の呼気ガスを一部含むことになるため，加圧の程度や調節弁から放出されるガスの量を調節して換気量やPEEPの調節を行う．

■ 表2　手動式人工呼吸器の種類と特徴

	自己膨張式	流量膨張式
主な製品例	● Ambu 蘇生バッグ® ● レールダル・シリコン・レサシテータ®	● ジャクソンリース回路
ガスの供給	● 不要	● 不可欠
酸素濃度	リザーバーと高流量酸素の使用によって高濃度酸素の投与が可能	● 100％酸素が使用可能 ● ブレンダーを使用することによって酸素濃度の調節が可能
PEEP	● 不可	● 調節弁により付加が可能
患者の呼気	● 一方弁によりバッグ外に放出	● バッグに戻りフレッシュガスと一緒に調節弁より放出
備考	● ガス供給のない場所で使用可能 ● 比較的容易に使用できる	● 酸素流量と患者の自発呼吸がバッグを持つ手で感じやすい． ● 熟練を必要とする

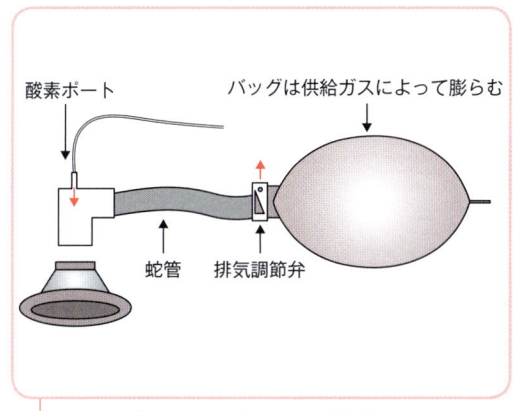

■ 図8　ジャクソンリースの構造

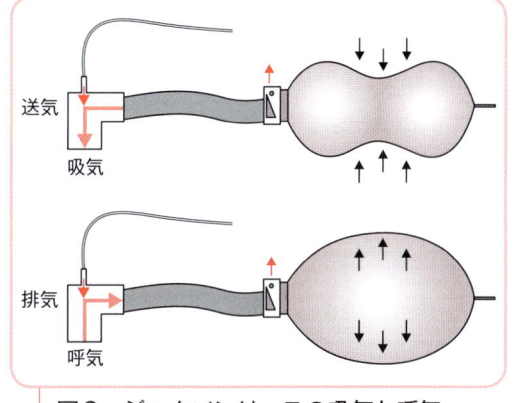

■ 図9　ジャクソンリースの吸気と呼気

b. 手動換気の実際

1) バッグバルブマスクのサイズと酸素流量
- 小児用は新生児〜体重20kg以下で用いる．1回最大送気量は300mLである．
- 成人用は体重20kg以上で用いる．1回最大送気量は1,300mLである．
- リザーバーバッグを装着し，酸素流量を調節することによって高濃度酸素による換気が可能である．

2) ジャクソンリースのサイズと酸素流量
- バッグ容量は下記に基づき選択する．100mL/kgがめやすとなる．
  - ・新生児・乳児：500mL
  - ・幼児・学童：1000mL〜2000mL
  - ・成人：3000〜5000mL
- 酸素流量は以下をめやすに設定する．
  - ・体重10kg以下：2L/分以上
  - ・体重10〜50kg：4L/分
  - ・体重50kg以上：6L/分
- 酸素流量が少ないと再呼吸するガスが増加するため，分時換気量の約3倍の流量が必要である．

3) 換気前・中の確認事項
- 手動で換気を行う前に，表3の項目を必ず確認する．

4) 換気時の注意事項
- 日頃から安全な手技で実施できるようトレーニングを行い，熟練者が実施する．
- 過換気や低換気，気道内圧の上昇をきたさないよう胸郭の動きやバッグの抵抗に留意し，呼吸回数，吸気時間は小児の年齢や病態に応じた設定で換気する．
- 換気中に気道内圧が確認できるマノメータを活用する（図10）．
- トレーニングの際は，換気量計や気道内圧計を使用し，胸郭の動き，調節弁から漏れる音などに注意しながら，バッグに感じる抵抗や感覚を習得する．
- ジャクソンリースはバッグが膨らむまでに時間を要するため，あらかじめアルコー

表3 手動換気実施前に確認したい注意点

●換気前の確認項目
- □確認マスク，蘇生バッグまたはジャクソンリースのサイズが小児に適しているか
- □リザーバーバッグ装着の有無（バッグバルブマスクの場合）
- □ジャクソンリースのリークの有無（ジャクソンリースの場合）
- □酸素流量とラインの接続
- □バルブの一方弁が正常に動作するか
- □小児のバイタルサインとモニタリング

●換気時に確認したいアセスメント項目
- □左右の胸郭の動き：胸郭の上がりや左右差
- □全身色の変化：チアノーゼの有無と改善など
- □バイタルサイン（心拍数・血圧など）：数値の変化
- □酸素飽和度・呼気終末炭酸ガス濃度：数値の変化

ル綿などによって接続部を塞ぎ，バッグを膨らませてから患者に装着する．
- 自発呼吸があるときは，小児の吸気にバッグ加圧が遅れないよう，胸郭の動き，バッグの抵抗に留意して行う．
- ファイティングやバッキングは急激な気道内圧の上昇により圧外傷の原因となる．これらを防ぐため，小児の呼気時には加圧をしない．
- 小児が泣いたり暴れたりしているときは，無理に換気することでさらに強く泣き出すことがある．声をかけたり，なだめたりしながら実施する．
- 高い気道抵抗や低いコンプライアンスの小児への換気時は，圧損傷を予防するための pop-off バルブ機能のある場合は，バルブを閉じてから換気する．
- PaO_2 や $PaCO_2$ の変化によって肺血流や動脈管の血流に影響を及ぼす心疾患を合併する場合は，モニタリングを行いながら吸入酸素濃度，換気量について細心の注意を払いながら実施する．
- 感染防止のため，バッグ類はディスポーザブルタイプを使用するか，患者ごとに交換し，適切な方法によって消毒する．

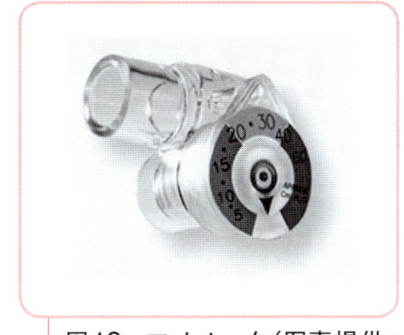

(中田　諭)

■図10　マノメータ（写真提供：コーケンメディカル株式会社）

参考文献
1) 柳瀬陽一郎：Tピースとアンビューバッグ，小児内科増刊号 (32)：401-404, 2000.
2) 中田諭：ジャクソンリースとバッグバルブマスク，コメディカルのための人工呼吸管理マイブック，呼吸器ケア2008夏季増刊：249-252, 2008.

F 除細動とペーシング

1 除細動とカルディオバージョン

- 除細動（Defibrillation）とは，心臓の細動をなんらかの方法で取り除くこと（前胸部叩打法や薬剤使用含む）であるが，通常は，心室細動（Vf）に対する直流通電法による電気的除細動のことをいう．
- カルディオバージョン（Cardioversion）とは，心室細動以外の頻拍性不整脈に対してQRSを同期する直流通電法であり，両者を合わせてカウンターショックという（表1）．

a．除細動

- 無秩序に興奮している心臓に対して，心筋組織全体に強い電流を一気に加え，脱分極させることにより心筋は不応期に入り，再び上位中枢（通常は洞結節）からの刺激が加わると，正常なリズムを取り戻すことができる．
- 心室細動，無脈性心室頻拍（VT）などの致死性不整脈に対して緊急的に行われる．通電様式は，R波非同期（Synchronization off）を選択し，心興奮の時期とは関係なく，スイッチを押せば放電される．通電量は小児の場合，体重あたり4ジュール（J）*で開始し，除細動できなかった場合は，同量で繰り返す．
- 除細動の通電には，単相性と二相性があるが，二相性のほうが少ない出力で除細動ができ，心筋へのダメージが少なく，単相性より新たな心室細動が誘発されにくいとされている．

b．カルディオバージョン

- 頻拍の原因となっている心筋内の反復性リエントリー回路の電気的循環を停止する

■ 表1　カウンターショック

	緊急度	心電図同期	適応	出力（小児）	麻酔・鎮静
除細動	緊急	なし	心室細動，心室粗動，無脈性心室頻拍	初回：4J/kg 二回目以降：4J/kg （単相・二相を問わない）	多くの場合，すでに意識消失しており不要
カルディオバージョン	選択的	あり	心房細動，心房粗動，上室性頻拍，心室性頻拍	初回：0.5～1J/kg 二回目以降：2J/kg	患者の意識があれば要する

*2005年のPALSガイドラインでは，初回2～4J/kgであったが，2010年のガイドラインから，初回4J/kgに変更されている．

ことにより，正常なリズムに戻す．
- 血行動態に悪影響を及ぼすおそれのある頻拍性不整脈に対して行われるが，まず薬物療法を試みてから有効でない場合に行われることが多い．通電様式は，R波同期（Synchronization on）を選択し，スイッチを押せばQRS波と同期して危険な受攻期を避けて放電される（受攻期に刺激が加わると，ショックオンTとなり心室細動などの致死性不整脈を誘発してしまう）．通電量は比較的弱い量（小児の場合は，1J/kg〜）で開始する．
- 通常，患者は意識があることが多く，理解度に応じて説明を行い，不安の軽減に努める．鎮静麻酔薬が使用されるため，呼吸抑制などに注意を払い，バッグバルブマスクを準備する．

c. カウンターショックの手順

①救急カート，救急処置物品，除細動器を準備する．
②心電図を装着し，除細動パドルにペーストを塗る．1〜8歳未満または体重が25kg未満の小児には，小児用のパドルまたは使い捨てのパッド（図1）を準備し，本体に接続する．
③除細動器の電源を入れる．
④通電様式を選択する（非同期・同期）．

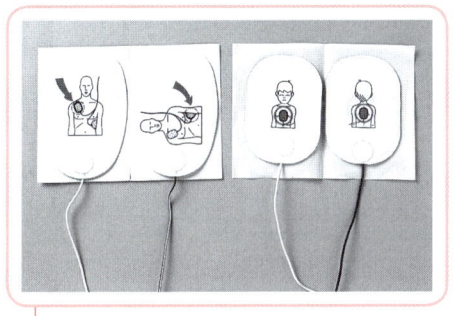

図1　小児用使い捨て除細動用パッド（右）．（左は成人用）

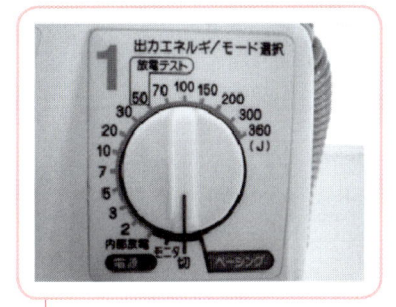

図2　必要通電量を設定：小児では初回4J/kg

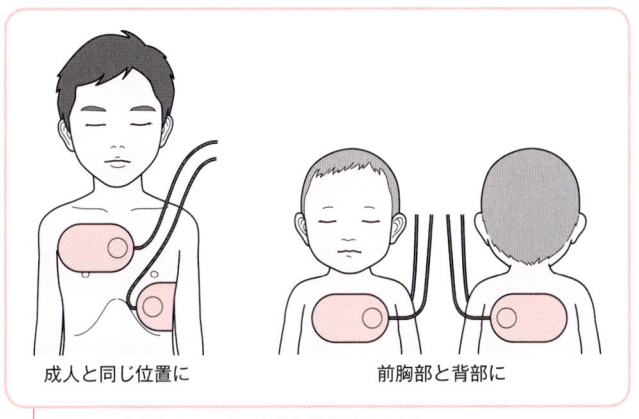

図3　小児でのパッド装着部位の例
成人と同じ位置に　　前胸部と背部に

⑤必要通電量を設定し，チャージボタンを押す（図2）．
⑥パドルを患者の胸壁にしっかりと押し当てるか，パッドを装着する．小児の身体が大きく，パッドが重ならない場合には，成人と同様に心尖部と前胸部に貼る．小児の身体が小さく，パッドどうしが接触してしまう場合は，前胸部と背部に貼る（図3）．
⑦術者以外のスタッフが患者から離れていることを確認する．
⑧通電スイッチを押す．
⑨除細動の場合は，ただちにCPRを再開する．CPRから2分経過後，除細動の成否を確認し，不成功の場合は，通電量を増やし，再度行う．
⑩カルディオバージョンの場合は，通電前後の心電図記録をとる．
⑪使用後は，通電量が0になっていることを確認し，パドルに残ったペーストなどを清拭後，定位置に戻す．

d. 除細動器の管理

●除細動器がいつなんどきでも問題なく使用できるように，日々点検しておく．チェック項目は以下である．
　・本体に破損はないか
　・必要物品がそろっているか
　・充電式の場合は，コンセントが電源に入っているか
　・通電テスト

（森口ふさ江）

参考文献
1) 志馬伸朗，橋本悟：小児ICUマニュアル—エビデンスを取り入れた小児集中治療．第5版，11-13頁，永井書店，2005．
2) 加藤万利子：救命救急と看護．133-139頁，金原出版，1983．
3) 吉田俊子：循環器系検査・処置マニュアル．月刊ナーシング 30 (12)：176-179，2010．
4) 山之内良雄：基礎医学講座　二相性波形除細動器について．救急救命 10：31-34，2003．
http：//www.fasd.or.jp/kikanshi/no10/bookmark.htm（2011/03/29アクセス）

2 心臓ペーシング療法

●心臓ペーシング療法とは，電気刺激により人為的に心筋細胞の興奮を作り出し，心臓の収縮を人工的に補助することをいう．
●心臓ペーシング療法にて，危機的な不整脈，それに伴う循環動態の破綻を免れることは多い．一方，ペーシングが上手く行われないことにより，致命的になることもある．

a. 心臓ペーシング療法の分類

1) 一時的ペーシング（体外式）
●開心術後などにおける一時的な徐脈性不整脈に対し，緊急的に用いられる（図4）．

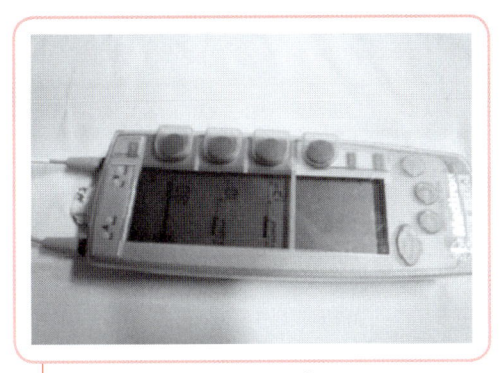

■ 図4　体外式ペーシング

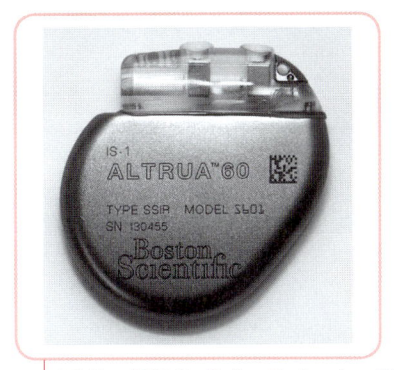

■ 図5　植込み式ペースメーカー例
（写真提供：フクダ電子株式会社）

ペーシング期間としては2週間がめやすであり，これ以上期間ペーシングが必要であれば植込み式ペースメーカーを考慮する．

2）恒久的ペーシング（植込み式）

- 小児における恒久的ペーシングの適応は，症状，心機能のみならず，小児の年齢，身体活動状況などの社会的要因までも考慮し，慎重に行われる必要がある（図5）．通常，植え込み場所は胸部付近となるが，小児の場合では腹部に行われることもあり，ケアを行う場合などに注意が必要である．

3）心臓ペーシングの刺激発生方式

(1) 固定レートペーシング

- 小児の心室収縮とはまったく無関係に設定された頻度で電気刺激を送る．小児の自発調律が発生した場合，ペースメーカー調律と自発調律の間に競合が起こり，スパイクオンTから心室細動に移行するなどの危険性がある．

(2) デマンド型ペーシング

- 一定時間心臓収縮が起きないときに，電気刺激が送られる（デマンドは必要に応じてという意味）．心房収縮に無関係に心室を刺激し，設定レートより自発心拍が高いときは，刺激が行われない．

(3) 心房同期型ペーシング

- 心房電極からP波を検出し，これに房室伝導時間に相当する約1秒の遅れをつけて心室電極より心室を刺激する．心房と心室が相前後して収縮するため，生理的であり，約10％の心拍出量増加が期待される．しかし，心房性不整脈を生じると，それが心室性の不整脈となる欠点がある．

(4) 心房・心室順次刺激型ペーシング

- 自発心拍が心室刺激レートより少ないときは，まず心房を刺激し，房室伝導時間に相当する遅れをつけて心室を刺激する．心房と心室が一定の時間間隔で収縮するので，心拍出量は約20％増加するといわれる．
- 心房同期型ペーシングとともに，電極を心房と心室の両方に取りつける必要があり，構造が複雑なため，緊急用として使用することは困難である．

■ 表2 ICHDによるペーシング表現コード

ペーシング（刺激）部位	センシング（感知）部位	センシング（反応）方式
A：心房 (Atrium)	A：心房	I：抑制 (Inhibited)
V：心室 (Ventiricle)	V：心室	T：同期 (Triggered)
D：心房と心室 (Double)	D：心房と心室	D：抑制と同期 (Double)
O：なし (None)	O：なし	O：なし (None)

■ 表3 心臓ペーシング様式

記号	ペーシング様式
AOO	心房固定ペーシング
VOO	心室固定ペーシング
AAI	心房デマンドペーシング
VVI	心室デマンドペーシング
AAT	心房同期型ペーシング
VVT	心室同期型ペーシング
VAT	P波同期型ペーシング
DVI	AVシークエンシャルペーシング
VDD	心房同期心室抑制ペーシング
DDD	AVユニバーサルペーシング

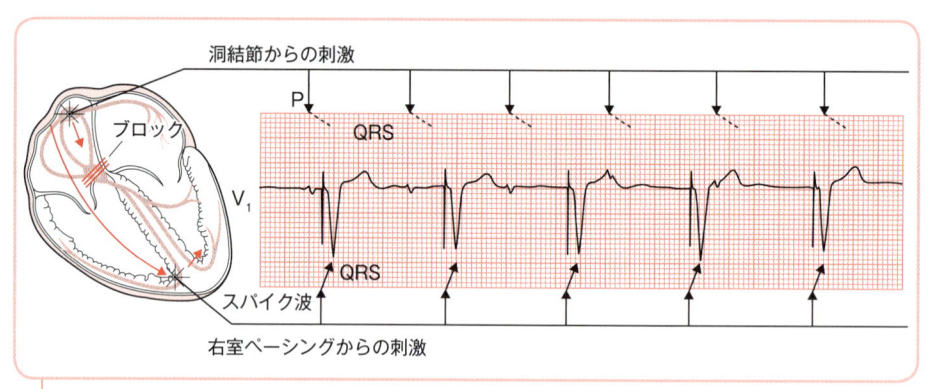

■ 図6 正常心室ペーシング（VVI）のモニター心電図

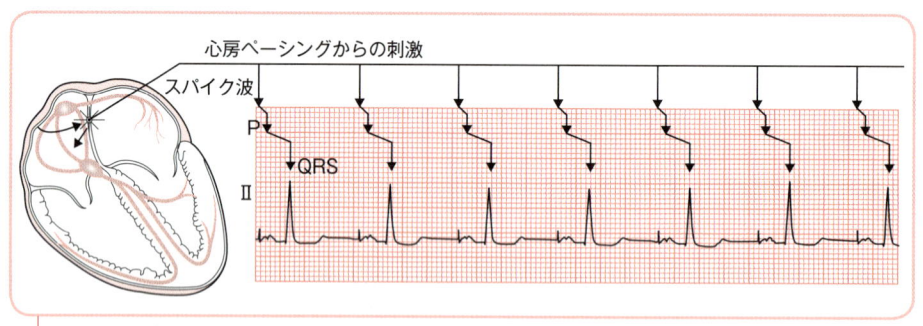

■ 図7 正常心房ペーシング（AAI）のモニター心電図

4）心臓ペーシングコード

●心臓ペーシングの種類，機能を簡潔に表現するために，1974年にInter-Society Commission for Heart Disease Resources（ICHD）が，心臓ペースメーカーのコード化を規定した．最初の文字が刺激部位で，第2の文字が感知部位，第3の文字が反応様式である（表2）．このコードを用いて，心臓ペーシング様式が表される（表3）．

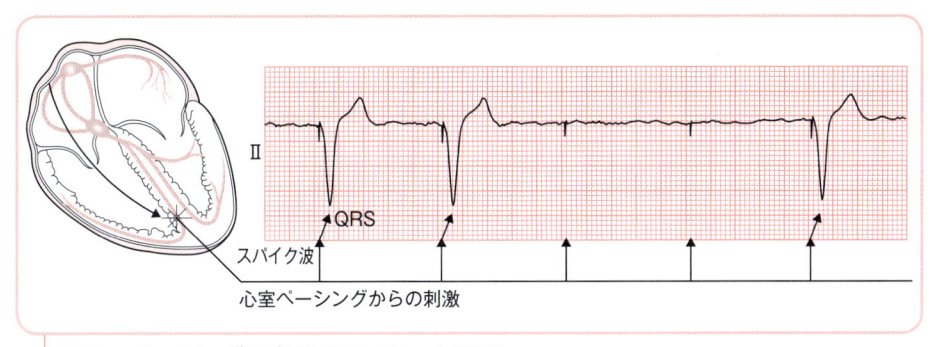

■ 図8 ペーシング不全時のモニター心電図

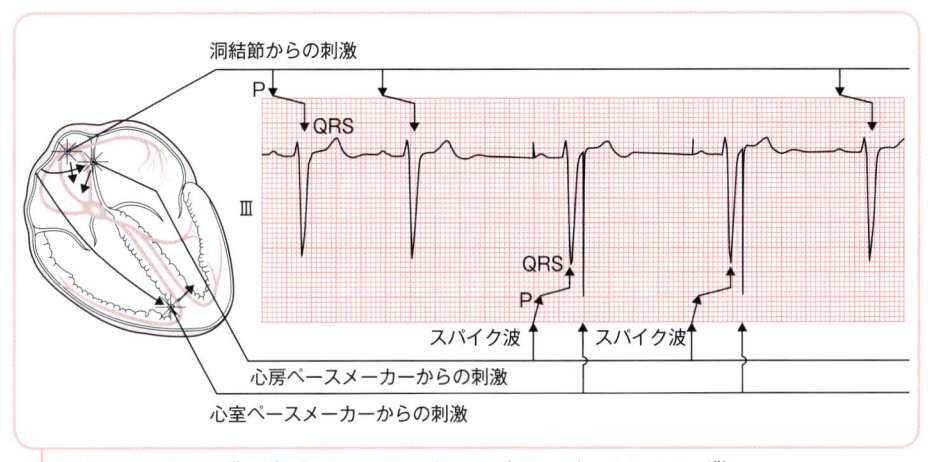

■ 図9 センシング不全時のモニター心電図（オーバーセンシング）

b. 心臓ペーシング療法におけるアセスメントとケア

1）ペースメーカー設定の確認
● ペーシング療法が開始されたら，ペースメーカー設定の確認を行う（ペーシング様式，刺激レート，出力，感度）．

2）ペースメーカー心電図の観察（図6，7）
● 心電図を観察し，以下のポイントに従って，有効なペーシングが行われているか確認する．後述するペーシング不全や，センシング不全，自己調律とペーシング調律の競合などがみられたら，バイタルサインのチェックを行い，医師に報告する．

- 波形と刺激が同調しているか
- 自己リズムか，ペーシングリズムか，混合リズムであるか
- リズムは整か不整か
- 心拍数はペースメーカーのレートに等しいか
- ペーシング波（スパイク波）は刺激されるべき部位に先行して規則的に出ているか（心房ペーシングスパイクはP波の前，心室ペーシングスパイクはQRSの前）．

3) 合併症対策

(1) 電極リード線の断線，離脱，接続不良，電池消耗
- ペースメーカーとリード線などの接続確認は勤務ごとに確実に行い，小児が不用意に触ったり引っ張ったりすることがないように固定する．
- 電池の消耗は勤務ごとに確認し，予備のバッテリーを常に準備しておく．

(2) 閾値の上昇
- 電極の交換が行われるが，異常な上昇が認められる場合は感染，心筋穿孔を疑う．

(3) 心筋穿孔，横隔膜刺激
- 無理な体位変換で電極の位置が変わることで，起こりうる．体位変換時には注意を払う．

(4) 感染
- ペーシング機器により感染を起こした場合は，これを除去する．感染予防が第一であり，術後の確実な抗菌薬の投与とカテーテル挿入部の清潔保持に努める．

(5) ペーシング不全（図8）
- 適正な時期にペーシングスパイクが出現しているにもかかわらず，P波，QRS波が続かない．一定の時間が経過してもペーシングスパイクが出現しない場合はペーシング不全となる．
- 脈拍数減少やアダムス・ストークス発作の有無を観察，ただちに医師に報告し，急変時の準備を行う．電極やリードの離脱や断裂，ペースメーカーの作動不全などを考慮してチェックを行う．

(6) センシング不全（図9）
① アンダーセンシング：センシング感度が低すぎて自己心拍が感知できない．スパイクオンT現象になり，心室頻拍，心室細動を生じる危険がある．
② オーバーセンシング：センシング感度が高すぎて，自己波以外のもの（筋電図など）を自己心拍と誤認する．必要なペーシングスパイクが抑制されるため，RR間隔が延長し，アダムス・ストークス発作を起こす危険がある．循環不全，意識レベルの観察を行いながら，ただちに医師に報告．電気的除細動器，急変時の準備を行う．

(7) 心室細動
- ペーシングワイヤの電極は，わずかな電流や静電気によっても不整脈や細動を起こす可能性がある．ペーシングワイヤの電極は外部の金属等に触れることがないよう固定し，操作時は手袋を着用し，直接素手で触れることで静電気などによる通電がないよう留意する．

〔森口ふさ江〕

参考文献
1) 笠貫宏：モニター心電図読み方マニュアル，176-197頁，文化放送ブレーン，1997.
2) 加藤万利子：救命救急と看護．133-139頁，金原出版，1983.
3) 長嶋正實，牛ノ濱大也，住友直方：小児不整脈―診断・治療・予後・管理，診断と治療社，2005.
4) 吉田俊子：循環器系検査・処置マニュアル．月刊ナーシング 30（12）：140-154, 2010.
5) 村松準：心電図と不整脈の手引き，第2版，242-247頁，南山堂，1993.
6) 土居忠文：心電図を読む―鑑別に迷わないために，110-112頁，南江堂，2003.

G その他の治療と管理

1 血液浄化療法

a. 小児における適応と目的

- 小児の急性血液浄化療法の適応は，急性腎不全，うっ血性心不全，代謝性アシドーシスなどの腎の機能不全によるものと，感染症等における全身性炎症反応症候群(SIRS)，急性心不全(心原性ショック)，敗血症，多臓器不全，先天性代謝異常症，急性肝不全，悪性腫瘍，急性脳症，呼吸窮迫症候群，急性膵炎，薬物中毒など腎以外に原因があるものに分けられる．
- 適応は血液浄化を行うことが可能なカテーテルを有し，バスキュラーアクセスが確保できる症例で2kg程度の体重から行われているが，低体重であるほど血液流量(Blood Flow Rate：Qb)を保つことがむずかしい．
- 循環動態や呼吸が安定し，長期的な透析が必要で，腹部の使用が可能な場合は腹膜透析(Peritoneal Dialysis：PD)を選択するが，循環不全のためPDでは十分な除水が期待できない場合に，体外循環による血液浄化療法を選択する．
- 原疾患によって起こる急速な腎機能低下に対して，浮腫の軽減，輸液スペースの確保などの体液量コントロール，電解質バランスのサポート，尿素，クレアチニン等の老廃物および病態関連物質(毒素，薬物)の除去，循環不全の改善，肺における酸素化の改善などの目的で行われる．

b. 血液浄化療法の原理

- 血液浄化療法は，持続的腎機能代替療法(Continuous Renal Replacement Therapy：CRRT)ともよばれ，持続緩徐式血液濾過(Continuous Hemo Filtration：CHF)，持続緩徐式血液透析(Continuous HemoDialysis：CHD)，持続的緩徐式血液濾過透析(Continuous HemoDiaFiltration：CHDF)がある．

1) CHF
- CHFは，濾過ポンプで中空糸膜に陰圧をかけることで，水分と老廃物を濾過するが，一緒に電解質も除去されるため補液を行う．
- 低分子から2万～3万程度の中分子量物質を効率よく除去できる．

2) CHD
- CHDは，中空糸膜の外側に透析液を流すことで，拡散の原理を利用して老廃物を除去する．

- 低分子量物質の除去に適している．
- 膜に加わる負荷が少なく，目詰まりを起こしにくい．

3）CHDF

- CHDFは補液と透析液を使用し，濾過と拡散の両方の原理で水分と老廃物等の除去を行う（図1）．
- 除去できる分子量は，低分子量はCHDより多く，高分子量はCHFより少なく，CHDとCHFの中間である．

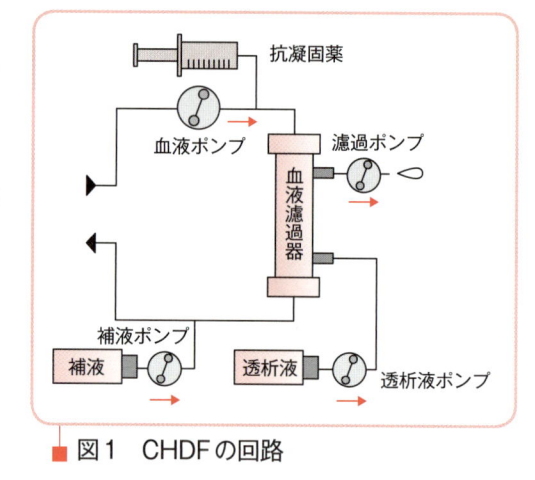

4）PEx

- 血漿交換（Plasma Exchange：PEx）は，赤血球，リンパ球，血小板の有形成分と血漿成分に分離し，後者を廃棄し置換液（FFP）を入れ患者に灌流する．

5）HA

- 血液吸着（Hemo Absorption：HA）は，細菌がつくる毒素エンドトキシンが体内に入ると，多核白血球やマクロファージを介して種々の炎症性メディエーターが産生され，発熱や血圧低下などの敗血症性ショックをきたす．
- 急性肺障害や間質性肺炎の急性増悪症例に対して，エンドトキシン吸着を行うと，酸素化能や炎症性メディエーターを改善することができる．

■ 図1　CHDFの回路

c. 観察のポイントと根拠

- 小児では循環血液量が少ないことから，血液充填を行う必要がある．
- 濃厚赤血球製剤とアルブミン製剤によって充填し，ヘマトクリットが30〜40％になるようにする．
- ヘマトクリットが下がると，SpO_2が維持されていても，低酸素血症をきたすことがあるので注意する．
- 抗凝固薬は，ナファモスタットメシル酸塩を用いることが多く，開始時の投与量は0.5〜1mg/kg/時とし，小児の血液の活性化凝固時間（ACT）を150秒，回路内血液（血液浄化後）のACTを200秒程度になるように調節する．
- 抗凝固が必要なため出血には注意し，とくにバスキュラーアクセスの刺入部の出血に注意する．
- 血液充填では，輸血のブラジキニンなどが血管拡張作用を起こすため，開始時に血圧低下をきたしやすいため注意する．回路内の充填液のプレ透析を行うとよい．
- 血液浄化療法開始時は，体内の薬剤が希釈されるために，とくに昇圧薬などの希釈により低血圧をきたすことから，血圧のチェックを頻回に行う．
- そのほか，心拍，呼吸数やSpO_2のモニタリングは重要であり，代謝疾患や重症例では意識症状を確認する．

- 小児では低体温になりやすく，アシドーシスに傾き，循環機能も低下するため，透析液・補液の加温を行うとともに体温モニタリングを連続的に行ったほうがよい．
- 小児では不感蒸泄が多く，透析装置の誤差が，除水過剰，水分過多になることがあるので，スケールベッドなどによる水分バランスと体重管理が重要である．

d. 管理方法

- 血液流量，濾過流量（Filtration Flow Rate：Qf），透析液流量（Dialysate Flow Rate：Qd），補液流量（Substitution Flow Rate：Qs），除水速度（Body Fluid Removal Rate：Qf-Qs）がオーダどおりに設定されているか確認する．
- 小児の血液流量は2〜10 mL/kg/分で，体重が少ないほど多くし，濾過流量は0.05〜0.15×Qb以下とする．
- 小児ではバスキュラーアクセスからの脱血不良が起きやすいため，脱血圧の確認は重要である．
- 濾過器の入口圧は，濾過器の詰まりによって発生し，小児では，血液流量が少ないために，濾過器の流速が遅いこと，CHF，CHDFでは除水による濾過器への負荷が大きいために，凝固しやすい．
- サイトカインなどの炎症成分の吸着効果をもつ濾過器では，目詰まりが起こりやすい．
- 静脈圧は，返血側の回路，バスキュラーアクセスの詰まりを表すが，除水によって抗凝固作用が低下するため，ACTのチェックが重要である．
- 濾過圧は，濾過器の外側の圧力であり，目詰まりを起こすと徐水できなくなり圧が低下する．

e. 緊急時の対応

- 小児では，脱血不良，濾過器の目詰まりが起きやすく，警報に対してすみやかな対応が必要であるが，緩徐的（ゆっくりとした）血液浄化法なので，停止しても患者への急激な影響はない．
- 警報の原因がわからない場合は動作を停止させ，脱血回路・返血回路を遮断し，バスキュラーアクセスから外して，ヘパリンロックでバスキュラーアクセスを詰まらせないようにする．

（松井　晃）

参考文献
1) 高橋和浩：病態による血液浄化法・管理の工夫・小児．腎と透析臨時増刊号：546-550, 2008.
2) 旭化成クラレメディカルパンフレット：This is CRRT（持続緩徐式血液濾過について）．

2 腹膜透析

a. 腹膜透析とは

- 腹膜透析（Peritoneal Dialysis：PD）とは腹膜の半透性を利用して、血液中の老廃物や過剰水分を除去する透析療法の一方法である．
- 小児の透析療法の約90％に腹膜透析が行われているとされ、機械を用いる自動腹膜透析法（Automated Peritoneal Dialysis：APD）と、用手で行う用手法がある．また、間欠的に行う方法や持続的に行う方法などがある．本項では、用手法を中心に解説する．

b. 小児における腹膜透析の適応と目的

- 小児におけるPDの適応は以下となる．
  - 腎不全
  - 心血管系の障害が強く、体外循環が好ましくない場合
  - バスキュラーアクセス作成が困難な患児
  - 体外循環および抗凝固薬が不要であり、抗凝固薬を使用したくない心疾患術後などの患児
- また、小児へのPDの目的は以下となる．
  - 老廃物の除去
  - 過剰水分の除去
  - 電解質バランスの調整

c. 観察と管理方法のポイント

- PDの実施前から実施中における観察のポイントを表1に示す．

表1　PD中の観察ポイント

観察ポイント	根拠
●指示された透析灌流液の確認	透析液には浸透圧の異なる種類がある
●サイクルの確認	透析効率などに影響する
●体温・血圧などバイタルサイン	透析液の注入・排泄により変動が起こることがある
●in-outバランス	予備能力の少ない小児では体液の変化が全身状態に影響を与えることがある
●排液の性状と状況	排液の混濁等の観察により、腹膜炎の徴候を早期に発見する．また、排液量の増減などはその後の治療方針に影響する
●カテーテル挿入部の皮膚の観察および透析液の漏れの有無	感染徴候の早期発見や透析液の漏れによる湿潤環境で皮膚トラブルの原因になることがある
●腹痛、発熱、排液の混濁など腹膜炎徴候の観察	異常の早期発見につながる

- PD液注入により，腹圧が上昇して横隔膜が挙上されると，肺容量の少ない小児では，透析液の注入や排液に伴い呼吸・循環状態に影響することがある．常に呼吸・循環状態に変化がないかを観察し，上体挙上により，呼吸や静脈還流への影響を軽減する．
- 透析効率を判断しながら透析液注入－停滞－排液の1サイクルの時間が決められる．指示どおりにサイクルが回せるように，タイマーなどを使用し時間管理が重要である．
- 体位やカテーテルの位置などにより，排液量にムラが生じることがある．この場合，体位変換や腹部マッサージで改善することがある．排液量が少ない場合でも，チューブ鉗子などによるミルキング操作は，カテーテル内に大網などの組織を引き込む可能性があるため行わない．

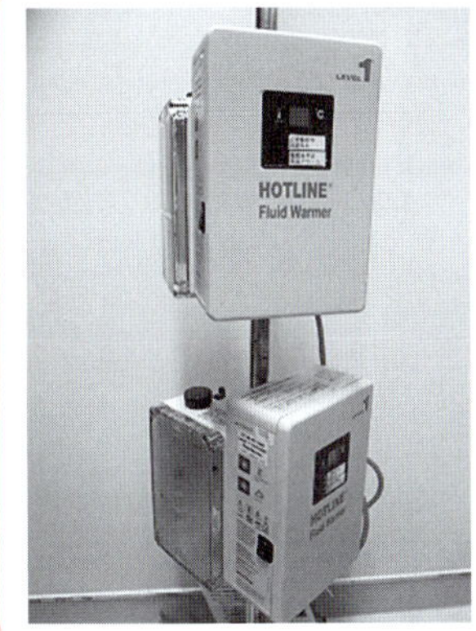

■ 図2　ホットライン（灌流液を加温する）

- 浸透圧の異なる透析液を混合する場合がある．浸透圧の違いにより透析効率が異なるため，指示された浸透圧の透析液を，過不足なく注入することが重要である．
- 体温調節機能が未発達の小児は透析液の液温により体温の変動をきたしやすい．体温の変動が起これば，その調節のためにエネルギー消費量が増加することから，透析液は体温程度に加温（図2）して注入を行う．
- PDが適応になるような小児は，呼吸・循環が不安定である．また，浮腫も強いことが多いため，皮膚トラブルにも注意が必要である．

d. 腹膜透析実施における注意点

- 腹膜炎の合併は予後にかかわることから清潔操作を徹底し，腹膜炎を予防する．
- 腹膜炎の症状は，排液の混濁であることから排液の性状と体温・炎症症状の観察を勤務ごとに行い記録する．
- カテーテル挿入時の清潔操作も重要である．小児では排泄物などによる挿入箇所周辺の汚染が生じやすく，汚染部位を可能な限り清潔にするとともに，緊急で挿入する際にも標準感染予防策を徹底する必要がある．
- 注入－停滞－排液のサイクルの中は，操作忘れ，注入量の間違いといったインシデントが起こりやすい．確実に透析が実施できるよう時間管理の徹底と注入ポンプの誤操作をしないことが重要である．
- 腹膜透析に用いる腹膜カテーテルの一種であるテンコフカテーテル挿入直後は，排液に血液が混じることがあり，排液の性状と排液量を十分観察する．

e. 管理・ケア上の工夫

- 操作忘れや注入量超過の対策としては，複数のタイマーを使用したり，現在のサイクルを表示する札を使用するなど対策を行うが，常にチーム全体で管理する意識が重要である．

- 病態により上体挙上が可能であれば実施し，透析液貯留による横隔膜への圧迫を軽減させる．

(中嶋　諭)

参考文献
1) 小田恵：急性腎不全．重症集中ケア7(3)：61-68, 2008.
2) 奈良間美保他著：腎不全．系統看護学講座専門分野Ⅱ　小児看護学2, 第11版, 338-340頁, 医学書院, 2010.
3) 入江暁子編：腹膜灌流．NICU看護のすべて, Neonatal Care春季増刊：128-130, 2004.

3 人工心肺補助法（IABP，ECMO）

- 人工心肺補助法とは，重度の呼吸循環不全に対して人工心肺を用いた体外循環にて，一時的に呼吸・循環補助を行う治療法である．
- 小児クリティカルケア領域において，主に用いられる人工心肺補助法に大動脈バルーンパンピング（IABP）と，体外式膜型人工肺（ECMO）がある．それぞれの目的や利点，欠点，禁忌，合併症などを表1に示した．

a. 大動脈内バルーンパンピング（IABP）

1) IABPの目的と適応

- IABP（intra-aortic balloon pumping：IABP）とは，先端にバルーンが巻かれたカテーテルを大動脈内に留置し，心拍動に同期してバルーンを拡張もしくは収縮させ

表1　小児クリティカルケア領域における主な人工心肺補助法

	IABP	ECMO
補助形式	圧補助	流量補助
目的	冠血流増加，後負荷軽減	呼吸補助（酸素化の改善） V-A方式で呼吸・循環補助
補助能力	心拍出量の15%（自己心拍に依存）	心拍出量の70%以上
利点	挿入・抜去が容易	・HFOやNO吸入療法などにも反応しない肺高血圧症にも有効 ・V-A方式では，呼吸・循環補助が可能
欠点	・自己心拍出が保たれている必要がある ・1週間程度しか使用できない ・頻脈性不整脈では補助が困難	・抗凝固療法が必須 ・感染，血栓形成，人工膜の性能などにより長期使用不可 ・特殊な技術，経験，マンパワーを要し，限られた施設でしか行われていない．
適応	虚血性心疾患・開心術後の低心拍出症候群	ARDS・肺損傷など重度呼吸不全，新生児遷延性肺高血圧症，重度横隔膜ヘルニア，心筋炎，開心術後の急性循環不全
禁忌または適応外	大動脈弁逆流，大動脈疾患，閉塞性動脈硬化症	不可逆性の呼吸・循環不全，重度の多臓器不全，神経学的予後不良例，悪性腫瘍，重篤合併奇形
合併症	血栓形成，下肢の血流障害，出血，感染，バルーンの損傷，挿入時の動脈損傷，大動脈解離	出血，頭蓋内出血，脳血流減少，血栓形成，感染

[江島豊，及川千代：心補助装置，ICUエキスパートナーシング，第2版（加藤正人監，星邦彦，長谷川正志編），143頁，南江堂，2004を元に作成]

- IABPは，成人において，急性心筋梗塞などの虚血性心疾患に対し広く使用されている．
- 小児においては，小児用バルーンカテーテル製作上の技術的未解決の問題があり，その使用は臨床上，一般的でない．体重の大きい学童に対しては，成人でのIABPを適用拡大している施設もある．
- IABPの流量補助効果は心拍出量の10〜15%程度であり，より強力な流量補助が必要な場合には，PCPS，ECMOなどの体外循環法が用いられる．

2）バルーンの留置方法
- IABPは，通常，経皮的に大腿動脈に挿入し，左鎖骨下動脈直下の下行大動脈まで進める．バルーンの正確な留置に透視装置は不要であり，ベッドサイドでの適時の挿入が可能である．バルーンの拡張には，密度の低いヘリウムガスが使用される．

3）IABPの効果（図1）
(1) 大動脈拡張期圧上昇による冠血流量の増大
- 心拡張開始時にバルーンを拡張し下行大動脈の血流を遮断させると，大動脈内の血流は大動脈弁方向に逆流する．これにより大動脈拡張期圧が上昇し，冠血流が増加する．

(2) 心室後負荷の減少
- 心収縮開始直前にバルーンを脱気すると，大動脈弁が開放したときの血流が減少し，収縮期圧が低下する．これにより心室後負荷が減少し，血液の駆出を容易にする．
- (1)(2)の効果により，心筋酸素需給バランスは改善し，心機能の回復が見込まれる．

4）IABP装着中の看護
(1) IABP駆動条件の確認と補助効果の観察
①同期モード：心電図トリガーか動脈圧トリガーか
- 心電図トリガーの場合，心電図が外れたりハムが混入すると駆動不良となるため，確実に心電図の電極を貼る．不整脈でトリガー不良となる場合は，不整脈の治療を行うとともに，タイミングを調節する，または動脈圧トリガーに変更する．
- 動脈圧トリガーの場合は，ゼロ調整，圧ラインの接続や三方活栓の向きを確認する．

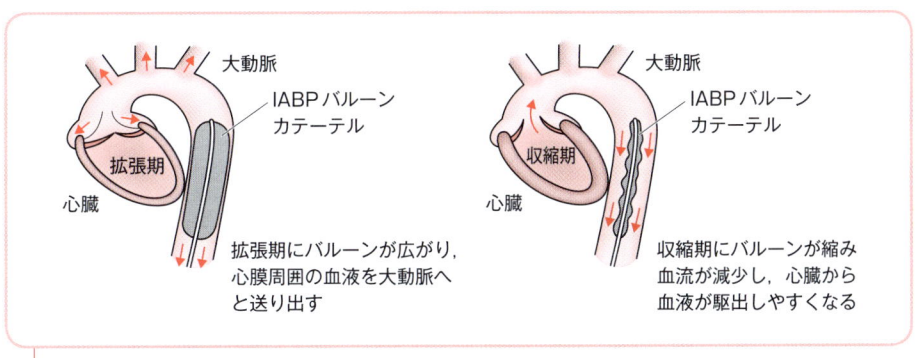

■ 図1　IABPの効果

②補助回数：患者心拍と駆動の割合を確認
● 通常，1：1で開始される．2：1で開始し，状態をみながら1：1に変更される場合もある．

③バルーンパンピングのタイミングを確認
● 心電図トリガーの場合，心電図のT波の頂上からバルーンを拡張させ，P波の直後からQRS直前にかけて収縮させるように調節される．
● 動脈圧トリガーの場合は，動脈圧波形の大動脈切痕（dicrotic notch）に一致させてバルーンを拡張させ，左室収縮期直前に収縮が完了するように調節される．
● IABPモニター上のバルーン内圧波形におけるバルーン拡張開始点と収縮開始点が図2のように心電図，動脈圧波形に一致していることを確認する．バルーンパンピングのタイミングのずれは，パンピングの有効性を低下させ，心負荷を増大させる可能性があるため，医師に報告し，再調節を依頼する．

(2) カテーテル挿入部の安静
● 小児の場合は，ほとんどの場合において筋弛緩薬が使用される．挿入側の股関節は，伸展保持．体動抑制に伴う褥瘡や呼吸器合併症の発生に注意する．

(3) IABPの合併症の予防と早期発見
①バルーン破裂
● バルーン破裂にてバルーン内へ血液が侵入し，血栓形成やガス塞栓の可能性がある．バルーンカテーテル内に黒色斑点または水滴状血液の付着によるピンホール破裂の有無を常に観察しておく．
● ヘリウムガスリークのアラームが鳴ったら，バルーンカテーテルから体外チューブ，IABP本体までの各接続部に外れがないかを確認する．接続に問題がないのにアラームが鳴り続ける場合は，バルーン破裂を疑い，医師に報告，早急にバルーンが抜去される．

②下肢虚血
● カテーテル留置による血流面積の減少や，挿入部位の血栓形成や塞栓に伴い，下肢

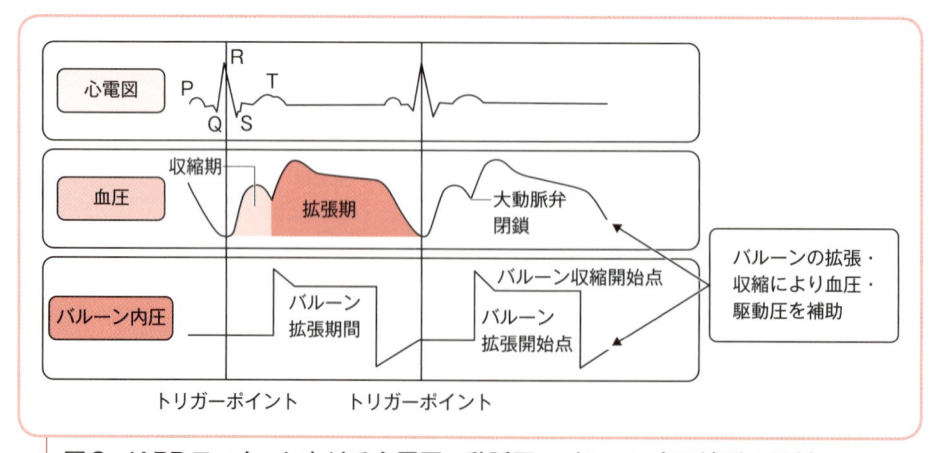

■ 図2　IABPモニターにおける心電図，動脈圧，バルーン内圧波形の関係
［小豆畑丈夫，高山唯忠輝：特集Q＆Aでギモン解決―やさしいIABP入門．看護技術56（2）：31，2010より引用］

の虚血を起こす可能性がある．IABP導入前に，両足背動脈触知部位にマーキングしておき，開始後は，動脈触知の有無，左右差を確認する．また，下肢の冷感，チアノーゼの有無，腫脹の有無を確認する．カテーテル挿入側の股関節は，伸展させておく．

③血栓・塞栓
- バルーンカテーテル挿入部の血栓形成と血栓の遊離により，下肢虚血以外に腎動脈や腸間膜動脈での虚血を起こす可能性がある．尿量，腎機能所見，腹部症状などを観察する．

④出血
- カテーテル挿入時の動脈損傷，抗凝固療法，またはバルーンの拡張・収縮に伴う機械的血小板減少により出血を起こしやすい．カテーテル挿入部や，そのほかの出血傾向に注意し，出血防止に努める．

⑤感染
- カテーテル留置に伴い感染のリスクが増大する．感染徴候の有無を観察し，感染予防対策を徹底する．

b. 体外式膜型人工肺（ECMO）

- ECMO（Extracorporeal Membrane Oxygenation）とは，保存的治療に反応しない重度呼吸循環不全に対して，膜型人工肺を用いた体外循環により一時的に呼吸・循環補助を行う方法である．体外呼吸循環補助全般をさし，ECLS（Extracorporeal Life Support）といわれることもある（図3）．

1）主な ECMO 方式

（1）静脈脱血-動脈送血（V-A方式）
- 右房から脱血され，右総頸動脈に送血される．心肺バイパスとなるため，呼吸・循

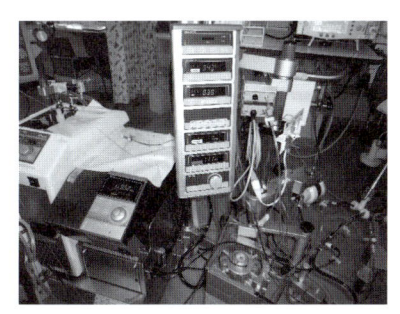

ECMO本体やパネル類（上）
ECMO実施中の様子（右）

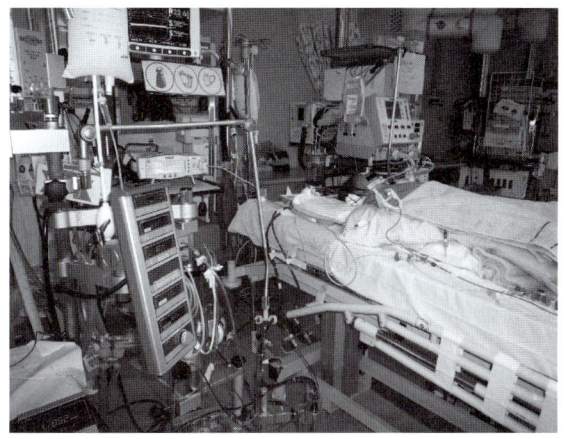

■ 図3　ECMO（左）とECMO装着中の環境（右）

環補助が可能．冠血流酸素化は不十分で，そのほかの問題点として，頸動脈結紮による脳血流減少や塞栓症などがある．

(2) 静脈脱血-静脈送血（V-V方式）
● 右房から脱血され，右房に送血される．酸素化の改善・呼吸補助が主で，循環補助は不十分．冠血流酸素化が可能であるが，心機能が保たれていることが必要条件である．塞栓症のリスクはV-A方式に比べ低い．

2）ECMOの実際と看護

(1) ECMO導入時
① 十分な人員を確保する（集中治療科，心臓外科，循環器科，臨床工学技士，麻酔科，看護師）．
② ECMO導入に必要な機材をそろえる（ECMO本体，ECMO回路，人工肺，脱送血カテーテル，ECMO器械セット，鉗子など）
③ プライミング用の薬品（生理食塩液500mL＋ヘパリン1mL），血液製剤を準備する．
④ 救急蘇生薬とボリューム負荷薬剤（ヴィーンF®など）を準備する．
⑤ 患者状態の把握と家族への説明，プライバシーの確保などを行う．
⑥ カニュレーションと回路接続
● 体外循環量の初期流量は100mL/kg/分とし，SvO_2 70％を当面の目標とし，緩徐に流量を調整していく（100〜150mL/kg/分）．
● カニュレーション時の血圧低下やバイタルサインの変動に注意する．

(2) ECMO装着時
① ECMOカニューレ挿入部の絶対安静
● カニューレの事故抜去は患者の生命の終わりを意味する．筋弛緩薬・十分な鎮静薬が投与され，カニューレの屈曲や事故抜去予防に細心の注意を払う．カニューレの固定安定化のために，陰圧式固定具（マジックベッドなど）が使用される．安静に伴う褥瘡や呼吸器合併症の発生に注意する．

② 抗凝固療法
● ECMO回路の血液凝固による閉塞を予防するために，ヘパリンが持続投与される．活性化凝固時間（ACT）を定期的に測定し，250〜270秒となるように調整する．
● 出血傾向の観察（尿，便，胃内容，気管内分泌物，点滴・カニューレ挿入部など）を行い，出血予防に努める．口腔内・気管内吸引や胃内減圧のための吸引は必要最小限で，低圧で行う．点滴ラインが漏れて抜去が必要なときには，止血を十分に行う．

(3) ECMO装置の管理
● 以下のECMO装置の設定の確認と，回路の点検を一時間ごとに行う．
① 体外循環量，脱血圧，送血圧，酸素流量・回路の屈曲，気泡の混入など．
② 人工肺のプラズマリーク・水滴は膜の効率を下げるため，適宜酸素フラッシュを行い除去する．

(4) 呼吸管理

- ECMO開始後は人工呼吸器の条件を下げ，小児の肺を休ませる(lung rest)．設定は，PIP(最大吸気圧)＜20cmH$_2$O，F$_I$O$_2$(吸入酸素濃度)＜0.4，IMV(間欠的強制換気)＜10回/分をめやすとし，肺虚脱防止のためPEEPは8～10cmH$_2$Oとする．過度のlung restは，冠動脈血流を減少させるので注意する．
- 人工呼吸管理を確実に行う．
- 自発呼吸，ファイティングなどがみられたら，医師に報告し，呼吸機設定の調節や鎮静薬の追加投与を行う．

(5) 循環管理

- 強心薬は原則，減量中止．PDE阻害薬，血管拡張薬は調節する．循環血液量不足は，脱血不良の誘因となるため，脱水傾向がみられたら医師に報告する．

(6) 神経管理

- 頭蓋内出血の早期発見のため，けいれん，大泉門の膨隆の有無，瞳孔の大きさや対光反射，眼球偏位などを観察し，異常がみられたら，ただちに医師に報告する．

(7) 体温管理

- ECMO灌流血液の温度は，37℃前後をめやすとし，小児の体温調節を行う．体温は，送血温度に影響されやすく，深部体温計で持続的に測定し，極端な低体温や高体温にならないように注意する．体温は，ECMOの加温機能やウォーマーなどで微調整を行う．

(8) 感染予防

- ECMO挿入患児は，易感染であるため，感染予防対策を徹底して行う．

(9) ミニマムハンドリングケア

- 疼痛刺激による反応は，頭蓋内出血を誘発したり，体動によるカテーテル事故抜去のリスクを高める．ECMO中は，十分な鎮静の確認を行い，刺激となる処置やケアは，最小限かつ慎重に行う．

(10) 家族ケア

- ECMOが装着される小児の家族の精神的不安ははかりしれない．十分な説明と，家族に対する配慮を行う．

(森口ふさ江)

参考文献

1) 亀山元信，小澤悦子：ICUエキスパートナーシング．第2版(加藤正人監，星邦彦，長谷川正志編)，221-223，244-246頁，南江堂，2004．
2) 山勢博彰：クリティカルケア看護のQ＆A．81-82，85-86，94頁，医学書院，2006．
3) 小豆畑丈夫，高山唯忠輝：特集Q＆Aでギモン解決-やさしいIABP入門．看護技術 56(2)：28-62，2010．
4) 国立成育医療センター小児集中治療室：医師ECMOマニュアル，2009．
5) 国立成育医療センター小児集中治療室：看護手順，ECMO，IABP，2010．
6) 長谷川久弥：新生児呼吸管理ABC．Neonatal Care 2001年春季増刊，第3版，116-126頁，メディカ出版，2003．
7) 小川雄之亮：新生児呼吸管理実践マニュアル．Neonatal Care 1998年秋季増刊，240-250頁，メディカ出版，1998．

4 脳保護療法

- 脳は，生命維持機能の制御のほか，知覚・運動機能，感情・知的行動など，人として生きるための高次機能を司る重要臓器である．この高度で複雑な機能を発揮する脳が損傷を受けるということは，将来の神経的予後に多大な影響を及ぼすことになる．とくに，成長期にあり，未来が切望される小児にとって，脳が保護されることによる神経的予後の改善は最重要課題である．ここでは，脳保護を目的とする方法の中で，頭蓋内圧の管理と脳低体温療法について述べる．

a. 頭蓋内圧の管理

- 脳がなんらかの要因で障害を受けると（一時的脳損傷），頭蓋内圧（Intracranial pressure：ICP）は亢進する．頭蓋内圧が亢進し続けると，脳血流は低下し，重篤な神経障害や致死的状況に陥る（2次的脳損傷）．2次的脳損傷を最小限にし，脳の機能を保護するために，脳損傷後の頭蓋内管理が行われる．

1）頭蓋内圧亢進の原因

- 脳は硬い頭蓋骨に包まれており，その限られた容積の中で，脳実質，脳血液量，髄液量の3つがバランスをとっている．脳に一時的な損傷が加わり，このバランスが崩れることにより，頭蓋内圧は亢進する．小児領域における主な頭蓋内圧亢進の原因を表2に示す．

2）頭蓋内圧亢進症状

- 頭蓋内圧亢進症状には，急性症状と慢性症状があり（表3），とくに急性症状では，短時間のうちに脳ヘルニアをきたし，死にいたる可能性が高い．

3）ICPモニターによる頭蓋内圧の管理

- 意識レベルが低下し，頭蓋内圧亢進の可能性が高い場合には，頭蓋内圧モニターが留置され，頭蓋内圧が持続的に測定される．また，脳血流の指標として，脳灌流圧

表2　頭蓋内圧亢進の主な原因

- 頭蓋内病変
  - 頭部外傷に伴う脳挫傷，出血
  - 脳血管疾患：血管奇形に伴う出血，静脈洞血栓
  - 感染症：髄膜炎，脳炎，ライ症候群
  - 脳腫瘍
  - てんかん重積
- 髄液量の増加
  - 水頭症
- 脳への侵襲を示す全身疾患
  - 糖尿病性ケトアシドーシスによる昏睡
  - 高血圧性脳症
  - 中毒物質
  - 腎疾患：溶血性尿毒症，血液透析
  - 肝性脳症
  - 熱傷
- 低酸素性虚血性脳症
  - 心停止
  - 溺水

表3　頭蓋内圧亢進症状

急性症状	慢性症状
● 意識障害 ● 瞳孔散大，対光反射の減弱および消失 ● 片麻痺，腱反射の異常 ● 除脳硬直 ● 異常呼吸 ● 血圧上昇，徐脈，脈圧の増大（クッシング現象）	● 頭痛 ● 嘔吐 ● 外転神経麻痺

(Cerebral perfusion pressure：CPP)も同時に測定される．
- 頭蓋内圧の基準値は5～15mmHgで，20mmHgを超えないように管理される．
- 脳灌流圧は，平均動脈圧(mean arterial pressure：MAP)から頭蓋内圧を引いたもの(PP＝MAP－ICP)であり，体血圧に影響される．脳灌流圧は，通常，60～70mmHg以上(小児では，50～60mmHgも許容)に管理される．

4）至適頭蓋内圧，脳灌流圧の維持と看護

(1) 頭部挙上30度，正中固定
- 頭部を挙上することにより，静脈還流を促進し，頭蓋内圧亢進を軽減させる．また，頸部の屈曲は，頸静脈を圧迫し，静脈還流を妨げるため，頸部の正中固定を保持する．頭部挙上により，血圧が低下し，脳灌流圧が低下する場合は，15～30度内にとどめる．

(2) 気道確保と呼吸管理
- ICPモニタリングが必要とされる患児は，通常機械的人工呼吸管理が行われる．低酸素は脳虚血を悪化させるため，動脈血酸素分圧(PaO_2)が80Torr以上となるように調節される．また，動脈血二酸化炭素分圧($PaCO_2$)の上昇は，頭蓋内圧を亢進させるため，$PaCO_2$は基準値内(30～35Torr)で調節される．
- 換気は有効に頭蓋内圧を低下させるが，脳血流量も減少させる．このため，頭蓋内圧が急激に上昇し，切迫した危険のある場合，ごく短時間の過換気はやむをえないが，長期の過換気は避けるべきとされている．

(3) 十分な鎮静と最小限の刺激
- 患者の体動，咳込みやいきみなどは，頭蓋内圧を亢進させる誘因となるため，十分に鎮静されていることを確認する．また，吸引など刺激を伴う処置は，短時間で行い，必要であれば，前後に鎮静薬の追加投与を行う．

(4) 高浸透圧利尿薬
- 脳浮腫を軽減させるまたは予防する目的で，グリセオール®やマンニットール®などの高浸透圧利尿薬が静脈投与される．

(5) バルビツレート(バルビツール酸系)療法
- バルビツレートは，脳代謝抑制，頭蓋内圧低下作用があり，チオペンタール(ラボナール®など)2～5mg/kg/時が持続静脈投与される．しかし，血圧低下などの循環抑制作用が強く，難治性で高度の頭蓋内圧亢進(＞30mmHg)症例に限り使用される．バルビツレート療法時には，血圧と頭蓋内圧の低下に注意する．

(6) 血圧管理
- 脳灌流圧を60mmHg以上に保つために，平均動脈圧にも注意を払い，低血圧は是正されなければならない．低血圧に対し，輸液などで前負荷を確保し，必要に応じてカテコラミンが投与される．

(7) 体温管理
- 高体温は，酸素消費率を増加するとともに，脳血管を拡張させ，脳浮腫や頭蓋内圧を亢進させる．これを予防するために，積極的な解熱が図られる(☞「b．脳低体温

療法」).

(8) 外科的治療
- 頭蓋内圧を上昇させる根本的な原因である腫瘍や血腫など，頭蓋内占拠病変の除去または，緊急的な減圧のため，減圧開頭術や脳室ドレナージ術などの外科的治療が行われる．

b. 脳低体温療法

1) 脳低体温療法とは
- 2002年に，院外心肺停止症例に対する脳低体温療法の有効性が多施設無作為試験（RCT）で報告された．これにより，国際蘇生連絡委員会（ILCOR）は，脳低体温療法の実施を推奨，当初，小児は除外されていたが，日本蘇生協議会（JRC）の2005年のガイドラインでは小児における適用が記されるようになった．JRCの2015年のガイドラインにおいては，院外での心停止後，心拍が再開した昏睡状態の小児患者に対しては，心拍再開後治療の一部として低体温管理（32〜34℃）または，正常体温管理（36〜37.5℃）のいずれかの体温管理療法を施行するのは合理的であるとしながらも，体温管理療法を施行する場合の持続期間や至適な体温目標値については不明な点があり，今後さらなる検証が必要とされている[1]．
- 適応，効果と副作用，低体温の程度，目標温度について表4に示す．

2) 脳低体温療法の実際と看護
- 脳低体温療法には，導入期（冷却期），維持期，復温期があり，それぞれの時期における生体反応を理解しながら看護を行う（表5）．以下にポイントを示す．

(1) 導入期
- 呼吸の維持のため気管挿管，人工呼吸管理とする．

■ 表4 脳低体温療法の適応や効果・副作用

適応	● 心肺蘇生後脳症，脳外傷，脳梗塞，脳出血，周産期脳虚血・低酸素血症の新生児 ＊適応除外：凝固異常，開放性脳損傷，重篤な臓器障害妊婦	
効果と副作用	効果 ● 脳浮腫，脳虚血，頭蓋内圧亢進などの2次的脳損傷を予防し，神経学的予後の改善を期待する	
	副作用 ● 呼吸抑制，循環抑制，電解質異常（とくに低カリウム血症），凝固異常（とくに血小板の減少），高血糖，肝・腎機能低下，消化管機能低下，免疫抑制による感染症（敗血症やエンドトキシンショック）	

■ 表5 脳低体温療法時期における体温管理と生体反応

導入期（冷却期）（3〜6時間）	維持期（24〜72時間）	復温期
35℃までは急速に冷却 35℃以下では冷却ペースをゆるめる	目標温±0.5℃で維持する	1日0.5〜1℃の上昇を目標
シバリング，血圧低下 低カリウム血症，不整脈，高血糖	血小板減少，皮膚障害 呼吸器合併症，感染，消化管低下	急性脳腫脹，重症感染症 高カリウム血症

- 頭蓋内圧の上昇や低体温療法における生体侵襲を最小限にし，体温低下に伴うシバリングを防ぐため，十分な麻酔・鎮静が必要であり，筋弛緩薬と鎮静薬が投与される．小児の体動の消失やバイタルサインをみながら，十分な鎮静を確認する．
- 心電図，動脈圧，酸素飽和度，深部体温計（膀胱温，食道温，肺動脈温など），末梢温，頭蓋内圧モニターによる継続かつ密なモニタリングを行う
- 冷却は，氷枕，氷囊，冷却ブランケット，送風機などで全身を冷却する．
- 医師の指示に基づいて，慎重に体温を目標温度まで冷却する．シバリングの発生に注意し，体温が35℃以下になれば，冷却ペースをゆるめる．小児は，環境変化に伴う体温の変化が大きく，アフタードロップがあることが多いので，目標温より2℃高い時点で体温維持に入り，微調整を行うようにする．
- 低体温による循環抑制に伴う急激な血圧や心拍数の低下，低カリウム血症に伴う不整脈の発症に注意する．ボリューム用輸液や昇圧薬，カリウム補正薬，抗不整脈薬などを準備しておく．
- 血糖値を適宜測定し，医師の指示に基づき，血糖コントロールを行う．

(2) 維持期

- 目標温の許容範囲は±0.5℃とし，目標温を維持する．冷却温度を調節する際には，深部温の反応には時間差があることを念頭において，注意深く行う．末梢血管が収縮するため，タオルや靴下などで保温する．
- 血小板減少による出血傾向（脳内出血，消化管出血，粘膜出血など）に注意し，出血を予防する．
- 肺合併症を予防するために，体位変換や肺理学療法，口腔ケアなどを適宜行う．
- 感染予防に努める．指示による抗菌薬や免疫薬を確実に投与する．
- 褥瘡などの皮膚障害予防に努める（体位変換や除圧，皮膚保護材などの使用）

(3) 復温期

- 医師の指示に基づいて，復温を開始する．通常，0.5～1℃の上昇を24時間かけて行い，2～3日かけて復温する．
- 急激な体温の上昇は，脳圧亢進，感染症の重症化，高カリウム血症などを誘発させるため，それらの徴候に注意をはらいながら，ゆっくり復温する．このため，加温をするよりも，冷却を緩徐にしていく方法をまず試みる． （森口ふさ江）

引用文献

1) 日本蘇生協議会：JRC蘇生ガイドライン2015オンライン版，第3章小児の蘇生．
http://www.japanresuscitationcouncil.org/wp-content/uploads/2016/04/6f3eb900600bc2bdf95fdce0d37ee1b5.pdf（2016.4.10アクセス）

参考文献

1) 坂部武史：脳保護・脳蘇生．3-10, 93-97, 121-129, 245-261頁，克誠堂，2008.
2) 亀山元信，小澤悦子：ICUエキスパートナーシング．第2版（加藤正人監，星邦彦，長谷川正志編），221-223, 244-246頁，南江堂，2004.
3) 山勢博彰：クリティカルケア看護のQ＆A．81-82, 85-86, 94頁，医学書院，2006.
4) Marino PL：The ICU Book, 第3版（稲田英一訳），249-250頁，メディカル・サイエンス・インターナショナル，2008.
5) 志馬伸朗，橋本悟：小児ICUマニュアル—エビデンスを取り入れた小児集中治療，第5版，298-299頁，永井書店，2005.

5 一酸化窒素吸入療法

a. 一酸化窒素（NO）とは

- 一酸化窒素（Nitoric Oxidie，以下NO）は，血管内皮細胞で生成され平滑筋細胞を弛緩させる情報伝達物質で，大気中にもっとも多く存在する窒素と酸素から合成される．
- NOは吸入により血管内腔に達するとヘモグロビンと結合してNOHbとなり，数秒程度で失活するため，肺以外の血管を拡張する作用はない．

b. 一酸化窒素吸入療法の適応と目的

- NO吸入療法は，NOによっての肺血管を選択的に拡張させ，肺血管抵抗を下げることにより，肺血流量を改善し酸素化能を改善する．NO吸入療法が適応となる対象疾患を，表6に示す．肺高血圧クリーゼ（低酸素・低心拍を繰り返す状態）の予防が主な目的となる．

表6　NO吸入療法の適応疾患
- グレン手術後やフォンタン手術後など
- 肺高血圧症（PH）
  - 原発性肺高血圧症
  - 高肺血流性PHの心内修復術後
  - 肺動脈狭窄
  - 新生児遷延性肺高血圧症（PPHN）
- シャント手術後や肺動脈絞扼手術後
- 急性呼吸窮迫症候群（ARDS）

c. NO吸入療法における観察ポイント

- 肺高血圧クリーゼを起こすと，重篤であればショックに陥る．右房圧の上昇，血圧や心拍数，SpO_2低下に注意する．
- さらに，気管吸引などの処置や覚醒などにより換気量が変化し呼吸状態に影響が及ぶと急激に状態が悪化することがある．SpO_2，血圧，中心静脈圧（CVP）や肺動脈圧（PAP）など，呼吸・循環動態の観察を行う．

d. NO吸入療法の管理（図4）

1) 投与量

- 使用濃度は最低有効量であることが望ましい．開始量は10～20ppmとして，効果をみながら増減を検討する．
- なお，術前からNOによる呼吸管理を要することがある．この場合，低酸素血症による各種臓器の障害を防ぐ一方で，酸素に含まれる活性酸素・フリーラジカルの悪影響が指摘されている．病態に応じて適切な範囲で，血液中の酸素量をコントロールすることで影響を最小限とする必要がある．

2) ライン管理

- 確実に投与されているか確認することが重要である．気管吸引時，また画像検査などの移動前後には，チューブやコネクターの外れがないか

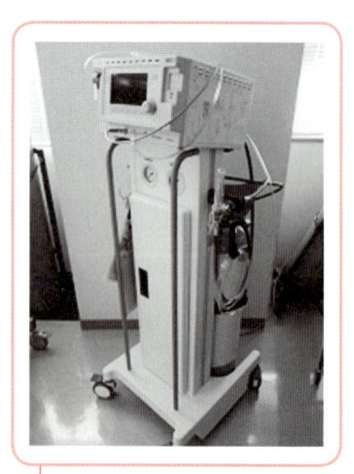

図4　一酸化窒素ガス管理システム

注意する．
- 気管吸引時などの徒手換気中でも継続投与は可能であるが，可能な限り患者に近いラインから，投与できるように投与回路を工夫する．

3）合併症予防

(1) 肺水腫
- 肺血管を拡張しすぎると，肺血流量が増加し前負荷が増加するため，左心不全が増悪し肺水腫を起こすことがある．

(2) 血小板機能の低下
- cGMP の増加により平滑筋の弛緩や血小板の凝集抑制が起こり，出血傾向をきたすことがある．

(3) メトヘモグロビン血症
- $NO + HbO_2 \rightarrow NO_3^- + MetHb$ の反応が起こるために，メトヘモグロビン値に注意して管理する．メトヘモグロビンは酸素運搬能を低下させるため，チアノーゼの出現や呼吸困難，頭痛，眩暈などの症状を呈することがある．メトヘモグロビン値は 2〜3％以下に保つように管理する．

(4) リバウンド
- 急に減量・中止した場合には肺高血圧症が増悪したり低酸素血症が引き起こされ，治療中止後に肺高血圧クリーゼにいたることがある．肺血管抵抗上昇の徴候に注意しながら徐々に減量したり吸入酸素濃度を上げるなどの対処が重要である．

(5) NO_2 の産生
- NO が酸素と結合すると，より毒性の強い二酸化窒素（NO_2）が産生される．室内に NO が漏れると，NO_2 の副作用で頭痛や目がチカチカすることがあるため，NO_2 の環境への排出を避ける排気システムとし，周囲のスタッフの症状に注意する必要がある．

（中嶋　諭）

参考文献
1) 中嶋諭：開心術時の ME 機器管理とモニタリング．重症集中ケア 7(3)：42-47，2008．
2) 藤田友紀：NO 吸入療法．小児看護 33(5)：650-654，2010．
3) 渡邉きりの：NO 吸入療法．小児看護 26(5)：593-596，2003．
4) 仁志田博司：一酸化窒素（NO）吸入療法．新生児学入門（第3版），264-266頁，医学書院，2008．

6 光線療法

a. 光線療法とは

- 新生児は，以下の理由で生理的に黄疸が増強しやすい．
① 胎児ヘモグロビンの存在により生理的に多血である．
② 赤血球寿命が 70〜90 日程度（成人は 120 日程度）と短く，赤血球破壊によるビリル

ビン産生量が多い．
③グルクロン酸転移酵素活性が低いために，肝臓でのビリルビン処理能力が劣る．
④消化管内からのビリルビンの再吸収量が多い（腸肝循環）．とくに母乳栄養児の場合は，母乳の摂取不足，エネルギー不足，授乳回数減少などによる体重減少により，ビリルビンの再吸収量が増加する．
- 黄疸の増強が続くと，過剰なビリルビンが脳に移行しビリルビン脳症（核黄疸）を引き起こすおそれがある．

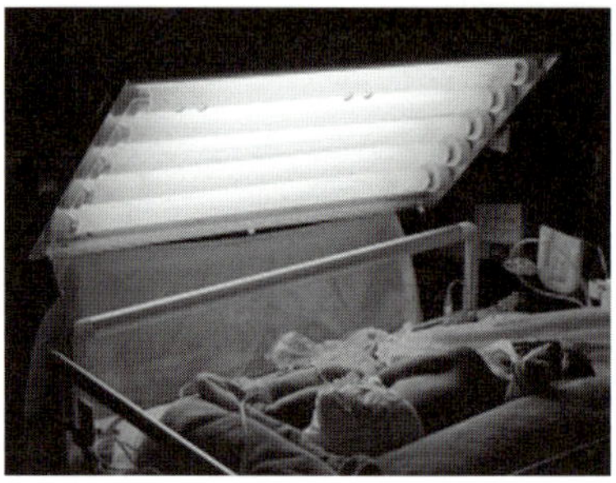

■ 図5　光線療法の実際

- 光線療法とは，光線療法器からの光を新生児の皮膚へ照射させる（図5）ことで，血液中の不溶性の間接ビリルビンが光化学反応を起こし，水溶性の形に変化し，胆汁や尿への排泄を促すために実施される．黄疸の治療で最初に行われることが多い．光線療法の適応基準のめやすは2500g以上の新生児の出生後（48時間以内）では血清総ビリルビン値10〜12mg/dL程度とされる．

b. 光線療法での観察ポイント

- 日々の皮膚色の変化をとらえる．黄染は眼球結膜や顔面から出現し，徐々に体幹から四肢へ広がっていく．
- 黄染の増減の程度を把握する．黄染の広がり具合は血中ビリルビン値に相関があるとされ，経皮的な黄疸計による測定で客観的な評価も可能であるが，治療の継続や導入の判断は血液検査で行う．
- ビリルビン脳症の予防や早期発見のために，とくに表8の神経症状，黄疸の強さ，腹部症状などを観察することが重要である．
- 表8にあげた血液検査データの各ビリルビン値には，下記のような違いがある．
    - T-Bil（総ビリルビン）：直接ビリルビンと間接ビリルビンの和
    - U-Bil（アンバウンドビリルビン）：アルブミンと結合していないビリルビン
    - D-Bil（直接ビリルビンまたは抱合型ビリルビン）：間接ビリルビンがグルクロン酸抱合を受けたもの
- 黄疸の程度を評価するために，総ビリルビンの測定は重要である．また，ビリルビン脳症の発症には総ビリルビンのみでなく，血液脳関門を通過しやすいアンバウン

■ 表8　ビリルビン脳症の早期発見のための観察ポイント

神経症状	●活気の低下，意識レベル低下，落陽現象，嗜眠傾向，筋緊張低下，モロー反射，後弓反張，哺乳力低下，甲高い泣き声
黄染状態	●皮膚の色調，黄染の部位と程度
腹部症状	●哺乳力低下，腹部膨満，腸蛇行，排便状況
血液検査データ	●T-Bil，U-Bil，D-Bil，Hb，Ht，網赤血球，血液型・クームス試験，肝機能
聴力検査結果	●感音性難聴の有無

ドビリルビンが関係することが知られており，表8の各症状とともに確認する．直接ビリルビンでは肝臓での代謝後の数値を示し黄疸の原因が評価できる．

c. 管理方法および注意点

- 体温管理が重要である．効果的に光が当たるように，おむつ以外の衣服は取り除き裸にして行うため，体温の変動に注意する必要がある．適宜体温測定を行い，体温調整を行うことが重要である．とくに，光線療法開始時および中止・終了した際に，体温の変動がみられることがあるので，光線照射による高体温や照射の中止・終了による低体温に注意が必要である．

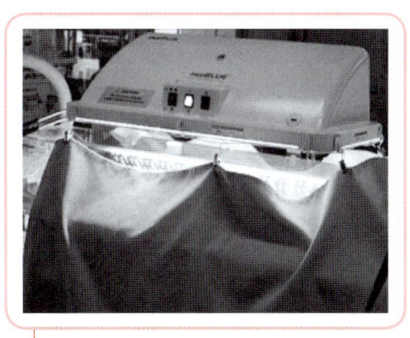

図6 LEDによる光線療法
遮光カバーを取りつける

- LEDを光源にした治療器は，蛍光管の治療器に比べると熱が発生しにくいので，体温への影響が抑えられるといわれている．治療中は，周囲への光の影響を避けるために，遮光カバーを取りつける（図6）．
- 哺乳力低下や体温上昇による不感蒸泄量の増加により脱水になることがあるため，水分管理が重要である．尿量減少，大泉門の陥没，ツルゴール（皮膚緊満度）の低下など，典型的な脱水症状を観察する．治療中は，水分量を10〜20mL/kg/日程度増加させる．
- 非常に眩しい光線が発生するため，アイマスクなどによる網膜保護が必要である．アイマスクのサイズが合わずに網膜保護が不十分になることがあるため，小児に合ったサイズのアイマスクを選択したり，アイマスクを適切なサイズにカットするなど調整して使用する．
- DNAに対する影響などを考慮し生殖器の保護も必要であるが，できるだけ多くの皮膚表面に光線が当たるように，おむつはできる限り小さくして当てる．また，体位変換を定期的に行い，光線が全身にくまなく当たるようにする．
- ビリルビン値の低下の程度は，光のエネルギー量と正の相関があり，患児と光源との距離は，40〜50cm以内でなるべく近づけて設置する．

d. 光線療法における工夫

- 腸肝循環が盛んなことが高ビリルビン血症の要因の1つであり，肛門刺激や浣腸により，排便を促す．
- アイマスク装着中は，定期的な眼および周辺皮膚の観察が必要である．網膜保護が確実に行え，皮膚トラブルが少なく，なおかつ簡単に取り外しが行える方法を選択する．ガーゼなどでアイマスクを包み，ハチマキのようにして用いることも可能である．

（中嶋　諭）

参考文献
1) 橋谷順子:光線療法器.小児看護33(5):681-685,2010.
2) 井上深雪:光線療法.こどもケア5(1):102-110,2010.
3) 奈良間美保ほか:光線療法中の看護.系統看護学講座専門分野Ⅱ 小児看護学2,第11版,52-54頁,医学書院,2010.
4) 仁志田博司:黄疸の基礎と臨床.新生児学入門(第3版),209-305頁,医学書院,2008.

第 V 章

重症な小児に対する処置とケア

A 採血・注射と ライン・チューブの管理

1 採血・血管確保

- 小児の採血および静脈路確保など，血管穿刺を必要とする手技は容易ではない．小児の表在静脈は血管径が細く，駆血によっても視認，触知することができないこともある．皮膚はふっくらとして，血管が走行する深さがわかりにくい．そのうえ，発熱や脱水により容易に末梢血管は収縮し，困難さは増す．また，協力が得られにくく，穿刺に適切な体位を保つためにしばしば固定が必要となる．
- 一方で現代の医療において，検査や薬剤投与にこれらの手技を欠かすことはできない．本項では看護師が実施することの多い末梢静脈の採血および血管確保を中心に述べる．加えて，中心静脈路，骨髄針を用いたルートの確保，動脈ラインの確保といった手技に関しては知識としてもっておくべき内容を述べる．

a. 採血

1) 静脈の穿刺による採血

(1) 部位
- 静脈採血には肘静脈や手背・足背などの表在静脈が用いられることが多い．駆血が可能で，視認あるいは触知できる血管を選択する．

(2) 使用する物品

①針の選択
- 針の太さは穿刺する静脈に合わせて選択する（22〜24ゲージを用いることが多い）．
- 体動が多い児の場合，翼状針を用いると動きに対応しやすい．

関節の固定を確実に行う．
駆血しても静脈が視認しづらい場合も多い．

示指の腹で肘関節部に触れて確認する．
穿刺時，予期せぬ動きに備える．

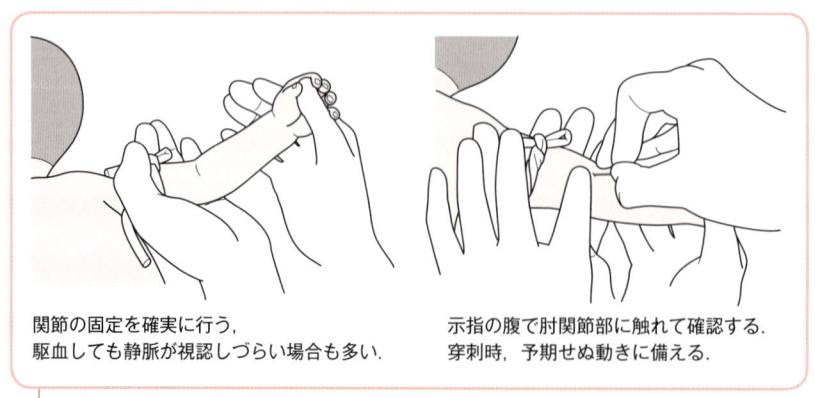

■ 図1 肘静脈からの採血と固定部位
[柳川幸重, 新實了：小児科の処置 "採血". 小児内科 38(5)：846-847, 2006 を元に作成]

①乳幼児の手は小さく，片手で保持できる　②拇指，示指，中指で固定する

③拇指で手背の皮膚を引っぱるように固定する　④目標の血管を穿刺して採血を行う

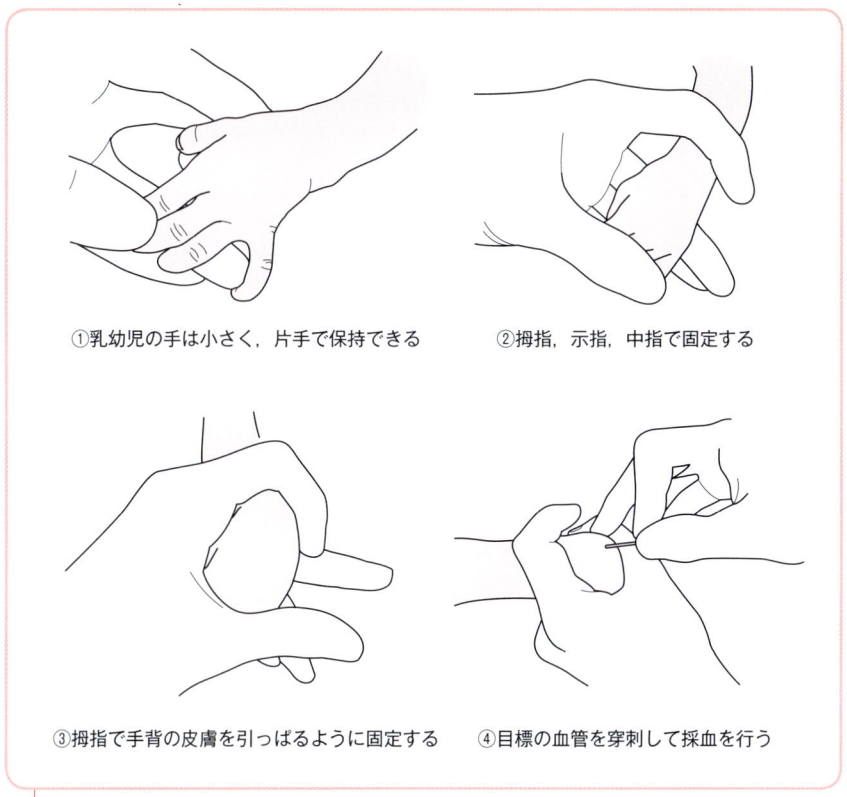

■ **図2　手背の表在静脈からの採血**
[④図は柳川幸重，新實了：小児科の処置"採血". 小児内科 38(5)：846, 2006を元に作成]

- 静脈路の確保を同時に行う場合は留置針を用いる．

②注射筒の選択
- 過度の陰圧で静脈は虚脱しやすくなる．大きな注射筒は避ける（5mlくらいがよい）．
- 検体の採取に時間を要する場合は，途中で注射筒を交換する（量が多い場合も同様）
- 翼状針を用いると注射筒の交換が容易である

(3) 手技と手順のポイント

＜肘静脈の場合＞

①静脈の選定と採血部位の固定
- 一般的には駆血により視認しやすくなるが，小児（とくに皮下組織の多い乳幼児）では視覚的にとらえることが困難な場合も多い．示指の腹で肘関節部に触れ，触知できる血管であれば穿刺は可能である．
- 肘静脈の採血では，穿刺が成功するかどうかは「固定」がうまく行えるかにかかっている．腕が大きくねじれると血管の解剖学的位置がずれてしまう．協力が得られにくい場合はもちろん，ある程度協力が得られる場合にも予期せぬ動きに備えて関節を固定する（図1）．

②穿刺
- 皮膚の厚さにもよるが約15〜30度くらいの角度で穿刺を行う．穿刺は目標とする

血管の位置よりやや手前より行う．1度目の穿刺で血管を穿刺できなければ，針がわずかに皮内に残るまでゆっくりと引き抜き，再度穿刺を行う．

＜表在静脈からの滴下による採血＞

①採血部位の固定
- 針を持たない側の手（通常，利き手の逆）の示指と中指で手首をはさみ，拇指で手背の皮膚を引っぱるようにして固定する．この方法を用いると乳幼児では駆血を行わなくても血管を視認しやすくなる．また皮膚が張った状態となるため，穿刺も行いやすい（図2）．足背でも同様の方法で固定，駆血が可能である．

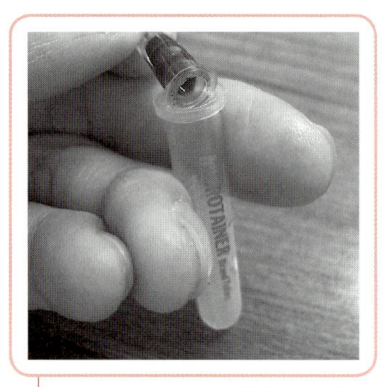

■ 図3　滴下による検体の回収

②穿刺
- 利き手に針を持ち，切り口を上にして穿刺を行う．視認できる静脈はごく浅いところを走行している．穿刺角度は浅めとする．

③採血
- 血管がうまく穿刺されると，注射針に血液が流入するのを確認できる．駆血を行っている手をゆっくりとゆるめる．血液の再充満（皮膚の色が回復）を確認したうえで，再度軽く力を加える．この流れを繰り返すことで血液が流出する．採取容器に血液を滴下させる（図3）．

2）毛細血管採血

(1) 部位
- 踵や耳朶などから行う．毛細血管を穿刺して採血するため，血管の走行に左右されない．血管の穿刺が困難な新生児や乳児，血液ガス分析（末梢血）の検体採取に用いられる．

(2) 使用する物品
- 穿刺用の器具として針もしくはランセットを，採取容器としてキャピラリー管を使用する．

拇指・示指で踵をはさみ中指・薬指・小指で足首を固定

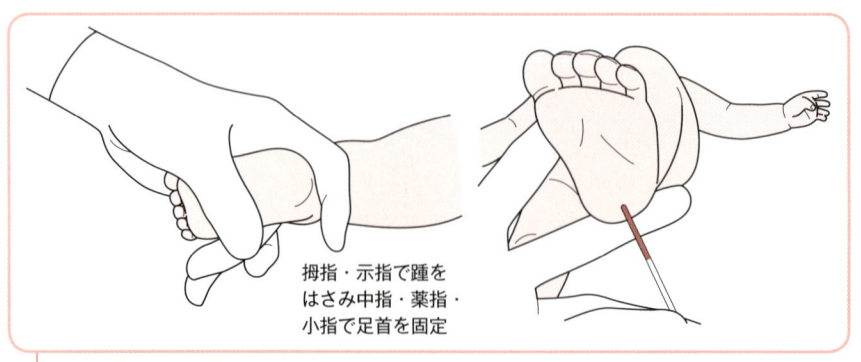

■ 図4　踵の毛細血管からの採血
［柳川幸重, 新實了：踵の毛細血管からの採血. 小児内科38(5)：846-847, 2006を元に作成］

(3) 手技と手順のポイント

①採血部位の固定
- 針を持たない側の手（通常，利き手の逆）の拇指と示指で踵をはさみ，中指・薬指・小指で足首を固定する．駆血を行わなくても充血した皮膚を視認できる（**図4左**）．

②穿刺
- 利き手に針を持ち，穿刺を行う．穿刺の深さは2〜3mmで十分である．

③採血
- 循環のよい皮膚を穿刺すると，血液が流入するのを確認できる．手をゆっくりとゆるめ，血液の再充満（皮膚の色が回復）を確認したうえで，再度軽く力を加える．これを繰り返すことで血液が流出する．キャピラリー管に血液を採取する．

b. 血管の確保

1）末梢静脈路確保

(1) 部位
- 末梢静脈の採血部位に準じて選択する．採血と異なる点は，静脈内に針（外筒）を留置することである．このため蛇行せず，ある程度の長さのある真っ直ぐに伸びた血管が好ましい．

(2) 使用する物品
- 小児では24ゲージの留置針が用いられることが多い．

(3) 手技と手順のポイント

①穿刺部位の固定
- 末梢静脈からの採血に準じて行う．

②穿刺
- 外筒の長さと留置しようとする血管の走行から，妥当な穿刺点や針の長さを考慮する．児の激しい動きや痛みの訴えは穿刺の瞬間によくみられる．皮膚を貫通した時点で児の状況や反応を確認し，落ち着いてから針を進める．
- 小児の血管は前述のように細い．血管を貫いてしまわないよう，やや浅めの角度で刺入する．内筒に血液の逆流を認めてもすぐに外筒を進めるのではなく，やや角度を浅くしたうえで，外筒と内筒の差分，約2mmほど針を進める*（この時点で外筒も血管内に挿入された状態となる）．血流の逆流を確認できたら内筒をガイドとして外筒を血管へ滑らせ留置する．

2）中心静脈路確保
- 中心静脈路はクリティカルな状況にある小児で多く留置される．末梢静脈路と違い，留置される静脈の内径は太い（**図5**）．そのため，漏出や血管炎を起こしやすい薬剤，循環器系作動薬，大量輸液などの投与経路として有用である．また中心静脈圧や混合静脈血酸素飽和度の評価にも使用される．感染などの問題を考えると好ま

---

*使用している留置針の構造により若干異なるため注意する

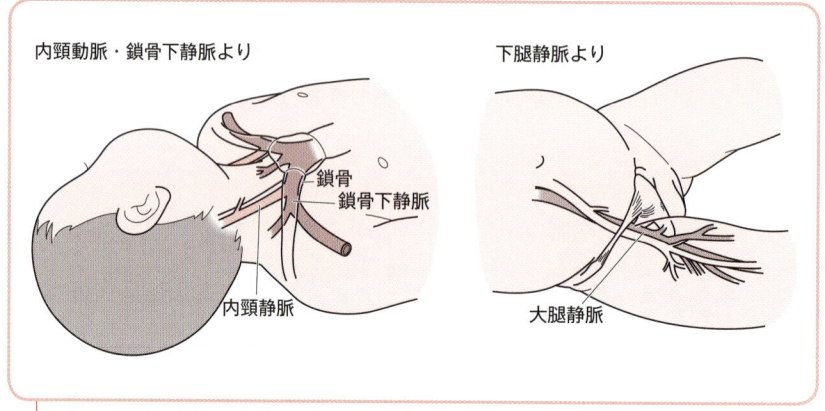

■ 図5　中心静脈路として選ばれる大静脈
[氏家良人：小児救急の基本処置．小児救急ファーストエイドブック（小田慈，氏家良人編），25-26頁，
南江堂，2003を元に作成]

しくないが採血も可能である．
● 穿刺中の看護師の役割として大切なことは状態のモニタリングと穿刺の介助である．穿刺中は患者が清潔野に隠れ観察がむずかしくなる．また中心静脈路の確保には，程度の差はあれ，重篤な合併症を生じる可能性があることを忘れてはならない．
● 体位管理（Trendelenburg位による頸静脈穿刺では静脈怒張で穿刺が容易となる）やエコーガイド下の穿刺では介助が必要となる．

c. 骨髄針によるルート確保

● ショック状態など静脈路の確保が困難である場合は，骨髄針によるルート確保が推奨される．穿刺部位としては主として脛骨骨幹の前面内側，脛骨粗面より1〜2cm内側かつ遠位側が第一選択である．近年では保持性などを考慮した専用の骨髄針が手に入る．16ゲージ程度の骨髄穿刺針など比較的太い針でも穿刺は可能である（図6）．
● ポビドンヨードで消毒を広範囲に行った後，上記部位を穿刺する．かなりの力が必要であるが，骨髄内腔に達すると抵抗が軽くなる．
● 針による術者の手の損傷に注意する．生理食塩水にて試験注入を行いトラブルがないことを確認する．骨髄針からは静脈内投与できるすべての薬剤，輸液，血液製剤の投与が可能で，十分な輸液を行えば投与された薬剤はすみやかに心臓に達する．合併症は1％以下といわれる．
● 穿刺後の針は骨に保持されて安定する．抜去などのリスクを考慮して滅菌ガーゼで覆った後，テープで固定をする．状況が安定し静脈路が確保できたら，すみやかに抜針する．

d. 動脈ラインの確保

● 中心静脈路と同様にクリティカルな状態にある小児に留置されることは多い．動脈ラインは，観血的な血圧の持続的評価，動脈血の頻回な採血などが必要な場合に留置される．一般的に留置には22〜24ゲージの留置針が用いられ，橈骨動脈や尺骨

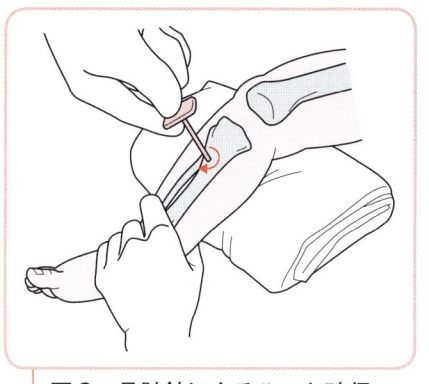

■ 図6　骨髄針によるルート確保
［氏家良人：小児救急の基本処置．小児救急ファーストエイドブック（小田慈，氏家良人編），25-26頁，南江堂，2003を元に作成］

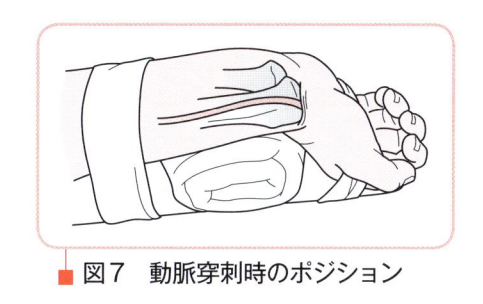

■ 図7　動脈穿刺時のポジション

動脈に留置されることが多い．
● 穿刺は末梢静脈路の確保と同様であるが，手関節を背屈し固定すると動脈の確認および穿刺が容易となる（図7）．穿刺にあたって注意すべき点は出血と血流障害である．

（大西哲郎）

2 注射薬剤の投与と管理

● 重症な小児には，治療のためにさまざまな輸液や薬剤が投与される．医師の指示に従い薬剤を投与し，その効果のモニタリングを行うことは看護師の大きな役割である．そのため，安全な薬剤投与のための情報を知る必要がある．ここでは，小児のクリティカルケアといった視点から，とくに薬剤投与に関するエラーとその防止策，薬剤の配合に関する注意の2点について述べる．

a. 薬剤投与に関するエラーとその防止～5つのRight（正しさ）の確認

● 重症な小児への薬剤投与は，期待される効果が生命に直結するものが多く，また投与される対象の生体機能も低下していることが多い．このため，より慎重な対応が必要である．一方で，使用する薬剤が多岐にわたる，投与のために留置されたルートが複数存在する，緊急性が高い状況下で投与されるなどの点から，エラーを起こす要因が多くある．
● 薬剤の投与にあたっては以下の5つのRを確認することが大切であるといわれている．以下にそれぞれの点からの注意点を述べる．

1) Right Patient　（投与する患者を間違えない）

● 薬剤投与の際には必ず正しい患者であるかを確認する．この確認は，薬剤投与の際に患者本人（あるいは患者家族）に名前を述べてもらい確認をする方法が行われる

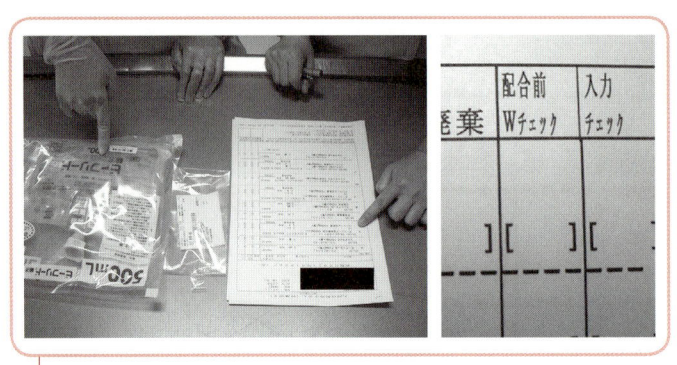

■ 図8　スタッフ2名での確認作業

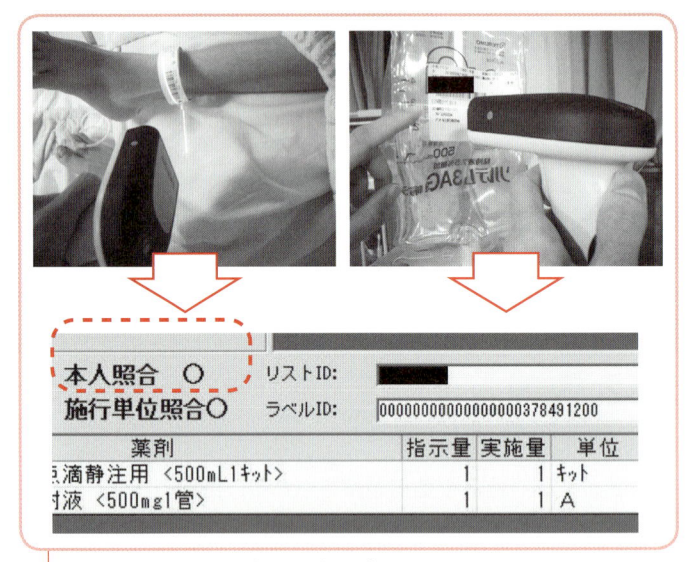

■ 図9　バーコードを用いた照合システム

ことが多い．
- しかし，言語の理解やコミュニケーション能力の未発達な小児ではこの確認ができない．スタッフ間でのダブルチェックなどにより確認の機能を補完し，エラーを回避する（図8）．
- 薬剤と患者が一致しないと投与ができないシステム作りも有用である．例としてはバーコードおよびリーダーを用いた方法がある．患者側のバーコードと，薬剤のバーコードの情報が一致しないと承認されず，エラーに気づくことが可能である（図9）．

2）Right Drug （薬剤を間違えない）

- 薬剤の種類，および規格に間違いがないかを確認する．目と耳（声に出す）での確認が大切である．また複数の薬剤を並列して準備しない．起こりうる間違いを以下にあげる．

①名前が似ている（例：メイロン®とメチロン®）
②規格のみが異なる（例：キシロカイン®注射液0.5％と2.0％）

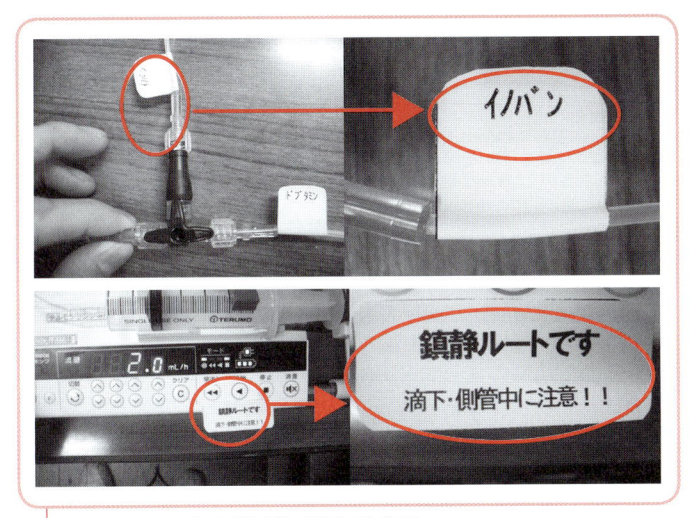

■ 図10　ルートと薬剤に関する表示

③外装が似ている（例：ホリゾン®とラシックス®）
3）Right Dose　（投与量を間違えない）
- 投与量に間違いがないかを確認する．小児においては薬剤の量が微量となることも多い．誤差を最小とするため，吸引や分配には薬剤量に見合った注射筒を使用する．単位の間違い（例：mgとmL）はよく起こりうる間違いである．
- 場合によっては，はるかに過量の（あるいは微量の）投与になることがある．乳幼児，心不全や腎不全などの小児の輸液管理では，過量な輸液投与による影響が著しいことがあり，細心の配慮が求められる．薬剤投与用の医療機器の性能は過信されがちであるが，誤差が生じる可能性があることを知っておく．

4）Right Route　（投与経路を間違えない）
- 投与する経路に間違いがないかを確認する．重症な小児では複数のルートが存在し，またメインとなるルートの側方から別の薬剤が投与されていることもある．
- 投与経路の間違いは，ルート内の薬剤の急速投与や薬剤の配合変化を生じる可能性がある．複数のルートがある場合には，輸液を行う機器やルートの分岐点などに薬品名などを表示する（図10）．

5）Right Time　（投与時間を間違えない）
- 投与する時間を間違わないようにする．時間には，「3時から1時間かけて」といったようにタイミングと速度といった要素がある．タイミングは薬剤の半減期や血中濃度を考慮して設定されるため，大幅なズレは治療効果に影響する．また，薬剤によっては投与速度が速すぎると不整脈などの副作用を生じやすいものがある．
- 一時的に薬剤投与を中断する，検査などで患者の移動に伴う輸液ポンプの移し替えを行う際などは，再開の忘れや輸液の流量設定のミスが生じやすいので注意する．

b. 薬剤の相互作用—配合による変化

- 上記したとおりクリティカルな場においては多岐にわたる薬剤が使用される．この薬剤の中には相互作用によって作用を減弱，あるいは増幅させるものがある．また場合によっては，結晶を作りルートを閉塞させるなどのリスクをもつものもある．

> **表1　配合変化を起こしやすい薬剤の一例**
>
> - pHが低いまたは高い薬剤の例　＊下線は単独投与
>   ラシックス®(pH9)，ソルダクトン®(pH9〜10)，
>   FOY®(pH4〜5)，フサン®(pH3.5〜4.0)，
>   ガスター®(pH4.7〜5.7)，アレビアチン®(pH12)
>
> ＊pHの異なる薬剤の混合は配合変化を生じやすい．カテコールアミンはアルカリ製剤の混合により着色，作用減弱する．投与ルートの整理時には注意が必要である

- 配合禁忌の薬剤は多数にのぼり，また薬剤の濃度や溶解液などにも影響を受ける．よく使用する薬剤に関しては情報を得ておくようにする．各現場で一覧を作成するのもよい．
- 薬物の相互反応が確認された場合は，変化した薬剤が患児に投与されるのを予防する，重要な薬剤を別のルートに移行するなどの処置をとる．
- 複数の薬剤を同一ルートで投与する際は，投与前に薬剤科への問い合わせにより変化の可能性がないか確認することも可能である（各製薬会社が主要製品の配合禁忌情報をパンフレットなどで提示していることが多い）．

c. 各種ラインの管理（中心静脈ラインは192頁参照）

- 静脈路および動脈路はいずれも血管にカテーテルを留置することで成立している．したがって血管からこれらのカテーテルが抜去されるとさまざまな問題が生じる．
- 小児の皮膚は脆弱でありトラブルを生じやすく，一般的に重症な小児ではより顕著となる．またトラブルを自身で訴えることがむずかしく，体動による抜去のリスクも高い．これらのラインを有する小児の管理においては，トラブルを回避し，早期に発見できるよう管理を行う．

1）末梢静脈路の固定とポイント

- 小児で末梢静脈路の留置されている部位は解剖学的に小さい．よって成人に比べて少ない面積の皮膚に，安定した形で固定できることが重要となる．また，刺入部が固定のテープなどで観察しにくい状況となりやすいため，皮膚を視認しやすいような固定用品を用いるのが望ましい．血管路の固定に関してはさまざまなドレッシング材が開発されており，これらを活用することで上記の条件を満たす固定を実現できるようにする．図11に一例を示す．

2）動脈ラインの固定とポイント

- おおむねは静脈ラインと同様である．比較的長期間にわたり留置されてしまうことが多く，刺入部によってはカテーテル接続部による圧迫などで皮膚トラブルを生じやすい．除圧と保護の目的にて皮膚保護材や小さなガーゼなどを用いた工夫によりトラブルを回避する（図12）．

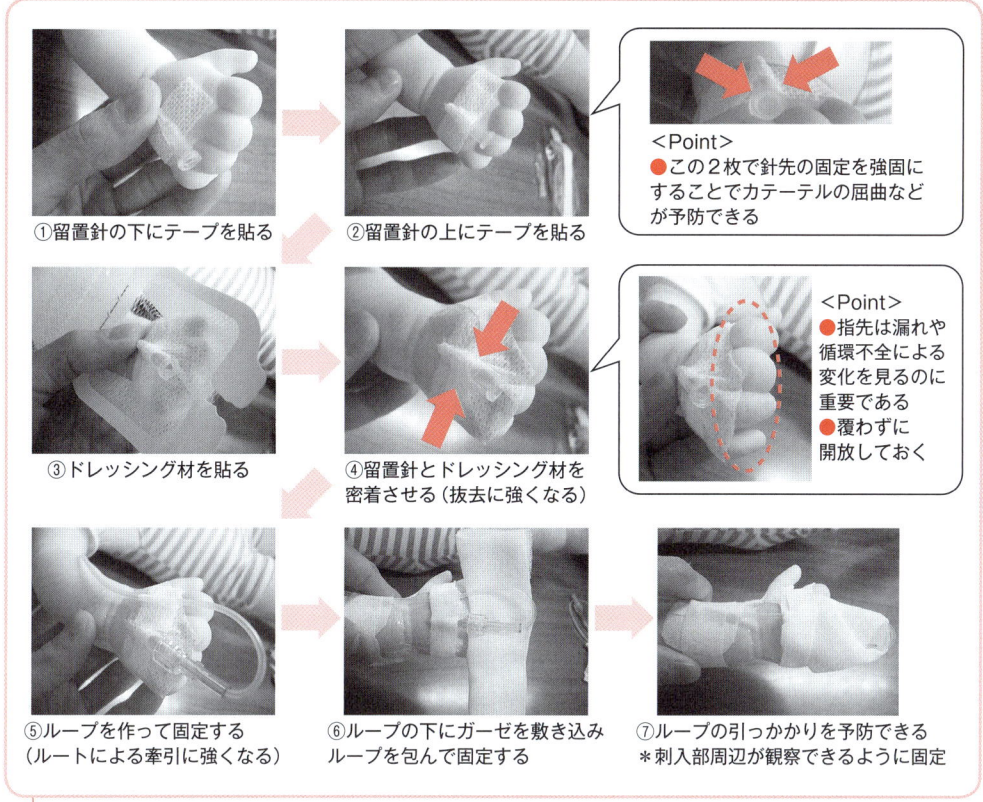

①留置針の下にテープを貼る ②留置針の上にテープを貼る

<Point>
●この2枚で針先の固定を強固にすることでカテーテルの屈曲などが予防できる

③ドレッシング材を貼る ④留置針とドレッシング材を密着させる（抜去に強くなる）

<Point>
●指先は漏れや循環不全による変化を見るのに重要である
●覆わずに開放しておく

⑤ループを作って固定する（ルートによる牽引に強くなる） ⑥ループの下にガーゼを敷き込みループを包んで固定する ⑦ループの引っかかりを予防できる
＊刺入部周辺が観察できるように固定

■ 図11　末梢静脈路（手背）の固定とポイントの一例[*1]
（写真は，3M™テガダーム™ I.V. コンフォートフィルムドレッシング6.5×7.0cmを使用）

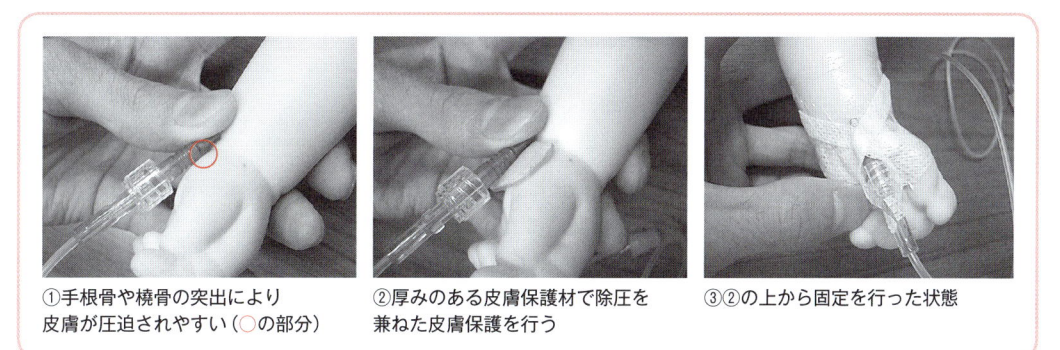

①手根骨や橈骨の突出により皮膚が圧迫されやすい（○の部分） ②厚みのある皮膚保護材で除圧を兼ねた皮膚保護を行う ③②の上から固定を行った状態

■ 図12　動脈ライン（橈骨動脈に確保時）の固定の一例[*2]
（写真は，デュオアクティブCGFを使用）

3）固定に関する工夫

（1）シーネの使用

●関節の屈曲や伸展により，カテーテルが屈曲したり滴下が不良となる場合などでは

[*1, 2] 図11，12では，処置時の手指の位置がわかりやすいように，手袋を外して示している．また，固定時に留置針・ラインの下にテープや皮膚保護材を貼付する際は，清潔操作を徹底し汚染が最小限となるようにする．

シーネによる固定が必要となる．骨突出部や，動きにより摩擦が生じる部位は皮膚トラブルが起きやすいので注意を要する（図13）．

(2) テープの使用

- 伸縮性や刺激性，固定力などから適切なものを選択する．幾重にもテープ貼ったとしても，それは固定力を保証するものではない．むしろ張り替えに要する時間は増し，観察は困難になる．テープに工夫をすることで，より安定した固定を実現できる（図14）．四肢や指を非伸縮性テープで全周性に固定すると，浮腫の進行などで循環不全を生じることがあり注意を要する．

4) 末梢静脈路での問題と対応

(1) 血管外漏出・血管炎

- 血管外漏出の対応は薬剤の性質によって異なる．基本的な考え方は，漏出液の吸収を促進させたい場合は加温もしくは保温を，拡散を防止したい場合は冷却を行う．疼痛軽減目的で冷却が好まれるが，必要であるなら疼痛は鎮痛薬で対応すべき問題であろう．発生時は1〜2週間の十分な観察を行う．リスクの高い薬剤はできる限り末梢路からの投与は避ける．
- 静脈炎は高い浸透圧や高い刺激性のある薬剤（たとえば上記した特殊なpHの薬剤），カテーテルによる物理的刺激で生じやすい．静脈炎を生じた場合はカテーテルを抜去する．

(2) 末梢静脈路の感染管理からみた対応（☞237頁）

- 小児におけるCDCのガイドラインの推奨内容を示す（いずれも臨床的に問題がない場合）．

①末梢静脈路および動脈ラインの定期的な入れ替えは推奨しない．

○で囲った部分は体動で擦れやすい．踵骨（→）の部分は圧迫によるトラブルのリスクが高い

■ 図13　シーネ固定とスキントラブル

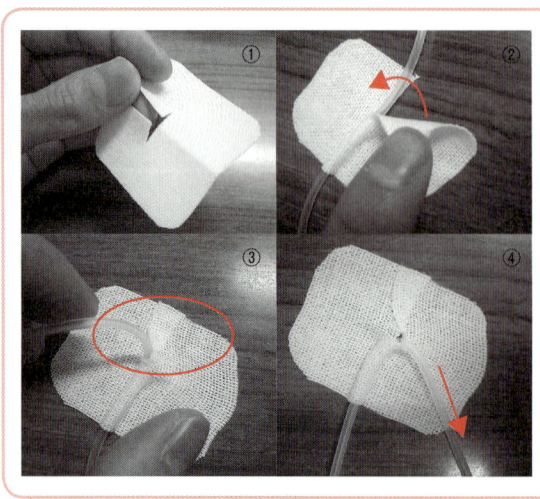

①のように切り込みを入れたテープにてルートを固定．切り込みの片側を②の矢印方向に重ねる

③のようにルートの下で重ねて固定すると逆方向への牽引④に対する固定力が強くなる

■ 図14　テープによる固定法の工夫の例

②輸液ルートは72時間より頻回にならないように交換を行う．
③輸血や脂肪製剤の投与を行った場合は24時間以内の交換を行う．　　　　（大西哲郎）

3 ドレーン管理

- 小児でのドレーン管理は成人と同様に，体内に貯留した血液や滲出液などを体外に排出させるという目的をもつ．ただし，小児に特徴的な疾患・管理上のポイントがあることに注意して対応する必要がある．以下に，クリティカルな状況の小児で看護のかかわりが重要となる脳室ドレナージと胸腔ドレナージの管理の実際を示す．

a. 脳室ドレナージ

1）目的
- 脳室内に貯留した脳脊髄液を体外に排出させることによって，頭蓋内圧の上昇を防止する．

2）適応
- 水頭症
- 脳神経外科術後で頭蓋内圧上昇が予測される場合（くも膜下出血，頭部外傷，脳内出血，脳腫瘍など）

3）管理のポイント

(1) オーバードレナージの防止

- 髄液の排出を行うドレナージの管理では，髄液が過剰に排出されるオーバードレナージを防ぐことが非常に重要となる．頭蓋内圧の急激な低下が放置されれば，脳出血や脳ヘルニアへと進行するおそれがある．

表2　髄圧と髄液タンパク量の基準値

	髄圧	髄液タンパク量
新生児	10～80 mmH$_2$O	40～120 mg/dL
乳児	40～100 mmH$_2$O	30～40 mg/dL
学童	60～180 mmH$_2$	20 mg/dL以下

- オーバードレナージにならないためには正しい高さに固定する．設定は，0点設定とする．これは，脳室に穿刺されたカニューレの先端の位置に対し，頭部の中心，つまり頭部を水平にして両耳孔を結んだ水平線を0cmとする方法である．
- 小児の場合，安静が保ちにくいことに注意する．坐位や立位など思わぬ動きでゼロ点設定に対し，頭部が高くなるとオーバードレナージのおそれがある．また，逆に頭部が低くなりすぎた場合は，逆流による感染の危険がある．体動への注意や移動時やリスクのある場合にはクランプを行うなど対処が必要である．
- 表2に小児の髄圧と髄液タンパク量の基準値を示す．

(2) 髄液の性状

- 術後，徐々に血性から水様透明に変化していく．透明になった髄液が再び血性度が増したり混濁が認められた場合は，脳内出血や感染の可能性があるため意識状態や発熱などの感染症状に注意が必要である．

(3) 髄液の拍動・移動

- 小児のドレナージでは，とくに柔らかく細いチューブを用いる．少しの体動や不注意で折れ曲がったり圧迫されやすいため，常にチューブを観察できるところに配置する．
- さらに，脳室内の細いチューブの中は閉塞を起こしやすい．通常，髄液は呼吸や脈拍に同期して移動するが，移動が認められない場合には閉塞の可能性が考えられる．チューブ屈曲，チューブ内の異物（出血塊など）の有無を確認する必要がある．

(4) 低髄圧症状

- 意識レベルの低下，哺乳力の低下，頭痛，嘔吐，眩暈などの低髄圧症状が認められる場合がある．オーバードレナージの初期症状でもある．その場合は，まず安静の保持に努め，設定圧を上げ髄液量の調整を行う必要がある．また，啼泣時や哺乳時などではクランプするなどの統一した手技が重要である．

b. 胸腔ドレナージ

1) 目的

- 胸腔内は，生理的に陰圧状態が維持されている．疾患や手術などで胸腔に気体や液体が貯留すると肺が圧迫される．また，外傷などで胸腔が大気に開放されると肺は虚脱する．それらを防ぐために，胸腔ドレーンが必要となる．
- 胸腔ドレーンには図15のようなしくみで持続的に胸腔内に陰圧をかけることで肺の虚脱を防ぐ．

2) 適応

- 気胸，膿胸，乳び胸など

3) 胸腔ドレーンの挿入部位

- 気胸では仰臥位にさせる．中鎖骨線上で第2，3肋間から肺尖部にチューブを挿入する．

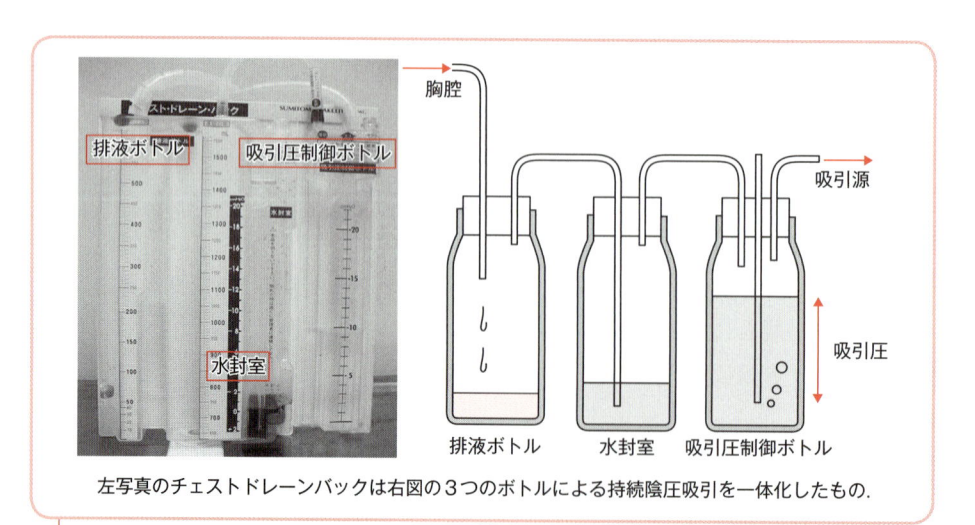

左写真のチェストドレーンバックは右図の3つのボトルによる持続陰圧吸引を一体化したもの．

図15 胸腔ドレナージシステム

- 排液，血胸の場合は，仰臥位とし，ベッドをセミファーラー位に挙上する．中・後腋窩線上の第6，7肋間で肺底部にチューブを挿入する．

4）管理のポイント

(1) 排液量や性状の経時的変化

- 経時的に排液の性状や量，指示された吸引圧で吸引されているかを観察する．
- 排液がドレーン内で貯留していると，適切な陰圧がかからない可能性があるため十分に注意する（図16）．
- 通常の経過では，初めのうちは血液が吸引されても，しだいに黄色透明な滲出液になる．もし濁った液体が認められた場合には，胸腔内の感染を疑う．
- 排液量は心臓術後で血性排液が10 mL/kg，2時間持続するようならば術後出血の可能性があり，血小板や凝固能の確認とともに再開胸や止血術などを考慮する必要がある．
- 排液量が徐々に減少してきた場合，凝血のために閉塞したとも考えられる．ドレーンチューブをミルキングし，閉塞を予防する．その際，ミルキングが強すぎると，チューブの破損や接続部が外れることがあるため注意する．

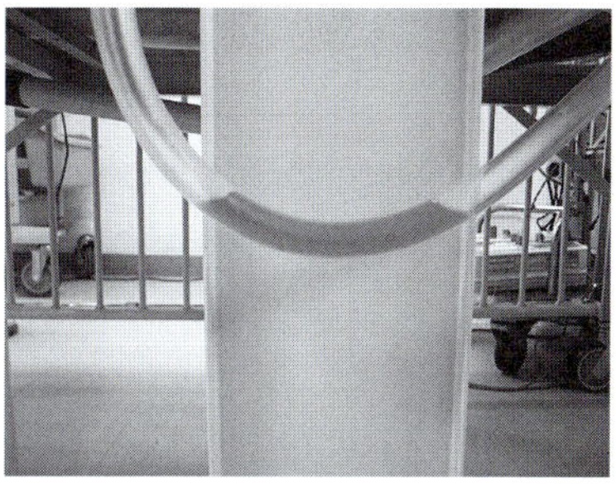

■ 図16 チューブ内の排液貯留は適切な陰圧を妨げる

(2) 水封室の呼吸性移動の確認

- ドレナージが有効な場合，水封室の水面が呼吸に合わせて上下する（図15）．呼吸性移動がない場合には，ドレーンが閉塞していないか，または屈曲していないかを確認する．
- 小児の場合，呼吸が弱いため水封室の水面の動きに反映されない場合がある．ドレーン挿入直後がどのような状態であったかを確認し，変化があるかを比較することが重要である．

(3) エアーリークや気胸の有無の確認

- エアーリークがあると水封室に気泡が発生する．リークが肺からの発生なのか，またはドレーン挿入部や接続部の異常によるものなのかなど原因を探る必要がある．
- 呼吸が浅い小児では，気胸が起きていても水封室のエアーリークとしては認められにくい場合がある．胸腔ドレナージ中の呼吸状態の変化に注目し，疑いのある場合，可能であれば深呼吸を促し，エアリークがみられれば気胸を疑う．気胸が悪化してもエアーリークがみられないようなら，ドレーンチューブが閉塞している可能性があり，ミルキングによって閉塞の確認を行う．さらに，気胸時の胸腔ドレーン挿入中は，ドレーン挿入部や気胸内より空気が皮下に入り皮下気腫が生じることがある．

(4) 検査移動時の注意点

- 固定部の状態と，マーキング位置を確認してからクランプをする．その後，ドレーンバックのハンガーを用いてベッド柵にかけて移動する．

■ 表3　ドレーンチューブの固定用テープの種類

商品名	3Mマルチポア ドライサージカルテープ	シルキーテックス	シルキーポア
発売元	スリーエムヘルスケア	アルケア	アルケア
特徴	●乾燥性のある基材を用い，小児のように涎などの分泌物の影響を受けにくい． ●低アレルギー性アクリル系粘着薬を使用し，低刺激性である．	●皮膚への化学的刺激を抑えた皮膚にやさしい粘着薬 ●剝離時の糊残りが少ない ●耐久性もよく，発汗時などの剝がれを抑える	●水溶性アクリル粘着薬で化学的刺激が少ない ●屈曲部にも容易に貼付可能 ●通気性が高い ●粘着薬の残留が少ない

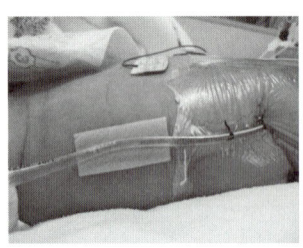

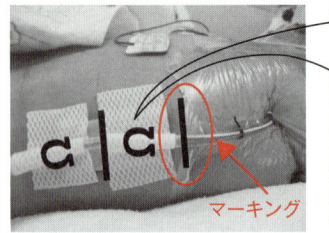

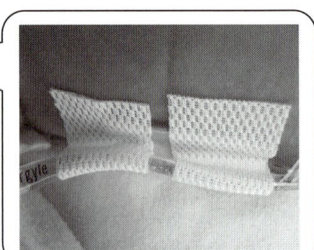

・脆弱な皮膚に対し，皮膚保護材をテープの固定台として用いる．

・ドレーンに巻いた固定テープの断面がΩ（オメガ）型にするとチューブによる圧迫を皮膚に直接与えない．
・固定したテープにマーキングを行い，固定のズレを確認でしるようにする．

■ 図17　胸腔ドレーンの固定の実際

●移動後は，適切な吸引圧がかかっているかを確認する．排液量減少時はミルキングを行い，閉塞がないかを確認する．

c. ドレーンの固定の実際

●ドレーンは，抜去防止のために主に絹糸で皮膚に固定する．この皮膚固定がしっかり行われているかを確認する．
●次にテープを用いて固定する．テープの種類についてはそれぞれの特徴をふまえ，小児の状態に応じて選択する（表3）．
●固定時は，そのうえにドレーン周囲全体を巻いたテープを貼付する．"挿入部から○cm固定"のようにマーキングして確認することが望ましい（図17）．
●胸腔ドレーンでは，タイガンベルトや三方活栓が直接皮膚に当たらないように皮膚保護材を用いる．
●固定部のドレッシング材の交換は，7日ごと行うのが望ましいとされているが，濡れたり汚染した場合はただちに交換しなければならない．ドレッシングの接着状態や汚染の観察，感染徴候の確認が重要となる．

〔大谷尚也〕

4 その他のライン・チューブの管理

- 「平成15年度新生児看護標準化に関する検討委員会報告」の全国的な調査によると，気管挿管チューブの固定方法や輸液ラインの固定方法には，使用するテープの種類や固定法そのものにもさまざまな方法がとられており，施設の実情に応じて選択されているのが現状である．

a. 各種モニタの固定方法

1）心電図モニタの電極，接続コードの固定と管理

- 心電図の電極はしっかり皮膚に密着させるのが原則である．電極の粘着度が落ち密着が不十分だとノイズの原因となり正しい波形が得られなくなる．装着部を確認し適切に交換する．
- 確実に装着するためには電極の装着部位を清潔に保ち，体毛のある場所を避けて貼付する．創部がある場合など貼付位置が制限されることもある．その際は，貼付可能な位置で，心電図上P波ができるだけ確認しやすい位置を選ぶ．
- ただし，小児の脆弱な皮膚では，電極の粘着剤の化学的刺激や，電極を剥がす際の機械的刺激によって皮膚トラブルが起こることがある．リスクが高い場合はガーゼなどに貼り繊維を付けることで粘着度を落として使用することも検討する．その際は，ノイズが生じない程度に粘着度を落とすようにする．
- 電極・接続コードの管理では，長く絡みやすいリード線はテープなどで束ねると整理しやすい．リード線が引っぱられたり，床に落ちたりしないように，コードの配置や固定位置を調整する．

2）SpO_2モニタのプローブ（測定端子）の固定

- 小児の脆弱な皮膚では，プローブ装着も皮膚トラブルの原因になる．心電図の電極と同様に粘着部にガーゼ繊維などを当て，粘着度を落として使用することもある．
- 長時間にわたる同一部位への装着は皮膚トラブルの原因にもなるため，適切な間隔で装着部位を変更する必要がある．ICU管理が必要な状態では，循環動態も悪い小児が多く，めやすではあるが皮膚の血流が阻害によって組織損傷が起こるとされる2時間程度で貼り替えることが望ましい．
- プローブは組織を圧迫しない程度に軽く巻き，強く圧迫してはならない．外れることをおそれて強く巻くと循環を妨げ，脈派を感知できず測定誤差を生じる．また，圧迫による壊死や水疱を生じ皮膚トラブルの原因にもなる．
- 受光部は肉厚の皮膚の柔らかい部位に装着すると，受光部が皮膚に密着しやすく，測定誤差のリスクが軽減できる．たとえば，足の甲に装着する場合は第4趾の付け根部分，手の甲であれば親指と人差し指の付け根部分の，動脈が走行する部位に装着するとよい．

ベッドサイドシート

患者ID ふりがな 歳 月 性別

氏名 様 血液型

薬剤アレルギー ◯無 ◯有：

身長 cm 体重 kg 体表面積 m^2

日付	気管内チューブ (I.D. mm)	固定部位	固定深さ (cm)	吸引チューブ (Fr)	吸引深さ (cm)	サイン

日付	チューブ種別	メーカー	サイズ/製品長 (cm)		挿入長	サイン
	ST/ED					
	ST/ED					
	ST/ED					
	胃瘻/腸瘻					
	胃瘻/腸瘻					
	CV/部位					
	CV/部位					
	尿カテ				水量 ml	

図18 各ライン・チューブの記載リスト例

表4 中心静脈ライン挿入部位別の特徴と注意点

鎖骨下静脈	●固定のしやすい部位である． ●ほかの部位に比べ，感染のリスクも低いといわれている．
大腿静脈	●鼠径部で下肢の動きによってドレッシング材がはがれやすい．隙間が生じないようにドレッシング材を貼用する必要がある． ●陰部に近く，ドレッシング材が剝がれやすいうえに，隙間があると排泄物による汚染が生じやすいため感染のリスクが高い．
内頸静脈	●耳介や頭髪があり，小児は頸部も細いため固定がむずかしい． ●ドレッシング材を耳介などの距離に応じて小さくカットしたり，切り込みを入れるなどして固定する必要がある． ●頭髪で固定が安定しなかったり，清潔が保てないような場合は，家族の許諾を得たうえで局所にかかる頭髪を短くする．

b. 各種ラインの固定と管理

●重症な小児には，生命に直結するさまざまな重要なライン類が挿入されている．事故抜去などを防ぐ管理のポイントには観察の重要性があげられる．

●処置後や移動後，勤務交替時にはラインが挿入されている長さ，固定の弛みの有無，刺入部の皮膚の観察などをチェックリストに沿ってダブルチェックするとよい．図18に，ベッドサイドに提示する各種ラインのサイズや挿入長の記載リストの一例を示す．

●固定が不十分になっていることがわかれば，再固定を行うべきである．生命に直結する重要なライン類であり，固定の甘さを放置してはならない．

1）中心静脈ライン・固定

●挿入されている部位によって，固定方法や工夫が異なる（表4）．確実な固定を行い，再固定の必要性などをアセスメントする．

●いずれの部位からの挿入であっても，可能な限りループを作って固定する．

●刺入部の観察が行いやすいように，透明のドレッシング材で保護すると確認しやすい．

●ルートが長く複数のループを作る末梢静脈挿入式中心静脈用カテーテル（PICC）では，シートにループの状況を描いておくと確認しやすい．

■ 表5 尿道留置カテーテルのサイズ

体重（kg）	サイズ（F）
3〜5	5〜8
6〜9	5〜8
10〜11	8〜10
12〜14	10
15〜18	10〜12
19〜22	10〜12
24〜	12

[American Heart Association：心停止. PALSプロバイダーマニュアル AHAガイドライン2005準拠日本語版, 299頁, シナジー, 2008より引用，一部改変]

■ 表6 気管チューブのサイズと固定長のめやす

体重（kg）	内径（mm）	経口固定長（cm）
3〜5	3.0〜3.5	10〜10.5
6〜9	3.5	10〜10.5
10〜11	4.0	11〜12
12〜14	4.5	12.5〜13.5
15〜18	5.0	14〜15
19〜22	5.5	15.5〜16.5
24〜28	6.0	17〜18

サイズ（2歳以上）
・4＋年齢/4
・小指の爪の幅

口角の長さ
・12＋年齢/2（2歳以上）
・チューブ内径×3

2）尿道留置カテーテルの固定

- カテーテルのサイズは，小児では8〜12Frを用いることが多い．体重別のサイズのめやすがあり，表5に示す．尿の流出が保てる最小のサイズを選ぶのが望ましい．
- 男児の場合の固定は，尿道がS状に彎曲しているために，陰茎を頭側に向けて下腹部に固定する．大腿部での固定と異なり，カテーテルは腹部を通ってからベッド脇へと向かう．そのぶんだけカテーテルの長さに余裕がなくなるため，ラインが引っ張られない程度余裕のある位置に排尿バッグを設置する．
- 女児の場合は大腿部に固定するが，排便により固定テープが汚染されることが多く，そのつど流水による洗浄などを行い清潔を保持する．
- 移動時は排尿バッグの挙上により，尿の逆流が生じないようにする．

3）経口・経鼻気管チューブの固定

- 小児は気管が短く，気管チューブ固定の安全域が狭いことから，確実な固定と管理が必要である．また体格によってチューブのサイズや固定位置が異なる．表6に気管チューブのサイズと固定長のめやすを示す．
- 小児は鼻汁や流涎が多く，固定するテープは粘着性の高いものを選択する．一方，粘着性の高いテープなどでは皮膚トラブルが起こることがあるため，皮膚が脆弱な場合はテープを貼付する部分にあらかじめ皮膚保護材を貼付したうえで固定する場合がある．図19に経鼻挿管における固定の実際を示す．
- 気管チューブの事故抜管時の再挿管や気道浮腫による挿管困難を考慮して，挿入されているサイズと，その前後のサイズを含む予備の気管チューブを準備しておく．
- 事故抜管防止のために下記のようなアセスメントを常に行う．
- 口腔内分泌物は多くないか（吸引の頻度と分泌物の量）：分泌物が多いと固定部分が弱くなり，チューブのずれや抜去につながる．
- 体動は激しくないか：体動による固定テープのゆるみや首振りなどにより，チューブにテンションがかかり抜去につながる．

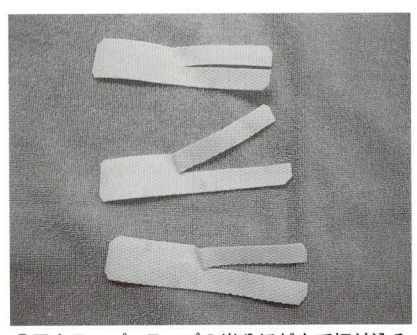

①固定テープ：テープの半分ほどまで切り込みを入れたテープを3本用意する

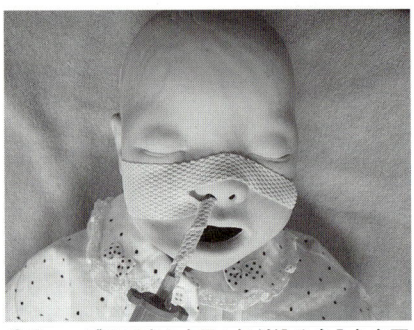

②チューブの固定1本目：切り込みを入れた下側のテープをらせん状に気管チューブに巻き付ける

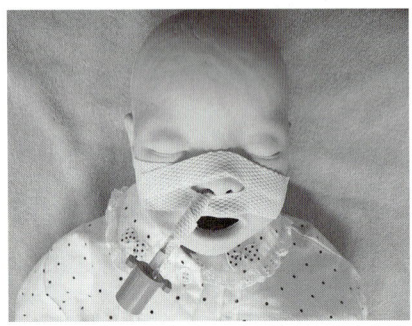

③チューブ固定2本目：1本目と反対側から貼る．一本目と同様に下側のテープをらせん状に気管チューブに巻き付ける

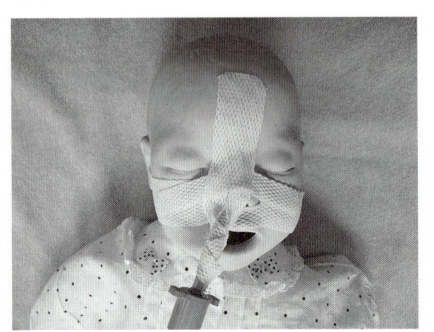

④チューブ固定3本目：前額部から貼る．切り込みを入れた部分をそれぞれらせん状に気管チューブに巻き付ける．この際，チューブが上方に引っ張られると鼻翼にチューブが接触し，皮膚損傷の原因になるためテンションがかからないように注意する

■ 図19　経鼻挿管中の気管チューブの固定例

● テープの巻き替えは頻回に行われていないか：テープの巻き替えが行われるということは，固定が弱くなっていたり挿入の長さが変動している場合である．回数が増えている傾向にあれば，注意を要する．　　　　　　　　　　　　　　　　（中嶋　諭）

参考文献
1) 横尾京子，入江暁子，内田美恵子ほか：新生児看護の標準化に関する検討委員会報告．平成15年度厚生労働科学研究，2010.
　http://ir.lib.hiroshima-u.ac.jp/metadb/up/AA11269499/JANN_10-2_2.pdf（2011/03/09アクセス）
2) 安藤有子：中心静脈カテーテル．重症集中ケア 8(5)：8-13, 2009.
3) 川上悦子：膀胱留置カテーテル．重症集中ケア 8(5)：77-83, 2009.
4) American Heart Association：PALSプロバイダーマニュアル，299頁，シナジー，2008.
5) 中嶋諭，野村雅子，牧内明子ほか：気管チューブ・気管切開チューブの管理．ネオネイタルケア 17(3)：211-218, 2004.

B. 呼吸ケアとその技術

1 姿勢と体位管理（体位変換と排痰体位）

a. 小児における姿勢と体位管理の目的

- クリティカルケアにおける姿勢と体位管理には，体位変換，良肢位保持，排痰体位の施行がある．
- 体位変換では褥瘡や呼吸器合併症の予防，良肢位保持では褥瘡予防のほかに心身の緊張緩和や気道の確保，排痰体位では肺内の分泌物の排出や換気の改善などの目的がある．これらは臨床ではポジショニングとよばれて施行されている．
- ポジショニングの施行では小児の状態に合わせた体位（体の向き）と姿勢（構え）を考慮する．体位には仰臥位・側臥位・腹臥位・坐位などがあり，体位管理では，小児の病態に配慮した体位を選択し保持する．患児の病態と体位の選択について表1に示す．姿勢管理では，関節のねじれやルートの確保に注意を払いながら小児にとって安楽な姿勢を保持する．
- クリティカルな状況にある小児にとって，姿勢と体位管理は呼吸器合併症の予防や改善に大きく影響するケアである．
- 体位変換により換気が改善し，良肢位保持により全身の緊張が緩和されると，排痰体位により肺内の分泌物が末梢から気管・気管支に移動しやすくなる．人工呼吸器管理下にある小児の肺内の分泌物を肺外に排出することは呼吸器合併症の予防または改善のために必須である．

表1 患児の病態と体位の選択

体位＼要因	褥瘡	異常筋緊張	変形・拘縮	分泌物貯留	上気道狭窄（舌根沈下）	循環動態	胃食道逆流	嚥下障害
仰臥位	×	×	△⑤	×	×	△⑧	⑨	△⑨
側臥位	△①	△③	△③	○	○	△⑧	○（右）	△⑧
腹臥位	○	○	○	○	○	△⑧	○	△⑩
坐位	△②	△④	△④	△⑥	△⑦	○	○	△⑩

○：予防や改善が期待できる　△：場合により予防や改善が期待できる　×：予防や改善が期待しにくい
＊①半仰臥位または半腹臥位であれば有効　②坐骨や尾底骨の褥瘡に注意　③対称的な姿勢をとりやすいが，不安定な姿勢のため伸展位過緊張が出やすい児もいる　④上体を起こしすぎると異常緊張が出る児もいる　⑤対称的に良肢位保持できれば有効（仰臥位は非対称性の異常緊張が出やすい）　⑥換気量が増加し排痰しやすい児もいるが，唾液の垂れ込みなどで分泌物が貯留しやすい　⑦前傾位は舌根が前方に出やすい　⑧個々の児による　⑨上体を30°程度挙上すれば発生しにくい（児が緊張しない程度の挙上）　⑩前傾位（腹臥位様）だと余分な食物が口腔外へ出やすく誤嚥しにくい
[木原秀樹：ポジショニング（ベッド・車いす）とは？．実践MOOK・理学療法プラクティス　関節可動制限（嶋田智明，大峯三郎，百瀬公人編），114頁，文光堂，2009より引用]

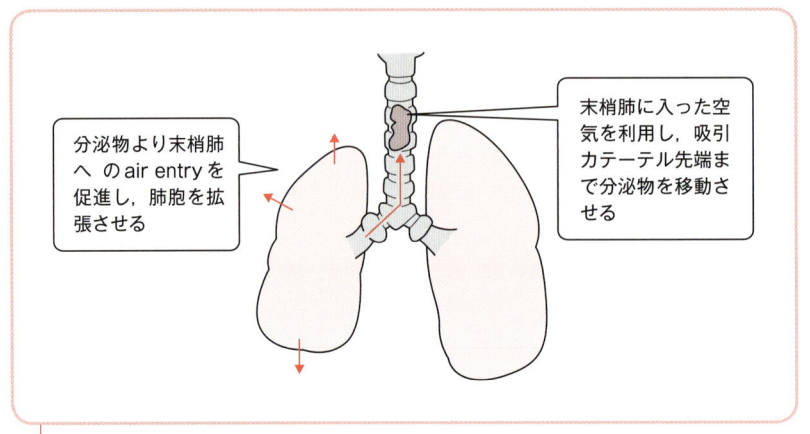

図1　有効な排痰の考え方
[木原秀樹：手技編　呼吸理学療法．新生児発達ケア実践マニュアル（木原秀樹編），メディカ出版，195頁，2009より引用]

- 小児の気道内の分泌物を肺外に排出するために，吸引カテーテルで分泌物を吸引する．そのときに吸引カテーテルの先に分泌物がない場合，陰圧により分泌物が移動する（引き込まれる）ことはなく，肺内の空気が優先的に吸引される[2]．そうすると構造が軟弱な小児の気道は狭窄し，分泌物の移動はより困難になるばかりでなく，無気肺を発生させることもある．
- 姿勢と体位管理による排痰の促進では，分泌物より末梢肺へのair entryを促進し，末梢肺に入った空気を利用し，吸引カテーテル先端まで分泌物を移動させるという考え方が重要である（図1）．

b. 痰の移動の原理

- 効果的な排痰には，体位変換，良肢位保持，排痰体位の施行のほかに必要な要素がある．効果的な排痰に必要な要素を表2に示す．
- 聴診や触診により肺内の分泌物の存在や位置が確認でき，体位変換，良肢位保持，排痰体位などを施行したが，分泌物の移動が困難な場合，末梢肺に十分空気が入っておらず，十分な呼気量や呼気速度が得られていないことが多い．
- 分泌物の移動促進にはクリティカルオープニングプレッシャーという原理（図2）があり，分泌物より末梢に空気を入れることがポイントになる．

表2　効果的な排痰に必要な要素
- air entry（換気）の促進→体位変換，バッグ換気，吸気介助
- 気道の確保（緊張の緩和）→良肢位保持
- 重力→排痰体位
- 分泌物の性状（軟性）→加湿や水分管理
- 呼気の促進（呼気量増大と呼気の速さ）→咳介助，呼気介助
- 排痰の順序
  ・分泌物の性状を変化させる→気道を確保する→air entryを促進する→重力を利用する→呼気を促進する→気管・気管支への分泌物移動

c. 姿勢と体位管理の方法

1）聴診音で選択する姿勢と体位管理

- 肺炎や無気肺などの呼吸器合併症の予防や改善のために，気道または肺内の様子を聴診，視診，触診などで評価することは必須である．

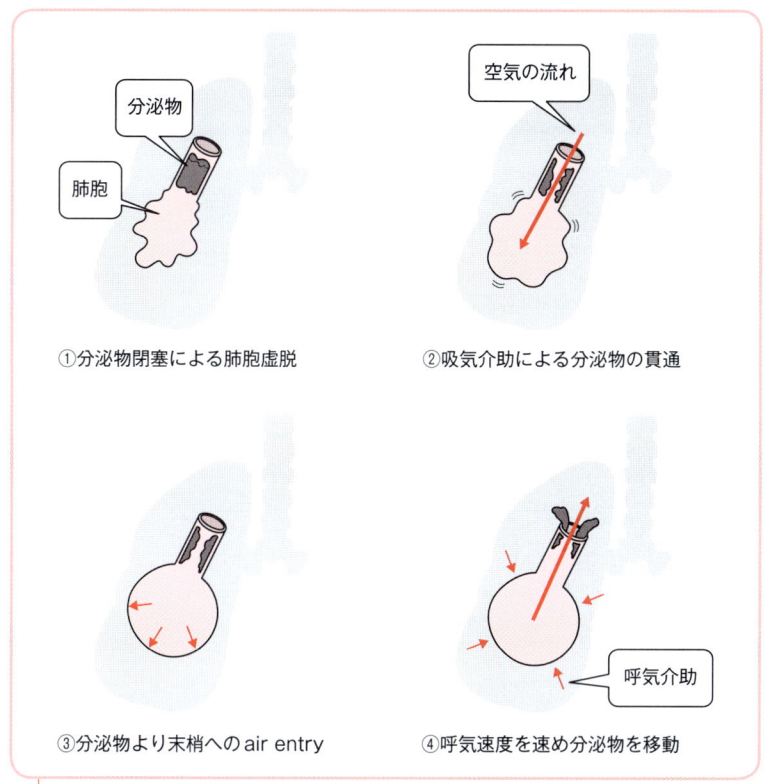

■ 図2 クリティカルオープニングプレッシャー（分泌物移動促進の原理）
［宮川哲夫：気道クリアランス法．理学療法MOOK4 呼吸理学療法，第2版（宮川哲夫編），250頁，三輪書店，2009を参考に作成］

- 分泌物の性状や存在部位，呼吸音減弱や消失肺野の確認をせず，やみくもに呼吸理学療法の手技を施行することは，かえって小児の状態を悪化させる危険性もある．分泌物の性状や存在部位によっては小児の姿勢や体位を大幅に変えたり，積極的な呼吸理学療法を行う必要がないこともある．
- 鼾音（rhonchi）は主に気管に分泌物があることを示す音なので，気管内吸引を行う．気管内吸引してもいびき音が消失しない場合，口鼻腔とくに咽頭の吸引を十分に行うことで，聴診音が改善されることが多い．
- 水泡音（coarse crackle）は主に気管支に分泌物があることを示す音なので，気管支部の呼気介助を行い吸引カテーテルの先端部まで分泌物を移動させる．
- 吸気性喘鳴（stridor）は主に舌根沈下や緊張により気道が狭窄していることを示す音なので，良肢位保持や首の位置を変えながら気道が確保される姿勢を確認する．
- 捻髪音（fine crackle）でのair entryの促進，笛音（wheeze）での呼気の促進，呼吸音減弱または消失でのair entryや排痰の促進には排痰体位に呼吸理学療法の手技や器具の使用を併用する．
- 排痰体位では，小児に負担をかけないため過度な体位を保持しないよう注意する．小児にやさしい排痰体位を図3に示す．排痰体位は，分泌物が気管内吸引できる

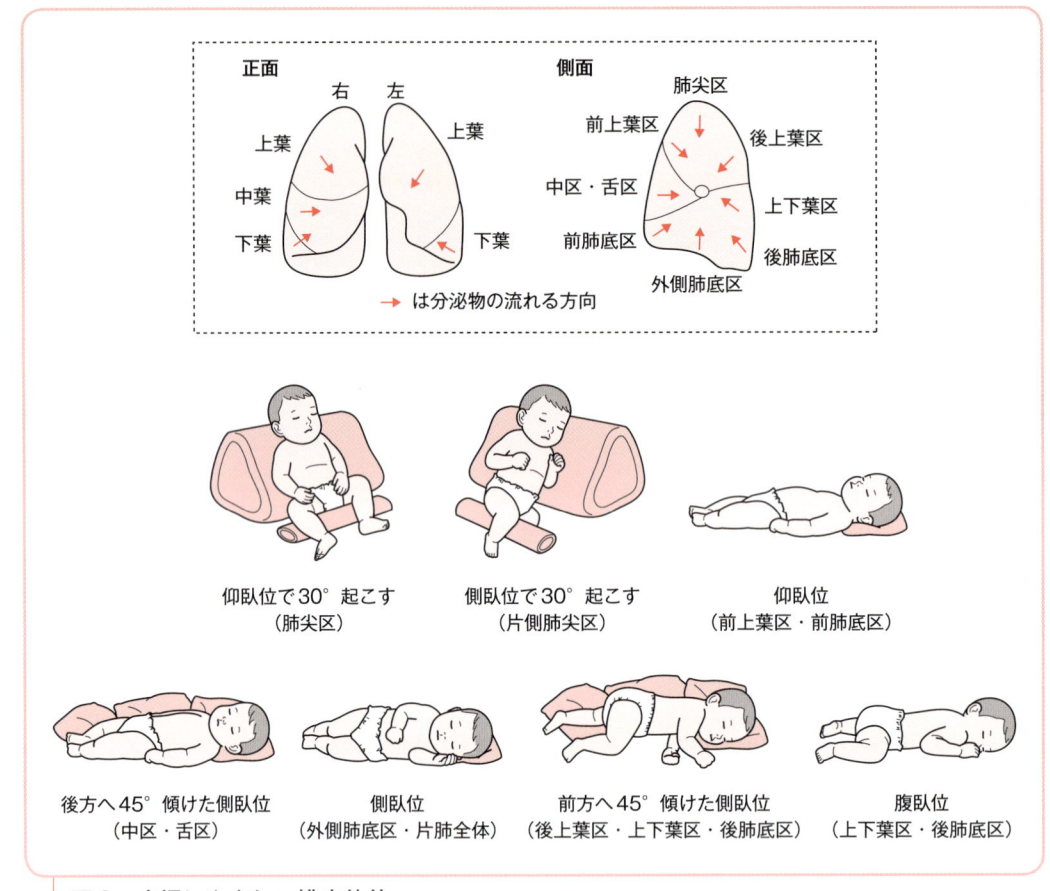

図3 患児にやさしい排痰体位
[木原秀樹：手技編 呼吸理学療法. 新生児発達ケア実践マニュアル（木原秀樹編), 189頁, メディカ出版, 2009より引用]

（いびき音の確認）ところまで移動してくるのを待つため，最低15～30分以上の保持が必要である．
- 排痰体位は通常のケアで保持する体位と違うことが多いため，小児に負担がかかる可能性があり，タオルやクッションを用いた良肢位保持に十分配慮する．
- 排痰体位はいちばんに選択される呼吸理学療法の手技であり，ほかの呼吸理学療法手技や器具を用いないですむ場合も多い．
- 排痰体位による分泌物の移動はすみやかではないため，バッグ加圧により肺を膨らませておき，しばらくして分泌物が移動してくるのを待つことが有効な排痰のコツである．

2) 呼吸器合併症予防のための姿勢と体位管理

- 体位変換，良肢位保持，排痰体位の施行により，肺内の換気量を確保し，排痰を促進させ，無気肺予防に努める．
- 体位変換には仰臥位，側臥位，腹臥位，上体挙上位（坐位）などの体位の種類がある．
- 小児の病態として循環動態が不安定な状態にあり，動脈ラインや点滴などのルートが多いことで多様な体位を保持できないことも少なくない．中長期に多様な体位に

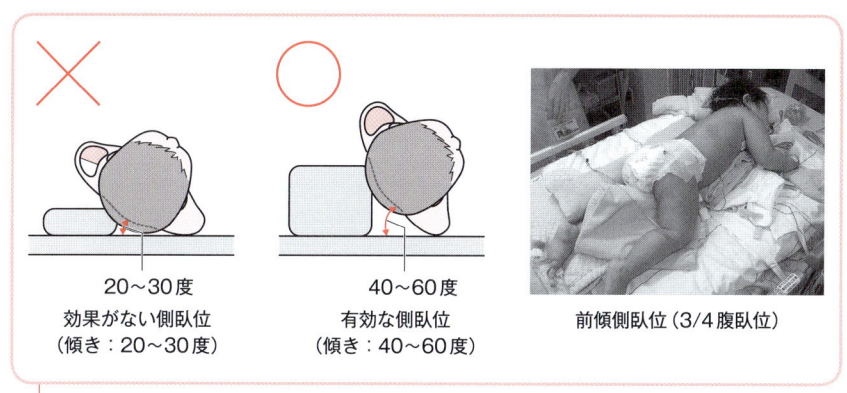

■図4　換気や排痰促進に有効な側臥位（左図）と腹臥位保持（右写真）

変換できない場合，荷重側肺障害として下葉の無気肺が発生しやすい．下葉無気肺の発生を予防するには完全側臥位や腹臥位が有効であるが，前述した制限により，とりたい体位を保持できないこともある．
- 完全側臥位や腹臥位への体位変換が困難な場合は，左右の40～60°以上傾けた側臥位，前傾側臥位（3/4腹臥位）を保持するよう努める．換気や排痰促進に有効な側臥位と腹臥位保持を図4に示す．臨床では側臥位を20～30°の傾きで保持している小児も多く，下葉の換気や排痰促進効果はほとんど期待できない．前傾腹臥位は下葉の排痰を促す有効性[4]が確認されている．

d. 重症な障害をもった乳幼児の姿勢と体位管理

- 懸命な治療・ケアにより原疾患が治癒した後，重度な障害を残し永続的に人工呼吸管理・吸引・注入などの医療的ケアが必要となり，新生児・小児集中治療室に長期間入院する小児も多い．それらの小児は循環動態が安定していても，人工呼吸器やさまざまなルートにより，体位変換や良肢位保持が消極的になりやすい．しかし，長期入院となる小児の多くは脳機能に障害をもっており，姿勢と体位管理を継続する必要がある．
- 脳機能に重症な障害をもつ小児は，姿勢と体位管理が病院から施設または在宅へ継続されない場合，将来的に高度な側彎や拘縮をきたす可能性が高くなる．
- 高度な側彎は将来的に呼吸器・循環器・消化器の合併症の発症の引き金になり，生命維持にかかわることもある．
- 病院で体位変換や良肢位保持が導入できなければ，施設や在宅から姿勢と体位管理を開始することは困難であり，入院中からさまざまな体位を保持するケアを導入することが大切である．
- さまざまな体位に変換するなかでも，定期的な腹臥位の保持は換気や排痰の促進，側彎予防に有用であり，1日1～2回の腹臥位保持ができるよう検討する．また坐位も換気や排痰促進に有用で，小児の環境を変化させるためにも推奨される体位である．乳児期の腹臥位，坐位保持の様子を図5に示す．

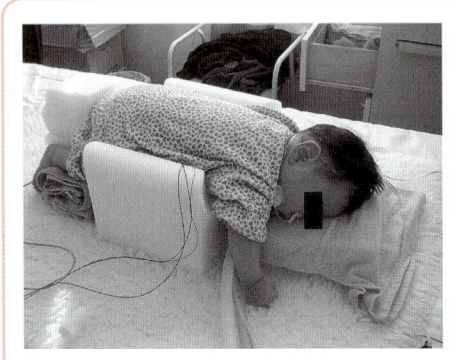

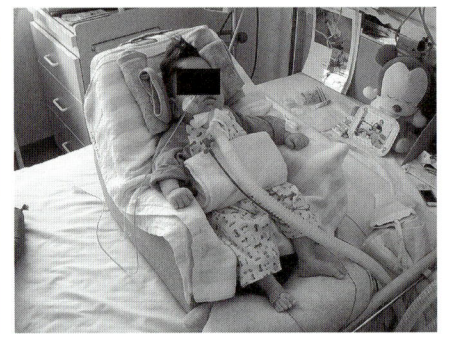

| マットを使用した腹臥位 | 乳児用椅子による坐位 |

図5 乳児期の重症児の腹臥位・坐位保持の様子

頭を肩より少し下げる
後頭部を上げた状態で

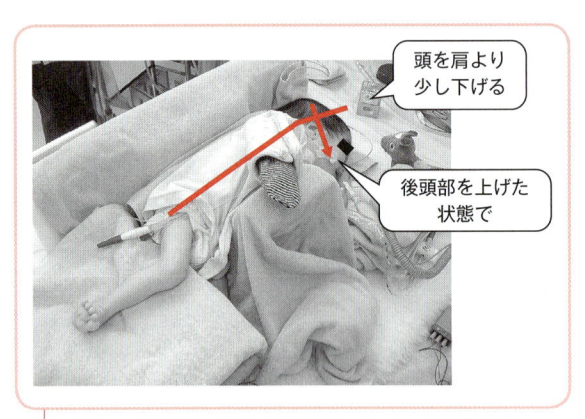

図6 唾液が口外に排出されやすい姿勢保持

● 坐位と腹臥位の保持を行う場合は，坐位により誤嚥した唾液の排出を促すために，坐位から腹臥位の順に行う．唾液の誤嚥が著しい場合，ベッドを平らに左右の側臥位を主な体位変換とし，頭が肩より少し下がり，後頭部を上げた状態で顔面をやや下に向かせ，唾液が口外に排出されやすい姿勢を保持する（図6）．重症な病態を認める小児ほど姿勢と体位管理は重要である．　　　　　　　　　　　（木原秀樹）

引用文献
1) 木原秀樹：ポジショニング（ベッド・車いす）とは？．実践MOOK・理学療法プラクティス　関節可動制限（嶋田智明，大峯三郎，百瀬公人編），112-117頁，文光堂，2009．
2) 木原秀樹：手技編　呼吸理学療法．新生児発達ケア実践マニュアル（木原秀樹編），メディカ出版，187-199頁，2009．
3) 宮川哲夫：気道クリアランス法．理学療法MOOK4 呼吸理学療法（宮川哲夫編），第2版，248-267頁，三輪書店，2009．
4) Takahashi N, Murakami G, Ishikawa A et al：Anatomic evaluation of postural bronchial drainage of the lung with special reference to patients with tracheal intubation：which combination of postures provides the best simplification？．Chest 125(3)：935-944, 2004.

2 呼吸理学療法（手技と器具の使用）

a. 小児における呼吸理学療法の目的

- 小児は気道径が細い，肺や胸郭の組織，また気道の構造が軟弱，易感染性などにより，急性呼吸不全，肺炎，無気肺のような呼吸器合併症を容易に起こしやすい．そのために呼吸ケアの中でも呼吸理学療法の施行は必須であり，呼吸器合併症の予防や改善に有用である．
- 呼吸理学療法の目的は"手技や器具の使用により患児の呼吸を楽にする（呼吸仕事量の軽減，酸素化の改善）"ことである．呼吸理学療法には，姿勢と体位管理，呼吸コントロール，呼吸練習，気道クリアランス法，呼吸筋トレーニング，胸郭可動域練習，運動療法などの手法がある．
- 小児の場合，主に姿勢と体位管理，気道クリアランス法を用い，以下を促進することで小児の呼吸が楽になるように努める．
  - ・空気や分泌物の通り道を空ける（気道の確保）
  - ・肺胞の隅々まで空気を入れる（air entryの促進）
  - ・肺胞・気道の分泌物を排泄する（排痰の促進）
  - ・肺内の二酸化炭素を排出する（呼気の促進）

b. 呼吸理学療法の適応と実施基準

1）呼吸を楽にする

- 小児の呼吸を楽にするには，呼吸を規定する3要素（表3）を保証する．呼吸とは"空気を吸って吐くことで酸素を体内に取り込み，体内の二酸化炭素を排出する"ことである．このような呼吸の機能を維持するためには，気道貫通，吸気量獲得，呼出量増大が重要な要素となる．

表3　呼吸を規定する3要素
- ●気道の確保
  →空気や痰の通り道を空ける：気道貫通
- ●肺胞や胸郭の拡張性や肺容量
  →肺内に十分空気を入れる：吸気量獲得
- ●ポンプ機能
  →十分な呼気量と排痰能力：呼出量増大

［上田康久：慢性肺障害合併患児の呼吸管理．救急/集中治療 22（3・4）：487-492, 2010を元に作成］

2）呼吸理学療法の適応

- 小児自身で呼吸機能を維持できない場合は，人工呼吸療法や酸素療法により機能を代償することになる．しかし，人工呼吸療法や酸素療法は表3に示した呼吸を規定する3要素を治療するものではない．かえって，以下などのリスクを高めることもある．
① 挿管や刺激により気道分泌物が増加し気道が狭窄する
② 陽圧により吸気が入りやすい肺胞を拡張させ隣接する肺胞を虚脱させる
③ 過膨張により二酸化炭素を貯留させる
- 人工呼吸療法や酸素療法は，前項で示した姿勢と体位管理を含む呼吸理学療法の施行により，その効果を十分発揮できる．姿勢と体位管理を含めた呼吸理学療法の施行を検討すべき容態について表4に示す．

■ 表4　呼吸理学療法の施行を検討すべき容態

●上下気道の狭窄または閉塞
病態：上気道狭窄（喉頭軟化症，舌根沈下），下気道狭窄（気管支喘息，気管軟化症），長期挿管抜脱後，分泌物の貯留など
症状：陥没呼吸，吸気性喘鳴，いびき音，水泡音など
対応：気道貫通（気道の確保）

●肺容量低下，肺・胸郭コンプライアンス（弾力性）の低下または格差
病態：肺炎，無気肺，肺水腫，慢性肺疾患，心臓・肺・下腹部術後，長期挿管，胸郭変形，異常筋緊張など
症状：胸郭拡張不全，シーソー呼吸，捻髪音，肺胞音の減弱または消失など
対応：吸気量獲得（air entryの促進）

●ポンプ機能不全
病態：呼吸筋筋力低下，未熟な呼吸中枢，肺気腫，横隔神経麻痺，神経筋疾患，長期挿管，胸郭変形，異常筋緊張など
症状：肺過膨張（人工呼吸管理下），二酸化炭素の貯留，笛音，胸式呼吸の優位，咳嗽反射の低下など
対応：呼出量増大（排痰・呼気の促進）

［小池朋孝，上田康久：小児の呼吸理学療法．こどもケア 4(4)：49-54，2009を元に作成］

- 上下気道の狭窄や閉塞，肺容量の低下，肺・胸郭コンプライアンス（弾力性）の低下または格差，ポンプ機能不全のすべてを併発しやすいのは新生児，乳児，重症心身障害児，長期人工呼吸管理児である．それらの小児は積極的な呼吸理学療法施行の適応となりやすい．
- また，呼吸理学療法の適応の中で無気肺はもっとも多い病態と考えられる．無気肺の発生は多様な要因があり，すべての無気肺が呼吸理学療法の適応となるわけではない．呼吸理学療法の適応となるのは低換気や分泌物による閉塞（閉塞性無気肺）を原因とする無気肺である．胸水，気胸，肺腫瘍，心拡大など外部から気道を圧迫し無気肺を呈する場合（圧迫性無気肺，受動性無気肺）などは適応になりにくい．したがって，呼吸理学療法の適応を検討する場合，小児の病態，症状，リスクを十分に考慮する．

3）呼吸理学療法の実施基準

- 急性呼吸不全や術前後の病態が安定しない時期にも，姿勢と体位管理以外の積極的な呼吸理学療法を必要とする場合がある．しかし，**表5**に示すようなリスクが高い病態においては，呼吸理学療法の施行を慎重に検討すべきである．そのうえでリスク管理を徹底し，呼吸理学療法の効果がリスクを上回ると考えられる場合は細心の注意を払い呼吸理学療法を施行する．
- 呼吸理学療法を施行する前には，呼吸理学療法を施行するタイミング，中止基準（**表6**）をスタッフ間で申し合わせておく．

c. 呼吸理学療法におけるフィジカルアセスメントと効果判定

- 表4に示した呼吸理学療法の施行を検討すべき容態では，多くの小児は低酸素の状態を呈する．いわゆる著しい酸素化不全を認める小児には，姿勢と体位管理以外にも積極的な呼吸理学療法の施行を検討することになる．
- 酸素化不全における呼吸理学療法の適応は，換気障害（気道の狭窄または閉塞，肺

■ 表5　呼吸理学療法（姿勢と体位管理以外）施行を慎重に検討したほうがよい病態
- 気管支攣縮が誘発されやすい（気道過敏性の亢進）
- 出血傾向がある（肺出血，血小板減少，低血圧など）
- 血行動態が不安定（頭蓋内出血，肺高血圧症など）
- 未処置の緊張性気胸
- 骨形成不全

■ 表6　呼吸理学療法（姿勢と体位管理以外）施行のタイミングと中止基準
- タイミング
  ・鎮静中（鎮静していない場合は愛護的に覚醒させる）
  ・注入や食事前（注入や食事後は1時間以上空ける）
- 中止基準（すみやかに回復すれば再開）
  ・PaO_2 60 mmHg未満またはSpO_2 89％未満
  ・無呼吸（20秒以上）や徐脈（100/分以下）の出現（新生児の場合）
  ・個々のモニタリング基準から著しく外れた場合

■ 表7　呼吸理学療法におけるフィジカルアセスメント
- ○呼吸状態（陥没呼吸や多呼吸などが減る・呼吸がゆっくりと深くなる）
- ○皮膚の状態（チアノーゼや蒼白状態が改善する）
- ●聴診（副雑音が改善する・左右差がなくなる）
- ●視診（胸の上がりがよくなる）
- ●触診（胸郭が柔らかくなる・分泌物の振動がなくなる）
- ○分泌物（吸引できる分泌物が減る・分泌物が柔らかくなる）
- ○排痰能力（咳が減る・空咳になる）
- ○姿勢と筋緊張（四肢や体幹の緊張が弛む）
- ○過敏性（ケアに対する過敏性が減る）

＊●は評価技術を高めるもの
＊＊( )内は効果判定内容

容量の低下），換気血流比不均等（長期臥床による換気と血流のミスマッチ），シャント（無気肺による無駄な血流）などである．酸素化不全の中でも拡散障害（間質での病態），循環動態不全による換気血流比不均等，血流の短絡によるシャントは，積極的な呼吸理学療法により一時的に酸素化は改善するが，効果が持続しにくいため適応となりにくい．

- 低酸素状態＝呼吸理学療法の施行は短絡的である．必ず，積極的な呼吸理学療法の適応になるのか，施行したことで効果が認められたのか検証する．
- 呼吸理学療法により酸素化が改善しても小児が努力性呼吸を呈したり，呼吸理学療法施行中に酸素濃度を高くしていれば，患児は呼吸が楽になったとはいえない．全身の病態を把握し，多面的なフィジカルアセスメントを行うことで，呼吸理学療法の適応になる酸素化不全なのか，代償的に酸素化が改善していないか，包括的に小児の状態をとらえる必要がある．
- 呼吸理学療法におけるフィジカルアセスメントを表7に示す．フィジカルアセスメントの中でも聴診（副雑音の理解），視診（胸の上がりの変化），触診（胸郭の硬さや分泌物の振動）の評価技術の向上は必須である．重症心身障害児においては長期的にフォローアップし，姿勢や筋緊張が改善すること，肺炎や無気肺の発生頻度が減ることも大切な効果判定である．

d. 呼吸理学療法の方法と選択

1）呼吸理学療法の方法

(1) 徒手的な排痰法
- 小児で主に施行される気道クリアランス法の手法には，体位排痰法に分類される手技がある（表8）．
- 手技には前項に示した体位変換（positioning），排痰体位（drainage position）のほかに，軽打法（percussion），振動法（vibration），呼気圧迫法（squeezing：スクィージング）などがある．

表8 呼吸理学療法（体位排痰法）の方法（手技と器具）

手技	器具
・体位変換（positioning） ・排痰体位（drainage position） ・軽打法（percussion） ・振動法（vibration） ・呼吸圧迫法（squeezing） ・ゆすり法（shaking） ・バッグ加圧（bagging） ・吸引（suctioning）	・カフアシスト［器械的陽圧陰圧療法（Mechanically Asssisted Coughing：MAC）］ ・肺内パーカッションベンチレーター［肺内パーカッション療法（Intrapulmonary Percussive Ventilation：IPV）］ ・EzPAP［気道陽圧療法（Positive Airway Pressure Therapy）］ ・RTXレスピレーター［陽・陰圧体外式人工呼吸器（Biphasic Cuirass Ventilation：BCV）］ ・スマートベスト［気道クリアランスシステム（Airway Clearance System）］

- これらの手技は，「NICUにおける呼吸理学療法ガイドライン（第2報）」[3]（ガイドライン）で提言がされている．ガイドラインでは，各手技に関する危険性と有効性について，軽打法と振動法の施行はリスクが高いこと，スクィージングの有効性が高いことなどを報告している．このガイドラインはNICU入院の小児を対象としているが，小児全般に適応できると考える．

(2) 器具による排痰法

- 呼吸理学療法は徒手による手技以外に，呼吸理学療法器具を使用する機会が多くなっている．代表的な呼吸理学療法器具を表8に示す．
- 積極的な呼吸理学療法実施を要する場合，挿管下ではスクィージングを実施し，非挿管下では呼吸不全を呈した乳幼児に簡便に実施できる気道陽圧療法（EzPAPなど）を用いることが多い．また，コミュニケーションがとれ，自発呼吸が著しく不良でない場合，呼気陽圧（Positive Expiratory Pressure；PEP）療法（アカペラ，セラペップ，Threshold PEPなど）やインセンティブスパイロメーター（クリニフロー，コーチ2，VOLDYNEなど），ピークフローメーター（Peak Cough Flow；PCF：最大咳流速の利用）などの使用も有効である．
- 新生児・乳児の場合，慢性肺疾患のような重度な障害を合併し，著しく酸素化が不良になった場合，サーファクタント洗浄に呼吸理学療法を併用すると効果的である[4]．

(3) スクィージングとの組み合わせ

- スクィージングとEzPAP（スミス・メディカルジャパン）の方法・注意点を表9・10に示す．気管支喘息の小児を例にたとえると理解しやすいが，呼出量の増大で十分な吸気量が得られる．
- スクィージングでは呼気量を増加させることで，すみやかな吸気を得ることができる．肺胞の隅々まで空気で満たされると分泌物は移動しやすくなり排痰が促される．
- しかし，肺コンプライアンスが低下している小児で呼気時の圧迫が過度になると，吸気時に胸郭の戻りが悪化することもある．胸郭の弾力性や肺内の分泌物の位置をフィードバックしながらスクィージングを実施できる技術が求められる手技である．

2）呼吸理学療法の選択

- 呼吸器合併症を予防するために，通常の呼吸理学療法は姿勢と体位管理（定期的な体位変換），必要時の吸引のみで，ルーチンに積極的な手技や器具を施行する必要

表9　スクィージングの方法と注意点

[目的]
- スクィージング（右写真）は胸郭圧迫による呼気流量の増加を利用し，分泌物が気管支を閉塞している場合の貫通や末梢気道からの分泌物排出を促す．さらに胸郭圧迫後の肺・胸郭の弾性圧（陰圧）により虚脱した肺胞を再拡張させる

[方法]
- 無気肺や気道内分泌物の貯留している肺野に相当する胸郭を指先や手掌で呼気時に圧迫する．胸郭の呼吸の動きに合わせ，呼気の始めは軽く圧迫し，呼気の終了時には絞り出すように圧を少し強くする
- 人工呼吸管理中は人工呼吸器の呼気に同調し，速い自発呼吸がある場合は数回に1回圧迫する．小児の場合，肺コンプライアンスが低く，胸郭圧迫による肺胞虚脱の可能性もあるため，バッグ加圧との併用を薦める．いびき音が確認できたら吸引する

[注意]
- 過度な圧迫は肋骨骨折などの合併症が懸念される．呼気終末陽圧をかけてあるときは残気量が低下するため，酸素化の低下に注意する．この方法は無気肺治療にもっとも有効であるが，熟練者*が行うことが望ましい

*熟練者とは，徒手的な手技を施行中に児の肺の状態に合わせて常に力加減や頻度を変化させることができる者

表10　EzPAPの使用方法と注意点

[目的]
- EzPAP（右上写真）50～60psiのガス源に接続し0～15L/分の流量計で持続陽圧呼吸（Continuous Positive Airway Pressure：CPAP）を調節し，気道確保と肺胞の再拡張により排痰を促す

[方法]
- 肺胞の再拡張に必要な呼気時PEEP13-15cmH$_2$Oを目標に流量を調節する．常時酸素が必要な小児にも使用できる．マノ（圧）メーターの接続や吸入療法の併用が可能である

[注意]
- マスクをしっかりあてて空気が漏れないようにする（右下写真）．中枢気道に分泌物がある場合，分泌物を末梢へ押しこむ可能性も考えられる（施行前に吸引除去を）．自発呼吸が弱い児（者）は十分な陽圧がかからない

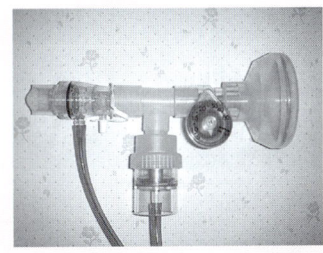

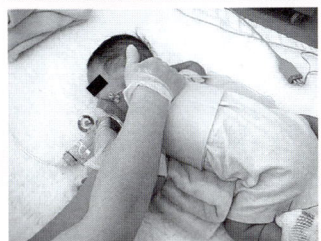

はない．また，肺炎や無気肺などが発生した場合も呼吸理学療法の方法の第一選択は前項で示した姿勢と体位管理である．

- 姿勢と体位管理に制限がある場合や呼吸器合併症の早期改善を図りたいときは手技や器具を用いる．手技や器具の使用の是非や選択はフィジカルアセスメントの下に行う．目的別の手技や器具の選択を表11に示す．手技や器具の方法については専門書籍[5]などを参照されたい．

- 手技や器具で小児のair entry，排痰，呼気を促進する際の前提として，小児の頸部，肩，胸郭の可動性の維持・改善，筋緊張の緩和を行うための関節可動域練習，胸郭モビライゼーション，ポジショニングなどの施行は必須である．

表11　目的別の呼吸理学療法の手技や器具の選択

目的	手技	器具
気道の確保	体位変換	
air entryの促進	体位変換，スクィージング	EzPAP, IS, RTX
排痰の促進	排痰体位，スクィージング	IPV, MAC, スマートベスト, RTX, PEP療法, PF
呼気の促進	体位変換，スクィージング	PF

＊EzPAP：気道陽圧療法，IS：インセンティブスパイロメーター，RTX（レスピレーター）：陽・陰圧体外式人工呼吸器，IPV：肺内パーカッションベンチレーター，MAC：カフアシスト，スマートベスト：気道クリアランスシステム，PEP療法：呼気陽圧療法，PF：ピークフローメーター

e. 呼吸理学療法のコツ，注意点

1) 呼吸理学療法で効果を出すコツ

- 肺炎や無気肺などの呼吸器合併症を早期に改善するために，徒手的な手技では小児に対して過剰な負荷をかけることがしばしばみられる．排痰を促すために軽打法で小児を強く速く軽打したり，スクィージングでは，小児の胸を強く絞りすぎたりする．
- 小児の呼吸は死腔換気量が大きく換気効率が悪い，安静時呼吸数が多く頻呼吸になりやすい，腹式呼吸が優位で腹部臓器からの圧迫で横隔膜が挙上しやすい，胸式呼吸による換気増に対応しにくい，体重当たりの酸素消費量が多いなどの特徴により，呼吸疲労を容易に起こす．
- さらに"ケアや呼吸理学療法だから我慢して"と告げ，小児が啼泣したり全身を緊張させると，気道が狭窄したり，胸郭が硬くなり，肺内に空気が入りにくくなる．肺内に空気が入らないと分泌物も移動しにくくなる．
- ケアや呼吸理学療法は小児が快適な状態で受けられることが，いちばん換気を改善し小児の呼吸を楽にする．小児にストレスを与えないために姿勢と体位管理の工夫と手技や器具などの負担軽減を図ることが大切である．

2) 年齢，疾患別での注意点

- 呼吸理学療法施行中はモニタリングや呼吸状態（無呼吸，徐脈発作など）の観察に細心の注意をはらい，必要に応じて吸入酸素濃度を上げる．
- 新生児や乳幼児は，成人と比べて骨形成が不十分であるが，胸郭は非常に柔軟であるため，適切に徒手的手技を行えば肋骨骨折などのリスクは高くない．逆に胸郭が柔軟であるため，徒手的手技は直接的に肺や循環へ影響を及ぼすことがある．
- たとえば，肺コンプライアンスが低い場合は，肺胞虚脱を起こすことや，先天性心疾患（Congenital Heart Disease：CHD）により心拡大している場合は，循環動態が急激に変化する可能性がある．力加減や頻度を調整すれば手技の実施可能だが，効果がリスクを上回らない場合は，徒手的手技を控えたほうがよい．
- 近年，CHDでは手術施行年齢の若年化に伴い，新生児・乳児を対象とした手術数が増加している．

- 原疾患に基づく血行動態変化のしやすさに加え，新生児・乳児では呼吸機能の未熟性により呼吸障害を合併しやすい．肺血流量増加や肺静脈うっ血などにより気管分泌物が増加しやすく，拡大した肺動脈による気管圧迫から無気肺が生じやすくなる（とくに左下葉）．肺血流量の増加に肺高血圧が加わると無気肺発生率が高くなり，さらに3歳未満，うっ血性心不全，気道疾患合併により無気肺発生率はさらに高くなる[6]．
- 側開胸術の場合，肋間の異常や術中の片側肺圧迫による無気肺発生の可能性が高くなる．CHDの中には血行動態が不安定で，血行動態の微妙な変化が致命的な状態悪化を引き起こす可能性が高い症例もある．しかし，モニタリングなどのリスク管理を徹底すれば，周術期の呼吸理学療法は安全かつ有効に施行できる[7]．
- 呼吸管理下における呼吸理学療法は必要不可欠であり，適切な呼吸理学療法の施行は小児の病態改善に大きく貢献する．反対に小児は呼吸予備能が非常に低く，適切でない手技の施行は容易に致命的な結果をもたらす．
- 小児における呼吸理学療法の施行は適応を見分け必要最低限とし，施行する際も小児に多大なストレスをかけないよう細心の注意を払う．また，小児特有の解剖・病態生理，手技の危険性をよく理解し行うことが大切である．

（木原秀樹）

引用文献

1) 上田康久：慢性肺障害合併患児の呼吸管理．救急/集中治療 22(3・4)：487-492, 2010.
2) 小池朋孝, 上田康久：小児の呼吸理学療法．こどもケア 4(4)：49-54, 2009.
3) 田村正徳, 福岡敏雄, 宮川哲夫ほか：NICUにおける呼吸理学療法ガイドライン（第2報）．未熟児新生児誌 22(1)：139-149, 2010.
4) 木原秀樹, 中村友彦, 廣間武彦ほか：無気肺に対し気管内洗浄に積極的な呼吸理学療法を施行した早産児3例とECMO療法中3例．未熟児新生児誌 18(2)：249-254, 2006.
5) 木原秀樹：脳性麻痺．理学療法MOOK4 呼吸理学療法（木原秀樹編），第2版，431-442頁，三輪書店，2009.
6) 人見眞理, 阪井裕一, 高田正雄：小児心臓手術後の無気肺発生に関する危険因子．理学療法学 20(2)：238-244, 1993.
7) 木原秀樹, 安河内聰, 里見元義：先天性心疾患術後における呼吸理学療法の導入．日小循誌 18(1)：29-32, 2002.

C 鎮痛・鎮静

a. クリティカルな状況にある小児における鎮痛・鎮静の適応

- 呼吸・循環・代謝の維持
- 痛みを伴う手術・処置
- 身体的・精神的な安静
- 気胸・縦隔気腫などのエアリーク症候群，またはカテーテルやドレーン，気管チューブなどの事故抜去の予防
- MRI，CTなどの体動制限が必要な検査

b. 鎮痛と鎮静の違い

- 疼痛に対しては鎮痛を，不安・不穏状態に対しては鎮静を図る．
- 看護師は，患者の病態や状況，性格やそれまでの経過などからアセスメントし，患者が疼痛に苦しんでいるのか，不安や不穏状態にあるのかを判別する．

c. 鎮痛と鎮静の実際

1) 鎮痛・鎮静薬投与の方法

- 鎮痛・鎮静薬の投与方法には，間欠投与と持続投与がある．
- 原則的には間欠投与にて開始する．
- 間欠投与には原則的に作用時間の長い薬剤を使用したほうが効率的である．
- 持続投与には作用時間の短い薬剤を使用すると，調節性に富むため小児の鎮痛・鎮静の程度に応じた投与量の調整が容易である．
- 患者の状態と薬剤の効果・性状・特徴に応じて，静脈投与，経口投与，経腸投与の投与経路を選択する．

2) 薬剤の選択

- 原則的に，疼痛には鎮痛薬を使用し，不安・不穏には鎮静薬を使用する．
- 使用する薬剤の特徴を知り，安全で最大限の効果が得られる薬剤を選択する．
- 患者の状態によっては，鎮痛薬と鎮静薬を併用する場合がある．
- 鎮痛薬と鎮静薬の併用は，作用の相乗効果をもたらすが，副作用としての呼吸・循環抑制も強く発現する．

3) 鎮痛・鎮静薬を投与する際の注意点

- 薬剤の副作用を熟知しておく．
- 一般的な副作用として，呼吸・循環抑制がある．
- 必ず気道確保の準備と，心拍数，血圧，血中酸素飽和度，呼吸数などの呼吸・循環

のモニタリングができるよう準備することが必要である．
● 鎮痛薬によっては，中枢神経抑制をきたすため，意識レベルの観察が必要になる．

d. 筋弛緩薬の使用

● 筋弛緩薬は，人工呼吸器管理中に特殊な換気モードの適応で，どうしても調節呼吸が必要な場合や，気管形成術後や肺高血圧クリーゼの予防，熱傷などで完全に身体の動きを止めたい場合に必要最低限の期間に限って使用する．
● 筋弛緩薬を投与する場合は，筋弛緩薬のみの投与ではなく十分な鎮静レベルが必要である．

e. 鎮痛・鎮静の評価方法

1）鎮痛の評価

● 小児の痛みには，不安や緊張・恐怖などが多大に影響してくる．
● 小児の行動や状況の意味するものは，家族（とくに母親）がもっともよく知っていることが多いため，日ごろから家族とのコミュニケーションをとり，家族からの情報を得る．
● 痛みは個人の主観であるため，客観的に評価するためには，評価スコアが参考になる．
● 痛みの評価については，Behavioral Pain Scale（BPS，表1 210頁）[4]が推奨されているが，小児には，その発達段階から活用できるとはかぎらない．
● 意思の疎通が困難な小児に対しては，CHEPSスコア（表2 210頁）を用いる．
● 子どもが鎮静から醒めており，問いかけに対して理解できる状況にある場合には，年齢などを考慮しながら，子ども自身が自己申告するフェイススケール（図1 210頁）や数値スケール（図2）[6]を用いて痛みを評価することができる．
● 新生児（32〜60週の新生児）の術後疼痛の評価には，CRIESスコア（表3 211頁）が活用できる．

2）鎮静の評価

● Ramsayの鎮静スコア（表4 211頁）やせん妄評価にも利用できるRASS（Richmond Agitation-Sedation Scale）（表5 211頁）[4]などのスコアが推奨されているが，小児に有効な鎮静評価のスケールはないといってよい．
● 人工呼吸器管理中の小児の鎮静状態をアセスメントするためのスコアとして，State Behavioral Scale（SBS）スコアを表6（212頁）に示す．
● 意識障害のある，または人工呼吸管理が必要な重症な乳児〜学童期にある小児の鎮痛・鎮静状態を評価するCOMFORTスケールを表7（213頁）に示す． 〔杉澤　栄〕

■ 表1　Behavioral Pain Scale（BPS）

項目	説明	スコア
表情	穏やかな	1
	一部硬い（たとえば，まゆが下がっている）	2
	まったく硬い（たとえば，まぶたを閉じている）	3
	しかめ面	4
上肢	まったく動かない	1
	一部曲げている	2
	指を完全に曲げている	3
	ずっと引っ込めている	4
呼吸器との同調性	同調している	1
	時に咳嗽，大部分は呼吸器に同調している	2
	呼吸器とファイティング	3
	呼吸器の調節がきかない	4

＊スコア範囲は3〜12

■ 表2　CHEPSスコア

項目	行動の定義	点数
啼泣	泣いていない	1
	しくしく泣く，めそめそ泣く	2
	大声でなく，泣きじゃくる	3
顔貌	穏やかな表情	1
	しかめ面；明らかに陰性の表情	2
	微笑；明らかに陽性の表情	0
言語	喋らない	1
	訴えるが，痛みのことには触れない	1
	痛みを訴える	2
	ほかのことを話す；訴えがない	0
姿勢	じっとしている	1
	動いている，バタバタしている	2
	弓なりになって，こわばっている	2
	体を立てている	2
手の動き	傷に触ろうとしない	1
	傷に触ろうとする	2
脚	ゆったりとした脚位置	1
	バタバタしている，蹴る動作	2
	立ったり，うずくまったり，跪いている	2

［北村征治，萬代祐子：集中治療における鎮静，鎮痛，筋弛緩（小児の集中治療），小児内科32増刊号：43，2000より引用］

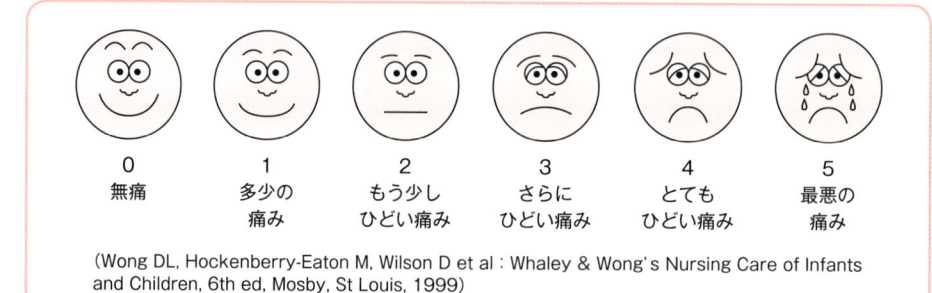

0	1	2	3	4	5
無痛	多少の痛み	もう少しひどい痛み	さらにひどい痛み	とてもひどい痛み	最悪の痛み

(Wong DL, Hockenberry-Eaton M, Wilson D et al : Whaley & Wong's Nursing Care of Infants and Children, 6th ed, Mosby, St Louis, 1999)

■ 図1　フェイススケール

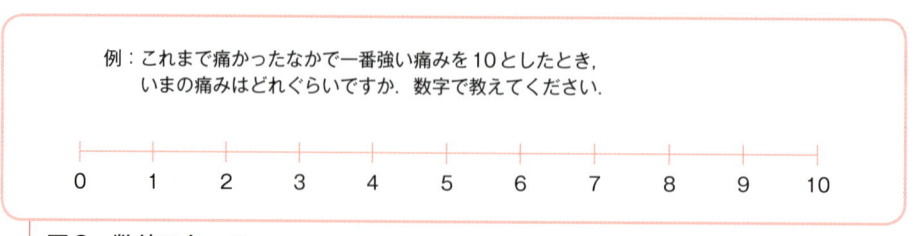

例：これまで痛かったなかで一番強い痛みを10としたとき，いまの痛みはどれぐらいですか．数字で教えてください．

0　1　2　3　4　5　6　7　8　9　10

■ 図2　数値スケール

表3 CRIES新生児術後疼痛スコア

状態＼スコア	0	1	2
啼泣（Crying）	なし	高調	なだめられない
酸素飽和度＞95％のために必要なO_2	なし	＜30％ O_2	＞30％ O_2
バイタルサインの増加（Increased）	心拍数と血圧が術前以下	心拍数と血圧の増加が術前の＜20％	心拍数と血圧の増加が術前の＞20％
表情（Expression）	なし	歪める	歪める／うめく
睡眠障害（Sleepless）	なし	頻回に覚醒	常に覚醒

＊最高スコアは10点．4点以上のスコアは介入を必要とする痛みを示す．
[Myron Y, Elliot JK, Richard Fほか：小児のセデーションハンドブック（高橋孝雄，津崎晃一 監訳），9頁，メディカル・サイエンスインターナショナル，2000より引用]

表4 Ramsayの sedation score

SS-1	不安・不穏・興奮
SS-2	静穏・協力的・見当識あり
SS-3	軽い呼びかけ指示に反応
SS-4	大声や叩打に素早く反応
SS-5	大声や叩打に緩慢に反応
SS-6	反応なし

Ramsey MAE, Savege JM, Simpson BRJ et al：Controlled sedation with alphaxalone-alphadolone, Br Med J. 2：656-659, 1974.

表5 Richmond Agitation-Sedation Scale（RASS）とその利用法

ステップ1：30秒間，患者を観察する．これ（視診のみ）によりスコア0〜＋4を判定する．
ステップ2：1）大声で名前を呼ぶか，開眼するように言う．
2）10秒以上アイ・コンタクトができなければ繰り返す．以上2項目（よびかけ刺激）によりスコア−1〜−3を判定する．
3）動きが見られなければ，肩を揺するか，胸骨を摩擦する．これ（身体刺激）によりスコア−4，−5を判定する．

スコア	用語	説明	
＋4	好戦的な	明らかに好戦的な，暴力的な，スタッフに対する差し迫った危険	
＋3	非常に興奮した	チューブ類またはカテーテル類を自己抜去；攻撃的な	
＋2	興奮した	頻繁な非意図的な運動，人工呼吸器ファイティング	
＋1	落ち着きのない	不安で絶えずそわそわしている，しかし動きは攻撃的でも活発でもない	
0	意識清明な，落ち着いている		
−1	傾眠状態	完全に清明ではないが，よびかけに10秒以上の開眼及びアイ・コンタクトで応答する	よびかけ刺激
−2	軽い鎮静状態	よびかけに10秒未満のアイ・コンタクトで応答	よびかけ刺激
−3	中等度鎮静状態	よびかけに動きまたは開眼で応答するがアイ・コンタクトなし	よびかけ刺激
−4	深い鎮静状態	よびかけに無反応，しかし，身体刺激で動きまたは開眼	身体刺激
−5	昏睡	よびかけにも身体刺激にも無反応	身体刺激

表6 State Behavioral Scale (SBS) スコア

得点	項目	定義
−3	無反応	自発呼吸努力の消失 咳嗽反射の消失，または気管内吸引時のみ咳嗽を認める 不快な刺激に対する反応の消失 医療従事者に対する関心の欠如 あらゆる刺激（不快刺激を含む）に対する生体徴候*の消失 不動
−2	不快刺激に対しての反応	人工呼吸器補助下に出現する自発呼吸 気管内吸引あるいは体位変換による咳嗽反射 不快刺激に対する反応 医療従事者に対する関心の欠如 不快刺激に対する生体徴候の出現 不動，または散発的に認められる四肢運動または体位変換
−1	優しい触知や声に対する反応	自発的ではあるが有効でない呼吸の出現 気管内吸引あるいは体位変換による咳嗽反射 よびかけまたは触知に対する反応の出現 医療従事者に対する関心の出現．ただし刺激をやめると入眠 医療行為に対する生体徴候の出現 刺激消失後，優しい触知や声で鎮静状態が回復可能 散発的に認められる四肢運動または体位変換
0	覚醒しているが鎮静状態を維持できる状態	有効な自発呼吸 体位変換時の咳嗽，または散発的に認められる自発咳嗽 よびかけに対する反応．反応を惹起するために外部刺激を必要としない状態 医療従事者に対する自発的な関心の出現 医療行為に対する生体徴候の出現 刺激終了後，優しい触知やよびかけで鎮静状態を回復可能 時折出現する四肢運動または体位変換．体動の増加（落ち着かずもぞもぞ動く）
+1	落ち着かず，鎮静維持が困難な状態	有効な自発呼吸．人工呼吸器との同調が困難 時折出現する自発的咳嗽反射 よびかけに対する反応．反応を惹起するために外部刺激を必要としない状態 入眠，または医療従事者に対する自発的な関心の出現 児の安全維持が困難な場合あり 5分以上努力しても鎮静回復が困難，または子どもをなだめることが困難 体動の増加（落ち着きなくもぞもぞ動く）
+2	不穏	人工呼吸器との同調が困難な場合あり 自発咳嗽反射の出現 反応を惹起するために外部刺激を必要としない状態 医療従事者に対する自発的な関心の出現 危険（気管チューブを噛む，カテーテルを引っぱる，常時付き添いが必要） 子どもをなだめることが困難 体動の増加（落ち着きなくもぞもぞ動く，または体幹を激しく動かす，蹴る）

*生体徴候（Distress）：心拍数または血圧の突然の上昇，またはSpO_2の低下や体動の増加を伴う反応
[Curley MAQ, Harris SK, Fraser KA et al：State Behavioral Score — A sedation assessment instrument for infants and young children supported on mechanical ventilation. Pediatric Critical Care Medicine 7：112, 2006 より引用]

参考文献

1) 植田育：小児ICUにおける鎮痛と鎮静．総合臨床9(50)：2541-2546, 2001.
2) 志馬伸朗, 橋本悟：呼吸管理―酸素療法と人工呼吸．小児ICUマニュアル, 改訂第5版, 64-98頁, 永井書店, 2005.
3) 志馬伸朗, 橋本悟：薬剤．小児ICUマニュアル, 改訂第5版, 295-297頁, 永井書店, 2005.
4) 妙中信之, 行岡秀和, 足羽孝子ほか：人工呼吸中のための鎮静ガイドライン．人工呼吸24(2)：146-167, 2007.
5) Myron Y, Elliot JK, Richard Fほか：急性痛の管理．小児のセデーションハンドブック（高橋孝雄，津崎晃一 監訳）, 1-141頁, メディカル・サイエンスインターナショナル, 2000.
6) 田中裕之, 弓削孟文：小児の術後鎮痛法．痛みと臨床2(4)：25(385)-30(390), 2002.
7) 永渕弘之：小児ICUにおける塩酸デクスメデトミジンの適応について．ICUとCCU 30(11)：933-938, 2006.
8) 英国小児医学・保健学会：子どもの痛み その予防とコントロール（片田範子監訳）, 85-100頁, 日本看護協会出版会, 2003.
9) 杉澤栄：人工呼吸管理中の小児の鎮静についての知識を持たずにケアをしてはいけない．集中ケア認定看護師に聞く やってはいけない人工呼吸管理50（道又元裕，木下佳子，杉澤栄ほか編）, 第2版, 172-176頁, 日本看護協会出版会, 2008.

表7 COMFORTスケール

評価項目	評価内容	点数
覚醒度	深い睡眠 浅い睡眠 うとうとしている 覚醒 興奮状態	1 2 3 4 5
平穏さ興奮	平穏 わずかに不安 不安 非常に不安 パニック状態	1 2 3 4 5
呼吸	咳なし,自発呼吸なし 自発呼吸があるがほとんど押されるまま ときどき咳,ファイティングする 人工呼吸から独立して呼吸,常に咳 ファイティング,咳,息詰り	1 2 3 4 5
体動	体動なし ときどき わずかに体動あり しばしば わずかに体動あり 四肢に限定した活発な動き 体幹,頭部を含めた活発な動き	1 2 3 4 5
血圧	平常時以下 平常時と同等 まれに(1～3)15%以上上昇 しばしば(3回以上)15%の上昇 常に15%以上の上昇	1 2 3 4 5
心拍数	平常時以下 平常時と同等 まれに(1～3)15%以上上昇 しばしば(3回以上)15%の上昇 常に15%以上の上昇	1 2 3 4 5
筋弛緩	完全に弛緩 筋緊張低下 筋緊張正常 筋緊張亢進,手指・足趾屈曲 著しい筋硬直,手指・足趾屈曲	1 2 3 4 5
顔貌	顔筋が完全に弛緩 顔筋の筋緊張正常 いくつかの顔筋で緊張あり すべての顔筋の緊張あり 顔をゆがめる,しかめる	1 2 3 4 5

・過去24時間の平均動脈圧や心拍数のベースラインを決定することや観察に時間を要するため意識障害や人工呼吸器装着中の重症な乳児～学童期の小児に適応される.
・過去24時間の心拍数・血圧(平均動脈圧)のベースを決定し2分間観察(15～20秒毎)して点数化する.
・17～26点が適切な鎮痛・鎮静レベルである.

[Ambuel B, Hamlett KM, Marx CM : Assessing Distress in Pediatric Intensive Care Environments— The COMFORT Scale.Journal of Pediatric Psychology 17(1): 107-108, 1992 より引用]

D せん妄予防

1 せん妄とは

- せん妄とは急性に生じる意識障害をベースに，さまざまな所見を認める一種の病態である．
- せん妄はほとんど一過性で，数日で軽快するものが多い．一方で，発症例では入院日数の延長，死亡率の上昇などを認め，予後との関連性も高い．
- せん妄は予防が重要であり，発生時には早期に発見し適切な対応を行う．
- 現在得られているせん妄に関する知見の多くは，成人を対象としたものである．

a. 小児のせん妄

- 国内における小児のせん妄の認識は，施設間の差はあるが，現時点では低い印象を受ける．一方，海外における小児のせん妄に関する報告は決して少なくない．
- 知見が乏しいことを前提として，成人で得られた情報を元に小児のせん妄を考察する．

b. せん妄の概要

1）要因

- 重症患者自身や非日常的な治療環境には，多くのせん妄に関連する要因が存在する．せん妄の要因は非特異的で多岐にわたる．一般的に，次の3つに大きく分類される（図1）．

(1) 直接要因
- せん妄の発生には脳機能を低下させるなんらかの要因が存在し，直接因子とよばれる．
- 重症患者では頭部外傷や脳血管疾患だけでなく，生体侵襲そのものや各種病態（たとえば低酸素血症，感染症，貧血），薬物などがこの因子となる．

(2) 誘発因子
- 不眠やストレス，痛み，不安などはせん妄の発生を誘発するとされ，誘発因子とよばれる．

(3) 準備因子
- 対象が根本的にもつ弱さはせん妄の発症の可能性を高めるとされる．
- 具体的には認知障害や抑うつ傾向，性格（心配性）などがあり，準備因子とよばれる．

2）症状

- 主となる症状は軽度ないし中等度の意識障害（意識混濁）である．これに注意力低下，認知障害を伴い，精神症状や精神活動の変容などの所見を呈する．

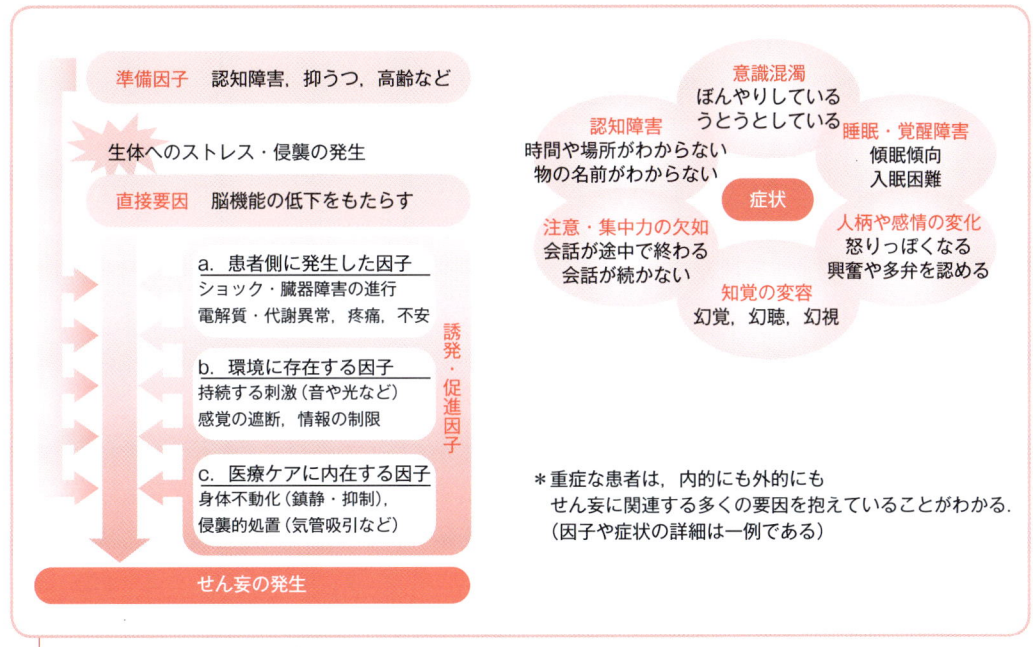

図1 せん妄の要因と症状

図中テキスト:
- 準備因子　認知障害, 抑うつ, 高齢など
- 生体へのストレス・侵襲の発生
- 直接要因　脳機能の低下をもたらす
- a. 患者側に発生した因子
  ショック・臓器障害の進行
  電解質・代謝異常, 疼痛, 不安
- b. 環境に存在する因子
  持続する刺激（音や光など）
  感覚の遮断, 情報の制限
- c. 医療ケアに内在する因子
  身体不動化（鎮静・抑制），
  侵襲的処置（気管吸引など）
- 誘発・促進因子
- せん妄の発生

症状:
- 意識混濁：ぼんやりしている, うとうとしている
- 認知障害：時間や場所がわからない, 物の名前がわからない
- 注意・集中力の欠如：会話が途中で終わる, 会話が続かない
- 知覚の変容：幻覚, 幻聴, 幻視
- 睡眠・覚醒障害：傾眠傾向, 入眠困難
- 人柄や感情の変化：怒りっぽくなる, 興奮や多弁を認める

＊重症な患者は, 内的にも外的にもせん妄に関連する多くの要因を抱えていることがわかる.（因子や症状の詳細は一例である）

- 時間的な特徴は, 急性に発症すること, 日内でも症状に変動を認めることである.
- 症状から, 錯覚や幻覚, 過度な覚醒, 興奮・不安などの情動変化を示す「活動過剰型せん妄」, 傾眠など精神運動の抑制を特徴とする「活動減少型せん妄」, および「混合型」に分類される.
- 「活動減少型」は発見が遅れやすいうえに, せん妄に占める割合は高いといわれる.

3）病態生理

- 神経伝達物質としてアセチルコリンの関与が示唆されている. また, 大脳や脳幹網様体など覚醒や注意を統制する機構における異常が推測されている.

2 せん妄への対応

c. 小児のせん妄の発見に関する一考察

- PICUに入院した877名の患児において3ヵ月〜17歳までの40名（約5％）にせん妄を認めたとする報告[1]がある. この報告から, 小児にもせん妄は存在することを再認識できる.
- 実際に臨床の場でせん妄を疑うような症状をきたす小児は少なくない.
- 乳児は親（とくに母親）を比較的早期から認知し, 接触などのかかわりから安心感を得る. この点から,「親に感心を示さない」ことは認知機能に異常を疑う指標となるかもしれない.

- 小児の普段の様子を常に見ている家族や養育者から，「いつもと表情が違う」「反応がおかしい」などの訴えがある場合は，1つの可能性としてせん妄の存在を疑うべきであろう．
- 成人のクリティカルケア領域ではスクリーニングとしてCAM-ICUやICDSCが使用される．小児でもCAM-ICUの小児用改訂ツール（pCAM-ICU）の有用性を検討した報告[2]があり，5歳以上（平均12歳）の小児で有用であったとされている．
- 低年齢児の認知機能の発達はまだ途上であり，その異常をある共通の方法で評価する試みには限界があるのかもしれない．

d. 予防と発症時のケアに関する一考察

- 重症患者は過大な侵襲に加え，身体機能の低下から多くの直接因子をもつ．せん妄の予防という点からも，いち早い全身状態の改善は重要な目標といえる．一方で，重症な病態ではその改善に時間を要することも多い．そのため，促進因子への積極的介入が必要となる．
- 痛みや不安はせん妄の促進因子となるが，鎮痛薬や鎮静薬の使用はそれ自体がせん妄発症原因にもなりうる．小児の重症患者ではこれらの薬剤が投与されることが多いが，過剰投与となりやすい傾向がある．せん妄予防の点からも，適切な評価と薬剤量の調節が求められる．
- 医療環境はせん妄を誘発させる多くの因子を内包しており，照度や音の調整も大切なケアとなる．また，医療処置は合目的的に行われるが，誘因となりうる不快な感覚を生じやすい．気管吸引や体位変換などの処置はその必要性を検討したうえで，必要最低限に行う．とくに睡眠時には中途覚醒による睡眠障害の発生を避けるため実施の判断に注意する．
- 小児に特徴的な準備因子は現時点で明確な知見がない．
- 生後6ヵ月〜3歳までの小児は分離不安を生じやすいといわれ，単身の場合，入院そのものが強いストレスとなりうる．この点から，幼少であることは準備因子となりうるかもしれない．
- せん妄を生じると，変化を目にした家族の精神的動揺は大きい．要点として「身体症状や薬物の影響により一過性に神経面のバランスを崩している」「原因が除去されれば改善される」ことを伝える．家族の協力が有用であることも考えられ，十分な説明と理解が求められる．

〈大西哲郎〉

参考文献
1) Schieveld IN, Leray PL, van OsJ et al：Pediatric delirium in critical illness-phenomenology, critical correlates and treatment response in 40 cases in the pediatric intensive care unit. Intensive Care Med 33：1033-1040, 2007.
2) Smith HA, Boyd J, Fuchs Oc et al：Diagnosing delirium in critically ill children：Validity and reliability of the Pediatric Confusion Assessment Method for the Intensive Care Unit. Crit Care Med 39(1)：150-157, 2011.

E. 重症小児へのスキンケアの基本

1 クリティカルな状況にある小児の皮膚の特徴

- 小児の皮膚は成人に比較すると薄く，耐久性や保護機能が低下しており障害を起こしやすい．中でもクリティカルな状況にある場合はさらに脆弱(ぜいじゃく)となり，スキントラブルを引き起こしやすい．
- スキントラブルのハイリスクとなる原因は，全身状態の衰弱，機能低下という内的因子に加え，生命の維持を優先する治療の二次的影響(体動を制限される治療，多くの挿入物の存在など)という治療環境による外的因子によって起こる．
- 主要臓器の機能不全により皮脂線や汗腺からの分泌能が低下し，角層のバリア機能の破綻によりドライスキンを招きやすい．また，カテーテル類の挿入や医療粘着テープ類の貼付などは皮膚に度重なる刺激を与え，さらにバリア機能を低下させる．

2 予防的スキンケア

- 皮膚が脆弱となる要因は，未熟性などの生理的要因から疾患や治療の影響などさまざまであるが，予防的観点からこれらをとり除くことは不可能であることが多い．そのため，低下した皮膚の生理機能を守り，保護するケアが重要となる．これが，"予防的スキンケア"という考え方である．
- 予防的スキンケアの柱となる考えは，皮膚の生理機能を最大限に保つために，"もっとも重要なバリア機能をもつ表皮をいかに維持するか"である．
- 具体的なスキンケア方法としては"皮膚の清潔"と"皮膚の保護"であるが，ここでは脆弱な皮膚である共通所見として，"ドライスキン"と"浸軟(しんなん)(ふやけ)"に対する皮膚の保護と，スキンケア用品の活用について述べる(☞218頁コラム)．

a. 愛護的な皮膚の洗浄方法

- ガーゼやおしぼりタオルでこするなどの外的な刺激や，頻回な洗浄は皮膚本来の皮脂成分を喪失させ，表皮のバリア機能を破綻させるため，さらにドライスキンに傾くことが予想される．そのため，できるだけ，皮膚にダメージを与えずに効果的に汚れを落とす方法を選択する必要がある．
- 皮膚に物理的刺激を与えることなく，洗浄効果を発揮させるためには，石鹸に含まれる界面活性剤の役割を引き出すことが望ましい．水と混合させ，"泡が立つ"状

態は，効果的な界面活性剤濃度であることを意味する．つまり，十分に泡立てた溶液を皮膚に乗せることで，油分である汚れを界面活性剤で包み込み，皮膚から汚れを引き離す役割を果たし，擦る(こす)ことなく汚れを除去できる（図1）．
- 厚みのある泡はクッションの役割を果たし，皮膚への直接的な機械的刺激を避けることができる．この原理を利用して，脆弱な皮膚には十分な洗浄効果のある泡立てた溶液を乗せ，軽くなでた後，洗い流す方法が推奨される．

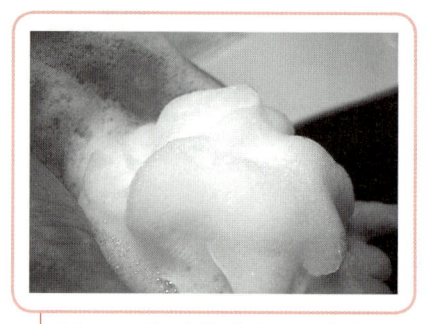

■図1　石鹸を泡立たせて皮膚から汚れを引き離す

- 最近では，界面活性剤を洗浄効果のある濃度に配合したリキッド状の洗浄剤セキューラ®CL（スミス・アンド・ネフューウンドマネジメント）も販売されており，泡立てる時間がとれない場合には有効である．また，汚れを浮き立たせる目的で油分を主成分とした洗浄剤のリモイス®クレンズ（アルケア）も，洗い流すことなく拭き取ることが可能である．皮膚の保湿を兼ねることができるため，全身状態に合わせて選択するとよい．

b. 皮膚の保護に活用できるスキンケア用品

- ドライスキンや浸軟は，その性質上，皮膚のバリア機構が破綻しており，スキントラブルの発生を招きやすい．予防的スキンケアの目的は，こうした皮膚の状態を改善することで失われたバリア機能を補うことである．

1）ドライスキンを予防するスキンケア用品

- 現在，ドライスキンに対しての保湿剤が，医薬品からスキンケア用品まで数多く市販されている．角層のバリア機能を補うものでは，セラミド入りの保湿剤が有効である．ワセリンなどは安価であるがべとつき，ほこりや糸くずなどを吸着させやすいため，不衛生になりやすく，全身の保湿には不適である．
- スキンケア用品では保湿持続効果が高く，塗布した後にべとつかず，継続して使用

---

column　ドライスキンと浸軟

ドライスキンとは
- ドライスキンでは皮膚表面の皮脂膜の欠如，自然保湿因子（NMF）の低下や欠如，セラミド含有量の減少から，水分保持能が低下し，容易に角層から水分が蒸散してしまう状態になる．それだけではなく，表面が隙間の多い状態のため，皮膚表面の刺激物等が侵入しやすくなり，皮膚障害の誘因ともなる．

浸軟とは
- 「浸軟とは水に浸漬して角質層の水分が増加し，一過性に体積が増えてふやけることで，可逆性の変化である」と定義されている（スキンケアガイダンス／日本看護協会出版会）．
- 浸軟は外からの水分を吸収して細胞内の水分量が増加し，角質細胞と細胞の間を接着させているデスモゾームの構造が緩んでいる状態である．このことから，外界からの外力に対する抵抗力が落ちたり，外界からの異物や微生物の侵入が容易となる．

できるさらっとする質感のクリームや保湿ローションを選択するとよい（セキューラ®DC；セキューラ®ML：スミス・アンド・ネフューウンドマネジメント，花王ソフティ；花王キュレル：花王など）．

2）浸軟を予防するスキンケア用品

- 臨床現場で，もっとも浸軟を引き起こす部位として考えられるのは，おむつ内の皮膚である．浸軟を予防するには，尿や水様便などの排泄物の付着を回避することや通気性のあるおむつの選択が必要である．
- 排泄物の付着の回避で簡便な方法は，撥水効果のあるスキンケア用品の塗布が有効である（ソフティ®保護オイル：花王，リモイス®バリア：アルケア，セキューラ®PO：スミス・アンド・ネフューウンドマネジメントなど）．臨床では，しばしばワセリンを活用しているが，ワセリン単独では汗腺をふさぎ，水蒸気の排泄を損なうために，さらに浸軟を助長してしまう．とくに夏場は汗腺に一致した炎症を起こすことも経験される．

c. 医療用粘着テープによる皮膚障害への対策

- クリティカルな状況にある小児の皮膚は，前述してきたように角層のバリア機能が破綻しており，粘着する医療用テープ類による化学的刺激や貼り替えの機械的刺激でも障害を起こしやすい．
- 皮膚を被覆することで水分蒸散が妨げられ，なおかつ汗腺や皮脂線の分泌障害から皮膚が浸軟し外的刺激が侵入しやすく透過性が亢進する．そのため，粘着テープの化学成分による接触性皮膚炎を起こしやすくなる．また，浸軟によりpHがアルカリ性に傾き，細菌が繁殖しやすくなる．とくに毛孔は細菌の温床となりやすい（表1）．
- さらに，浸軟して傷つきやすい皮膚は粘着テープの剝離でさらに角層を剝ぎ取られ，バリア機能をさらに失うこととなる．

1）医療用粘着テープによる皮膚障害の対処法

（1）医療用粘着テープの選択

- 皮膚障害のハイリスク状態では，できるだけ低粘着性でゲル状の粘着剤を使用したテープを選択し，剝離刺激を最小限にするとよい．また，基材は通気性のよいもの

表1　粘着剤で被覆した場合の皮膚に与える影響

1. 皮膚からの正常な水分蒸発の障害
2. 汗腺からの分泌障害による皮膚の浸軟および浸軟からくる皮膚の透過性の亢進
3. 皮膚細菌叢の変化，pHの上昇に伴う細菌感染の機会の増加

表2　低刺激性医療用粘着テープの例

種類	商品名	製造元
伸縮性テープ	シルキーテックス シルキーテックスH	アルケア
	マルチポア	スリーエムヘルスケア
非伸縮性テープ	優肌絆	日東メディカル
	スキナゲート	ニチバン
ポリウレタンフィルム材	優肌パーミエイド	日東メディカル
	オプサイトIV3000	スミス・アンド・ネフュー

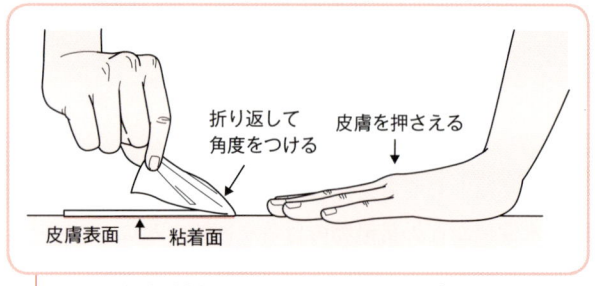

図2 剥離刺激を最小限にするテープの剥がし方

テープを折り返し角度をつけて剥がす．一方の手は皮膚を押さえて固定する．

図3 剥離刺激を最小限にするポリウレタンフィルムの剥がし方

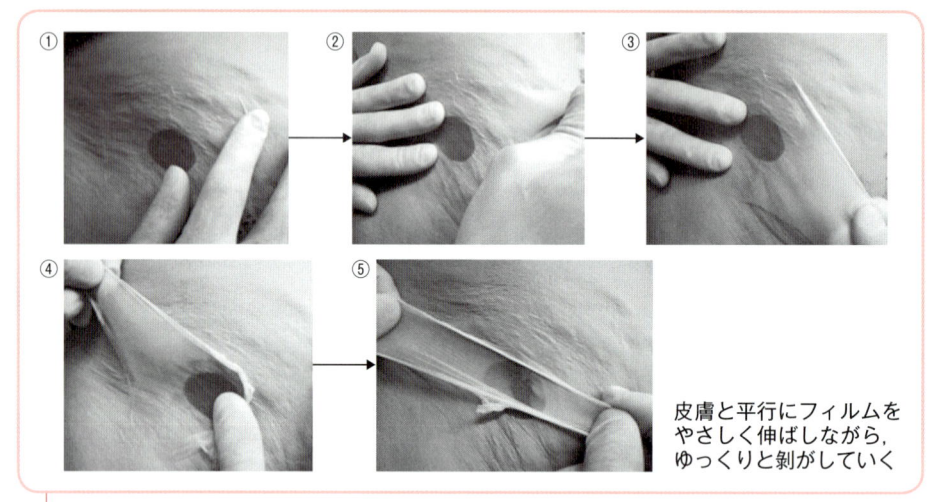

皮膚と平行にフィルムをやさしく伸ばしながら，ゆっくりと剥がしていく

を選択する（表2）．最近は，高価であるが粘着部にシリコンジェルを使用し角層を剥ぎ取らない固定テープ（メピタック：メンリッケヘルスケアなど）も販売されている．

(2) 剥離刺激を最小限にする剥離の方法
● 通常の粘着テープは角層を損傷しないようにテープを折り返し，一方の指で皮膚を押さえるようにして剥がすとよい（図2）．
● ポリウレタンフィルムは折り返して剥がすのではなく，皮膚に平行に伸ばすようにして，皮膚とフィルムの間に隙間を作るように剥がすと，角層を傷めず剥がす際の疼痛も緩和できる（図3）．

(3) 皮膚被膜剤を使用する方法
● 低刺激性の粘着テープ等を選択しても，皮膚障害が予防できない症例も少なくない．そのような場合は，あらかじめ粘着テープを貼付する部位に被膜を作り，粘着テープの刺激を受けないようにする方法も推奨される．テープを剥がすときも被膜剤が剥がれてくるため，痛みも最小限にすることができる．皮膚の弱い小児には，刺激の少ないアルコールフリーの剥離剤（キャビロン™：スリーエムヘルスケア，リモイス®コート：アルケアなど）が望ましい．

（溝上裕子）

F おむつかぶれとケア

- 乳幼児の肛門周囲皮膚炎，いわゆるおむつかぶれは小児領域で多く経験される．
- 肛門周囲皮膚炎は，機械的刺激（拭き取りなど）や物理的刺激（留置カテーテル類など）で皮膚の角層のバリア機構が破綻し，そこに化学的刺激（アンモニアや消化酵素など）が加わり，皮膚障害は発生すると考えられている．ここでは，この肛門周囲皮膚炎の発生を止める予防的スキンケアと，スキントラブルが発生した後の治療的スキンケアについて述べる．

1 肛門周囲皮膚炎の予防的スキンケア（表1）

a. 機械的刺激の除去

- 機械的刺激を除去する目的は，皮膚の外層である表皮をできるだけ健常に保つことである．
- 機械的刺激でもっとも注意を要するのは皮膚の洗浄である．図1に頻回な洗浄の末，皮膚の皮脂成分が失われ，乾燥している肛門周囲の状態を示す．この乾燥は，障害皮膚の治癒も阻害し，上皮化が遅延する結果をもたらす．
- 従来，小児科の看護師は，乳幼児の清潔を保つことを念頭に汚れを除去し，皮膚ケアを行う傾向が強い．正常な排泄のもとで，1日1〜2回の臀部洗浄であれば皮膚本来の皮脂成分が補われ，皮脂成分由来のバリア機構が失われることはない．しかし，1日に度重なる排便回数に応じて頻回に洗浄することは，このバリア機構を失わせる結果を招いている．よって，皮膚の洗浄は1日1〜2回にとどめ，便の付着を防ぐバリアを作る方策を練るべきである．
- 洗浄よりももっと機械的刺激を与える行為として，皮膚の清拭があげられる．とくに乳幼児の排便の処理に多く使用される，おしり拭き・濡れティッシュは厚手で，1日4〜5回以上使用すると，表皮に摩擦が加わり，傷を与えてしまう．その結果，容易に発赤を生じる．小児への清拭には，ベビーオイルや肛門清拭剤のサニーナ®（花王）などを軟らかい材質のティッシュにつけて，愛護的に拭くべきである．

表1 予防的スキンケアとは
- 以下の皮膚障害の要因を除去することが予防につながる
  1. 機械的刺激の除去
  2. 皮膚の浸軟予防
  3. 化学的刺激の除去

b. 皮膚の浸軟の除去

- 皮膚の浸軟（ふやけ）は，高温多湿状態のおむつ内で容易に発生する．皮膚の浸軟は角層の結びつきをルーズにし，外部からの刺激をとり込みやすくするため，皮膚

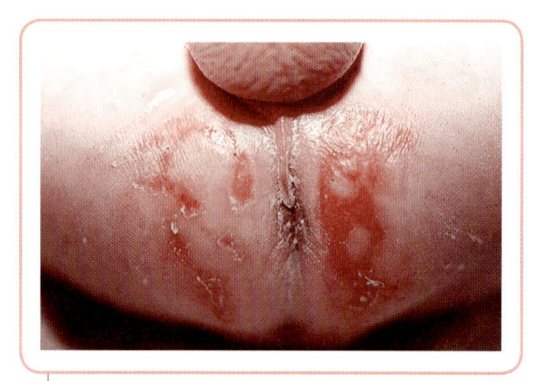

■ 図1 皮脂成分が失われ，乾燥した肛門周囲 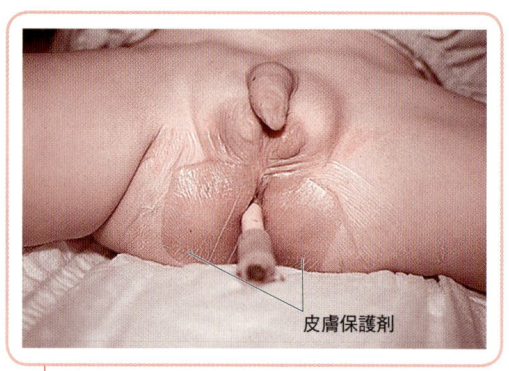　　■ 図2 肛門周囲を皮膚保護材でバリアする

障害のリスクを高める．
- 現在のおむつは通気性に優れ，内蔵された高分子ポリマーも良質で吸水力がアップしている．できるだけ吸水性の高いおむつを選択し，適切な間隔で交換することが重要である．また，前述したように浸軟を防止する撥水性のスキンケア用品（☞218頁）などの活用も推奨される．

c. 化学的刺激の除去

- 化学的刺激とは，主に便の付着を表す．頻回な排便に対しては図2に示すような軟らかい皮膚保護材でバリアするか，撥水性のあるスキンケア用品や皮膚被膜剤でバリアするなど便の回数や性状で選択するとよい．
- 皮膚保護パウダー（ストーマ用品）を肛門周囲に散布し，排泄された便のpHを弱酸性に緩衝させる方法も簡便で化学的刺激を軽減させる意味では推奨できる．
- バリアを中心とする健常皮膚に行う予防策は，障害皮膚への対応に比べ労力も最小限で，何より患児の苦痛を予防できる．以下に具体的なスキンケアを詳しく述べる．

2 肛門周囲皮膚炎のスキンケア

a. 皮膚炎の局所アセスメント

1) 皮膚障害の位置

- 局所の皮膚炎の形態から，発生要因を探ることができる．まず，その皮膚障害の位置に注目する．肛門周囲は排泄物が直接付着する位置であり，その部位に限局してびらんが認められる場合は排泄物の付着が関与していることを示している（図3）．
- 肛門周囲に限局せず，全体に皮膚障害を認めるものは，排泄物の付着のみならず，そこに接着するおむつの関与か，スキンケア方法の問題が予測される．
- 図4は頻回な排便ごとに，ウエットなお尻拭きで障害皮膚を摩擦しながら清拭して

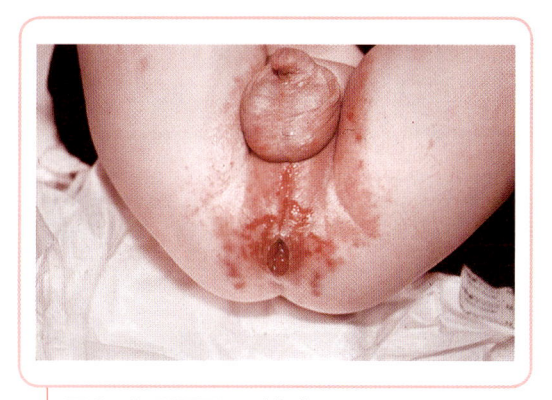

■ 図3 肛門周囲のびらん
原因に排泄物の付着が考えられる

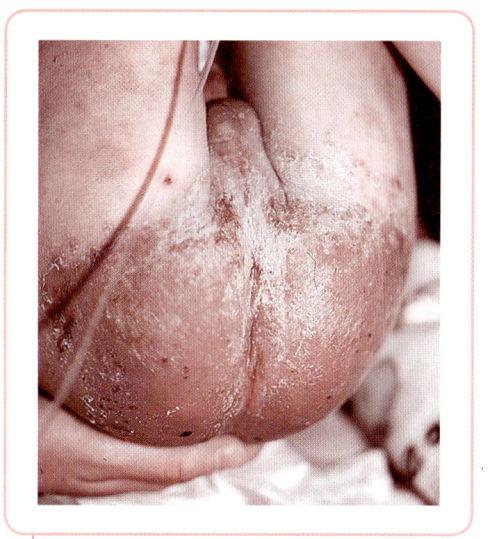

■ 図4 物理的刺激による肛門周囲炎
排便ごとにウエットなお尻拭きで清拭していた

いたスキンケア方法に原因があった．スキンケア方法を変更し，皮膚への物理的刺激を除去したことで皮膚障害は改善した．このように，障害部の位置から重要な情報が得られる．

● また，局所管理に用いる材料の選択において，その障害部はフラットなシート状の材料が貼付できる平面が得られるか，固形のバリア材料が使用できるか見分ける判断能力を要する．たとえば，肛門周囲の細かいしわの多い形態の皮膚にはシート状のものは密着せず，フィッティングが悪いので，パテ状の密着する基材を選択するなどである．このように障害部の位置はその後の対策に重要な情報である．

2）皮膚障害部のサイズと深さ

● 皮膚障害の障害程度，つまり深さのアセスメントは重要である．とくに表皮が存在するかどうかが，"その後の治癒がスムーズかどうか"を左右するといっても過言ではない．なぜなら，表皮は皮膚の保護作用や外部からの刺激からバリアする重要

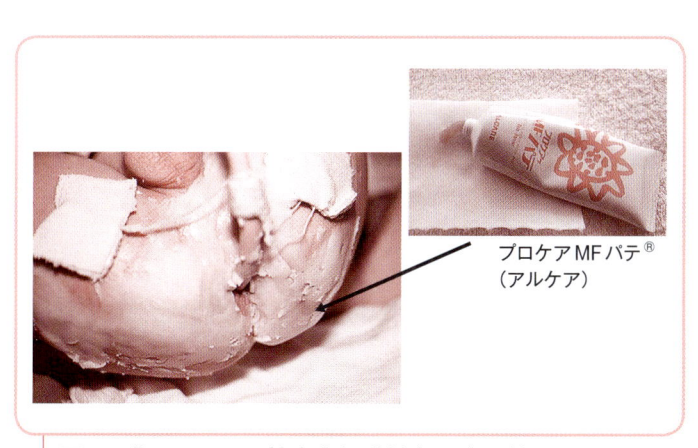

プロケアMFパテ®
（アルケア）

■ 図5 非アルコール性皮膚保護材（パテ）の使用

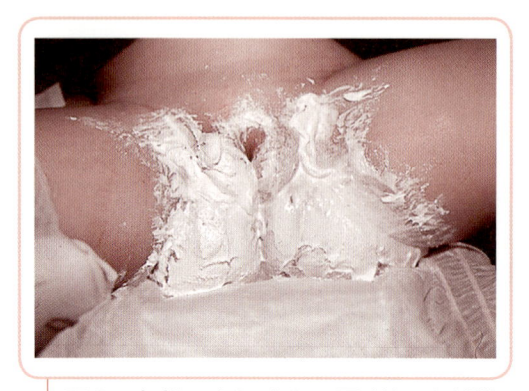

■図6 皮膚にバリアとして厚く塗った状態 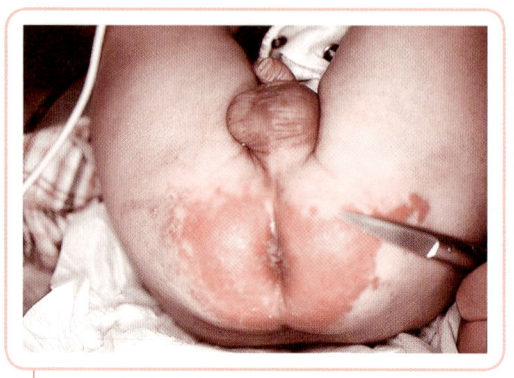　　■図7 軟膏塗布部の皮膚の発赤

な役割を担っており，この表皮の欠損により別のバリアが必要になるためである．
- また，真皮にいたる障害では浸出液のコントロールを要し，痛みの軽減を配慮した処置が必要となる．

b. 肛門周囲皮膚炎の改善法

1) 皮膚保護材含有軟膏

- 皮膚保護材には，シート状やペースト状のものなど形態が異なるものが商品化されている．
- 中にはパテ状でアルコールを含まず，硬くならない皮膚保護材もある．ストーマ閉鎖後のウエットな肛門周囲の障害皮膚にも密着し，刺激も少なく，バリア効果が得られる（図5）．欠点は，保険材料ではなく実費がかさむために経済的負担がかかる，除去がしづらい，そして夏場はおむつに付着してしまいロスを生じる点である．
- こうした経済的問題を克服するために，以前から皮膚保護パウダーを軟膏に混ぜてパテの代用とする方法も選択されてきた．われわれも15年前から，カラヤ系皮膚保護材含有軟膏（カラヤパウダーとサトウザルベを3：7に混合した手作りの軟膏）を使用してきた．発想は軟膏の薬剤効果に期待するのではなく，排泄物のアルカリ性刺激を弱酸性に緩衝させる皮膚保護材の効果を重要視し，皮膚に密着保持できる基材として軟膏を選択したものである．
- このように，基材となる軟膏は安価で粉状のものを配合させやすいタイプが施設ごとに選択されている．使用方法は皮膚に薬を塗り込むというよりは，図6のように皮膚にバリアとして厚く塗る．
- 利点は前述したように皮膚保護材のpHの弱酸性緩衝作用が得られること，経済的に安価で厚く塗ることによって，皮膚のバリアが可能である点である．
- 一方，欠点は手作りを要し手間がかかること，夏場は厚く重ねることで皮脂腺や汗腺をふさぎ，炎症を起こすことがあり軟膏塗布部の皮膚が浸軟し，刺激で発赤を生じることがある（図7）．また，気温の上昇で軟膏が流れやすく，おむつに付着するロスが多くなる．加えて，軟膏の除去が困難であることも難点である．

2) 皮膚保護パウダー

- ストーマ用品の粉状皮膚保護材を単独で使用する方法である．通常，皮膚保護パウダーは，表皮が欠損あるいは傷ついて滲出液を伴うと密着するが，表皮に障害がなくウエットでなければ，さらさらとこぼれ落ちてしまう．しかし，真皮にいたる皮膚障害で滲出液や出血，痛みも伴う場合は有用となる．このときベースに皮膚保護パウダーを用いると，滲出液を吸水し，皮膚保護材などを密着して貼付することが可能となる．
- 皮膚保護パウダー交換時には，取れずに固着したパウダーはそのまま放置することが肝心である．障害部が上皮化すれば容易に洗い流すことができる．固着している間に無理に剥がしてしまうと，上皮化しようとしている新生組織を傷つけてしまう．
- 皮膚保護パウダーの利点は経済的負担が少なく，使用は簡便で排泄された便と混合し，pHを弱酸性に緩衝させる点である．一方，欠点としては，びらんに対しては固着することによりバリアとしての役割は果たすが，健康皮膚には固着せず，多量の便汁によって流れてしまい，予防的な皮膚のバリアは期待できないことである．

3) 皮膚保護材

- 皮膚保護材はもともとストーマケアに用いられる材料で，便のアルカリ性を弱酸性に緩衝させる特性を有するものである．
- 臀部のケアに使用することを考えると，曲面であるために皮膚追従性の高い薄くて，柔らかいに示すようなタイプが適している．
- 障害部が広範囲で貼付する面積が大きいほど，局面の臀部には細かくカットした保護材を素早く貼付するテクニックを要する．また，乳幼児に用いる際は，本人の協力が得られず，貼付できる平面面積が小さいため，貼付するのにテクニックを要する．
- いずれにせよ，肛門近接部にシート状の皮膚保護材を貼付することは限界があるため，図8に示すように平坦部に保護材を貼付し，近接部にはパテやパウダーを充填する方法が有効である．
- 皮膚保護材の利点は，障害皮膚を十分に覆うことができ，頻回に交換せずにすめば皮膚のバリア効果はもっとも高く，治癒効果が期待できる． (溝上裕子)

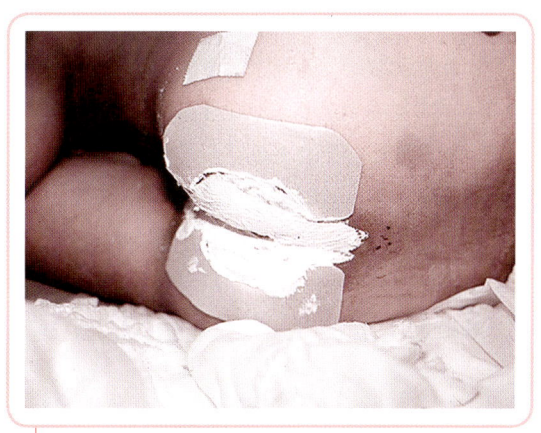

図8 平坦部に皮膚保護材，近接部にはパテやパウダー

G 重症な小児の褥瘡と創傷管理の実際

1 小児の褥瘡

a. 褥瘡とは

- 褥瘡は2005年に日本褥瘡学会により,「身体に加わった外力は骨と皮膚表層の間の軟部組織と血流を低下,あるいは停止させる.この状況が一定時間持続されると組織は不可逆的な阻血性障害に陥り褥瘡となる」と定義されている.
- 生体機能が低下した小児では組織耐久性が低下しており,循環動態不良や低栄養,活動性低下より,身体にかかる外力の影響で褥瘡が発生するリスクは高い.

b. 褥瘡の好発部位

- 小児の場合は,同一体位で骨が突起している部位が好発部位である.高齢者では臀筋の縮小から仙骨部が突起しているが,小児の場合,新生児から幼児までは頭部が重く,仙骨部よりも後頭部の体圧が高い.また,医療器具の固定や体位の固定で外力がかかり,褥瘡が発生することも多い.

c. 褥瘡の予防

- 第一の予防は体圧管理である.体位変換は基本的には2時間ごとに行う.しかし,体位制限がある場合は身体全体をベッドから平行に持ち上げ,圧を除圧する方法などで工夫するとよい.好発部位である後頭部は頭部の位置を左右に変換するだけでも,除圧効果はある.
- 小児の体圧分散寝具は種類が少なく,今まで成人用のウレタンマットレスが代用されてきたが,体重による沈み込みが不十分であるため圧は分散しきれないという問題があった.
- 最近は,低体重で沈み込む柔らかい専用のウレタンフォームが開発され,低出生体重児用のウレタンマットレスや,これまでなかった5〜20kgに対応する小児用のマットレス(図1)が販売されている.

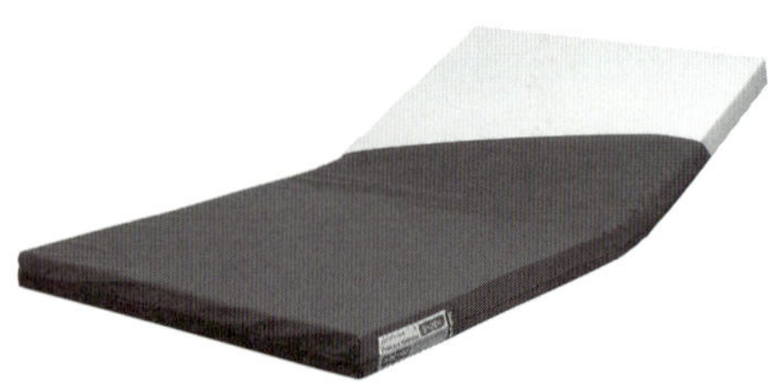

図1 ペディケアマットレス(写真提供:株式会社ケープ)

2 創傷管理の実際

- 小児の創傷管理では，創傷のアセスメントとそれに基づいた適切なドレッシング材を選択することが重要となる．以下に重要なアセスメントの項目ごとにポイントを述べる．

a. 創傷の深さのアセスメント

- 創傷管理で用いるドレッシング材は，皮膚欠損用創傷被覆材（表1）として，以下のように区分される．
    - ・真皮に至る創傷用
    - ・皮下組織に至る創傷用
    - ・筋・骨に至る創傷用
- そのため創の状態が，"全層損傷"か，真皮が部分的欠損した"部分層損傷"であるかを評価し，それに適したドレッシング材を選ぶ必要がある．
- 真皮に至る部分欠損創に適しているのは，適度に滲出液を吸収でき，被覆が可能なドレッシング材である（表1）．

表1　皮膚欠損用創傷用被覆材（真皮に至る創傷用）

使用材料	商品名	販売会社名
キチン質	ベスキチン®W（SP）	ユニチカ
ハイドロコロイド	デュオアクティブ®ET	コンバテック ジャパン
	テガダーム™ハイドロコロイドライト	スリーエム ヘルスケア
	アブソキュア®-サジカル	日東メディカル
	アスキナ®ハイドロ・トランスペアレント	ビー・ブラウンエースクラップ
ハイドロジェル	ビューゲル®	大鵬薬品工業
	ニュージェル®	ジョンソン・エンド・ジョンソン
ポリウレタンフォーム	ハイドロサイト®薄型	スミス・アンド・ネフュー ウンド マネジメント

表2　創内に充填できる創傷欠損用被覆材（皮下組織に至る創傷用：標準型）

使用材料	商品名	販売会社名
アルギン酸塩	カルトスタット®	コンバテック ジャパン
	ソーブサン	アルケア
	アルゴダーム®	スミス・アンド・ネフュー ウンド マネジメント
	アクティブヒール	日東メディカル
アルギン酸フォーム	クラビオ®FG	光洋産業
ハイドロファイバー®	アクアセル®	コンバテック ジャパン
アルギン酸/CMC	アスキナ®ソープ	ビー・ブラウンエースクラップ

- 皮下組織骨に至るような深い創に対し，平らな面のドレッシング材を貼付しても，創底にある滲出液を吸水することができず，結果として治癒が進まない状況となる．そこで，創内に充填できるドレッシング材を使用する必要がある（**表2**）．

b. 滲出液（Exudate）のアセスメント

- ドレッシング材を選ぶ際に，滲出液の性状や量を考慮することは重要である．以下に示すドレッシング材ごとの滲出液の吸収量のめやすを把握して対応する．

［滲出液の吸収量のめやす（右にいくほど吸収量が多い）］

ハイドロコロイド ＜ アルギン酸塩 ＜ ハイドロファイバー
ポリウレタンフォーム

c. 炎症・感染のアセスメント

- 感染の徴候がみられる場合，創を密閉することは避ける．また，感染に対しては，ドレッシング材の交換や創の洗浄を連日行う必要がある．
- 頻繁にドレッシング材の交換が必要である場合，剥離刺激の少ない低粘着性のドレッシング材を選択することが望ましい．
- 基本的に，感染をコントロールする機能をもつドレッシング材はない．感染を認め，滲出液が多い場合は，吸収性が高く，吸収した液体を戻さないドレッシング材（アクアセル®，ハイドロサイト®など）を選択する．
- 一方，感染徴候を認めないが細菌が増殖した状態（クリティカルコロナイゼーション）が疑われるときには，Ag含有で抗菌性をもったドレッシング材が用いられるようになっている．

d. 肉芽組織のアセスメント

- 肉芽組織を増殖させるために湿潤環境は不可欠である．創傷の成熟期は湿潤環境がもっとも重要なため，十分な湿潤環境を保てるドレッシング材を選択する．
- 滲出液が少なく，創が乾燥傾向にある場合は，密閉でき湿潤環境が保てるハイドロコロイド，ハイドロジェルが，適度の滲出液がみられる創では，ハイドロコロイド，ハイドロポリマーを選択する．
- 一方，滲出液が過剰となっている創に対しては，アルギン酸塩やポリウレタンフォーム，ハイドロファイバーを選択する．

e. 壊死組織（Necrotic tissue）のアセスメント

- 硬く厚い密着した壊死組織に対しては，自己融解を進める必要がある．この場合は，水分を供給するハイドロジェルが適している．

（溝上裕子）

H 感染管理

- 病院では，治療目的で来院・入院する患者が医療関連感染によって原疾患以外の治療を要することは，患者にとっても病院にとっても大きな不利益である．そのため医療従事者は，個々の患者に必要な感染予防対策を理解し，適切に実践しなければならない．
- 感染予防対策は，基本となる標準予防策および感染経路別予防策の実施に加え，侵襲的な処置・ケアに起因する医療関連感染への予防対策も不可欠である．これに加え小児では，成人に比べ免疫能が低く，また生活全般で介助を要するため他者との接触が濃厚である，といった感染予防対策上非常に留意しなければならない特徴をもつ．よって本項では，集中ケア部門における標準的な感染予防対策に加え小児で必要な追加対策，小児に特徴的な感染症などについて述べる．

1 小児における感染管理上の特徴

a. 小児における免疫能の特徴

- 小児は成人と比較して免疫能が低く，感染を受ける危険性が高い．たとえば小児期の皮膚は全体的に薄く，バリア機能が弱い．とくに未熟児の皮膚は物理的・化学的刺激に脆弱で，皮膚損傷をきたしやすく，微生物の侵入防御作用も未熟である．また，未熟児の皮膚のpHはアルカリ性に傾いているといわれ，弱酸性のバリア機能をもつ成人の皮膚とは大きく異なる．
- 皮膚，上気道，口腔，咽頭，胃，腸管，腟，尿道などには，それぞれ部位によって特徴的な常在細菌がすみつき，常在菌叢を構成しているが，新生児は無菌状態で出生するため，常在細菌叢によるバリア機能がない．
- たとえば，腸内細菌叢は母親・環境の菌種や菌数の差によって異なった形成過程をとるため，外部から侵入する微生物の影響を受けやすい．
- 生後，抗原からの刺激で獲得される免疫を適応免疫（獲得免疫）という．出生直後は外部からの刺激を受けていない状態のため，これらは活動していない．外部からの抗原の侵入を受け，リンパ球であるT細胞，B細胞が関与し，適応免疫を獲得していく．B細胞によって誘導される免疫グロブリンは，新生児の場合，母体のIgGは胎盤を通過して胎児に移行するが，母体由来のIgGは生後6ヵ月には消失する．また，新生児期はさまざまな病原性微生物に接触していないため，特異的な抗体が産生されていない．つまり，さまざまな感染症に対し感受性がある（感染する可能

性がある）状態である．

b. 小児における感染経路の特徴

- 感染症は，その原因微生物の感染経路によって対策を決定するが，小児ではその行動の特徴から飛沫によって感染する微生物が接触でも感染することがある．
- たとえば，呼吸器感染症の原因となるRSウイルスは飛沫感染する微生物に分類されるが，RSウイルスを含む飛沫が環境面に落ちた場合，小児では飛沫が乾燥する前に接触し感染する可能性がある．それは，小児は遊具や玩具，プレイルームなどの共有する環境への接触が多く，また手にしたものを口に入れるといった行動の特徴をもつからである．よって小児の場合は，飛沫感染する微生物に対しても，接触感染予防策を追加しなければならない．

2 標準予防策

a. 標準予防策の基礎知識

1）標準予防策とは

- 病院などすべての医療施設において，基本となる感染予防対策は標準予防策である．標準予防策は1996年に，米国疾病管理予防センター（Centers for Disease Control and Prevention：CDC）から発表された感染予防策である．
- 標準予防策とは，すべての患者に対して標準的に行う疾患非特異的な感染予防対策である．すべての患者の①血液，②汗を除くすべての体液，分泌物，排泄物，③粘膜，④損傷した皮膚を，感染の可能性がある対象として対応するものである（表1）．

■ 表1　標準予防策の項目

標準予防策の項目
1. 手指衛生
2. 個人防護用具
3. ケアに使用した物品の取り扱い
4. 周囲環境対策
5. 廃棄物の取り扱い
6. 血液・体液曝露防止
7. 患者の配置
8. 呼吸器衛生／咳エチケット
9. 安全な注射手技の実践
10. 特別な腰椎穿刺手技のための感染制御策

2）標準予防策の効果

- 標準予防策の効果は，医療従事者の手を介した患者間の交差感染を予防すること，患者が保菌しているかもしれない未同定の病原体から医療従事者を保護すること，針刺し事故または血液・体液への曝露事故のリスクを減少することがあげられる．

3）標準予防策における手指衛生と個人防護用具

- 標準予防策の項目の中で，感染伝播の予防にもっとも重要なのは，手指衛生（手洗いと手指消毒の総称）と個人防護用具（手袋，マスク，ガウン，エプロン，ゴーグルなど）の使用である．
- これらは正しい方法・タイミング・着脱方法の習得が必要な技術である．正しい方法で実施されない場合，手洗いでは洗い残しがあったり，防護用具では脱ぐときに

汚染面に接触し汚染を拡大したり，といった問題が発生する．
- 手指衛生のタイミングについては，CDC ガイドラインだけでなく WHO が 2009 年に発表した「医療施設における手指衛生ガイドライン」の中でも重要性が述べられている．ガイドラインでは，手指衛生が必要なタイミングについて，以下の 5 つを示している[9]．このタイミングで手指衛生を実施することが望ましい．

> ①患者に触れる直前
> ②清潔操作や無菌操作の前
> ③体液に接触したときや接触する可能性がある処置の後
> ④患者に触れた後
> ⑤患者の周囲環境に触れた後

4）標準予防策実施のための環境整備

- 手指衛生の実施や防護用具の使用がスムーズに実践できるように，環境の整備も重要である．処置エリアの一角に個人防護用具を設置し，必要なときにすぐに使用できるようにする．
- 手洗いシンクが少ない，または遠いなどの問題がある場合は，速乾性手指消毒薬を設置し，手指衛生の環境整備を行う．
- 診療が優先される集中ケア場面で有効な感染対策を実践するためには，いつでも誰でも手指衛生や個人防護用具着用ができる環境を整える．さらに，いつどのような場面で，どのように使用するのかといった実践場面についてスタッフにトレーニングを行い，意識せずに実践できるようになるまで教育することも必須事項である．

b. 小児における留意点

- 小児では，免疫をまだ獲得していない乳幼児の流行性ウイルス性感染症発症の危険性が常にある．とくに下痢，嘔吐，熱を伴うけいれんなど，感染症に発端することが多い症状で入院している場合は，ほかの患者や医療従事者への感染防止のためにその鑑別が必要となる．
- インフルエンザや RS ウイルス感染症，ノロウイルス感染症など季節的な流行期がある感染症については，周辺地域の流行状況に応じた情報収集が必要である．
- このような感染症であることがわかった小児の家族（両親，同胞など）も，同じ感染症に罹患している（または発症の可能性がある）ことが多い．その場合，面会時に感染源とならないようなスクリーニングが必要である．
- 感染の有無を判断するための情報収集として，入院時・外泊時・面会時に本人・家族・周囲環境の情報収集を行うことが第一である（図 1，2）．
- 入院時には主な流行性感染症について，既往歴及びワクチン接種歴の確認を患者本人だけでなく両親・きょうだいについても行う．また感染者との接触がなかったかどうかも確認する．この情報により，現在，感染症を発症していなくても，接触隔離期間であることが判明することもある．

お子さまが罹患したものに○をつけてください	予防接種		母	父	兄弟姉妹				接触場所
					才	才	才	才	月　日
麻疹 （はしか）	済・未	[済・未] 接種日	済・未 予防接種 [済・未]	済・未 予防接種 [済・未]	済・未 予防接種 [済・未]	済・未 予防接種 [済・未]	済・未 予防接種 [済・未]	済・未 予防接種 [済・未]	有・無
水痘 （みずぼうそう） 帯状疱疹	済・未	[済・未] 接種日	済・未 予防接種 [済・未]	済・未 予防接種 [済・未]	済・未 予防接種 [済・未]	済・未 予防接種 [済・未]	済・未 予防接種 [済・未]	済・未 予防接種 [済・未]	有・無
風疹 （三日はしか）	済・未	[済・未] 接種日	済・未 予防接種 [済・未]	済・未 予防接種 [済・未]	済・未 予防接種 [済・未]	済・未 予防接種 [済・未]	済・未 予防接種 [済・未]	済・未 予防接種 [済・未]	有・無
流行性耳下腺炎 （おたふくかぜ）	済・未	[済・未] 接種日	済・未 予防接種 [済・未]	済・未 予防接種 [済・未]	済・未 予防接種 [済・未]	済・未 予防接種 [済・未]	済・未 予防接種 [済・未]	済・未 予防接種 [済・未]	有・無
百日咳	済・未	三種混合 [済・未] 接種日	済・未 予防接種 [済・未]	済・未 予防接種 [済・未]	済・未 予防接種 [済・未]	済・未 予防接種 [済・未]	済・未 予防接種 [済・未]	済・未 予防接種 [済・未]	有・無

お子さまは，下記の病気にかかり（罹患）ましたか？それとも予防接種は受けましたか？母子手帳を参考にご記入ください．なお，ご家族の罹患状況（上段），または予防接種［済・未］（下段）に，わかる範囲で○をつけてください

月　日記載

■ 図1　入院時の感染症情報収集の例［埼玉県立医療センター　患者記録（生活歴）より抜粋］

- 外泊や短期退院の帰院時にも，感染者との接触の有無や感染症状の有無を確認し，有症状時には医師の診察を受けてから病棟内に入るようにする．
- このように注意していても，流行期の院内発生を0にすることは非常に困難である．よって日常的に下痢，嘔吐，発熱などの感染症状の有無を観察し，症状がある場合にはすみやかに隔離するシステムが必要である．
- 近年，迅速検査キットが開発され臨床現場では多用されているが，迅速検査では"感度"や"ウイルス量が増加しないと反応しない"といった問題もあるため，結果に頼らず症状が出現した段階で隔離する．
- ワクチンで免疫を獲得できる麻疹，風疹，水痘，流行性耳下腺炎（ムンプス），インフルエンザなどについては，予定手術などであらかじめ入院が決まっている小児には，手術日などを考慮しながらできるだけ接種を推奨することが望ましい．

3 感染経路別予防策

a. 感染経路別予防策の基礎知識

- 感染症の同定にかかわらず，すべての患者に対し標準予防策を実施するが，感染症が同定（または疑い時から）された患者に対し標準予防策に追加して実施するのが感染経路別予防策である．病院でとくに問題となる感染経路は，①接触感染，②飛

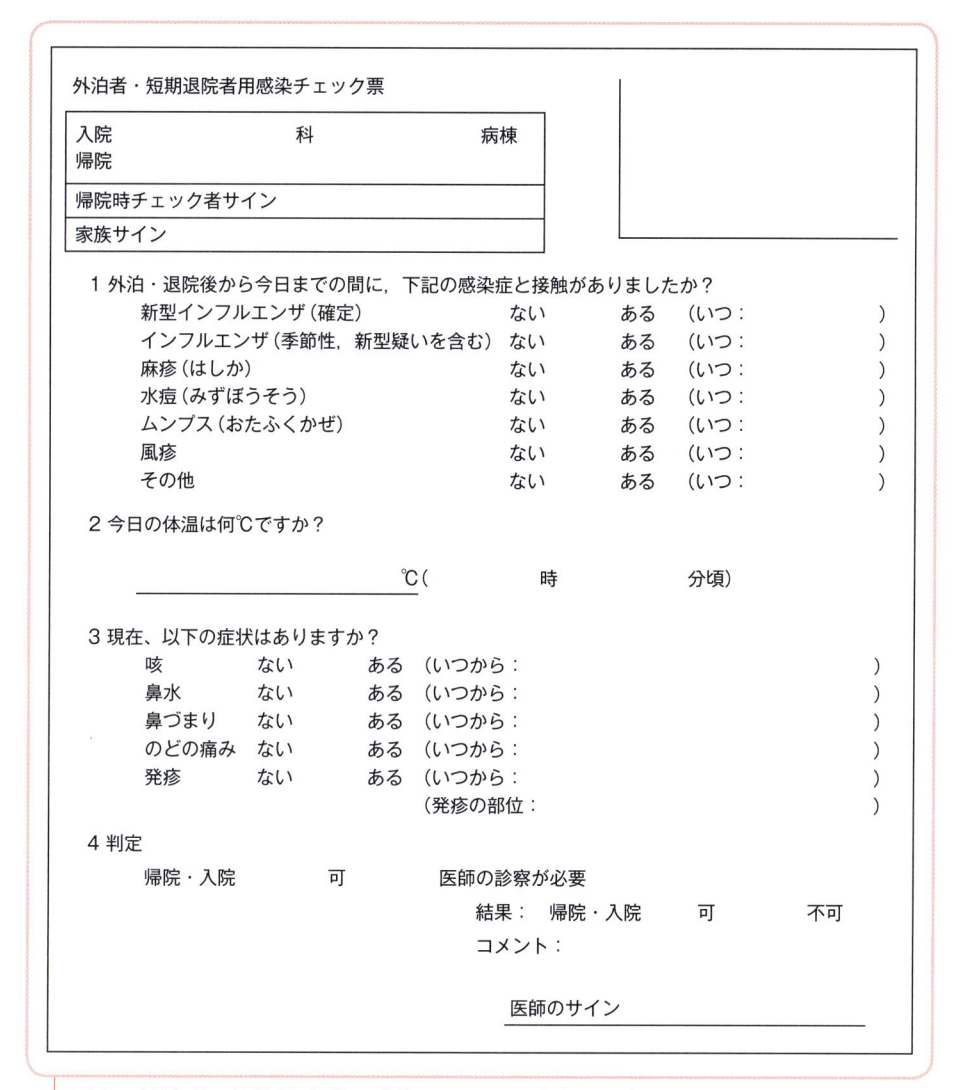

```
外泊者・短期退院者用感染チェック票

入院            科            病棟
帰院
帰院時チェック者サイン
家族サイン

1 外泊・退院後から今日までの間に，下記の感染症と接触がありましたか？
    新型インフルエンザ（確定）              ない    ある    （いつ：          ）
    インフルエンザ（季節性，新型疑いを含む）  ない    ある    （いつ：          ）
    麻疹（はしか）                          ない    ある    （いつ：          ）
    水痘（みずぼうそう）                    ない    ある    （いつ：          ）
    ムンプス（おたふくかぜ）                ない    ある    （いつ：          ）
    風疹                                    ない    ある    （いつ：          ）
    その他                                  ない    ある    （いつ：          ）

2 今日の体温は何℃ですか？
                       ℃（      時      分頃）

3 現在、以下の症状はありますか？
    咳          ない    ある    （いつから：          ）
    鼻水        ない    ある    （いつから：          ）
    鼻づまり    ない    ある    （いつから：          ）
    のどの痛み  ない    ある    （いつから：          ）
    発疹        ない    ある    （いつから：          ）
                               （発疹の部位：          ）

4 判定
    帰院・入院      可      医師の診察が必要
                            結果：  帰院・入院    可        不可
                            コメント：

                            医師のサイン
```

■ **図2 外泊者・短期退院者用感染チェック票（埼玉県立医療センター）**

沫感染，③空気感染の3つである．

1）接触感染予防策

● 接触感染予防策とは，患者ケアをする際，患者の皮膚に直接触れる，または患者の周囲の物に触れることによって伝播しうる疫学的に重要な病原体に感染あるいは保菌している患者，また，その疑いがある患者に適応する予防策である．対象疾患にはMRSA（メチシリン耐性黄色ブドウ球菌）などの多剤耐性菌やウイルスによる胃腸炎などがある．

2）飛沫感染予防策

● 飛沫感染予防策とは，患者の咳，くしゃみ，会話，または気管内吸引・気管支鏡などの処置によってできる大飛沫粒子（直径5μm以上の大きさ）によって伝播される微生物に感染している患者，また，その疑いがある患者に適応する予防策である．

対象疾患にはインフルエンザ，流行性耳下腺炎，RSウイルス感染症，髄膜炎，マイコプラズマ肺炎，ウイルス肺炎などがある．

3) 空気感染予防策

- 空気感染予防策とは，微生物を含む飛沫が気化した後の小粒子［直径5μm以下の大きさ］で長時間空中を浮遊し，気流により室内及び遠距離に広がる空気媒介性飛沫核によって伝播される疫学的に重要な病原体に感染している患者，また，その疑いがある患者に適応する予防策である．対象疾患には水痘，麻疹，結核などがある．

■ 表2　感染経路別予防策の実際

接触感染予防策

❶患者配置
・患者は原則的に個室に配置する．
・個室の空きがない場合，同じ微生物のみに感染している患者と同室にする．
・個室の空きがなく同じ微生物のみに感染している患者がいなければ，病原体の毒性や排菌量，同室者の感染リスク，病院・病棟における感染対策上の重要性などを考慮した患者配置とする．

❷患者の処置およびケア
・患者の移動は不可欠な目的の場合だけに制限することが望ましい．
・患者が移動する場合，感染のリスクを最小限に抑えるため，十分な手洗いや排菌部位の被覆に努めるなど，症状に応じた予防策を講じる．
・聴診器や血圧計など，可能な限り各患者（もしくは予防策が必要とされる患者）の専用とする．
・やむをえず器材を共用する場合は，患者に使用後，適切な方法ですみやかに器材を洗浄，消毒処理する．
・患者退室後は通常の清掃に加えて，日常的に手が触れる環境表面を清拭消毒する．

❸医療従事者の対応
・湿性物質の有無にかかわらず，患者ケア時には手袋を使用する．汚染物に触れたときは手袋を交換する．
・病室から出る前に手袋を外し，擦式消毒用アルコール製剤で手指消毒する．手に汚れがある場合は流水で洗う．
・手洗い後は，汚染物，環境表面に触れない．
・着衣が患者，周囲環境の表面，病室内の物品に接触すると予測される場合や，患者が失禁，下痢，回結腸吻合術後，腸瘻設置術後，創傷ドレナージが開放されている場合は病室に入る際，ガウン（プラスチックエプロン）を着用する．
・退室する際は部屋の中でガウンを脱ぎ，その後，手指消毒する．

飛沫感染予防策

❶患者配置
・原則的に個室に配置する．
・個室の空きがない場合，同じ微生物のみに感染している患者と同室にする．
・個室の空きがなく同じ微生物のみに感染している患者がいなければ，患者ベッド間隔を1m以上離す．あるいは間仕切りを使用する．特別な換気手段は必要ない．ドアは開けたままでよい．

❷患者の処置及びケア
・患者の移動は不可欠な目的の場合だけに制限する．
・患者の移動が必要な場合，飛沫を最小限に抑えるため，患者はサージカルマスクを着用する．
・患者退室後の病室は通常の清掃でよい．

❸医療従事者の対応
・患者から約1m以内で医療行為を行う際は，サージカルマスクを着用する．

空気感染予防策

❶患者配置
・原則的に個室に配置する．
・個室は陰圧に制御し，病室のドアは閉めておく．
・1時間あたり6～12回換気し，戸外へ適切に排気する．院内の他区域への空気循環は高性能濾過フィルターを通して行う．
・個室の空きがない場合，同じ微生物のみに感染している患者と同室にする．
・個室の空きがなく，ほかの患者と同室にするのが好ましくなければ，感染管理担当者に相談する．

❷患者の処置及びケア
・患者の移動は不可欠な目的の場合だけに制限する．
・患者の移動が必要な場合，飛沫を最小限に抑えるため，患者はサージカルマスク（N95微粒子用マスクは不要）を着用する．
・患者が退室した後は最低1時間換気する．その後は通常の清掃を行い環境の特別な消毒は行わない．

❸医療従事者の対応
・医療従事者あるいは家族が入室する場合は，N95微粒子用マスクを着用する．麻疹，水痘の場合に免疫をもつ者が入室する場合は，マスクは不要である．

- 感染経路別予防策の実際を表2に示す．感染症発生時には，その感染症の原因となる微生物の感染経路をもとに，対策を決定・実施する必要がある．いずれの対策も標準予防策に追加して行うことが重要なポイントである．

b. 小児における留意点

- 小児は感染予防対策を理解・実施できないことが多い．とくに病室内のみに隔離されることや活動範囲の縮小は，小児と家族に大きな変化をもたらす．
- 限られた空間での入院生活や部屋に持ち込める物の制限が，生活リズムを単調化してしまう．また，医療従事者や面会者が装着するガウン，手袋，マスクなどは小児には馴染みがなく，顔が覆われ表情が見えないことから恐怖を感じることもある．
- よって隔離予防策を実施される小児に対しては，なぜ入室する人はガウンやマスクを着用しているのか，なぜ自分は部屋から出られないのかを，その子どもなりの理解ができるよう，わかりやすい言葉で繰り返し説明する．また，隔離環境の中でも最大限，その子どもの成長発達に応じた遊びや学習を取り入れ個別に応じたケアを行う必要がある．

4 人工呼吸器関連肺炎（ventilator-associated pneumonia：VAP）予防

a. VAPの基礎知識

- VAPとは，人工呼吸器を装着してから48時間以上経過した後に，新たに発生する肺炎をさす．CDCが実施しているサーベイランスデータによると，小児ICUにお

表3 CDCサーベイランスデータ

感染率* （平均値/中央値）			
ICUのタイプ	BSI	UTI	VAP
Pediatric cardiothoracic	3.3/-	4.4/-	0.6/-
Pediatric medical	1.3/-	4.0/-	2.3/-
Pediatric medical/surgical	3.0/2.5	4.2/3.4	1.8/0.7
器具使用比** （平均値/中央値）			
ICUのタイプ	BSI	UTI	VAP
Pediatric cardiothoracic	0.62/-	0.23/-	0.35/-
Pediatric medical	0.40/-	0.21/-	0.22/-
Pediatric medical/surgical	0.48/0.42	0.29/0.27	0.42/0.37

*感染率：感染数/のべ器具使用日数×1000
**器具使用比：のべ器具使用日数/のべ患者数
[Jonathan RE et al：National Healthcare Safety Network (NHSN) report：Data summary for 2006 through 2008, Am Infect Control 37：783-805, 2009より抜粋し作成]

■ 表4　VAP予防対策

口腔，鼻咽頭，胃への細菌定着の予防	●標準予防策の実施 ・手袋着用の有無にかかわらず，粘膜，気道分泌物，気道分泌物に汚染された物品などへの接触後は，手指衛生を実施する． ・すべての患者の気道分泌物や気道分泌物に汚染された可能性がある器材に触れるときには手袋を装着する．手袋を外した後には手指衛生を実施する． ●気管吸引 ・開放式または閉鎖式のカテーテル選択については，感染管理上は明確なエビデンスはないため，安全管理上やコスト面などから総合的に判断して選択する． ・開放式吸引カテーテルを使用する場合は滅菌の使い捨てカテーテルを使用することが望ましい． ・吸引途中でチューブ内をリンスする水は，滅菌水を用いる． ・閉鎖式吸引カテーテルはメーカーが推奨する使用期間で交換する． ●口腔ケア ・口腔内の清浄度を保つことは，口腔内の細菌の誤嚥を予防するために重要である． ・口腔ケアは実施後5〜6時間でほぼ口腔ケア実施前の細菌叢に戻るとの報告があるため，最大6時間ごとに実施することが望ましい．
誤嚥の予防	●経鼻挿管や経鼻栄養チューブの挿入は副鼻腔炎を引き起こしやすく，VAP発生のリスクが高くなると報告があり，経鼻挿管より経口挿管が推奨される． ●経栄養チューブはできるだけ早期に抜去することが望ましいため，適応についてのアセスメントを毎日行う． ●声門下にたまる気管分泌物を吸引するために，気管内カフの上に背側ルーメンの付いた気管内チューブを使用する． ●抜管や気管チューブのカフの脱気，または体位交換によるチューブの移動の可能性がある場合には，事前にカフ上部の吸引を行う． ●治療上禁忌でない場合，吸引による肺炎のリスクが高い患者はベッドの頭部側を30°から45°挙上する． ●患者の腸蠕動を定期的に評価し（たとえば腸音を聴取し，胃内残留物の量や腹部の大きさを測る），経腸栄養の速度と量を調整して逆流を防ぐ．
汚染エアロゾル吸入の予防	●呼吸器回路 ・使用中の人工呼吸器回路は清潔に取り扱い，触れるときには未滅菌手袋を装着する． ・回路の交換は使用時間で実施するのではなく，汚染された時あるいは機能上問題が生じた場合に交換する． ・回路及び付属の加湿器，再使用する蘇生用バッグ（ジャクソンリース，バッグバルブマスクなど）などセミクリティカル器材は，滅菌もしくは高レベル消毒を行う． ・回路内の結露は，患者の方へ流れないように注意して，定期的に排出して捨てる．処置や排液を取り扱う場合には手袋を装着し，実施後は手指衛生を行う． ●加湿器 ・加湿器の水は滅菌水を使用する． ●ネブライザー ・ネブライザーには滅菌水のみを使用し，無菌的に液を注入する． ・可能なら，単回投与用バイアルに入った薬剤を使用する．複数回投与用バイアルが使用されるのであれば，扱い方，保存法，薬剤の分注についてメーカーの指示に従う． ・ネブライザーは同じ患者に使用中でも，使用ごとに洗浄・消毒し，乾燥させる．
そのほか	●院内発症の細菌性肺炎およびその対策に関する教育を職員に対して実施する． ●VAPのリスクが高いICUの患者のサーベイランスを実施する．

いてVAPは血流感染や尿路感染に比べると感染率は低いが，人工呼吸器は尿道留置カテーテルよりも多く使用されている（表3）．

●VAPの起炎菌は，人工呼吸器装着期間によって変化する．人工呼吸器装着後48〜96時間以内に発生する早期発症型では，非耐性菌といった患者由来の細菌叢によって起こる．装着後96時間以降に発生する晩期発生型では，耐性菌など病院由来の細菌によるものが増加する．

●VAPの発生要因は，①口腔や鼻咽頭，胃への定着菌の誤嚥または気管チューブ等の器具の側面を介して気管に流入する，②汚染された人工呼吸器や吸入薬，消毒不十分な器具の使用，不適切な手指衛生等により汚染されたエアロゾルの吸入の2つである．

b. 小児における留意点

- 表4に示すVAP予防対策は成人を対象としたものが多く，小児にそのまま対応できないものもある．以下に留意点を述べる．

> - 回路の交換頻度については，小児では人工呼吸管理が長期に及ぶ場合もあるため，ある程度の交換基準を各施設で設けるべきである
> - 人工呼吸管理中の経管栄養療法において誤嚥予防として頭側を30°〜45°挙上する必要があるが，小児では体位を維持することが困難な場合もあるので注意する．また頭側を挙上する場合には，仙骨部や基底部となる部分に褥瘡が発生することもあるので，こちらも注意が必要である
> - 口腔ケアにおいては，小児では挿管チューブにカフがないため，洗浄液などの気管内への流入に十分注意する

5 カテーテル関連血流感染（Catheter-Related Blood Stream infection：CRBSI）予防

a. BSIの基礎知識

1）CRBSIとは

- CRBSIとは，入院後48時間以上経過した後に，新たに発生する血流感染（BSI）をさす．医療関連感染の中のCRBSIは主に中心静脈ラインに関連しており，このCRBSIを中心ライン関連血流感染（CLABSI：central line-associated BSI）という．
- CDCのサーベイランスデータによると，小児ICUにおいてCRBSIは尿路感染に次いで多く，中心静脈ラインは人工呼吸器や尿道留置カテーテルよりも多く使用されている（☞表3 235頁）．また，CRBSIは発生すると重篤な状態になり，生命を脅かすことも少なくない．よってCRBSI予防対策は，小児集中ケア領域では非常に重要である．

2）CRBSIの起炎菌

- CRBSIの起炎菌は，コアグラーゼ陰性ブドウ球菌（CNS），グラム陰性桿菌，黄色ブドウ球菌，腸球菌属などが多い．これは患者本人の皮膚常在菌だけでなく，環境に生息する菌が人の手を介して，感染経路に到達していることが考えられる．

3）CRBSIの感染経路

- CRBSIの感染経路は，①不十分な皮膚消毒によるカテーテル挿入部位からの侵入，②汚染された薬液の使用によるもの，③不適切なルート接続部管理によるものの3つがある．
- CRBSIの予防対策について，表5に示す．

表5　CRBSI予防対策

挿入部位の選択	●感染合併症を減少させるために推奨される部位にカテーテルを留置するメリットと，機械的合併症（気胸，鎖骨下動脈穿刺，鎖骨下静脈裂傷，鎖骨下静脈狭窄，血胸，血栓症，空気塞栓，カテーテル誤入）のリスクを比較検討する． ●感染リスクを最小にするために，成人患者においては非皮下トンネル中心静脈カテーテルの留置に，（頸静脈または大腿静脈よりも）鎖骨下を選択する．
挿入部位の皮膚消毒	●カテーテル挿入前，ドレッシングの交換時は適切な消毒薬にて皮膚を消毒する．2%クロルヘキシジンをベースにした製剤が望ましいが，ヨードチンキ，ヨードホール，70%アルコールが使用できる． ●カテーテル挿入前には消毒薬を挿入部に残留させてから乾燥させる．ポピドンヨードについては挿入前に乾燥していなければ，少なくとも2分以上皮膚に残留するようにする．
挿入時のバリアプリコーション	●中心静脈カテーテル（PICC含む）の挿入時は，キャップ，マスク，滅菌ガウン，滅菌手袋，および大きな滅菌ドレープの使用を含む滅菌テクニックを用いる（マキシマルバリアプリコーション）．
カテーテル挿入部位のケア	●カテーテル挿入部位を覆うために，滅菌ガーゼか滅菌・透明・半透過性ドレッシングを用いる． ●ドレッシングが湿ったり，緩んだり，汚れたりまたは挿入部位を視診（観察）する必要が生じた場合，カテーテル挿入部位のドレッシングを交換する． ●滅菌ガーゼの場合は2日ごと，透明ドレッシングの場合は7日ごとに交換する． ●局所的な抗菌薬軟膏またはクリームは，真菌感染と抗菌薬耐性を助長する可能性があるため，使用しない．
輸液ルートの管理	●輸液セットの交換は，CLABSIが疑われるか証明されない限り，72時間より頻回にならないようにする． ●システムにアクセスする前に，ポートを70%アルコールまたはヨードホールで消毒する． ●血液，血液製剤，脂肪乳剤の投与に使用したチューブは，輸液開始から24時間以内に交換する． ●プロポフォールの投与に使用されたチューブは，製造元の推奨に従い6〜12時間ごとに交換する． ●感染防止の目的でフィルターをルーチンに用いてはならない．

b. 小児における留意点

● 成人の場合と同様，小児のCRBSIのほとんどが血管内カテーテルの使用と関係している．起炎菌も大きく変わらない．

● 小児の場合には血管の挿入部位が限られているため，カテーテル交換頻度に注意を払う必要がある．中心静脈ラインの留置期間と感染との間には関係が認められないといった報告もあり，中心静脈ラインを定期的に交換してもカテーテル関連感染の発生率は低下しないと考えられる．

● 小児では末梢挿入中心静脈カテーテル（peripherally inserted central catheter：PICC）の使用も多い．PICCとは肘の静脈（尺側皮静脈，橈側皮静脈，肘正中皮静脈など）を穿刺して長いカテーテルを挿入し，腋窩静脈，鎖骨下静脈を経由して上大静脈に先端を位置させる中心静脈カテーテルの一種である．PICC挿入時は，中心静脈ライン挿入時同様にマキシマルバリアプリコーションで実施し，扱いも中心静脈ライン同様とする．

● カテーテル挿入部位のドレッシング材について，CDCガイドラインでは「滅菌ガーゼもしくは滅菌，透明，半透過性のドレッシング材を使用する」ことを推奨しており，成人も小児も同様である．

● カテーテルの交換頻度については，成人のような「最低週1回の交換」は小児では推奨されていない．これは，血管確保が困難な小児ではドレッシング材の交換によるカテーテル抜去の可能性が高いことが理由としてあげられる．

● 小児の皮膚の基本構造は成人と同じだが，新生児期においては角質層が薄く物理的・化学的刺激に対する抵抗が弱いこと，成人に比べ不感蒸泄が2〜3倍と多いこ

となどから，状況に応じたドレッシング材の選択が必要である．
- ドレッシング材など粘着テープによる皮膚障害の発生もあるので，適したドレッシング材を選択し，使用中の観察を行うことが必要である．

6 カテーテル関連尿路感染（Catheter-Associated urinary tract infection：CAUTI）予防

a. CAUTIの基礎知識

1) CAUTIとは

- CAUTIとは，入院後48時間以上経過した後に，新たに発生する尿路感染をさす．医療関連感染の中のCAUTIは主に尿道留置カテーテルに関連しており，尿道留置カテーテル関連尿路感染（CAUTI：catheter-associated UTI）という．
- CDCのサーベイランスデータによると，小児ICUにおいてCAUTIは血流感染や尿路感染に比べもっとも感染率は高く，尿道留置カテーテルは人工呼吸器や中心静脈ラインよりも使用されている頻度は少ない（表3 235頁）．器具使用は少ないが感染率が高いため，尿道留置カテーテル挿入時の予防対策は非常に重要である．

2) CAUTIの起炎菌

- 尿路感染の起炎菌は，大腸菌，カンジダ，それに続いて腸球菌属，緑膿菌，クレブシエラ・ニューモニエ，エンテロバクター属と，腸内細菌や環境菌が多い．ほとんどは患者自身の常在菌による内因性感染が考えられるが，緑膿菌などは一般に消化管には生息せず，医療従事者の手指やそのほかの医療器具による外因性感染が考えられる．

3) CAUTIの感染経路

- CAUTIの感染経路は，カテーテルの外側を通るルートとして，①尿路カテーテル挿入時の菌の押し込み，②尿路カテーテルの移動によるカテーテル表面と粘膜の隙間からの侵入，カテーテルの内側を通るルートとして，③カテーテルと尿バッグの接続部の開放による菌の侵入，④尿バッグの排液口の汚染による菌の逆行性侵入，⑤カテーテルへのバイオフィルム形成による菌の放出があげられる．
- CAUTI予防対策については，尿道留置カテーテル管理と間欠的導尿管理に分かれるが，ここでは尿道留置カテーテル管理について表6に示す．

b. 小児における留意点

- 小児の特徴として，膀胱尿管逆流症などの先天性腎尿路異常による逆行性感染の多さがあげられる．さらに尿道が短いため容易に細菌が侵入しやすい．乳幼児の男児は仮性包茎が多く包皮の下に細菌がたまりやすいという解剖学的な特徴もあり，尿路感染のリスクは高い．よって，尿路カテーテルの挿入手技や管理を確実に実施す

■ 表6 CAUTI予防対策

適切な尿路カテーテル使用	1. 適切な適応のためにだけカテーテルを挿入し，必要な期間だけ留置する． 　1）尿路カテーテルの使用および使用期間は，すべての患者で最小限にとどめる．とくに女性，高齢者や免疫障害のある患者のようにカテーテルによるCAUTIあるいは死亡のリスクが高い患者では留意する． 　2）尿路カテーテルを失禁管理のために使用しない． 　3）手術患者の尿道カテーテルはルーチンよりも，必要な時だけ使用する． 　4）留置カテーテルの適応のある手術患者には，持続使用の適応がない限り，術後できるだけ早く，できれば24時間以内に抜去する． 2. 特定の患者では適宜，尿路カテーテル留置法以外の方法の利用を検討する． 　1）尿閉または下部尿路閉塞のない協力的な男性患者に尿路カテーテルの代わりとして体外式カテーテルの利用を検討する． 　2）脊損患者では，慢性的な留置カテーテルの代わりに，間欠的カテーテル法の利用を検討する． 　3）排尿障害のある患者では，尿路カテーテル留置や恥骨上カテーテルよりも間欠的導尿が望ましい． 　4）脊髄髄膜瘤や神経因性膀胱の小児では，尿路障害のリスクを減らすために間欠的導尿を検討する．
尿路カテーテルの適切な挿入手技	1. カテーテルデバイスの挿入や留置部位に対する処置の直前・直後には，手指衛生を行う． 2. カテーテルの無菌的挿入および管理は，適切な訓練を受け正確な方法を知る者のみが実施するようにする．（病院職員，家族あるいは患者自身など） 3. 急性期ケア環境では，尿路カテーテル挿入は滅菌済みデバイスを用いて無菌操作で行う． 　1）尿道周囲の洗浄には，滅菌手袋，ドレープ，スポンジ，適切な生体消毒薬あるいは滅菌溶液を使用し，挿入時には単包仕様の潤滑ゼリーを使用する． 　2）生体消毒薬入り潤滑剤の使用は不要である． 4. 挿入後，動いたり尿道が引っぱられたりしないよう，留置カテーテルを適切にしっかり固定する． 5. 膀胱頸部および尿道の損傷を最小限にとどめるため，谷臨床的適応がなければ，十分排尿が確保できる範囲で最小経のカテーテルの使用を検討する．
尿路カテーテル管理の適切な方法	1. 尿路カテーテルの無菌的挿入後には，その閉鎖式排尿システムを維持する． 　1）無菌操作の破綻，接続外れや漏れが生じたら，滅菌器具を用いて無菌操作でカテーテルと採尿システムを交換する． 　2）カテーテルと導尿チューブの連結部があらかじめ接続・密閉された尿路カテーテルシステムの使用を検討する． 2. 尿流が妨げられないように維持する． 　1）カテーテルと導尿チューブがねじれないように維持する． 　2）採尿バッグは，膀胱よりも低い位置に保つ．バッグは床に置かない． 　3）採尿バッグは，患者ごとに別々の清潔な集尿容器を用いて，定期的に空にする．この際に尿の飛散を防ぎ，また未滅菌の集尿容器が尿排出口に接触しないようにする． 3. カテーテルおよび採尿システムの操作時には，手袋やガウンを適宜使用し，標準予防策を実施する． 4. 留置カテーテルや採尿バッグの定期的な交換は推奨されていない．感染，閉塞，システムの閉鎖性の破綻時など臨床的適応に基づいて交換する． 5. 臨床的適応がない場合，短期あるいは長期カテーテル留置が必要な患者でCAUTIを予防するための日常的な抗菌薬の全身投与は行わない． 6. CAUTI予防としては，尿道周囲を消毒薬で消毒しない．日常的な衛生管理を行う． 7. 閉塞が予測される場合を除き，膀胱洗浄は推奨されない． 8. 採尿バッグに消毒薬あるいは抗菌薬溶液を日常的に注入することは推奨されない． 9. 抜去前に留置カテーテルをクランプすることは不要である． 10. 尿検体は無菌的に採取する． 　1）尿検査や培養などで少量の新鮮尿が必要な場合は，ニードルレス・サンプリング・ポートを清拭消毒後，滅菌注射器／カニューレでポートから尿を吸引する． 　2）特別な検査のため大量の尿が必要な場合は，採尿バッグから無菌的に採取する．

[満田年宏訳・著：カテーテル関連尿路感染予防のためのCDCガイドライン2009，20-25頁，ヴァンメディカル，2010を参考に作成]

る必要がある．

7 小児に多い流行性感染症

●小児では，前述したように免疫能が低く適応免疫の獲得も少ないため，成人に比べさまざまな感染症に罹患しやすい．とくに流行性のウイルス性感染症では，一度発生すると感染力が強く，二次感染につながることも多い．小児に多い流行性ウイルス性感染症を表7に示す．
●流行時期がある感染症については，周辺地域の流行情報を確認し，流行初期よりそ

表7　小児に多い流行性ウイルス性感染症

感染症	流行時期	感染経路	潜伏期間	発症者の感染力がある期間
麻疹	春	空気＋接触	7～18日	発疹出現5日前～発疹出現後4日まで
風疹	春～初夏	飛沫＋接触	14～23日	発疹出現数日前～発疹出現後7日まで
ムンプス	不定	飛沫＋接触	12～25日	腫脹7日前～腫脹後9日まで
水痘・帯状疱疹	12～7月	空気＋接触	10～21日	発疹出現2日前～すべての発疹が痂皮化するまで
インフルエンザ	1～2月	飛沫＋接触	1～4日	発症24時間前～約7日間
RSウイルス	11～1月	飛沫＋接触	2～8日	症状のある間
ノロウイルス	冬	接触	12～72時間	症状のある間はウイルス排出量が多く感染力が強いが，症状消失後もウイルス排出があり，排泄物の取り扱いなどには注意が必要である（ノロウイルスで3週間程度）
ロタウイルス	冬	接触	2～4日	
アデノウイルス	不定	接触	消化器3～10日	

表8　発疹発見時の確認事項

❶発疹の特徴　皮膚の高さ，色調，発疹の性状を確認する．
　　　　　　　＜皮膚と同じ高さの発疹＞
　　　　　　　　・斑：平坦な限局性色調変化
　　　　　　　　・紅斑：紅色の斑．真皮乳頭層の血管拡張・充血による．ガラス板で圧迫すると血管内にある赤血球が圧排されるので退色する．
　　　　　　　　・毛細血管拡張：紅斑に対し，毛細血管拡張は非炎症性の持続性血管拡張である．
　　　　　　　　・膨隆疹：皮膚の限局的な浮腫性隆起で，痕跡を残さず短時間で消失する．じんましんなど．
　　　　　　　　・紫斑：紫紅色の斑で，真皮の赤血球血管外漏出によるもので，出血斑でもある．ガラス板で圧迫しても赤血球の行き場がなく退色しない．
　　　　　　　　・色素斑：皮膚の色素が増加したために生ずる限局性の色調変化をいう．
　　　　　　　　・白斑：白い斑で，多くはメラニン色素減少による．
　　　　　　　＜周囲の皮膚より隆起している発疹＞
　　　　　　　　・丘疹・結節・腫瘤：隆起性病変をさす．径0.5cm以下を丘疹，0.5～3cmを結節，3cm以上を腫瘤とよぶ．漿液性丘疹は頂点に微小水疱を有する丘疹で，急性期の湿疹でみられる．
　　　　　　　　・水疱：透明の水様の内容を有する病変をさす．径0.5cm以下の水疱は小水疱とよぶ．表皮内水疱では水疱蓋が薄いため，すぐに破れて弛緩性水疱となる（伝染性膿痂疹など）．
　　　　　　　　・膿疱：表皮内水疱の内容が白血球の遊走により膿性になっているものをさす．多くは細菌性である（膿疱性乾癬）．
　　　　　　　　・腫瘍：真皮または皮下組織に膿が貯留し，皮膚表面が発赤し，ゆるやかに隆起する．波動を触れる．
　　　　　　　＜周囲の皮膚より陥没している発疹＞
　　　　　　　　・表皮剝離：搔破，外傷などにより表皮の部分的欠損をきたしたもの．
　　　　　　　　・びらん：小水疱，水疱，膿疱などが破れた後に生じる表皮剝離状態をさす．多くは有棘層までである．
　　　　　　　　・潰瘍：びらんよりも深く，真皮から皮下組織に及ぶ組織が欠損したものをさす．
　　　　　　　　・亀裂：表皮深層から真皮に達する細く深い線状の裂け目をさす．
　　　　　　　　・萎縮：皮膚組織の退行変性により全体が薄くなったものをさす．
　　　　　　　　・瘢痕：潰瘍，膿瘍，創傷治癒後に組織欠損を埋めた結合組織肉芽腫と，これをおおう表皮により形成された局面をさす．
　　　　　　　＜そのほか＞
　　　　　　　　・鱗屑：角質層が正常より厚くなり脱落しかかっている状態をさす．
　　　　　　　　・痂皮：びらん，潰瘍から分泌された漿液，膿，壊死組織が乾いて固まったもの．「かさぶた」．
　　　　　　　　・胼胝（べんち）：表皮角質層の限局性増殖肥厚をさす．

❷発疹の経過
・いつから発生したか
・どこに発生したか（発生場所）
・最初に発見したときの発疹の状態はどうか
・どのように，現在にいたったか
・慢性か，急性か，間欠性か
・軽快しているか，悪化しているか，拡大しているか
・家族や周囲に同じ症状の人はいないか（同じ症状の人に接触していないか）
・既往歴（治療歴，服薬歴）
・発疹の自覚症状（瘙痒，疼痛，しびれ，冷感，熱感，知覚鈍麻・消失など）
・そのほかの症状の有無（発熱，倦怠感，関節痛，筋肉痛など）

［新関寛徳：皮膚症状から鑑別診断へ．小児内科42（1）：35-42，2010を参考に作成］

■ 表9　流行性ウイルス性感染症と特徴的な発疹

感染症	発疹の特徴
麻疹	麻疹は発熱のあと一度解熱し，再度発熱して発疹期に入る．この時期に口腔内にコプリック斑という口腔内粘膜・歯肉の白色点状丘疹が3～4日出現する．同時に顔面から体幹，四肢へ皮疹が急増・拡大する．
風疹	風疹は発熱とほぼ同時期に発疹が出現する．径5m程度の淡紅色の癒合傾向の少ない丘疹が顔面から始まり，約1日で頸部，頭部，体幹，四肢へと広がる．
突発性発疹	突発性発疹はヒトヘルペスウイルス6型（HHV-6）の初感染によって引き起こされる乳幼児期の疾患である．約3日間の発熱の後，解熱とともに発疹が出現する．発疹は丘疹だが，紅斑や斑状丘疹の場合もある．皮疹は顔面，体幹に出現し，その後ほかの部位へ広がる．
水痘・帯状疱疹	水痘は初期症状として発赤，紅斑，水疱を形成する．発疹は全身性で瘙痒を伴い，紅斑，丘疹を経て短時間で水疱となり，痂皮化する．通常は最初に頭皮，次いで体幹，四肢に出現するが，体幹にもっとも多くなる．数日にわたり新しい発疹が次々と出現し，急性期には紅斑，丘疹，水疱，痂皮のそれぞれの段階の発疹が混在することが特徴である．またこれらの発疹は，鼻咽頭，気道，腟などの粘膜にも出現することがある． 水痘に罹患後，ウイルスが再活性化して発症するものを帯状疱疹とよぶ．ウイルスは知覚神経を通って皮膚病変を形成する．病変は身体片側に出現し，水痘同様に紅斑から丘疹，水疱，膿疱と変化して痂皮化する．
エンテロウイルス	手足口病をはじめとするエンテロウイルス感染症は，麻疹，風疹，薬疹などとの鑑別を要する．手足口病は乳幼児に多く発症し，発熱とともにその名のとおり手，足，口腔内に皮疹を形成する．主に手掌や足蹠の角質の厚い部分に小紅斑，小丘疹，小水疱を生じる．口腔内では口腔粘膜や舌に小潰瘍（アフタ）を形成する．手掌や足蹠の水疱は，初期は表皮内，時間の経過とともに表皮下に及び，水疱は多房性である．

の感染症の症状の有無や患者周囲の罹患状況，発症者との接触の有無を確認し，院内発生による二次感染拡大の予防に努める．
- 感染症の症状として，発疹や水疱が出現することがある．感染源のウイルスや細菌により，特徴的な症状である場合も多い．発疹を発見した場合に確認する事項として，①発疹の特徴，②発疹の経過がある（表8）．
- 最終的な鑑別診断はさまざまな検査や医師の診察によるが，得られた情報から考えられる疾患をアセスメントし，感染症の場合にはすみやかに対応することで，二次感染予防につながる．
- 小児に多い流行性ウイルス性感染症では，特徴的な発疹をもつものを表9に示す．

8 予防接種

- 日本で接種が可能なワクチンは表10に示すとおりであり，対象者年齢は政令で規定されるが，定期の予防接種として，ジフテリア，百日咳，ポリオ（急性灰白髄炎），麻疹，風疹，日本脳炎，破傷風，結核，インフルエンザ菌b型（Hib）感染症，肺炎球菌感染症，ヒトパピローマウイルス感染症，インフルエンザ，水痘に対してワクチン接種が行われている．
- 予防接種はその疾患の感染を予防し，もし発症しても症状が緩和されるため，感染により病状が悪化するような基礎疾患をもつ患者や，繰り返し手術を行うような患者には，病状や手術・検査スケジュールを考慮しながらできるだけ予防接種を推奨

表10 日本で接種可能なワクチンの種類（2015年5月18日現在）

	生ワクチン	不活化ワクチン・トキソイド
定期接種 （対象者年齢は政令で規定）	BCG 麻疹・風疹混合（MR） 麻疹（はしか） 風疹 水痘	百日咳・ジフテリア・破傷風混合（DPT） ジフテリア・破傷風混合トキソイド（DT） ポリオ（IPV） 百日咳・ジフテリア・破傷風・不活化ポリオ混合（DPT-IPV） 日本脳炎 インフルエンザ 肺炎球菌（13価結合型） インフルエンザ菌b型（Hib） ヒトパピローマウイルス（HPV）：2価，4価 肺炎球菌（23価多糖体）
任意接種	ポリオ 流行性耳下腺炎（おたふくかぜ） 黄熱 ロタウイルス：1価，5価	B型肝炎 破傷風トキソイド 成人用ジフテリアトキソイド A型肝炎 狂犬病 髄膜炎菌：4価

［国立感染症研究所：日本で接種可能なワクチンの種類（2015年5月18日現在），より引用，一部改変］

するとよい．

9 職業感染予防

- 医療従事者の職業感染予防には，①針刺し・体液曝露対策，②流行性ウイルス性感染症対策，③結核対策がある．小児領域では，とくに流行性ウイルス性感染症対策が重要である．針刺し・体液曝露対策と結核対策については，成人と同様であるため，ここでは流行性ウイルス性感染症対策について述べる．
- 医療従事者への流行性ウイルス性感染症対策は，本人の感染を防ぐだけでなく，易感染性患者への伝播予防のためにも非常に重要である．医療従事者にワクチン接種が推奨される感染症は，B型肝炎，麻疹，風疹，ムンプス，水痘，インフルエンザである．

a. B型肝炎ワクチン

- B型肝炎ワクチンは，患者や患者の血液・体液に接する可能性がある医療従事者に対して接種を行う．ワクチンは，0，1，6ヵ月後の3回接種（1シリーズ）する．3回目の接種終了後から1ヵ月以上のちにHBs抗体検査を行いワクチンの効果を評価する．1シリーズ後に抗体陽性とならなかった場合には，もう1シリーズの接種を検討する．

b. 麻疹，風疹，ムンプス，水痘

- 麻疹，風疹，ムンプス，水痘については，過去の既往歴およびワクチン接種歴を基礎データにすると記憶違いなどから誤っている場合があるため，抗体価検査結果か

■ 表11　抗体価の考え方（検査方法と判断基準のめやす）

疾患名	抗体価陰性	抗体価陽性 （基準を満たさない）	抗体価陽性 （基準を満たす）
麻疹	EIA法（IgG）：陰性 あるいはPA法：＜1：16 あるいは中和法：＜1：4	EIA法（IgG）：（±）〜16.0 あるいはPA法：1：16, 32, 64, 128 あるいは中和法：1：4	EIA法（IgG）：16.0以上 あるいはPA法：1：256以上 あるいは中和法：1：8以上
風疹	HI法：＜1：8 あるいはEIA法（IgG）：陰性	HI法：1：8, 16 あるいはEIA法（IgG）：（±）〜8.0	HI法：1：32以上 あるいはEIA法（IgG）：8.0以上
水痘	EIA法（IgG）：＜2.0※ あるいはIAHA法：＜1：2※ あるいは中和法：＜1：2※	EIA法（IgG）：2.0〜4.0※ あるいはIAHA法：1：2※ あるいは中和法：1：2※	EIA法（IgG）：4.0以上※ あるいはIAHA法：1：4以上※ あるいは中和法：1：4以上※ あるいは水痘抗原皮内テストで陽性（5mm以上）
流行性耳下腺炎	EIA法（IgG）：陰性	EIA法（IgG）：（±）	EIA法（IgG）：陽性

注：4疾患とも補体結合反応（CF法）では測定しないこと
　　麻疹と流行性耳下腺炎は赤血球凝集抑制法（HI法）では測定しないこと
※水痘については，平成25年度厚生労働科学研究費補助金新型インフルエンザ等新興・再興感染症研究事業「ワクチン戦略による麻疹および先天性風疹症候群の排除，およびワクチンで予防可能疾患の疫学並びにワクチンの有用性に関する基礎的臨床的研究（研究代表者：大石和徳）」庵原分担報告書より引用し，改定した．
［日本環境感染学会：第2版医療関係者のためのワクチンガイドライン，2014，より引用］

ら判断する．これらの感染症は周囲への感染予防の点からも免疫を獲得したうえで勤務することが重要である．

●実習・研修などの学生も同様である．入職前（実習開始前）に抗体価検査を行い，抗体価が基準を満たさない場合にはワクチン接種を行う．また，ワクチンによる免疫は徐々に低下するため，就職後も毎年抗体価検査を実施し確認することが望ましい．表11に抗体価検査方法と判断基準の目安を示す．

●インフルエンザワクチンは，毎年予測される流行株に合わせて製造され，流行株とワクチン株が一致した場合には，成人では70〜90％の効果がある．インフルエンザも周囲への感染予防上，ワクチン接種を推奨するべき感染症である．

●インフルエンザワクチンは接種後に効果が現れるまで2週間程度かかる．また効果は5ヵ月間程度である．2009年に流行したインフルエンザAパンデミック（H1N1）を除けば，インフルエンザは12月下旬から3月下旬に流行の中心となっているため，遅くても12月上旬までに接種を完了する．　　　　　　　　　　（立花亜紀子）

参考文献

1) CDC：Guideline for Isolation Precautions：Preventing Transmission of Infectious Agents in Healthcare Settings 2007/ 矢野邦夫，向野賢治訳：医療現場における隔離予防策のためのCDCガイドライン，メディカ出版，2007．
2) 岩田敏：NICUの特殊性と問題点．Neonatal Care 17(6)：12，2004．
3) WHO Guidelines on Hand Hygiene in Health Care 2009.
　http://whqlibdoc.who.int/publications/2009/9789241597906_eng.pdf（2011/02/21 アクセス）
4) Jonathan RE et al：National Healthcare Safety Network (NHSN) report：Data summary for 2006 through 2008, Am Infect Control 37：783-805, 2009.
5) Guidelines for Preventing Health-Care-Associated Pneumonia 2003/ 矢野邦夫訳：医療ケア関連肺炎防止のためのCDCガイドライン，メディカ出版，2004．
6) CDC：Guidelines for the Prevention of Intravascular Catheter-Related Infections 2002/ 矢野邦夫訳：血

管内カテーテル由来感染予防のためのCDCガイドライン，メディカ出版，2003.
7) CDC：Guidelines for Prevention of Catheter-Associated Urinary Tract Infections 2009/満田年宏訳：カテーテル関連尿路感染予防のためのCDCガイドライン2009，ヴァンメディカル，2010.
8) Mangram AJ, Horan TC, Pearson ML et al：Guidline for prevention of surgical site infection. Infect Control Hosp Epidemiol **20**：247-275, 1999.
9) WHO Guidelines for Safe Surgery 2009：WHO安全な手術のためのガイドライン2009（市川高夫訳），2009.
http：//www.muikamachi-hp.muika.niigata.jp/academic/WHOSSSLGuidline2009.pdf（2011/02/21アクセス）
10) 新関寛徳：皮膚症状から鑑別診断へ．小児内科 **42**（1）：35-42, 2010.
11) 日本環境感染学会：第2版医療関係者のためのワクチンガイドライン，2014.
http：//www.kankyokansen.org/modules/news/index.php?content_id=106（2016.4.10アクセス）
12) 国立感染症研究所：日本で接種可能なワクチンの種類（2015年5月18日現在），2015.
http：//www.nih.go.jp/niid/ja/vaccine-j/249-vaccine/589-atpcs003.html（2016.4.10アクセス）

I 小児と家族への援助

1 発達評価と発達援助

a. 小児への発達評価の目的

- 精神運動機能の発達状況を全般的に把握することにより，身体的あるいは精神的症状が発達上の遅れや歪みによるものであるか否かのアセスメントにつながる．
- 発達障害を早期に発見し，適切な援助につなげる．
- 発達の特徴とその要因を把握し，さらなる発達を促進する．
- 発達が順調であれば養育者の不安軽減につながる．また，発達の遅れがある場合には専門家の早期介入などにより養育者への支援につなげる．

b. 発達スクリーニング検査

- 発達スクリーニング検査などに用いられる精神発達評価法や知能検査について表1，2に示す．
- 発達検査は子どもに一定の課題を与えて，それに対する子どもの反応を観察する，あるいは日頃の行動を質問紙で評価する方法がある．その際，評価者の主観が反映されることがあることを考慮する．これらの発達スクリーニング検査や精密な発達検査は，いずれも同じ月例や年齢の子どもの平均的な発達を基準にしている．

表1 各種の発達評価法

発達評価法	対象年齢	評価内容
改訂日本版デンバー式発達スクリーニング検査 (JDDST-R)	0～6歳	アメリカで開発され，日本の子ども用に標準化された方法．粗大運動，微細運動－適応，言語，個人－社会の4領域からなり，評価は正常，疑問，異常，不能で示される
遠城寺式乳幼児分析的発達検査法	0～4歳	検査者の技術や検査時の子どもの状態が検査結果に影響しやすい．移動能力，手の運動，基本的習慣，対人関係，発語，言語理解の6領域からなる
新版K式発達検査法	0～14歳	子どもの到達している発達年齢を算出する．姿勢・運動，認知・適応，言語・社会の3領域からなる
全訂版田中ビネー知能検査	2歳～成人	日本の知能検査の草分け的位置づけにあり，知能を全体として評価している．乳児には使用できない
WISC-Ⅲ（ウィスク・スリー）	5～16歳	WISC-Rに改訂を加えた．知能指数を言語性，動作性，全検査の3種類で評価する．項目内容は多岐にわたる
津守式乳幼児精神発達検査	0～12ヵ月 1～3歳 3～7歳	養育者の日常生活の観察に基づく報告によって判断される．質問紙により，運動，探索・操作，社会，食事・排泄・生活習慣，理解・言語の5領域を評価する

表2 スキャモンの臓器発育類型（Scammon organ growth pattern）

❶神経系型：脳，脊髄，視覚器，頭径など乳幼児期に著しく成長し，8〜10歳でほぼ成人に達する

❷リンパ系型：胸腺，リンパ節，間質性リンパ組織など小児期では成人以上に過剰に発育し，10〜12歳でピークとなり，20歳頃になり成人レベルまで縮小する

❸生殖器型：精巣，卵巣，精巣上体，子宮，前立腺など思春期になり急激に発育する

❹一般型：そのほか一般臓器にみられる乳幼児期と思春期に成長が加速される

成長発達が各臓器で異なることを示した臓器別発育パターン．4つの型に大別される

- 知能指数（intelligence quotient：IQ）は知能検査の結果を示す．また，発達指数（development quotient：DQ）は，知能のみでなく発達全体を評価する精神発達検査である．いずれも100が標準得点であり，70以下を発達の遅れと判断する．以下に算出方法を示す．

    知能指数（IQ）＝（精神年齢MA÷生活年齢CA）×100
    発達指数（DQ）＝（発達年齢DA÷生活年齢CA）×100

c. 発達援助の実際

- 集中治療では，侵襲の大きい処置などにより非常にストレスフルな状況に置かれるが，それは本人のみならず，入室している全患児に及ぶことが多い．
- 集中治療に携わるスタッフは，患児が後遺症のない状態で回復することをめざす．そのために患児の成長発達を阻害する要因を排除し，成長発達を促す環境を整えることが重要である．
- ディベロプメンタルケア*により，合併症の減少や体重増加などの効果が実証されており，集中治療の場においても，その重要性を認識したケアの実践が必要である．

1）室温，光と音の環境調整

- 患児は処置や病態により衣服環境が異なることが多く，個々に応じた適切な室温にすることがむずかしい．掛け物，温枕や氷枕などにより調整を行う．
- 室内の照度を落とす．とくに，サーカディアンリズムを考慮した光環境を調整する．可能であれば自然の陽光を取り入れる，といった調整を行う．
- モニタの同期音を消音するか音量を下げる．また，アラーム音も適度な大きさに調整を行う．スタッフ間の話し声や足音にも十分配慮する必要がある．

2）快刺激の調整

（1）ポジショニングの目的と方向

- 発達援助におけるポジショニングの目的を表3に示す．
- ポジショニングでは，左右側臥位や腹臥位への体位変換を2時間ごとに行う．体を緩やかに包み込むように，ロールや抱き枕などを使用し良肢位を確保する．それぞれの体位によるメリット，デメリットを

表3 ポジショニングの目的

- 不良姿勢の予防（変形や拘縮予防，褥瘡予防）
- 安静保持（静睡眠の増加，呼吸状態の安定）
- リラクゼーション
- ストレス緩和とストレスへの適応性を高める

---

*ディベロプメンタルケア：適応を助けるために患児の心身の成長発達状況に応じて個別的な治療や看護を提供するという考え方．

表4 体位別のメリットとデメリット

体位	メリット	デメリット
仰臥位	●全身状態の観察が行いやすい ●スタッフが相手をしやすい ●患児が周囲をうかがいやすい ●屈曲筋の優位の過緊張状態の抑制	●対照的な屈曲位の保持が困難 ●呼吸状態に不利になる ●頭を左右に振りやすい
側臥位	●四肢の正中位姿勢が取りやすい ●手と口の運動など協調運動が促される ●頸部と体幹の軸が一致しやすい ●緊張性反射の影響が少ない	●肢位が崩れやすい ●下側に圧がかかる
腹臥位	●屈曲位姿勢が取りやすい ●安心感や安定感が得られる ●呼吸機能に有利 ●進展位の過緊張状態の抑制	●観察がしにくい ●顔と体の向きがずれる ●頭の向きを変更しにくい

表5 発達段階別遊び提供の例

乳児	●おもちゃを掴んだり，身体的機能を楽しむ ●音の出るおもちゃ ●触れたり，目視可能な位置におもちゃをぶら下げる ●音楽に合わせて体を動かすことを促す
幼児	●自分で動く遊び ●ごっこ遊び ●ブロックや粘土遊び ●絵を描く
学童	●ルールの中での遊び ●遊びの中で疾患や治療について学ぶ

表6 患児が示すストレスサイン

自律神経・内臓系	●不規則な呼吸，無呼吸，皮膚色の変化，振戦やピクつき，あくび，凝視，嘔吐
睡眠・覚醒状況	●凝視，視線を合わせない，目を見開く，いらつき・ぐずつき，不機嫌・啼泣，落ち着かない，眠らない・浅眠
運動系	●筋弛緩あるいは過緊張，手指を広げる，拳を握る，顔をしかめる，顔に手をかざす，困惑した表情

表4に示す．

(2) タッチング，ホールディング，抱っこ

●広い面で，適度な圧力で，時間をかけて両手の手のひらで患児を包み込むホールディングやタッチングを行う．

●状況が許せば，抱っこやスイングチェアなどによって，癒しの環境を作る．

(3) ケアパターンの調整

●いつ何を行えばいいのか判断してケア・処置の時間を調整し，安静時間を確保する．

●睡眠や安静時間を妨げず，ストレスを与えない．

3）リハビリテーション

●成長発達を促すためにも状況に応じて遊びを通したリハビリテーションを行う．介入は可能な限り早期に行うが，病状に負担をかけない範囲で行うことが重要である．具体策を表5に示す．

4）ストレスサインの把握

●ストレスによる心身への影響を最小限にするために，ストレスの予防と緩和を早期に図る必要がある．自らストレスを訴える手段が少ない小児では，患児の示すストレスサインの把握が重要である（表6）．

（中嶋　諭）

参考文献

1) 草柳浩子：成長発達を促す環境．小児看護実習ガイド，53-63頁，照林社，2007．
2) 入江暁子編：ディベロプメンタルケア．NICU看護のすべて，Neonatal Care春季増刊：238-261，2004．
3) 奈良間美保ほか：発達の評価．系統看護学講座専門分野Ⅱ　小児看護学1，第11版，47-50頁，医学書院，2010．

2 死にゆく子どもと家族への支援

- 小児集中治療の現場では，懸命な治療ケアを実施しても回復の機をつかむことができず，死にゆく子どもが存在する．そのような場合，無批判な生命維持治療は子どもの尊厳を損なう可能性があり"子どもの最善の利益"を考慮した医療を家族とともに考えることが必要となる[1]．一方，家族にとってそれは突然のできごとであり，集中治療という見慣れない環境の中で，わが子の生命に関連した意思決定を行うことは容易なことではない．
- 本項では"悲嘆を体験する家族への援助"と"看取りに関する家族との話し合い"に焦点を当て，看護師が理解しておくべき要点を示す．

a. 悲嘆に対して看護師にできること

- 死にゆく子どもを前にした家族の悲嘆に対し，看護師にできることは"家族が喪失の体験に向き合い悲しみのプロセスをたどることを支援すること"つまり"きちんと悲しむこと"を支援することである．
- 喪失の悲しみを変えられるわけではないが，危機を引き起こす他の要因にアプローチすることで，家族が悲嘆作業に専心する環境を整えられる．
- 図1に示すように，同胞の世話の調整，見慣れない医療環境，医療スタッフの心ない対応，病状予測の困難さといったさまざまな状況がストレッサーとして家族に危機的状況をもたらす．これらに対して直接・間接的に支援を行うことで，家族が"喪失の体験"以外の問題に煩わされることなく悲嘆作業に専心できる環境を整えることができる．

b. 看取りに関する家族との話し合いにむけた支援

- 死にゆく子どもの最善の利益を考慮するためには，看取りに関する医療者と家族の話し合いが必要となる．その前提として，家族への救命限界の告知が重要となる

危機
- 同胞の世話の調整
- 見慣れない環境，専門用語
- 医療スタッフの心ない対応
- 見通し・予測の困難さ
- 子どものために今，何を成すべきか？
など

→ ストレッサーを減らすことができる
　 copingを支援することができる

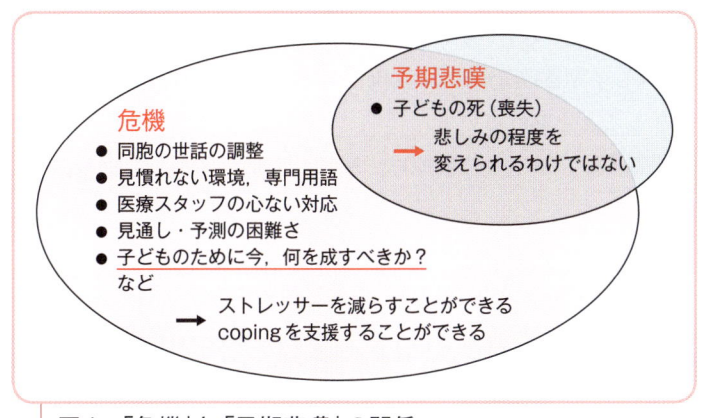

予期悲嘆
- 子どもの死（喪失）
悲しみの程度を
→ 変えられるわけではない

■ 図1 「危機」と「予期悲嘆」の関係

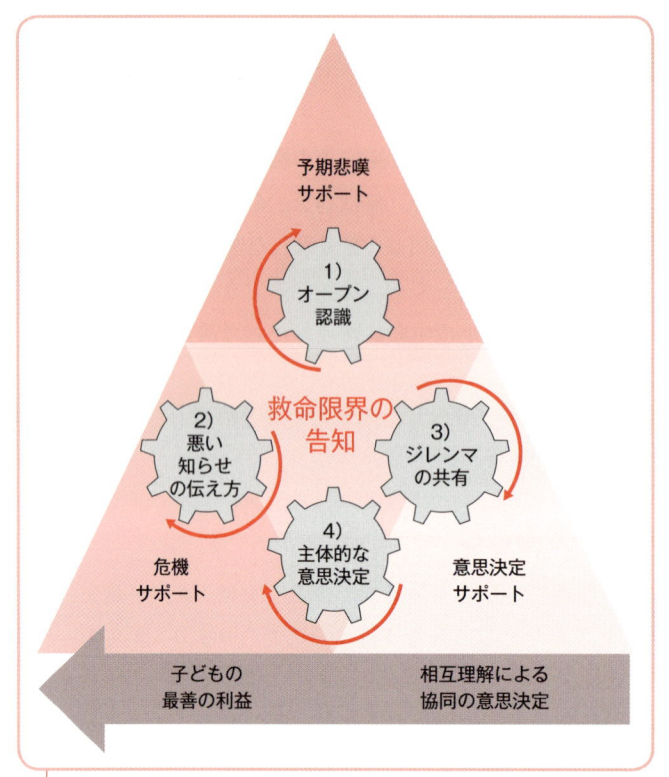

■図2 看取りに関する家族との話し合いに向けた援助の一例

　が，同時にそれは家族の危機と悲嘆を招くことにもなるため，医療者にとって強い葛藤を伴う実践となる．
- 看取りに関する家族との話し合いにはチーム医療による系統的アプローチが必要であり，その際の留意点を4つポイントに沿って示す（図2）．

1）オープン認識
- グレイサーとストラウスは，予期的悲嘆をどの程度支えているかという観点から「医療者-家族間の死の認識に関する文脈」を4つのパターンに分類した[2]．
- そのうち，オープン認識とは，「患者（家族）も医療者も真実を知っており，双方が差し迫った死について認め合う文脈」のことであり，そのプラスの側面として，患者（家族）が迫りくる死を直視し予期悲嘆を自由に表現できること，死の迎え方についての話し合いを開始できることをあげている．
- 救命限界の告知をオープン認識のスタートと位置づけ，家族の支援に活かすための方策が医療チームに求められる．

2）悪い知らせの伝え方
- 「悪い知らせを伝える（bud news telling）」場合には「いかに情報を分かち合うか」が重要であり，何も配慮せずに真実を伝えることは，真実を隠すことと同じくらい有害である[3]．
- 告知場面とその前後において，優れた実践を行うには医師・看護師を中心とした

チームの連携が欠かせない．伝える情報が同じでも，伝え方とその後のフォローによって，家族が強い危機を感じることもあれば，つらい現実に直面しつつも医療者との間に信頼関係が築かれることもあるであろう．具体的な方法論はSHARE（悪い知らせを伝えられる際のコミュニケーションに関するがん患者の意向）などが詳しいので成書を参照されたい．

3）ジレンマの共有

- 「たとえ救命が困難であっても，最期まで治療を諦めない」というのが多くの人の一般的な価値かもしれない．集中治療終末期の医療選択について家族と話し合いをもつうえで重要なことは，生命維持治療の継続・追加によって生じる倫理的ジレンマを整理し，問題の在処を共有することであろう．この説明が適切になされなければ，家族はその後の話し合いの目的を理解しがたいかもしれない．

4）主体的な意思決定

- 終末期の意思決定は成人の場合"患者本人の意思"あるいは"推定意思の尊重"を拠りどころとするが，価値観を表明できる年齢に達していない小児の場合は，医療者と家族の話し合いを通して"子どもの最善の利益"を決定することが必要となる．
- 家族が看取りの意思決定に参加することは容易なことではないが，「子どもの最善の利益」を最優先に考え，子どもおよび家族が，自分たちの尊厳，権利，生命を尊重し意思決定をすることができること[4]をケアの目標と位置づけることで，家族が子どものために成すべき役割を見出す可能性が生まれる．
- 小児の終末期医療の問題は自己決定を柱に据えることができないため非常に複雑である．とくに集中治療下における看取りのあり方は社会的なコンセンサスを含め未整備な部分が多いが，子どもと家族の最善の利益を守るための議論が深まることを期待する．

（清水称喜）

引用文献
1) 甲斐克則編著：小児医療．レクチャー　生命倫理と法，220-224頁，法律文化社，2010．
2) Glaser BG, Strauss AL：死のアウェアネス理論と看護．死の認識と終末期ケア（木下康仁訳），47-109頁，医学書院，1988．
3) Buckman R：真実を伝える．コミュニケーション技術と精神的援助の指針（恒藤暁訳），9頁，診断と治療社，2000．
4) 関　和男：家族へのグリーフケアの実際（船戸正久編），56頁，診断と治療社．2010．

J 臓器移植に向けての取り組み

- 2010年7月17日からいわゆる改正臓器移植法（臓器の移植に関する法律の一部を改正する法律）が施行され，親族の同意のもと小児からの臓器提供が可能になった．18歳未満の脳死肝移植レシピエント登録は，改正臓器移植法施行後に始められた．
- 国立成育医療研究センター（以下，当センター）は改正臓器移植法実施に伴い，新たに移植施設の認定を受け，2010年4月から脳死腎臓移植に加え脳死肝移植の実施施設となった．
- 当センターでは，院内に専任のレシピエント移植コーディネーター看護師を2名配属し生体・脳死臓器移植・骨髄移植に対応している．2010年12月までに成人脳死ドナーから小児のレシピエントへ脳死肝移植を2症例実施し，1例は脳死臓器を2つに分割し，2名のレシピエントに移植を行う分割肝移植であった．
- 本項では，小児における脳死臓器移植の現状と，脳死肝移植の事例を通して看護師の役割について紹介する．

1 小児における臓器移植の現状

a. 改正臓器移植法と小児での臓器提供

- 日本では1999年に1例目の脳死下臓器移植が施行されて以来，2010年7月までに施行された臓器移植は85例である[1]．年間の脳死肝移植は約10例で，年間約500例（小児約100例）の生体肝移植症例数を鑑みると，生体ドナーを臓器提供者とした生体肝移植に依存してきたといえる．しかし，2010年7月17日の改正臓器移植法実施以降，11月末までの4ヵ月間で，20例の脳死下臓器移植が施行されている．家族の同意により臓器提供できるようになり，15歳未満の臓器提供が可能になった．これにより，2011年4月国内初となる15歳未満の臓器提供が実施された．

b. 小児での課題と対応

- 小児の法的脳死判定は，従来の4類型病院（大学病院，救命救急センターなど）に加え，小児医療専門施設の参画が認められた．小児脳死判定基準，虐待の除外，小児臓器提供後の家族のメンタルヘルスケア，倫理社会的問題など，認定された小児臓器提供施設においても解決すべき多くの課題を残している．
- 当センターでは2005年11月から2010年11月末までに146例の生体肝移植を実施した[2]．2010年4月より新規認定された脳死肝移植について院内基盤整備を実施する

図1　シミュレーションの様子

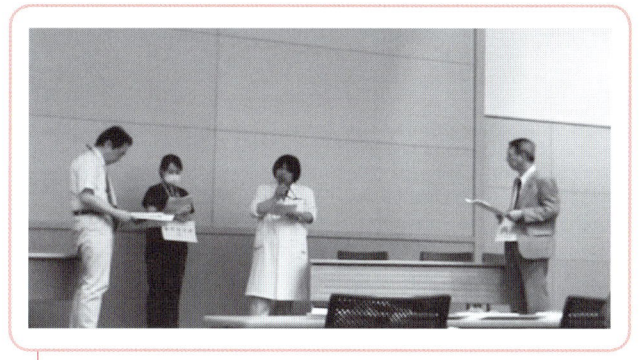

脳死ドナー・レシピエント両方が院内発生した場合のシミュレーションを，関係部門参加のもと実施した

ために，関連する領域の専門医師，看護職，メディカルソーシャルワーカー，事務職，臨床研究センターの職員による「小児脳死臓器移植ワーキンググループ（レシピエント班，ドナー班）」が設置された．

- レシピエント班では，従来の生体肝移植適応評価委員会に加え，脳死肝移植適応評価委員会の開催，脳死肝移植適応と生体肝移植適応の相違，小児レシピエントであるため分割肝移植の適応，小児への脳死移植の説明方法・同意方法，脳死手術実施時の院内整備，メディア対策を討議し，院内倫理委員会承認後に脳死移植レシピエントマニュアルを作成した．
- ドナー班では，小児脳死判定基準，脳死判定検査方法，脳死除外基準，虐待の判別方法，臓器移植ネットワーク，司法への連絡方法，メディア対策などを議論し，同様に小児脳死ドナーマニュアルを作成した．
- 当センターでは過去の看取り医療の経験から，年間数例の小児脳死患者発生が見込まれたため，院内ドナー・レシピエント同時発生を想定し，脳死肝ドナー発生から臓器移植までのシミュレーションを行った（図1）．
- 図2に脳死レシピエントの流れ図を提示する．当院では脳死肝移植登録に関する検査も原則的に入院で行っており，患者家族との移植コーディネーターと病棟看護師の面談を通して，移植前から良好な関係を築けるよう準備している．脳死発生後は時間的制約が多く，限られた時間内で患者家族対応を行うため十分な説明・面談が必要である．

2 小児の脳死移植における看護師の役割

- 当センターは，従来の小児・母性看護の枠を越え，胎児期や思春期，病気を抱えたまま成人となった患者を含めた，リプロダクションサイクルの視点で看護の対象となる患者や家族をとらえている．そして次のライフステージにスムーズに移行できるように将来を見据えた成育看護を実践している．集中治療部ではすでに生体移植におけるドナーとレシピエントの院内規定に基づいた術後管理を担っている．

提供施設	臓器移植ネットワーク	脳死肝移植適応評価委員会	国立成育医療研究センター
		・適応評価 ・移植適応有	・移植外科受診 ・レシピエント検査 ・移植適応評価委員会 ・インフォームドコンセント（同意書第1回） ・登録決定 ・外来受診
・脳死決定 ・インフォームドコンセント ・臓器提供承諾	・レシピエント登録 ・登録内容更新 ・初期情報対応 ・ドナーコーディネーター派遣 ・レシピエント決定 ・臓器摘出手術開始時間決定		・レシピエント入院 ・インフォームドコンセント（同意書第2回）
・摘出手術開始 ・摘出手術終了			・摘出チーム編成 ・摘出チーム出発 ・レシピエント肝移植手術

■ 図2 脳死レシピエントマニュアル関連図
脳死ドナー発生からレシピエントが移植術を終了するまでの経過を示した関連図

- 臨床の場において，脳死ドナー発生時の看護師の役割は看取りの援助である．これは臓器移植に限らず必要なことで，法改正施行に伴い，臓器提供・移植が一人歩きしないように，適切な場面で臓器提供または臓器移植を意思決定した家族への援助が重要である．
- 小児肝移植においても生体肝移植と脳死肝移植が，両車輪のように適応されるのが理想であるが，いまだ脳死臓器提供数は限られているため，生体肝移植を準備しつつ脳死肝移植登録をすることが現実的である．
- したがって，脳死肝移植登録を行うレシピエントは，3親等以内に医学的ドナー候補者が不在な場合や，家族が強く脳死肝移植を望む場合，移植を早急にする必要がある劇症肝炎や，生体肝移植後の移植肝不全等に限られているのが現状である．
- 当センターで脳死肝移植を実施した2事例も，劇症肝炎症例と生体肝移植後肝不全であった．ともにレシピエントに十分な説明・同意の時間的猶予がなかったため，脳死肝移植後にご家族と一緒にレシピエントに説明せざるを得ない状況であった．

- 小児の脳死移植は，家族の不安がはかりしれない．術後できるだけ早期から看護師・レシピエント移植コーディネーターが，患者・家族が現状の不安を解決できるよう環境整備することが重要である．
- レシピエントへの看護介入でもっともむずかしいことは，事実を誰からどこまで本人に説明するのかということである．
- 今回経験した事例では，受け持ち看護師，チャイルドライフスペシャリストとレシピエント移植コーディネーターが連携し，術後の状態と本人の意識レベルや発達段階に合わせ，両親との話し合いの結果，一般病棟に転棟後に脳死下肝移植を行ったことを，レシピエント用の説明書を作成し説明した．これによりレシピエント自身が自分の病気と，脳死下肝移植を受けた事実の理解を得ることができた．

3 臓器移植に向けての今後の課題

- 看護師は，急性期において脳死ドナーとレシピエント両方の術前・術後管理，家族への援助を担う．当センターにおける脳死移植の経験から，看護師の立場やメンタルを考慮し役割を明確にするとともに，関連領域との体制作りが必要であると感じた．
- 緊急時の看護の役割についてシミュレーションを行うことは，看護師の役割を明確にするうえで有効であった．

*

- 小児の脳死移植で注意すべきことは，病状の悪化によりレシピエントの意思確認ができない状態での移植にいたることがほとんどあると想定される．そのため，レシピエントと家族が移植手術を理解し，受け止め，退院後の生活に向けて脳死ドナーとドナー家族の善意の心が活かされるよう，レシピエント移植コーディネーターの連絡調整と各部門の連携が必要である．
- 今後は，スタッフと協同して小児の脳死下移植看護システムの構築を当センターで実施していきたい．

(中里弥生)

参考文献
1) 日本移植学会　肝移植症例登録報告　日本移植学会ホームページ．
http://www.asas.or.jp/jst/pdf/reports/43-1_p045-055.pdf (2011/02/22 アクセス)
2) 笠原群生，阪本靖介，重田孝信ほか：自施設における生体肝移植103例の適応と成績．日本外科学会雑誌 111(5)：268-274, 2010.

第Ⅵ章

小児の主な重症疾患の知識とケア

A 呼吸管理が重要となる主要疾患の知識とケア

1 窒息

a. 窒息とは

- 失血，一酸化炭素中毒のような組織呼吸障害を内窒息というが，一般には呼吸気道の閉塞による外窒息がほとんどである．その閉塞を除去しない限り，呼吸困難，意識喪失，チアノーゼをきたし，死にいたる場合がある（表1）．
- 小児の場合，正常な発達過程にある生後5～6ヵ月を過ぎると，手に触れたものを口に持っていくようになり，この時期以降，誤飲に伴う窒息が急増する．
- また，わが国の3歳児の開口最大距離のめやすは40mm前後ともいわれる．つまり，3歳までの乳幼児の場合，直径40mm程度より小さいものは誤飲事故の原因になりうる[1]．

b. 異物の存在部位別にみた窒息の可能性

- 異物の存在部位に以下のような特徴があり，適切に診断し処置しなければならない．

1) 下気道異物

- 下気道異物は3歳未満の乳幼児に多く，呼吸困難や窒息を起こしたときには，まずいちばんに考えなければならない．
- 小児の下気道異物の8割は食品が原因と考えられ，豆類やピーナッツ，そのほかに玩具などの報告がある．口腔内に入った状態で泣いたり，咳き込んだりしたときに誤飲の可能性がある．

2) 食道異物

- 食道異物は5歳以下の幼児に多く，24時間以上停滞すると食道潰瘍，穿孔などの重篤な合併症を呈することがあるため，すみやかに摘出することが必要である．
- 小児の食道異物としては硬貨がもっとも多く，その2/3を占め，異物の70～80%は食道入口部の第1狭窄部に存在する[2]．

c. 1歳以上の小児に対する窒息の解除

- 1歳以上の小児における窒息の解除には，腹部突き上げ法（Heimlich法／ハイムリック法）を行う（図1）．
- 乳児の窒息解除の場合，腹部突き上げ法は内臓損傷の可能性が高いため行ってはならない．幼児以上に腹部突き上げ法を行った後には状態を観察し，致死的な合併症

表1　気道閉塞でみられるサイン

軽度の気道閉塞のサイン	重篤な気道閉塞のサイン
● 咳と咳との間に喘鳴が認められる場合がある ● 呼吸に支障はない ● 反応があり，強い咳をすることができる	● 呼吸がほとんど，またはまったくできない ● 咳が弱くて効果がない，またはまったく咳をすることができない ● 吸気中に高音の雑音が入る，またはまったく雑音がない ● 呼吸障害が増悪していく ● チアノーゼを呈する場合がある（皮膚が青紫色になる） ● 話すことができない ● 手で首をわしづかみにする（チョークサイン：万国共通のサイン） ● 換気不能

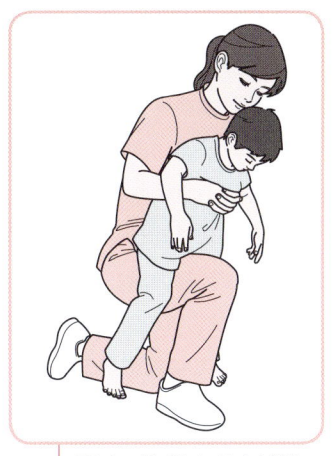

図1　腹部突き上げ法

がないことを確認することが重要である．
● 軽度の気道閉塞では反応があり，強い咳をすることもできる．重篤な気道閉塞であっても，初期には応答ができるなど反応がみられる場合があるが，やがて反応が消え，意識消失やチアノーゼへと移行する．そのため，誤飲の疑いがある場合は，反応があっても軽度と判断してはならない．経過観察しながら異物を確認し，状態が悪化した場合は，ただちに，窒息の解除を行う必要がある．

d. 乳児に対する窒息の解除

1）反応のある乳児に対する窒息の解除

● 乳児の気道から異物を排出させるには，背部叩打法と胸部突き上げ法（図2）を組み合わせる必要がある．
● 1秒に1回の程度で行い，各5回までの背部叩打法と胸部突き上げ法を1サイクルとし，異物が除去されるまで行う．または，乳児が反応しなくなるまで繰り返す．

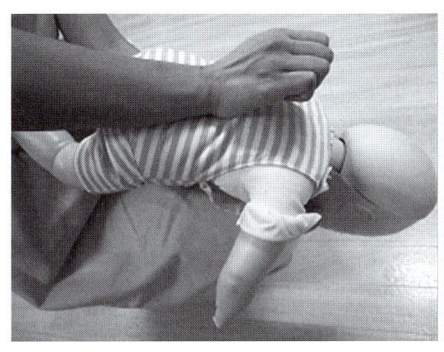

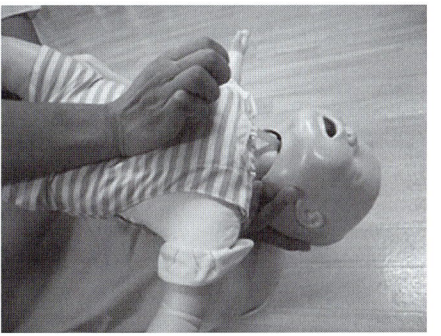

背部叩打法は，救助者の前腕に乳児をうつ伏せにし，体幹より頭が低い状態でまたがるように支えて行う．5回の背部叩打法の後，もし異物が除去されないならば5回まで胸部突き上げ法を行う．胸部突き上げ法は胸骨の下半分で乳頭を結んだ線から指1本分下の位置を圧迫する

図2　背部叩打法（左）と胸部突き上げ法（右）

2） 反応のない乳児に対する窒息の解除

●以下の手順で解除を行う．
①乳児を平面上に寝かせる．
②気道を確保し，咽頭に異物がないか確認する．異物が見えたら取り除く．必要以上に指で探らない．異物を気道の奥に押し込んで，さらに閉塞を悪化させたり気道を傷つけたりするおそれがある．
③気道確保のたびに喉の奥に異物がないかを確認する．
④CPRを行いながら異物が見えたら取り除く．

3） 入院中の乳児の窒息予防法

●授乳後は必ず排気させ，顔を横にむけた側臥位が望ましい．
●分泌物が多く吸引が必要な場合には，授乳前に吸引する．
●布団やタオルなどが，顔にかかっていないか確認する．
●誤嚥しやすいおもちゃやビニール，布を周囲に置かないようにする．
●持ち込みの玩具に口に入れやすい危険なものがないか確認する．　　　　（大谷尚也）

引用文献
1) 飯沼光生：頭部X線規格写真に基づく幼児口径の計測．第47回日本小児保健学会抄録集，398-399頁，2000．
2) 長村敏生：誤飲・誤嚥．小児科診療64(11)，2001．

2　クループ症候群

a. クループ症候群とは

●クループ症候群とは，喉頭以下の上気道（喉頭蓋，声門，声門下，気管）および周囲の炎症性浮腫による上気道狭窄を示す疾患群である．
●上気道狭窄は気道確保が困難なことがあり，気管挿管自体が通常よりもむずかしいことがある．とくに喉頭蓋炎，細菌性気管支炎，傍咽頭膿瘍は呼吸障害が進行して重症化しやすく，緊急性があるため，厳重な管理が必要となる．
●クループ症候群は，喉頭気管炎・喉頭気管気管支炎，痙性クループ，急性喉頭蓋炎，細菌性気管炎に分類される（表2）．

(1) 喉頭気管炎・喉頭気管気管支炎
●狭義のクループでウイルス感染であり，嗄声，犬吠様咳嗽，吸気性喘鳴を示し，多くは数日で改善する．冬季に多い．

(2) 痙性クループ
●アレルギー性の一過性の喉頭浮腫である．発熱がなく，反復性であることが特徴であり，夜間に発症することが多い．ステロイドが著効を示す．

A. 呼吸管理が重要となる主要疾患の知識とケア　261

■ 表2　クループ症候群の分類

	喉頭気管炎 喉頭気管気管支炎	痙性クループ	急性喉頭蓋炎	細菌性気管炎
臨床症状	嗄声，犬吠様咳嗽，吸気性喘鳴	嗄声，犬吠様咳嗽，反復性	流涎，開口，頸部伸展	嗄声
原因	麻疹，インフルエンザウイルス，パラインフルエンザウイルス，RSウイルス，アデノウイルス，マイコプラズマウイルス	アレルギー	インフルエンザ桿菌，肺炎球菌，A群溶連菌，黄色ブドウ球菌	インフルエンザ桿菌，肺炎球菌，A群溶連菌，黄色ブドウ球菌
白血球，CRP	→	→	↑	↑
呼吸困難へ進行	まれにある	ほとんどない	必発	かなりある
好発年齢	6ヵ月〜3歳	1〜3歳	2〜6歳	2〜7歳
治療	エピネフリン吸入，ステロイド吸入・内服・静注	エピネフリン吸入，喘息を合併している場合は，喘息の治療を行う	気道確保，抗菌薬	気道確保，抗菌薬

[渡辺誠一：クループ症候群．小児救急Q&A，1551頁，総合医学社，2008より引用，一部改変]

■ 表3　クループ症候群の重症度と対応

重症度	対応
軽症	●経口デキサメタゾンの1回投与を考慮 ●クールミスト使用
中等度〜重症	●酸素投与 ●クールミスト使用 ●絶飲食 ●L-アドレナリン噴霧投与 ●経口あるいは筋注でのデキサメタゾン1回投与 ●アドレナリン吸入後，少なくとも2時間は吸気性喘鳴の再発を観察
切迫した呼吸不全	●必要に応じて換気補助 ●高濃度酸素の投与 ●必要に応じて気管挿管を考慮．声門下のさらなる損傷を避けるため，年齢相応より細いサイズの気管チューブを使う ●必要に応じて気管切開の準備 ＊重症な声門下浮腫の小児に筋弛緩薬を用いた迅速挿管を予定している場合には，気道が確実に目視できることを確認する．目視できない場合，筋弛緩薬の使用を避けるべきである． ●デキサメタゾン静注

[American Heart Association：PALSプロバイダーマニュアル AHAガイドライン2005準拠日本語版，48頁，シナジー，2008より引用，一部改変]

(3) 急性喉頭蓋炎と細菌性気管炎

●細菌感染で炎症反応が上昇し，呼吸困難症状が強く，緊急対応を要することがある．ウイルス性クループより好発年齢が高い2〜7歳の小児に多く，とくに3歳に発症のピークがある．季節性はなく，起炎菌の大部分はインフルエンザ菌b型（Hib，haemophilus influenzae type b）で血液培養から高頻度（小児では80％以上）に分離される．Hibワクチンは本症の発症予防に有効とされている．

b. クループ症候群の重症度と対応

●クループ症候群は，臨床的な重症度評価によって管理される．重症度は以下のとおりである（表3）．

①軽症：時折の犬吠様咳嗽を認める．安静時は，吸気性喘鳴を認めず，ほとんど陥没呼吸もない．
②中等度：頻繁な犬吠様咳嗽を認める．安静時にも容易に聴き取れる吸気性喘鳴と陥没呼吸を認める．
③重症：頻繁な犬吠様咳嗽を認める．安静時にも吸気性喘鳴と陥没呼吸を認める．また，聴診で気流の減弱と意識低下を認め，酸素投与なしでは皮膚や粘膜の色は浅黒い色である．

（大谷尚也）

3 喘息

a. 喘息の定義

- 発作性に笛声喘鳴を伴う呼吸困難を繰り返す疾病であり，発生した呼吸困難は，自然ないし治療により軽快，治癒するが，ごくまれには致死的である．その病理像は，気道の粘膜，筋層にわたる可逆性の狭窄性病変と，持続性炎症および気道リモデリングと称する組織変化からなるものと考えられている．

b. 喘息の病態生理

- 小児気管支喘息患者の約90％にアレルギー反応が関与している．また気候の変化や心理的要因も発作の増悪因子として関与していると考えられる．
- 急性発作時は気管支平滑筋が収縮して粘膜が腫れ，気道（空気の通り道）が狭くなっている状態である．そのため酸素を取り入れにくくなり，呼吸困難になる．また，狭くなった気道に呼吸によって空気が通過するため，喘鳴が出現する．発作が起こっていないときには，慢性的な気道の炎症が残存するといわれている．
- 発作が起こると，症状が治まった後も気道炎症が持続するといわれており，発作を繰り返すと気道炎症が悪化し，気道過敏性もさらに亢進して，発作の頻度や重症度が悪化するという悪循環に陥る．また気道炎症が持続することにより，気管支粘膜は元に戻らない障害を起こし（気道リモデリングという），重症化することがわかっている．

c. 喘息の診断

- 典型的な喘息発作の症状は，笛声喘鳴を伴う呼吸困難である．喘息発作時の呼吸困難は呼気性が主体であるが，症状が進行すると吸気性呼吸困難も合併する．表4にあげた疾患と鑑別のうえ診断を行う．

表4　鑑別を要する疾患（JPGL2008）

- **先天異常，発達異常に基づく喘鳴**
  大血管奇形，先天性心疾患，気道の解剖学的異常，咽頭・気管・気管支軟化症，線毛運動機能異常

- **感染症に基づく喘鳴**
  鼻炎，副鼻腔炎，クループ性炎，気管支炎，細気管支炎，肺炎，気管支拡張症，肺結核

- **そのほか**
  過敏性肺炎，気管支内異物，心因性咳嗽，気管・気管支の圧迫（腫瘍など），肺浮腫など，アレルギー性気管支肺アスペルギルス症，嚢胞性線維症，サルコイドーシス，肺塞栓症

［日本小児アレルギー学会：小児気管支喘息治療・管理ガイドライン2008, 13頁, 協和企画, 2008より引用］

表5 乳児喘息の診断に有用な所見（JPGL2008）

- 両親の少なくともどちらかに，医師に診断された気管支喘息（既住を含む）がある
- 両親の少なくともどちらかに，吸入抗原に対する特異的IgE抗体が検出される
- 患児に，医師の診断によるアトピー性皮膚炎（既住を含む）がある
- 患児に，吸入抗原に対する特異的IgE抗体が検出される
- 家族や患児に，高IgE血症が存在する（血清IgE値は年齢を考慮した判定が必要である）
- 喀痰中に好酸球やクレオラ体が存在する（鼻汁中好酸球，末梢血好酸球の増多は参考にする）
- 気道感染がないと思われるときに呼気性喘鳴をきたしたことがある
- β_2刺激薬吸入後の呼気性喘鳴や努力性呼吸困難の改善，または酸素飽和度の改善が認められる

[日本小児アレルギー学会：小児気管支喘息治療・管理ガイドライン2008，120頁，協和企画，2008より引用]

- 一方，乳児においては喘息でなくても下気道感染に伴い喘鳴を呈することが通常に認められ，また，喘息であっても笛声喘鳴を示さないこともある．さらに呼吸困難を努力性呼吸として他覚的に判断しなければならないので，この年齢の診断は必ずしも容易ではない．広く喘息ととらえ，診断を重ねていくのが一般的となる．乳児喘息の診断に有用な所見を検査項目も含めて示す（表5）．

d. 急性発作と程度と喘息の重症度

- 喘息の急性発作は，呼吸状態と生活状態の障害の度合いによって小発作，中発作，大発作，呼吸不全の4種類に分類される（表6）．また，医療機関での喘息発作に対する薬物療法プランを表7に示す．

1）小発作
- 喘鳴はあるが軽度で，食事や通園・通学を始め日常生活は普通に送ることができる．夜間に息苦しくなる．

2）中発作
- 周りの人にも喘鳴が明らかに聞こえて，日常生活ができなくなる．寝ている最中も呼吸困難で目を覚ます．

3）大発作
- 喘鳴は強く，患者が遠くにいても聞こえる．日常生活は完全にできなくなり食事も水も摂れず呼吸困難のためまったく寝ることができない．

表6 急性発作の程度

	小発作	中発作	大発作	呼吸不全
喘鳴	軽い	明らかにわかる	強い	減少または消失
呼吸困難	ない	ある	強い	著明
陥没呼吸	ない	明らかにある	強い	著明
歩行	急ぐと苦しい	歩くと苦しい	歩行できない	不能
食事	できる	食べにくい	食べられない	不能
睡眠	眠れる	ときどき目覚める	眠れない	意識レベル低下
ピークフロー	60%以上	30〜60%	30%未満	測定不能
SpO_2	96%以上	92〜95%	91%以下	測定不能

[安藤仁志：小児アレルギーの知識とケア．こどもケア8・9月号：6，2009より引用]

表7　医療機関での喘息発作に対する薬物治療プラン（2〜15歳）（JPGL2008）

発作型	小発作	中発作	大発作	呼吸不全
初期治療	β_2刺激薬吸入	β_2刺激薬吸入反復[*1] 酸素吸入（SpO_2<95％で考慮）	入院 β_2刺激薬吸入反復[*1] 酸素吸入，輸液 ステロイド静注[*2] アミノフィリン持続点滴[*3]	入院 イソプロテレノール持続吸入[*4] 酸素吸入，輸液 ステロイド静注反復[*2] アミノフィリン持続点滴[*3]
追加治療	β_2刺激薬吸入反復[*1]	ステロイド投与（静注：経口）[*2] and/or アミノフィリン点滴静注・持続点滴[*3] 反応不十分な場合は入院治療考慮	イソプロテレノール持続吸入[*4] ステロイド静注反復[*2]	イソプロテレノール持続吸入（イソプロテレノール増量考慮）[*4] アシドーシス補正 気管内挿管 人工呼吸管理 麻酔薬（考慮）

・発作を反復している症例では，発作の原因を見当し適切な生活指導を行い，長期管理薬の再検討を行う．
・ステロイドの頻回あるいは持続的な全身投与は副作用のおそれがある．短時間で中止すべきであり，漫然と使用しないことが大切である．必要ならば小児アレルギーの専門医に紹介する．
[*1] β_2刺激薬吸入は15〜30分後に効果判定し，20〜30分間隔で3回まで反復可能である．
[*2] 全身性ステロイド投与；
　静注：ヒドロコルチゾン5〜7mg/kg，6時間ごと．またはプレドニゾロン初回1〜1.5mg/kg，以後，0.5mg/kg，6時間ごと．またはメチルプレドニゾロン1〜1.5mg/kgを4〜6時間ごと．10分程度かけて静注または30分程度かけて点滴静注する．
　内服：プレドニゾロン0.5〜1mg/kg/日（分3）．プレドニゾロンの内服が困難な場合はベタメタゾンシロップあるいはデキサメタゾン（デキサメサゾンエリキシル®）0.05mg（0.5mL）/kg/日（分2）
[*3] アミノフィリン点滴静注：30分以上かける．アミノフィリン持続点滴：テオフィリン血中濃度：8〜15μg/mL
　2〜5歳では，小児喘息の治療に精通した医師のもとで行われることが望ましい．
[*4] イソプロテレノール持続吸入療法：アスプール®0.5% 2〜5mL，またはプロタノール-L®10〜25mL＋生理食塩水500mL，無効の場合や呼吸不全では増量も可（たとえばアスプール®0.5%を10mL＋生理食塩水500mLから開始）

[日本小児アレルギー学会：小児気管支喘息治療・管理ガイドライン2008, 77頁，協和企画，2008より引用]

4）呼吸不全

- 大発作がさらに進行した状態でチアノーゼが現れる．発作の強度は表6のように呼吸状態や日常生活の程度で判定するが，パルスオキシメーターによる酸素飽和度（SpO_2）やピークフローメーターによる最大呼気流量（PEF）も，発作強度を判定する指標になる．急性発作の強度が判断されたらその程度に応じた治療を行う．

5）発作の頻度

- 喘息の重症度は，ある時期にどの程度の喘息発作がどのくらいの頻度で起こったかを指標にして判定する．重症度は間欠型と持続型に分けられ，月1回以上発作がある場合は持続型と診断される．持続型はさらに軽症，中等症，重症に分類される．

①軽症：発作が月1回以上起こるもの
②中等度：小発作が週1回以上起こり，または時に中発作，大発作になるもの
③重症：重症に相当する治療を行っても症状が持続し，夜間の中・大発作による時間外受診や入退院を繰り返すもの

e. 喘息発作時の看護の実際

1）安静

- 会話や体動といった酸素消費量の増加に伴う呼吸困難が増強する動作を避ける．幼児の頃より呼吸困難からの恐怖感や不安感が増加する可能性も考えられ，小児の精神的安定を図ることが重要である．

- 清拭や検査，処置などは必要最小限に行い，できる限り安静を維持できるような援助が重要となる．

2）体位調整

- 発作時には横隔膜や呼吸補助筋を効率よく活用するために起坐位やセミファーラー位をとらせて，呼吸困難を軽減させることが有効である．

3）排痰援助

- 急性期には気道の過敏性が強く，排痰援助がかえって気道過敏性を増強させてしまう可能性がある．したがって，まずは，安楽な呼吸ができることを優先し，小児の年齢や月齢に合わせたケアを選択していく必要がある．
- 学童期になれば鼻かみや排痰ができるようになるため，吸引は必要最小限でよいが，乳幼児期は自己排痰ができないため，吸引が必要となる．しかし，吸引の手技によって，児が啼泣し落ち着かなくなることで，症状はかえって悪化してしまうおそれもある．吸引の見極めをチームで統一し，客観的データとともに評価しながら，実施していくことが重要である．
- 排痰を促すには適切な加湿が有用である．脱水傾向に注意し，必要に応じて水分補給を促し，排痰しやすい状況をつくる必要がある． （大谷尚也）

B | 全身管理を必要とする主要疾患の知識とケア

1 熱傷

a. 熱傷の発生要因

- 小児の熱傷の原因で多いのは熱湯であり，食事中に熱い汁をこぼすことで腹部や大腿前面を受傷しやすく，とくに幼児期に多くみられる．虐待の結果であることもある．
- 火焔による熱傷は年長児に多くみられ，ライターやマッチで遊んだり，可燃性の液体を燃やして受傷している．

b. 熱傷の病態（小児の特徴）

- 小児では皮膚が薄いため，同じ温度でも成人と比べると熱傷深度（表1）が深くなる傾向がある．また，細胞外液の割合が高く，心肺機能が水負荷に強い．
- 精神的には両親，とくに母親などの周囲に依存性が高く，疼痛に弱い．瘢痕やケロイドによる精神的負担が高い傾向がある．

c. 熱傷の重症度

- 熱傷重症度は表2のArtz(アルツ)の基準が1つのめやすになる．また，受傷面積と熱傷深度を組み合わせることで重症度を総合判定する基準も考案されている（表3）．

表1 熱傷深度の判定基準と主な病歴・原因・所見・症状，治療経過

熱傷深度		傷害組織	主な病歴・原因	所見・症状	治療経過
Ⅰ度		表皮・角質まで	日光 都市ガス爆発 中高温の熱湯	乾燥していて発赤軽度の疼痛，水疱がない	数日～1週間
Ⅱ度	浅達性	表皮・有棘層，基底層まで	日焼け 熱湯（短時間） 火焔（短時間）	水疱形成（水疱底はピンク色），ヒリヒリする疼痛がある	10日～2週間
	深達性	真皮・乳頭層，乳頭下層まで	熱湯，火焔 てんぷら油 プロパンガス爆発 化学熱傷	水疱形成（水疱底は白色），疼痛は軽度からわずか，知覚鈍麻	3，4週間～数週間
Ⅲ度		真皮全層，皮下組織	火焔，電撃傷 発熱した金属 低温熱傷 化学熱傷	乾燥した白色 皮膚の硬結 無痛 抜毛しても無痛	自然治癒は困難 植皮が必要

表2　Artzの基準

重症熱傷	熱傷専門施設での入院治療を要する Ⅱ度30%以上，Ⅲ度10%以上， そのほか顔面・手足の熱傷，気道熱傷を疑う場合 軟部組織損傷や骨折を伴う場合
中等度熱傷	一般病院での入院加療を要する Ⅱ度15〜30%，Ⅲ度10%未満（顔面，手足は除く）
軽症熱傷	外来通院でよいもの Ⅱ度15%未満，Ⅲ度2%未満

表3　その他の熱傷の重症度判定例

- burn index (BI)（緊急時）
  （Ⅲ度熱傷面積）＋（Ⅱ度熱傷面積）×1/2
  ＊値が10〜15以上である場合は重症

- 熱傷予後指数
  PBI (prognostic burn index) = BI + 年齢
  ＊80以上が重症

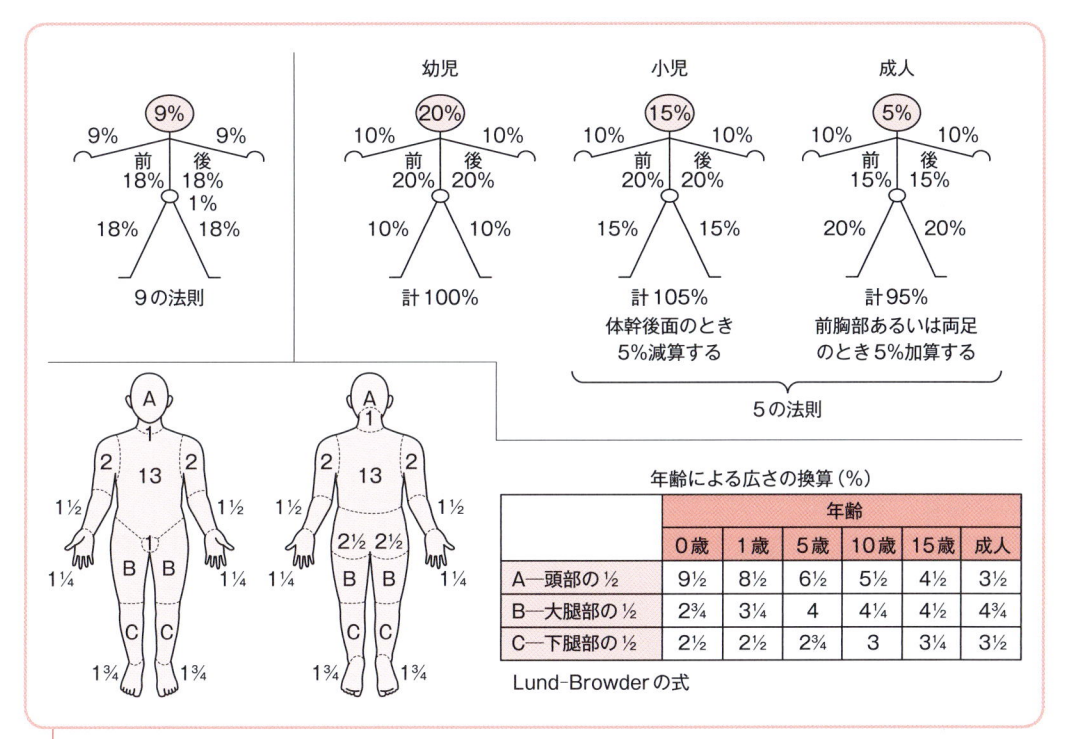

図1　熱傷面積と計算公式

9の法則
- 頭部：9%（前後各）、9% 9%
- 体幹：前18%、後18%、1%
- 下肢：18% 18%

5の法則
- 幼児：頭20%、前20%/後20%、10% 10%、10% 10%　計100%
- 小児：頭15%、前20%/後20%、10% 10%、15% 15%　計105%（体幹後面のとき5%減算する）
- 成人：頭5%、前15%/後15%、10% 10%、20% 20%　計95%（前胸部あるいは両足のとき5%加算する）

Lund-Browderの式

年齢による広さの換算（%）						
	\nbsp;	年齢				
	0歳	1歳	5歳	10歳	15歳	成人
A―頭部の½	9½	8½	6½	5½	4½	3½
B―大腿部の½	2¾	3¼	4	4¼	4½	4¾
C―下腿部の½	2½	2½	2¾	3	3¼	3½

- 熱傷面積を図1に示す．小児で正確な面積を求める場合はLund-Browderの式を用いる．

d. 全身管理の実際

1）呼吸管理

- 気道熱傷や電気プラグなどによる口周囲の熱傷は，気道浮腫が進行し気道狭窄を生じる前に気道確保を行う．
- 大量輸液による肺水腫に対して，膠質液投与や体位変換を行うことで悪化の回避が可能な場合がある

2）循環管理

- 輸液管理は輸液公式（表4）と尿量などに注意し，十分な輸液を行いwet sideに管理する．血圧，心電図，体温，尿量，尿比重と尿ヘモグロビン・ミオグロブリン，体重の観察が重要になる．

■ 表4　熱傷時の輸液公式

● Baxter (parkland)
・最初の24時間：乳酸リンゲル4 mL×熱傷面積％×体重(kg)＋1日水分維持量
・次の24時間：コロイド0.3～0.5 mL×熱傷面積％×体重(kg)＋5％グルコース Na 135～145 mEq を指標
・投与速度：時間尿量1 mL/kg/時
・初日は全量の1/2を最初の8時間，残り1/2を次の16時間で投与

● Shriner (Galveston)
・最初の24時間：5％デキストロース加乳酸リンゲルに12.5 g/Lのアルブミンを加えた輸液 5,000 mL×熱傷面積 m^2 ＋2,000 mL×体表面積 m^2
・次の24時間：コロイド3750 mL×熱傷面積 m^2 ＋5％グルコース1500 mL×体表面積 m^2
・投与速度：初日は全量の1/2を最初の8時間，残り1/2を次の16時間で投与

3）薬物投与

● 急性期は利尿薬や昇圧薬に頼らず輸液量と尿量を指標に管理する．抗菌薬は，受傷後数日が過ぎてから投与され，屋外での受傷では破傷風に注意する．

4）熱傷創処置

● 下記にⅠ～Ⅲ度の処置の実際を示す．なお，処置を行う際には疼痛コントロールや創部の清潔操作を徹底する．
● Ⅰ度：局所の冷却．消炎・鎮痛目的で消炎薬や内服，ステロイド軟膏塗布．
● Ⅱ度（浅達性）：水疱は温存．洗浄後，創傷被覆材（アロアスクD®，ソフラチュール®，テガダーム™，デュオアクティブ®など）を使用し，感染がなければ数日経過観察．
● Ⅱ度（深達性）：小範囲は浅達性Ⅱ度熱傷と同様の処置．広範囲はⅢ度に準じた処置．
● Ⅲ度：壊死組織のデブリードマンと植皮術．コンパートメント（筋区画）の部位には減張切開．感染防止目的でゲーベンクリーム®などの抗菌薬を使用．

e. 熱傷の看護

1）ショック期：受傷～48時間

● 血管透過性亢進により，浮腫を形成し循環血液量不足となりショックを引き起こす．バイタルサインほか，脱水所見，気道熱傷の有無（浮腫による気道狭窄の確認），尿量・尿比重（腎機能の評価や組織灌流状態の確認）などの観察が重要となる．

①脱水所見：心拍数増加，血圧低下，意識低下，尿量低下，尿比重1.03以上，ヘマトクリット高値，アシドーシスなど
②気道熱傷の有無：顔面熱傷，焦げた鼻毛・眉毛，口腔内の炭の付着，炭の混ざった痰，呼吸困難，嗄声，SpO_2 低下
③尿量・尿比重：受傷後3時間以降で，小児では早めに，血清アルブミン値3.0/dL以下でコロイド液としてアルブミンを投与開始

2）ショック離脱期：2～7日

● 血管透過性が回復し浮腫が再吸収され，循環血液量が急激に増加．中心静脈圧上昇，血圧上昇，利尿がみられる．以下の観察項目に注意する．
①バイタルサインや循環動態：血圧上昇，脈圧拡大，中心静脈圧の上昇

②尿量：尿量増加，尿比重の低下
③合併症の有無（肺水腫や心不全の徴候）：副雑音，分泌物量と血性泡沫痰，動脈血ガス分析データの異常（PaO_2 60 Torr 以下，$PaCO_2$ 50 Torr 以上），呼吸困難，電解質異常など
④日和見感染の徴候：創部と健常皮膚の観察，栄養状態の評価，カテーテル挿入部位の観察

3）感染期：8〜21日

- 熱傷創部は浮腫と循環障害による壊死組織の融解が始まり，細菌の繁殖がしやすい時期である．また貧血，低タンパク血症が生じ栄養低下をきたしやすい．
- 観察はバイタルサイン，尿量のほか，下記を確認する．

①呼吸状態：分泌物の量と性状，動脈血ガス分析（PaO_2，$PaCO_2$）
②栄養状態：腹部症状，腸蠕動運動，摂取エネルギー，総タンパク・アルブミンの評価
③感染徴候：発熱，創滲出液の増加，健常皮膚の発赤，発疹，白血球数の増加，CRP 上昇，胸部 X 線で肺炎像

4）回復期：21日以降

- 熱傷創部が閉鎖し，肥厚性瘢痕，局所の真皮内にコラーゲンを主体とした結合組織が過剰に増殖し，起伏性皮膚病変を起こす．下記の観察・評価が重要となる．

①熱傷による皮膚の醜形や身体機能障害に対する精神的な評価（小児の認知度を確認）
②疼痛の評価（ガーゼ交換時など，治療や処置に協力が得られるか確認）
③瘙痒感の評価（回復の状態と皮膚の乾燥予防の必要性を確認）
④リハビリテーションの意欲の評価
⑤関節可動域の評価
⑥退院に向けての患児・家族への教育の評価

f. 精神的ケア

- 熱傷時の小児は創部の耐えがたい痛み，治療の苦痛や体動制限，入院生活という環境に置かれ，心身ともに苦痛の強い状態にある．また，小児は苦痛や欲求をうまく表出することがむずかしい．医療者は表情，言動，行動などの反応を判断し鎮痛薬の使用だけでなく小児の精神面に配慮した援助が必要である．
- 小児の家族も，熱傷の重症度によっては生命の危機や，治療・予後に対する不安が強く精神的にも動揺している時期がある．家族に対しても不安や自責の念に対し，看護の介入が必要である．

（谷貝玲子）

参考文献
1) 武石明精：事故・熱傷．小児内科（第4版）41(507)：1338-1342，2009．
2) 杉澤栄：ハイリスクな症候・症状別の対応②嘔吐・不整脈・熱傷・中毒・溺水．重症集中ケア7(3)：27-29，2008．
3) 渡邊淑子：熱傷．Emergency nursing 夏季増刊17(s)：201-210，2004．
4) 根本陽子他：熱傷ショック期の看護．小児看護27(1)：67-71，2004．
5) 高橋正彦：熱傷．小児看護26(9)：1230-1233，2003．
6) 若月準：境界疾患・事故外傷・熱傷．小児救急看護マニュアル（市川光太郎編著），227-232頁，中外医学社，2006．

2 中毒

a. 中毒の発生要因

- 中毒とは，毒薬物の誤飲，皮膚からの吸収，吸入などによって起こる．その中でも小児は誤飲による中毒が多い．乳幼児は生活環境の中で発生し，誤飲した物が明らかなことが多いが，原因不明な意識障害やけいれんで発見されることもある．
- 小児の誤飲は生後6ヵ月〜2歳未満に多い．「はいはい」や「伝い歩き」をする時期には，手に触れた物をなんでも口に入れるようになる．誤飲事故として多い原因物質で中毒に結びつくものには，タバコ，医薬品，洗浄剤などがある．

b. 中毒症状の観察

- 小児は成長発達しているため，症状を正確に訴えることがむずかしいことから家族からの情報が重要である．
- 情報収集は以下の項目を中心に行う．
① 誤飲・吸入・接触したもの
② 中毒を発見したときの状況の確認
③ いつ，何をどのくらい飲んだのか，吸ったのか，触れたのか．その後の経過．その際，可能であれば誤飲した物の残りを持参してもらい誤飲した量の把握を行う．
④ 何を誤飲・吸入・接触したか不明な場合は，症状や周囲の状況から推測する．
- 観察は小児の活気や機嫌を確認しながら，以下の項目を中心に行う．
① 意識レベル：昏睡，昏迷状態
② 神経学的所見：頭痛，けいれん，瞳孔
③ バイタルサイン：呼吸，心拍，血圧，体温
④ 呼吸：気道の開通，チアノーゼ，呼吸困難
⑤ 消化器：悪心・嘔吐，下痢，腹痛
⑥ 皮膚・口腔内：びらん，口臭

c. 中毒の治療

- 中毒の治療として，まだ吸収されていない毒物を早く除去すること，吸収された毒物の排泄を促すこと，拮抗薬や解毒薬があれば投与することなどがある．

1）毒物の除去

(1) 催吐
- トコン（トコンシロップ®）は，中枢神経系作用と消化管での局所作用の両者によって嘔吐を誘発する．なお，医療施設で急性中毒の治療をする場合は嘔吐する小児の苦痛と嘔吐時の誤嚥の可能性があり推奨されない．
- 適応は6ヵ月以上の乳児で，以下の用量を内服する．

- ・6～12ヵ月の乳児：10 mL
- ・1～12歳：15 mL
- ・12歳以上の小児と成人に対して：30 mL
- 通常，嘔吐の開始は投与から20～30分後で，1時間にわたって数回の嘔吐が起こる．
- 禁忌は6ヵ月未満，昏睡やけいれん，嘔吐反射のない意識鈍麻の小児，強酸・強アルカリなどの腐食性物質やガソリン・石油などの揮発性物質などを摂取した場合となる．

(2) 胃洗浄

- 適応は生命の危険がある毒物・塊状のものや活性炭に吸着しないものを飲み込んだ場合であり，摂取後1時間以内に実施する．方法は以下のように行う．
① 必要時，気道確保を行う．左側臥位で頭部を低くする．
② 乳幼児は16～28Frの胃管を使用し挿入，胃内に入っていることを確認する．
③ 38℃程度に保温した湯または生理食塩水10～20 mL/kgを注入し，吸引された液体が透明になるまで繰り返す（5歳以下は低ナトリウム血症予防のため生理食塩水を用いる）．
- 禁忌は表5のように多岐に及ぶため注意が必要である．

表5　胃洗浄の禁忌

① 意識低下している場合（けいれんがある場合は気管挿管されていれば可能）
② ガソリンや石油などの揮発性物質，およびこれらが溶媒として使用されている物の誤飲
③ 強酸・強アルカリなどの腐食物質を摂取している場合
④ 鋭利な刃物を同時に飲み込んでいる場合
⑤ 激しい嘔吐がみられる場合
⑥ 胃の生検や手術の直後で，出血や穿孔の危険性がある場合
⑦ 胃切除後の場合
⑧ 明らかな出血性素因，食道静脈瘤，血小板減少症がある場合

2）毒物の吸着

- 毒素が体内に吸収されるのを防ぐために，非常に大きな吸着表面積をもつ活性炭を用いる．多くの毒素がその表面に吸着され消化管からの吸収が阻害される．
- 活性炭による吸着方法は以下となる．
① 投与量は小児で20～25 g（1歳以下1 g/kg）がめやす
② 活性炭を10～20 mL/kgの生理食塩水に溶解して内服（活性炭を内服する際に炭酸飲料やジュースに混ぜると飲みやすくなる）
③ 投与後，1時間以内に嘔吐した場合，初回量の半分を再投与
- 禁忌は，主に以下の絶対的禁忌，相対的禁忌，活性炭に吸着されない物質の3つがあげられる．
① 絶対的禁忌：腸管閉塞，消化管穿孔，腸管運動を抑制する薬物の内服，麻痺性イレウス
② 相対的禁忌：腸管蠕動運動低下
③ 活性炭に吸着されない物質：殺虫剤，炭化水素，酸，アリカリ，アルコール，鉄，リチウム，有機溶剤

3）拮抗薬や解毒物質の投与

- 中毒の原因となっている内服したものが確認できる場合，拮抗薬や解毒物質が投与される場合がある．ただし，解毒が有効となる中毒物質は非常に限られている．

（谷貝玲子）

参考文献

1) Marianne GH, Loren Y, Susan F:自然環境中で起こる救急疾患 中毒学 薬物誤飲と煙の吸入. APLS小児救急医学習用テキスト, 原著第4版(吉田一郎監訳, 長田陽一訳), 224-230頁, 診断と治療社, 2006.
2) 杉澤栄:ハイリスクな症候・症状別の対応②嘔吐・不整脈・熱傷・中毒・溺水. 重症集中ケア7(3):29-32, 2008.
3) 財団法人日本中毒センターホームページ
http://www.j-poison-ic.or.jp/homepage.nsf (2011/04/06アクセス).
4) Richard E, Robert MK, Hal B編:中毒 薬物, 化学物質, 食物. ネルソン小児科学, 第17版(衛藤義勝監), 2384-2387頁, エルゼビア・ジャパン, 2006.
5) 中山豊明:薬物中毒. 目でみる小児救急(五十嵐隆編), 194-195頁, 文光堂, 2009.

3 溺水

a. 溺水の発生要因

- 溺水とは,液体の中への気道を含む全体の水没・浸水によって生じる呼吸障害の過程のことである.
- 溺死は1～14歳の小児における不慮の事故による死亡原因の第2位である.溺水は5歳以下の男児にもっとも多く,次に15～19歳の男児に多く起こっている.
- 事故として注意したいのは,浴槽に落ちている場合は洗い場から浴槽の縁の高さが50cm未満で起こっている点である.残り湯をしないこと,とくに5歳以下では小児が1人で浴室に入れない工夫が必要である.

b. 溺水の病態

- 長時間の溺水は,多臓器に低酸素による障害を起こす.
- 溺水は,パニックになる→息こらえとともにもがく→水を飲み込み嘔吐し誤嚥する→誤嚥した水は喉頭けいれんを誘発する→低酸素・昏睡・けいれんとなり,心肺停止を引き起こすという過程で経過する.
- 溺水の予後は,事故発生後,その場で自発呼吸を再開し,意識が戻り,洞調律がみられ,溺水時間が5分以内の場合は,多くが神経学的後遺症もなく生存するとされている.
- 水温5℃以上で溺水した場合,死亡や重度の神経学的後遺症を予期する要因として,溺水時間25分以上,心肺蘇生25分以上,救急室到着時に心肺停止状態,病院到着時に意識不明,血糖値の上昇,低体温などがあげられている.

c. 溺水への初期対応

1) 意識がある場合

①気道,呼吸,循環と酸素飽和度の評価:低酸素状態を見逃さないように,呼吸数の増加やSpO_2の低下,チアノーゼなどを観察する.溺水後6～7時間後までは呼吸障害を起こす可能性があるため注意する.
②頸椎の評価:飛び込みや外傷による脊髄損傷の有無を確認する.

③基礎疾患の除外：けいれん，薬物，アルコール，児童虐待の可能性などを確認する．とくに，浴室での溺水の場合は虐待の可能性を考慮し，生活環境や家族の評価が必要である．
④血糖値の評価：高血糖は予後に影響するため，継続してモニタリングを行う．
⑤直腸温の評価：低体温になりやすいため体温を評価する．
⑥空気下でのSpO_2：93％以下になり酸素投与が必要であれば入院となる．

2）反応のない場合

①心肺蘇生の実施：意識障害，呼吸停止，心停止の場合は迅速に行う．
②頸部の固定と評価：飛び込みや外傷による脊髄損傷の有無の確認後，実施する．
③気道確保，呼吸・循環・その他の評価：以下の対応と観察・評価を行う．
- 気管挿管の実施
- 胸部X線撮影，動脈血ガス分析の評価，酸素飽和度低下の有無
- 嘔吐予防，胃内容物排出のため経口胃管または経鼻胃管の挿入
- 人工呼吸管理（気道確保困難，無呼吸，意識障害，高酸素濃度が必要な場合）の実施．PEEP（5～10cmH_2O）とし，動脈血ガス分析で評価
- 心電図による持続モニタリング（不整脈，徐脈，心室細動，心静止）．心室性不整脈では除細動実施
- 末梢輸液ラインなど静脈路の確保．むずかしい場合は，骨髄針なども考慮する．
- 血糖値の測定，血圧の持続モニタリング
- 低体温の評価（直腸温にて測定）．体温が30℃以下になると心筋は除細動や薬剤に反応しないため，32℃以上になるまでは蘇生を続ける必要がある．
- 神経学的評価として，瞳孔散大の有無，意識状態はGCS（5点以上）を評価．その他，血糖値の確認，薬物のスクリーニングなどを実施

d. 溺水の治療と看護

1）呼吸管理

- 肺のコンプライアンス減少と気道抵抗の増加，非心原性肺水腫と誤嚥性肺炎，浅呼吸・咳・喘鳴などに注意する．
- SpO_2が93％未満であれば酸素投与を行う．呼吸状態は，軽症であっても最低6～8時間は経過観察を行い，低酸素血症や呼吸不全の出現の有無を確認する．
- 気道確保しても無呼吸で意識障害があり，リザーバー付酸素マスクなどで酸素投与してもSpO_2が93％以下の場合は気管挿管を行う．
- $PaCO_2$は35～40Torrを目標とし過度な過換気は行わない．
- 人工呼吸器管理下での急変時は，まずDOPE（Displacement：挿管チューブの入り過ぎ，事故抜去，Obstruction：気管チューブ閉塞，Pneumothorax：気胸，Equipment failure：モニター類機器不良）を確認し原因の検索と対処を行う．

2）循環管理

- 虚血による心機能不全，不整脈・徐脈・心室細動・心静止，循環血液量低下と血圧

低下に注意する.
- 輸液を20mL/kgで急速投与を行い,血圧が安定しない場合にドパミンやドブタミンを使用する.以下に,その他の管理項目を示す.

①動脈ラインを確保し,持続的血圧モニタリングを行う.
②尿量を1mL/kg/時以上に保つ.
③循環動態が安定していれば,維持輸液の60〜70％程度の輸液を行う.
④脳灌流圧の維持のため,最高血圧を70mmHg＋2×年齢以上に保つ.

3) 体温管理

- 低体温では徐脈,低血圧,ショック,心室細動などの心停止や呼吸中枢機能低下による無呼吸,深昏睡,播種性血管内凝固症候群 (DIC) などに注意する.
- 中枢温度が32℃以下では,蘇生処置に反応しないことが多い.深部体温が32℃以上になるまでは,蘇生処置に反応がなくても死亡とみなしてはいけない.
- 腋窩温のほかに,直腸温や膀胱温を測定する.体温は35℃まで復温することを目ざし,1時間に1℃程度をめやすに行う.電気毛布やウォーターブランケット,ウォーマーなどを用いる.輸液は加温（ホットラインやレベルIなどの加温システムにより）して投与する.なお,小児は皮膚が薄く脆弱であるため復温による低温熱傷に注意する.

4) 中枢神経系管理

- 低酸素性脳症と脊髄損傷,脳浮腫と脳圧亢進における意識障害・けいれんなどに注意する.下記に観察のポイントを示す.
  - 意識レベル：AVPU（覚醒,言葉に従う,痛み刺激に反応,無反応☞43頁），GCS,JCSによる評価
  - 外傷（頭部,頸椎,そのほかの外傷）の確認
  - 瞳孔,対光反射
  - けいれんの有無
- 脳浮腫対策として水分制限,高浸透圧液,ステロイド,利尿薬の投与を行う.

5) そのほかの注意点

①消化器系：大量の水の誤嚥による嘔吐・下痢,粘膜損傷,腸管蠕動運動低下に注意する.多くの水を嚥下しているため,嘔吐することが多い,早急に経鼻胃管を挿入し,胃内吸引を行う.
②代謝系：混合性アシドーシス,低/高ナトリウム血症,低/高カリウム血症
③腎臓系：急性腎不全と急性尿細管壊死による血尿・無尿
④血液系：溶血,ショック,DICによるヘモグロビン尿・凝固異常
⑤感染系：汚水誤嚥による肺炎や敗血症
⑥筋骨系：外傷による変位・腫脹・出血・疼痛
⑦精神系：虐待による心的外傷後ストレス障害 (PTSD)・家族の罪悪感や悲哀,怒り
⑧虐待の可能性：陳旧性熱傷痕,成長不良,打撲痕,ひどいおむつかぶれ

（谷貝玲子）

参考文献

1) Marianne GH, Loren Y, Susan F：自然環境中で起こる救急疾患，溺水．APLS小児救急学習用テキスト，原著第4版（吉田一郎監訳，長田陽一訳），214-218頁，診断と治療社，2006．
2) 小山泰明：事故—溺水（浸漬）．小児疾患診療のための病態生理2．小児内科（第4版）41(507)増刊号：1355-1360，2009．
3) 杉澤栄：ハイリスクな症候・症状別の対応②嘔吐・不整脈・熱傷・中毒・溺水．重症集中ケア7(3)：32-34，2008．
4) 松茂良力：見逃せない小児救急疾患・境界疾患・事故外傷4溺水．小児救急看護マニュアル（市川光太郎編著），237-242頁，中外医学社，2006．

4 熱中症

a. 熱中症の発生要因

- 熱中症とは高温環境下にさらされる，あるいは運動などによって体の中で多くの熱を作るような条件下にあった者が発症し，体温を維持するための生理的な反応より生じた失調状態から，全身の臓器の機能不全にいたるまでの，連続的な病態といわれている．
- 小児は成人に比べて，以下の理由で体温調節障害をきたしやすい．
① 体重あたりの体表面積が大きく，周囲環境の熱の出入りが大きい．
② 運動負荷に対する単位体積あたりの熱産生量が多い．
③ 汗腺が未発達で汗の分泌が少ない．
④ 腎の濃縮力が未熟で排泄能が低い．
⑤ 体重あたりの水分の占める比率が高く，暑さと脱水に弱い．

b. 熱中症の分類（表6）

- 小児の熱中症では高温の環境下でのスポーツや作業による熱産生の増加，乳幼児における車内への放置（虐待）など，外界からの熱獲得，また脱水，薬剤，着衣などの影響から熱放散能力が低下することで起こりやすい．
- 鑑別の必要な疾患は，熱性けいれん，敗血症，髄膜炎，脳炎，そのほか感染症，脳腫瘍，悪性腫瘍，悪性症候群，悪性高熱症などである．
- 熱中症の分類（熱中症保健指導マニュアル2009）では，重症度によってⅠ度，Ⅱ度，Ⅲ度に分けられる．その実際を以下に，また熱射病，日射病とよばれていた従来の

表6 熱中症の分類

分類	症状	従来の分類
Ⅰ度（軽症）	めまい・失神（立ちくらみ），筋肉痛・筋肉の硬直（こむらがえり），多量の発汗など	熱けいれん 熱失神
Ⅱ度（中等症）	強い疲労感，虚脱感，嘔気・嘔吐，倦怠感，頭痛など	熱疲労
Ⅲ度（重症）	・高体温：深部体温39℃以上 ・意識障害，全身のけいれんなど	熱射病 日射病

分類との関係性を表6に示す.
- Ⅰ度：軽症. 低Na血症を増悪因子とし，四肢の筋肉などに痛みを伴ったけいれんが特徴的である. 数秒間の失神が起こることもある.
- Ⅱ度：中等症. 疲労感, 虚脱感, 頭痛, 嘔気・嘔吐などいくつかの症状が重なる.
- Ⅲ度：重症. 意識障害, ショック, 肝・腎機能障害, DICなどがⅡ度の症状に重なって起こる.

c. 熱中症の初期対応

1) 分類Ⅰ
- 涼しい環境下, 経口補水, 塩分補給, 安静により回復. 経口困難な場合は輸液.

2) 分類Ⅱ
- 上記治療に加え，下記のように輸液を行う.
① 等張液, カリウムフリーの輸液製剤（生理食塩液, ラクテック, ハルトマン, ヴィーンF）.
② 標準輸液速度は10〜20mL/時, 状況に応じて増減可能. 血圧低下時には10〜20mL/時をボーラス投与（3〜4回反復可能. 低Na血症（130mEq/L未満）にはNa投与を0.5〜1.0mEq/L/時以上の速度で上昇させないように注意する. 比較的軽症で経過良好なら帰宅可能だが，原則入院管理とする.

3) 分類Ⅲ
- 急速冷却以外に熱射病による多臓器不全（MOF）に対する特異的な治療法はない. 一般的な下記の全身管理を行う. 原則ICU管理とする.
① 身体冷却：水噴霧＋送風, 氷嚢（鼠径部や腋窩）. 冷却ブランケット, 冷却生食による膀胱洗浄, 胃洗浄など
② 呼吸管理：十分な酸素投与（PaO_2 100 Torr以上）. 必要に応じて人工呼吸管理. CO_2（過換気は避ける, PaO_2 30〜45 Torr）
③ 循環動態管理：循環不全や血圧低下時はカテコラミン（ドパミン3〜20μg/kg/分, ドブタミン3〜20μg/kg/分, ノルアドレナリン0.05〜1μg/kg/分など）を使用. 第一選択はドブタミンである.
④ 脳保護：濃グリセリンまたはD-マンニトール. けいれんコントロールまたは予防を行う. 適応があれば脳低体温療法, 必要に応じて脳圧モニター脳圧管理
⑤ 横紋筋融解：熱射病によるMOFでの横紋筋融解症の合併率は高い. ミオグロビン尿症による腎不全予防のため, 十分な輸液と利尿薬による尿量確保
⑥ その他の対応：DIC（ヘパリン, または低分子ヘパリン, FOY, ATⅢなど）, 代謝性アシドーシス（メイロン®）, 電解質異常（電解質補正）, 高血糖または低血糖（血糖値コントロール）など

d. 熱中症の看護
- ICU管理が必要な熱射病分類Ⅲを中心にまとめる

1）観察項目

①意識レベル：GCS，AVPU（☞43頁）などによる意識障害の有無，幻覚や妄想の有無を確認する．できれば家族がいるときに意識レベルの評価を行えるとよい．

②けいれん：有無，けいれんがみられる場合は動きの様子，持続時間，部位など．

③気道・呼吸・循環の評価を以下の内容で行う．

- 気道が確保されているか：啼泣，発語，息はしているのか，狭窄音の有無など
- 呼吸の確認：呼吸数の増加，副雑音の有無，陥没呼吸
- 肺水腫の徴候：呼吸苦，喘鳴など，輸液過剰にも注意
- 循環：心拍数の増加，末梢循環（CRT：キャピラリーリフィーリングタイムの確認），発汗の有無，冷感の有無，体熱感，血圧の低下，シバリングの有無，皮膚状態（紅潮，乾燥の有無）
- モニタリング：酸素飽和度の低下，心電図（不整脈の有無）
- 体温測定（できれば深部体温測定，直腸温など）：表面温度ではなく身体の深部体温を下げる必要がある．
- 時間尿量測定：尿量減少，性状（赤色尿，ミオグロビン尿）を確認．腎不全や横紋筋融解症の有無を評価する．

2）ケアの実際

(1) 体温管理

●下記のような内容で，すみやかな冷却を実施する．その際，冷却による凍傷を予防するため皮膚の観察が必要である．

①室温20℃から22℃とする．
②衣類を取り，体表面を冷却する．
③水噴霧＋送風（20℃に冷やしたガーゼで体をおおう）
④氷嚢（鼠径部や腋窩）
⑤冷却ブランケットの使用や冷却生食による膀胱洗浄・胃洗浄など

(2) 輸液管理

●医師から指示された輸液量と速度を確認する（先述の初期対応「2）分類Ⅱ」の②を参照）．

●輸液量が多くなることから，点滴の挿入部位の観察，腫脹，発赤などに注意する．

(3) 呼吸管理

●気道確保しやすい体位とする．

●人工呼吸器装着となる場合は，以下の項目についての観察やケアを実施する．また，人工呼吸器を装着している子どもの苦痛を考慮し鎮痛・鎮静をする必要がある．

①鎮痛・鎮静の状態：挿管チューブの挿入による苦痛の緩和を図る．
②鎮静中の評価：RASS（Richmond Agitation-Sedation Scale）による評価（☞211頁表5）
③気管チューブの深さ，固定位置の確認
④吸引の実施

(4) 家族, 教育者への説明

- 熱中症は予防できる疾患である. 家族やスポーツ指導者, 学校関係者などに, "小児は熱中症にかかりやすいこと"を説明することが重要である. そのために,「熱中症保健指導マニュアル2009」(環境省) などを活用することにより, 車内放置禁止の徹底や運動時の適切な休息と電解質を含む水分補給について指導を行う.

(谷貝玲子)

参考文献
1) 長谷川真成:事故―熱中症. 小児疾患診療のための病態生理2(第4版), 小児内科41(507)増刊号:1349-1354, 2009.
2) Marianne GH, Loren Y, Susan F:自然環境中で起こる救急疾患 熱射病. APLS小児救急学習用テキスト, 原著第4版(吉田一郎監訳, 長田陽一訳), 209-210頁, 診断と治療社, 2006.
3) 有吉孝一:境界疾患・事故外傷・熱中症. 小児救急看護マニュアル(市川光太郎編著), 233-236頁, 中外医学社, 2006.
4) 安岡正蔵:熱中症. 目でみる小児救急(五十嵐隆編), 196-198頁, 文光堂, 2009.
5) 中川聡:小児集中治療領域における鎮静と鎮痛. 小児看護33(7):861-864, 2010.

5 腸重積

a. 腸重積とは

- 口側腸管が肛門側腸管に陥入重積することで起こる絞扼性イレウスである.
- 好発年齢は生後3ヵ月から3歳までの男児に多く発症する.
- 回腸が回腸に重積してさらに結腸に入りこむ回腸回腸結腸型, 回腸が肛門側の結腸に陥入する回腸結腸型や回腸盲腸型があるが, 回腸結腸型がもっとも多い(図2).
- 腸管重複症やメッケル憩室, ポリープなどが原因となることがある. また, ウイル

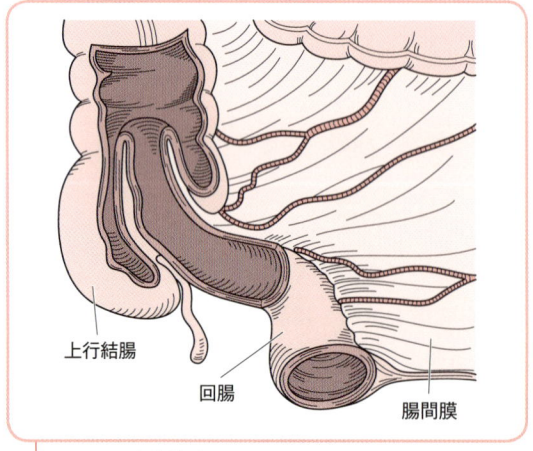

表7 腸重積の観察のポイント
- 腹痛や激しい啼泣の有無やその間隔と程度
- 嘔吐の有無とその性状や量
- 便の性状と量
- バイタルサイン
- 脱水症状の有無
- 活気の有無

図2 腸重積症
回腸の終末部が上行結腸にはまりこんでいる例.
[Donnelly LF et al:Diagnostic Imaging Pediatrics, 474, Amirsys, 2005より引用]

ス感染による腸蠕動亢進と腸管リンパ装置の肥大が誘因ともいわれている．

b. 病態の特徴

- 前駆症状がなく突然発症する．症状の進行により，消化管穿孔や腸閉塞によるショックなどで急激に全身状態が悪化することがあり，異常の早期発見に努める．
- 感冒症状や下痢が先行している場合は，腸重積を見落としやすいので注意を要する．

c. 腸重積の症状と観察（表7）

1）主な症状

- 腹痛は突然始まり，腸管の運動により虚血状態が変化するために，間欠痛と圧痛が並存する．痛みを表現できないため，間欠的な不機嫌，ぐずり，啼泣などの不定症状を訴えることもある．
- 嘔吐は腸間膜牽引による腹膜刺激によるもので初期は胃内容物である．その後，イレウスの進行により胆汁性嘔吐に変化する．
- 腸の重積により腸管の血管が破れて血便となる．血便は新鮮血と粘液が混ざったイチゴゼリー状で，発症後2〜3時間でみられる．
- リンパ組織が大きくなる原因としてウイルス感染が起因しているともいわれており，上気道感染や下痢の前駆症状や合併がみられることがある．

2）特徴的な腹部症状

- 重積先進部にソーセージ様の腹部腫瘤が触知される．
- 回盲部の腸管が重積のために上方に引き上げられたために腸管が触れず，腹部が空虚に感じられる回盲部ダンス徴候がみられる．
- 腸閉塞症状が進行すると，腹部膨満が増強する．

3）画像検査でみられる状態

- 超音波検査で先進部腫瘤が横断像で的状に見えるターゲットサインや，縦断像では腎臓様に見えるシュードキドニーサインが特徴的である．
- 注腸造影での，陥入腸管によるカニ爪様の陰影欠損で診断は確定する．

d. 腸重積への対応と看護

- まず注腸整復を行う．これは静水圧で陥入腸管を押し戻す方法であるが，高圧浣腸は穿孔のリスクを伴う．注腸整復できない場合は手術が行われる．
- 処置の苦痛で暴れることがあるため，安全に処置が受けられるように介助する必要がある．
- 診断後は絶飲食になるため脱水にならないよう輸液療法管理を確実に行う．
- 突然の発症や慌ただしく進む処置のために，家族の動揺が激しいことが多い．さらに手術が行われるとなれば，よりいっそう心理的に不安定な状態になる．ていねいな対応に努める．

（中嶋　諭）

6 外傷

a. 小児の外傷と特徴

- 小児では，交通事故や転倒・転落など不慮の事故への対策・教育が重要である．看護の現場からその危険性についてメッセージを伝えることも重要である．
- 好奇心旺盛で活発な子どもは，受傷形態や受傷機転が異なることが多く，思いもよらない事故を起こすことが多い．解剖学的・生理学的の特徴から，成人とは違った視点の対応が必要である（表8）．
- 受傷時の状況や小児の訴えは不明瞭で診断に困難をきたすことがある．
- 小児の外傷の第1位は頭部外傷であり，以下腹部外傷，四肢の外傷，胸部外傷，顔面・頸部の外傷の順である．
- 5歳以下は家庭環境で起こる外傷が多く，行動範囲の広がりにより徐々に野外での発生が増加する．学童期では道路環境上での外傷や転落が多い．また，虐待による不自然な外傷を見逃してはならない（☞81頁）．

b. 病態の特徴

- 小児の外傷症例は，外来初診時の70％が正常なバイタルサインであったともいわれ，バイタルサインの値だけで重症度判断しない．全身状態を十分に評価したうえでなければ重症度などの判断は下せない．

c. 外傷への対応と看護

- 外傷初期診療の原則を最優先する（表9）．さらに，具体的な対応・評価については表10のABCDEアプローチを基本とし，以下の点に注意する．
- 外傷におけるショックの最大の原因は出血である．出血源を見つけて一刻も早く止血を行う．
- ショックの早期認知は重要であり，血圧低下で判断せず，皮膚の蒼白や湿潤，活気がない，頻脈などで総合的に判断する．末梢側の脈拍や皮膚色や温度，毛細血管再充満時間（CRT，キャピラリーリフィーリングタイム：爪床など末梢を圧迫して血流が再開するまでの時間），知覚を観察し，血流障害や末梢循環不全を早期に発見する．
- 呼吸状態を観察し，肺塞栓症などの合併症を早期に発見する．

表8 小児の部位別外傷の主な特徴と注意点・観察点

	注意点	観察点
頭部外傷	●頭皮は薄く，組織や骨膜も繊細で微弱で血腫ができやすい ●循環血液量が少なく，少量出血で貧血や出血性ショックになりやすい ●症状が出現すると急速に進行するため，意識障害の把握が困難 ●意識障害や運動麻痺などの症状発現までの時間が成人より長い ●けいれんは受傷直後や時間経過しても認める．また，急性期のけいれん重積は容易に脳虚血を引き起こし転帰不良の原因となる ●遅発性けいれんへの移行は少ない ●嘔吐は軽い外傷でもある ●頭蓋内血腫の存在を考える．アセトン血性嘔吐症（血中にケトン体が出現して嘔吐を繰り返す） ●頭蓋内圧亢進は成人より早期に発生する	●バイタルサインの特有の変化の確認 ●頭蓋内圧亢進症状の確認 ●髄膜刺激症状の観察 ●瞳孔，眼球所見の観察：対光反射や瞳孔不同，眼球偏位の有無 ●運動麻痺や知覚異常の進行の確認 ●反射の評価：反射異常や病的反射の出現 ●意識レベル，頭痛，嘔吐の有無 ●一見，軽症にみえても強い衝撃が加わった可能性がある場合は，頭部CT・X線撮影は施行しておく
腹部外傷	●実質臓器の相対的容積が大きく，また横隔膜がほぼ水平に存在しているため，肋骨弓下にはみ出している（5歳以下程度） ●肋骨，腹筋群，内臓周囲の支持組織が脆弱であり，小さな外力で重大な損傷を受けやすい ●体表に生じる損傷は微細なことが多く，体表所見から生体内の変化を知ることは困難 ●実質臓器が守られない ●外力が直達的に内臓臓器に伝播しやすいため肝損傷，脾損傷，腎損傷を合併しやすい	●単独の腹部外傷だけとは限らないため全身観察を行う ●出血だけがショックの原因ではない．心タンポナーデ，緊張性気胸を考慮する ●管腔臓器や膵臓損傷では受傷早期にはバイタルサインへの影響が少ない ●Hbの低下は，脾損傷や肝損傷で著明にみられる．必ずしも受傷直後の値は出血量を反映していない．出血量で手術適応を考慮する ●外表損傷，腹部膨満の観察 ●腸雑音の有無の聴取 ●触診により自発痛や圧痛の有無と部位，反跳痛や筋性防御の有無の観察
四肢の外傷	●成長過程で，骨化も不十分 ●小児の骨は損傷に対して抵抗性，弾力性に富む ●不全骨折の型をとりやすく，X線でわからない骨折が存在することがある ●骨端線損傷という特殊な受傷形態	●長幹骨の骨折では予想外の大量の出血があることを考慮して観察する ●局所症状として疼痛，腫脹，変形，機能障害，異常可動性，軋轢音の観察 ●関連症状として神経損傷・神経圧迫症状，血管損傷・血流障害，筋損傷，皮膚損傷の観察 ●脂肪塞栓症候群は長幹骨骨折に生じやすく，上下肢の閉鎖性骨折ではコンパートメント症候群を起こすことがある
胸部外傷	●胸郭の柔軟性から表在性の外傷や骨折を伴わず，重篤な臓器損傷（血気胸，肺挫傷）が起こることが多い ●肺，心臓，大血管などの損傷は呼吸循環器系へ直接影響を及ぼす ●肋骨が柔軟，胸郭の筋組織や皮下組織が薄いために，外力が直接的に肺や心臓などの胸腔内臓器へと伝播する	●胸腔内は正常15cmH₂Oの陰圧であるが外傷により胸腔内に血液や空気が流入すると胸腔内陽圧となり呼吸循環に影響する ●頸部や上胸部の皮下気腫：気胸　呼吸困難，努力性呼吸，チアノーゼ，脈拍上昇，血圧低下 ●縦隔健側に圧迫され心臓や大血管が変位する ●陰圧が失われ静脈還流障害が生じ心拍出量減少して血圧低下が起こる

表9 外傷初期診療の原則

1. 生命にかかわることを最優先する
2. 生理学的徴候の把握を，症候学的・解剖学的評価より優先する
3. 病態把握を優先し，確定診断に固執しない
4. 迅速性が重要である
5. 搬送や医療行為において余計な侵襲を加えない

表10 外傷のABCDEアプローチ

- A：気道評価・確保と頸椎保護
- B：呼吸評価と致命的な胸部外傷の処置
- C：循環評価および蘇生と止血
- D：生命を脅かす中枢神経障害の評価
- E：脱衣と体温管理

●末梢側の動きを観察し，運動障害の有無をアセスメントする．

●安静臥床により排泄パターンが乱れることがある．腹部症状の観察と腹部ケアを行う．

●褥瘡予防のため定期的に体位変換を行い，局所の圧迫を避ける．また，局所に圧迫点があれば除圧マットや皮膚保護材で除圧や皮膚保護を図る．

（中嶋　諭）

参考文献
1) 長田暁子：外傷．小児看護実習ガイド（筒井真優美監，飯村直子，江本リナ，西田志穂編），315-325頁，照林社，2010．
2) 奈良間美保ほか著：事故・外傷と看護．系統看護学講座専門分野Ⅱ　小児看護学2，第11版，491-497頁，医学書院，2010．
3) 檜顕成，谷水長丸，里見昭：小児外傷の特徴．小児外科37（2）：123-127，2005．
4) 武井健吉，益子邦洋：小児外傷初期治療における診察のポイント．小児外科37（2）：141-145，2005．
5) 霧知光，田中宏明，中村秀裕ほか：腹部外傷の初期治療．小児外科37（2）：161-165，2005．
6) 平泰彦，脇坂宗親，島秀樹：小児胸部外傷の初期治療．小児外科37（2）：185-189，2005．

7　アナフィラキシー

a. アナフィラキシーとは

- アナフィラキシーは即時型アレルギー反応の1つの総称で，中でも血圧低下を伴うアナフィラキシーショックは生命にかかわる病態であり，適切な治療介入がなければ心停止にいたることもありうる．
- アナフィラキシー反応の多くは突然の発症で出現を予測できない場合が多く，症状は急速に進行する．このような理由から，"アナフィラキシーへの対応技術に習熟すること"はBLS習得などと同様，医療者に求められる救命スキルであるといえよう．ショック回避の観点から重要なことは，症状変化（重症度）を迅速に評価すること，必要性を判断すれば躊躇なくアドレナリン（エピネフリン）の筋注を行うことの2点に集約される．

b. アナフィラキシーの定義

- アナフィラキシーとは，食物，薬物，ハチ毒などが原因で起こる即時型アレルギー反応の1つの総称で，皮膚，呼吸器，消化器など多臓器に症状が出現するものをいう[1]．また，呼吸不全，循環不全，意識消失など生命を脅かすほどの危険な状態を呈した場合をアナフィラキシーショックとよぶ．

c. 症状と観察

- 主な症状は，蕁麻疹・唇や瞼の腫れ・全身の紅斑や浮腫といった皮膚症状，嘔吐・下痢・腹痛・血便などの消化器症状，喘息様症状・呼吸困難などの呼吸器症状，頻脈・不整脈・血圧低下などの循環器症状，頭痛・不機嫌・意識喪失などの神経症状である．
- 原因物質との接触から症状発現までの時間は，早い場合で数分～30分以内，通常は2時間以内であることが多い．表11は，「食物によるアナフィラキシーの臨床的重症度」（厚生労働科学研究班による　食物アレルギーの診療の手引き2008より）であるが，食物由来だけでなく，ほかのアナフィラキシーに遭遇した場合の重症度アセスメントとしても有用である．

d. アナフィラキシーの治療

- 軽症なら抗ヒスタミン薬を使用し経過観察する．中等症では抗ヒスタミン薬とステロイドを使用し，場合によってβ刺激薬吸入を使用し経過観察する．中等症以上では早期のアドレナリン筋注，ショック時には大量輸液を含む蘇生治療が原則となる．
- 筆者の施設では，先に表11で示した重症度グレード分類を治療判断に活用している（図3）．軽症例の治療（表9）および，アドレナリン投与量及・投与方法（表10）と併せて以下に示す．

■ 表11 重症度（当てはまる症状が1つでもあればそのGradeとみなす）

Grade	皮膚	消化器	呼吸器	循環器	神経
1	限局性掻痒感，発赤，蕁麻疹，血管性浮腫	口腔内掻痒感，違和感，軽度口唇腫脹	—	—	—
2	全身性掻痒感，発赤，蕁麻疹，血管性浮腫	上記に加え，悪心，嘔吐	鼻閉，くしゃみ	—	活動性変化
3	上記症状	上記に加え，繰り返す嘔吐	鼻汁，明らかな鼻閉，咽頭喉頭の掻痒感/絞扼感	頻脈（+15/分）	上記に加え，不安
4	上記症状	上記に加え，下痢	嗄声，犬吠様咳嗽，嚥下困難，呼吸困難，喘鳴，チアノーゼ	上記に加え，不整脈，軽度血圧低下	軽度頭痛，死の恐怖感
5	上記症状	上記に加え，腸管機能不全	呼吸停止	重度徐脈，血圧低下，心拍停止	意識消失

[海老澤元宏ほか：食物によるアナフィラキシーの臨床的重症度．アレルギーの診療の手引き2008（「食物アレルギーの診療の手引き2008」検討委員会編），10頁，2008より引用]

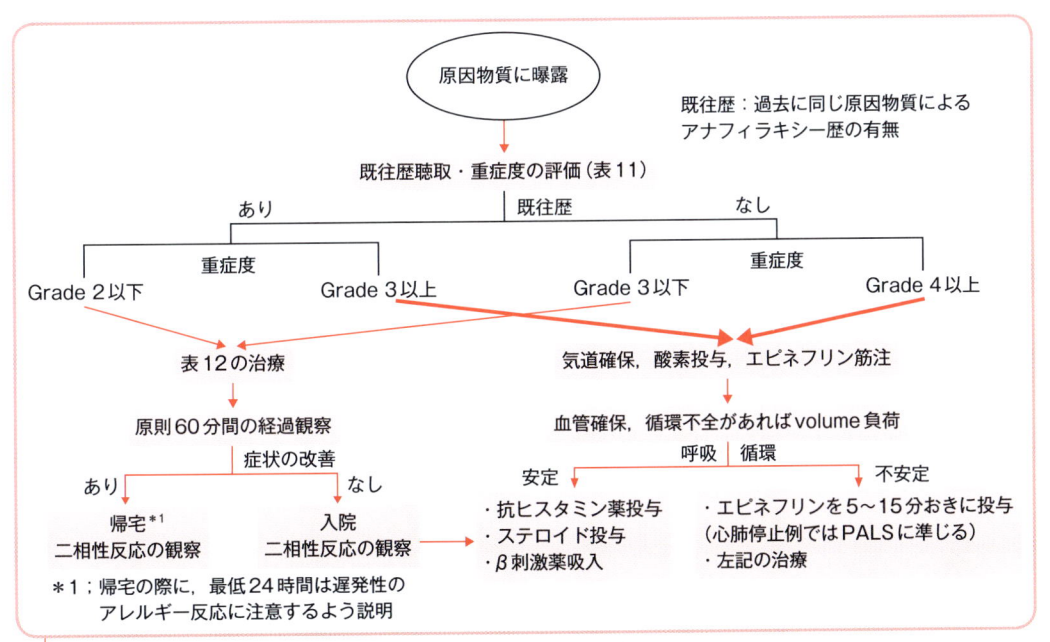

■ 図3 重症度に応じた治療対応アルゴリズム「対応例Ⅰ」
[海老澤元宏ほか：食物によるアナフィラキシーの臨床的重症度．アレルギーの診療の手引き2008（「食物アレルギーの診療の手引き2008」検討委員会編），2008を元に作成（兵庫県立こども病院）]

表12 軽症例の治療

既往歴あり	既往歴なし	治療
Grade 1	Grade 1 Grade 2	●抗ヒスタミン薬内服 ●（局所塗布薬）
Grade 2	Grade 3	●抗ヒスタミン薬内服または静注 ●ステロイド内服または静注 ●（β刺激薬吸入）

表13 アドレナリン（エピネフリン）の投与量・投与方法例（兵庫県立こども病院）

●アドレナリン　救命優先のため積極的に投与！

▲筋注
・ボスミン®（1mg/mL）：小児 0.01mL/kg（原液最大 0.3mL），成人 0.01mg/kg（0.3〜0.5mL）
＊筋注部位：大腿外側広筋または三角筋

▲反応不応例
・反応不応例では，アドレナリン投与を5〜15分ごとに繰り返す．筋注から静注への変更可．

▲静注
・ボスミン®（1mg/mL）を10倍希釈にして（0.1mg/mL）5分ぐらいかけて投与．
・小児 0.01mg/kg（10倍希釈液　最大3mL），成人 0.01mg/kg（10倍希釈液　3〜5mL）
＊禁忌：救命のためなら絶対禁忌はない

e. アナフィラキシーへの看護の実際

1) 症状発現を見逃さない

- 鼻閉や嘔吐といった非特異症状からアナフィラキシーを特定することは困難であり，初期段階で症状をとらえるには，出現頻度が高く，ある程度特異的でもある皮膚症状を見逃さないことが重要となる．
- 小児（とくに乳幼児）は症状を自分から訴えることが困難なため，日常的に瘙痒感，発赤，蕁麻疹といった皮膚の観察に努め，症状の発現を見逃さないよう留意する．皮膚症状がみられた場合は，ほかの臓器症状を仔細に観察しアナフィラキシーの可能性をアセスメントすることが重要である．
- われわれが経験する食物アレルギー経口負荷試験時のアナフィラキシー発症事例では，軽度〜中等度以上（グレード2〜3以上）のほとんどの症例で著しい不機嫌と頻脈を伴っており，ショック移行の可能性を判断するうえで重要な徴候と位置づけている．

> **column　アドレナリンはなぜ筋注か？**
>
> - 過去にアナフィラキシーショック時のアドレナリン投与は皮下注射が望ましいといわれた時期があったが，近年は筋肉注射が推奨されている．その理由は，皮下注射よりも筋肉注射のほうが吸収速度が速く，最大血中濃度も高値であることによる[2]．
> - 一方，静脈路からの急速投与（ワンショット）は血中濃度が急速に上昇し半減期も速いため適さず，持続静注は溶解法の計算や準備に時間を要するため緊急場面に適さないと考えられる．ただし，筋注に対する反応不応例や心肺蘇生の状況では静脈投与を行う．

2）症状進行の速度に注意を払う

- 重篤性はグレードだけでなく，状況の進行スピードにあるということを銘記すべきである．原因物質がわかる場合は症状出現までの経過時間と症状変化のスピードに注目し危険性を判断する．
- 具体的には，皮膚の紅潮色の増加や蕁麻疹が広がり癒合する様子，嗄声に続いて呼吸困難感が出現してくる変化，頻脈や血圧低下の増強，不穏の程度など，症状の追加や変化するスピードに注意を払う．急速な悪化はハイリスク状態であり，ショックを想定した迅速な対応が求められる．

3）アドレナリン投与（筋注）を躊躇しない

- 繰り返しになるが，ショックを回避するうえでもっとも重要なことは，タイミングを逸せずアドレナリンを投与することである．徐脈や著明な血圧低下といった明らかなショック症状を待つのではなく，重症度グレード4（過去に同じ原因物質によるアナフィラキシー歴があればグレード3）への移行を的確に見極め，アドレナリンを躊躇せず投与（筋注）する．
- 気道確保，酸素投与，各種モニタリングと同レベルの優先度でアドレナリン投与を行い，その後に全身状態の安定化を図るというようにイメージすれば，アドレナリン投与の優先性を理解しやすい．

（清水称喜）

引用文献

1) 海老澤元宏ほか：食物によるアナフィラキシーの臨床的重症度．アレルギーの診療の手引き2008（「食物アレルギーの診療の手引き2008」検討委員会編），2008
http://www.jaanet.org/pdf/guideline_food01.pdf（2011年2月20日アクセス）
2) Gu X, Simons FE, Simons KJ：Epinephrine absorption different routes of administration in an animal model.Biopharm Drug Dispos 20(8)：401-405, 1999.

C 先天性心疾患の知識とケア

1 胎児循環と生後の循環

- 先天性心疾患は，出生後早期に心不全が発症する疾患ほど重症度が高く，新生児期に外科的手術を必要とすることが少なくない．また，単一の疾患であっても多彩な病態を示し，形態異常が複合的にみられることがある．
- 先天性心疾患をもつ小児のケアを行うには，胎児循環や出生前後の生理的な血行動態の変化と肺血流量と体血流量のバランス，肺血流量・肺動脈圧・肺血管抵抗の関係の理解が必要である．疾患および具体的な管理方法については成書を参照されたい．

a. 胎児循環

- 胎児のガス交換は，胎盤によって行われているが，胎盤の臍静脈の酸素分圧は20 Torr 程度と常に低酸素状態にあるため，胎児ヘモグロビン（Hb-F）が存在し，嫌気性代謝によるアシドーシスを防いでいる．
- 胎児の肺の血流量は心室から拍出される血液量の10〜15％程度である．肺血管は収縮し高い肺血管抵抗を示しており，動脈管は低酸素のため拡張している．

b. 胎児循環の特徴

- 胎児循環では，動脈管，卵円孔の開存により，左心系と右心系に交通がある．
- 胎児循環では，もっとも血管抵抗が低い胎盤によって酸素化が行われており，胎児の肺はガス交換に関与しておらず血流量も少ない．
- 肺血管が収縮し動脈管，卵円孔が開存しているため，右心室も左心室も動脈管を介して肺動脈（わずかな血流）と全身に血液を流出しており，右心室は高い内圧にさらされている（高い肺血管抵抗と右心圧負荷）（図1）．

c. 生後の変化

- 出生によって肺に空気が入ることで肺血管が拡張し，同時に肺血管抵抗が低下するため急激に肺血流量が増加する．これにより，肺から左心房への血液の流入量が増加し，左房圧の上昇に伴って卵円孔が機能的に閉鎖する．また，全身の酸素飽和度は急激に上昇し動脈管が閉鎖する．
- 新生児の肺血管抵抗は，肺循環の確立後2週間程度は胎児循環の影響を受けるとされている．新生児期の心疾患は，日齢ごとに肺血管抵抗の低下による変動をきたす

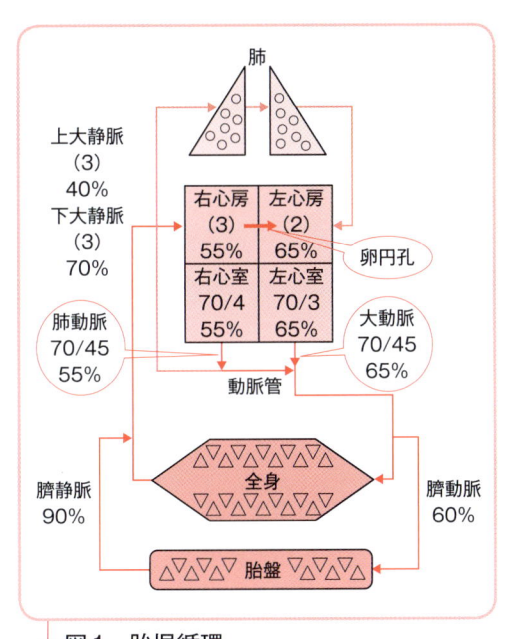

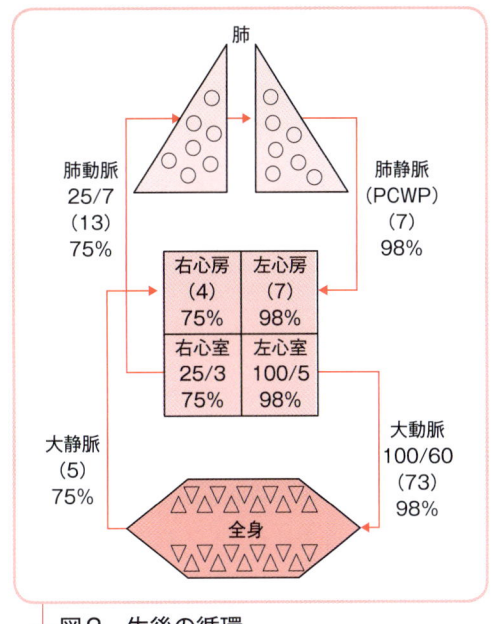

■ 図1 胎児循環
■ 図2 生後の循環

図内の数値は各部位の「収縮期血圧／拡張期血圧（カッコ内は平均血圧），酸素飽和度%」を示している．

ため，このような変化によって現れる症状を予測することが必要である．

d. 正常な心内圧と酸素飽和度

- 正常心の内圧と酸素飽和度の理解は，短絡や狭窄などの形態異常が生じたときの心負荷の部位や出現する心不全症状を予測し，観察点を導き出すための基本となる．正常の心内圧と酸素飽和度を模式図にて示す（図2）．

e. 肺血流量（Qp）と体血流量（Qs）

- 右室から単位あたりに流れる血液の量を肺血流量（Qp）といい，左室から単位あたりに流れる血液の量を体血流量（Qs）という．正常な心臓では，肺血流量と体血流量は等しくなり，肺体血流比（Qp/Qs）は1.0となる．
- 動脈管の存在や心臓の中隔に欠損があると，血圧の高い方から低い方に血流が流れ，血液がミキシングされる．流れこむ前の血液の酸素飽和度とミキシングされた血液の酸素飽和度を比較し，計算することで肺血流量を推定できる．
- 心臓カテーテル検査では，心臓や血管の形態を調べると同時に，各部位の内圧や酸素飽和度を測定することにより，血流量や血圧，血管抵抗，心機能などを測定している．

f. 肺血流量・肺動脈圧・肺血管抵抗の関係

- 肺血流量は，肺動脈圧に比例して増加し，肺血管抵抗に反比例する．
- 健常な成人の肺動脈では，肺動脈に弾力性があるため，肺血流が2倍になっても肺

表1 カテーテル検査による血行動態パラメーター

1. 肺体血流比（Qp/Qs）正常心：1.0

$$Qp/Qs = \frac{(大動脈血酸素飽和度 - 混合静脈血酸素飽和度)}{(肺静脈血酸素飽和度 - 肺動脈血酸素飽和度)} \fallingdotseq \frac{肺に流れる血流量}{全身に流れる血流量}$$

Qp/Qs＞1.0　肺血流量増加⇒肺コンプライアンス低下⇒呼吸障害
Qp/Qs＜1.0　肺血流量低下⇒ガス交換能低下⇒低酸素症状

2. 肺体血圧比（Pp/Ps）正常心：0.3以下

Pp/Ps＝肺動脈収縮期圧／大動脈収縮期圧
＊肺高血圧症では高値を示す

3. 肺体血管抵抗比（Rp/Rs）正常心：0.3以下

Rp/Rs＝（Pp/Ps）／（Qp/Qs）
＊重篤な肺高血圧症では0.7以上となる場合もある

動脈圧が正常範囲を超えることはない．しかし，新生児・乳児期にある小児の肺動脈は，弾力性が乏しく軽度の肺血流の増加によっても肺動脈圧が上昇する．
- 新生児期であれば胎児循環の影響で肺高血圧の影響と時間的な変化を理解することで病態の理解が可能となる．

g. 肺血管抵抗を左右する因子

- 肺血管抵抗によって肺体血流のバランスが保たれている疾患では，肺血管抵抗は生死にかかわる問題となる．
- 肺動脈は，生理的・化学的因子に対して非常に敏感で，とくに酸素に感受性が高い．一酸化窒素の吸入やPGI2製剤，PGE1製剤などは肺血管抵抗を低下させ，低酸素や心不全，アシドーシスなどは肺血管抵抗を上昇させる因子となる．
- 体温異常や気管吸引などのストレス，さらに日常のケアが影響することもあり，処置においては安静を維持し，循環状態の変化を予測しながら注意深く実施することが必要である．

h. 血行動態のパラメータ

- 先天性心疾患をもつ小児のアセスメントでは，心不全症状として現れる呼吸障害の程度や感染症の罹患の有無，体重や哺乳などの増加，そして超音波やカテーテル検査のデータを併せて評価する必要がある．
- カテーテル検査によって得られる血行動態のパラメーターについて表1に示す．

2 開心術後の管理とケアのポイント

- 体外循環を使用した手術は，手術中の心筋保護や低体温，体外循環の影響により心不全だけでなく多くの合併症出現の可能性がある．ここでは，開心術後に特異的にみられる合併症およびケアのポイントについて解説する．

a. 低心拍出量症候群（LOS）

- 術前の心不全に加えて，手術時の麻酔，開胸，人工心肺，心筋切開などの影響により，術後に心機能が低下する．この状態をLOSという（表2）．
- 術後のLOSを起こす合併症とケアを以下に示す．

1）出血

- 開心術の術後は，体外循環に伴う抗凝固薬（ヘパリン）の使用リバウンド，血小板の減少，血圧の上昇などの原因によって出血をきたすことがある．
- 多量の出血は循環血液量の減少による前負荷の低下だけでなく，酸素運搬量の減少にもつながる．
- ACTの値や血小板数の把握とともに，覚醒や体動による血圧の上昇に伴うドレーンからの出血の増加や性状の変化に注意した観察を行う．

2）心タンポナーデ

- 術後の心嚢内や縦隔内の血液の貯留は，少量でも心臓の拡張障害により血圧の低下やショック症状を起こす．
- 心タンポナーデの予防のために，術後は心嚢内や縦隔にドレーンチューブを留置する．その際，チューブ内の血液凝固や閉塞などを起こさないよう排液量をチェックし，排液性状の確認とミルキングを行う．とくに濃い血性の排液量がみられたり，排液量の急激な減少，血圧の低下を伴う頻脈，奇脈，CVP（中心静脈圧）の上昇，頸静脈怒張の出現に留意する．

3）肺高血圧

- 心室中隔欠損など，術前に左右シャントが存在し，肺血流と肺高血圧がある場合，術後，PHクライシスを呈する危険性がある．表3にPHクライシスの徴候と予防のための管理とケアのポイントを示した．

4）不整脈

- 手術操作に伴う刺激伝導系の損傷，心筋の変化，電解質異常（とくに低カリウム血症）や薬剤による不整脈の発生がみられる．
- 不整脈の発生は心臓の有効な拍出を妨げ，心不全を助長することから，心電図モニタによる経時的な観察および電解質異常の確認を行う．
- 不整脈の出現が考えられる場合は，ペーシングリードを留置する場合があるので，体外式ペースメーカーを準備しておく．

表2 LOSを警戒すべき徴候（乳幼児）

1. 持続する収縮期血圧の低下，脈圧の狭小化
2. 脈拍数 180/分以上，80/分以下
3. 不整脈，奇脈，交互脈
4. 中心静脈圧または左房圧を12mmHg以上に保たないと，血圧が維持できない場合
5. 尿量 0.5〜1.0mL/kg/時以下
6. 深部温と皮膚温の較差2℃以上
7. 発汗，四肢の冷感，末梢チアノーゼ
8. 心係数 2.51/分/m² 以下
9. 混合静脈血酸素飽和度の急激な低下

表3 PHクライシスの徴候と予防のための管理とケアのポイント

危険な徴候	予防に向けた管理	ケアのポイント
●SpO₂の低下 ●心拍数の急激な上昇や低下 ●尿量の著しい減少 ●末梢冷感の持続 ●チアノーゼの増強 ●PaCO₂の上昇 ●覚醒 ●体温の上昇 ●乳酸値の上昇	●安静 ・鎮静薬の投与 ・鎮痛薬の投与 ・人工呼吸管理 ●体温管理 ●気道分泌物の除去 ●不快因子の除去 ●肺血管抵抗下降のための薬剤などの投与 ・PGI2（プロスタサイクリン）製剤 ・一酸化窒素（NO）	●不快因子（痛みなど）の除去 ●鎮静状況の評価と適切な鎮静深度の維持 ●気管吸引は，100％酸素投与下で素早く行う ●体温管理 ●四肢末梢の保温

b. 脳神経障害

- 体外循環中の脳の低灌流や低酸素，高い中心静脈圧の持続は，脳の器質的な変化や浮腫を生じ，術後の意識障害や神経障害を引き起こすことがある．
- 入室後の瞳孔異常の確認および覚醒後の意識レベルおよび四肢の麻痺などの確認を行う必要がある．

c. 横隔神経麻痺・腓骨神経麻痺

- 手術操作に伴う横隔神経の損傷や心臓の局所冷却によって，術後横隔神経麻痺が発生することがある．横隔神経麻痺は換気面積の低下や無気肺などの呼吸障害を引き起こす．
- 術後胸部X線による横隔膜位置の確認を行い，可能な範囲で上体の挙上を行うなど，呼吸理学療法によって換気に有効な体位をとることも必要となる．
- 膝蓋外側の圧迫による腓骨神経麻痺の出現にも留意が必要であり，両下肢の背屈の可否についても観察を行う必要がある．

d. 乳び胸

- 手術操作による胸管・リンパ管の損傷や静脈圧の上昇がある場合，術後に乳び胸が出現することがあり，乳び胸の出現は栄養障害や呼吸障害を引き起こす．
- 脂肪分を含む経腸栄養が開始になることで発見されることがあるため，胸腔ドレーンの性状（白濁がないか）について観察を行う．

e. 腎不全（溶血尿）

- 長時間の対外循環，多量の出血，人工弁などの心臓内で乱流の発生がある場合，赤血球が破壊され多量の溶血が生じることがある．
- 溶血は，貧血を生じるだけでなく腎不全を合併するため，尿の潜血がみられた場合は尿沈渣を行うなどヘモグロビン尿の有無を確認することが必要である．

f. 家族へのケア

- 先天心疾患には，根治術まで数回の手術や検査による入院が必要なものがある．また，術後も遠隔期の不整脈による急変や再手術を必要とする病態もみられる．さらに根治術を終えても，運動機能やそのほかの発達に遅れがある場合，健常な小児と変わらない状態になるまで，家族の心配や不安が尽きない．
- 小児の今後の不安に対応できるよう，子どもとその家族と十分なコミュニケーションをとり，先を見据えた説明や対応を行うことが必要である．

3 手術前後に特異な管理を要する病態

a. 無酸素発作

- 肺血流が少ないタイプの代表的疾患であるファロー四徴症や，動脈管の開存に依存している三尖弁閉鎖Ⅰaタイプは，術前に特徴的な管理やケアが必要である．
- 右室流出路の狭窄を伴うため，起床，啼泣，排便時など，カテコラミンの分泌が増加するようなときに，チアノーゼ発作（無酸素発作）を呈することがある．対応が遅れると死にいたることがあるので，早期の発見と対応が必要である．
- 発作の予防方法，発作時の対応を以下の表4に示す．

b. 脳膿瘍・脳血栓

- チアノーゼが生じる疾患は，動脈血酸素飽和度が低いことから多血症となり血栓傾向が強くなる．
- 静脈に血栓が生じると，通常は肺に捕捉されるが，ファロー四徴症などの右左シャントがある疾患では左心系に流れ込み，脳膿瘍や脳血栓を発生することがある．
- 同様に，静脈ライン中の空気も血栓の原因となるため，細心の注意を払う．とくに，ラインの接続時や，冷所保存された輸液・輸血を用いた場合の空気の発生に気を配り，目視された場合には取り除く．捕捉のためにフィルターを用いる場合もある．

表4　チアノーゼ発作の予防方法，発作時の対応

予防方法	対応
●食事・哺乳はゆっくりと本人のペースで進める ●激しい，長い啼泣は避ける ●睡眠導入薬の使用 ●貧血の治療 ●β遮断薬の内服（イソプロテレノールやカテコラミン） ●激しい運動を避ける	●酸素吸入（100%） ●輸液 ●モルヒネの筋肉注射 ●蹲踞の姿勢

表5　動脈管開存を維持する管理とケア

- 全身色・チアノーゼの観察
- 酸素飽和度の観察
- 心音の観察（動脈管のシャント音）
- プロスタグランジンE1（PGE1）の投与
- PGE1の副作用の有無の観察：熱，無呼吸・多呼吸，頻脈，下痢，血圧低下
- 静脈炎の徴候有無の確認と回避：血管外に漏出しやすいので，こまめな刺入部の観察と熱感や発赤の有無や痛みの発現に注意する
- 酸素投与は慎重に行う
- 酸素投与により動脈管の閉鎖が促進される

c. PDA の開存

- 三尖弁の閉鎖や肺動脈閉鎖などの疾患は，動脈管を介して肺血流を維持しているため，動脈管の閉鎖は生命危機に直結する．
- 術前は，表5のように動脈管の開存を維持する管理やケアが必要である．

d. グレン（Glenn）術後，フォンタン型手術後

- グレン（Glenn）手術は，三尖弁閉鎖症や左心低形成の姑息術として，フォンタン型手術は，それらの根治術として行われる．
- これらの術式は，術後に静脈圧の上昇により，肺体血流比のバランスが崩れると術後の循環が保てなくなる危険性がある．
- フォンタン型手術後は，胸腔内を陰圧に保つため，早期に人工呼吸器から離脱することが望ましい．また，無気肺や気道・呼吸器系の感染症などで分泌物が増加すると肺血管抵抗が上昇するため，予防が重要になる．
- 静脈還流を促進するために，頭部と下肢を挙上した体位をとる． （杉澤　栄）

参考文献
1) 安部紀一郎，森田敏子：関連図で理解する循環機能学と循環器疾患のしくみ．日総研出版，2006．
2) 高橋長裕：図解　先天性心疾患，医学書院，2007．
3) 仁志田博司：新生児学入門，第3版，医学書院，2004．
4) 中澤誠：先天性心疾患，メジカルビュー社，2005．
5) 中澤誠，木村しづえ：先天性心疾患の周手術期看護，メディカ出版，2001．
6) 志馬伸朗，橋本悟：小児ICUマニュアル，改定第5版，永井書店，2005．
7) 杉澤栄：心臓血管外科の術後管理「先天性心疾患」．重症集中ケア9(1)：88-105，2010．
8) 山下明子，磯部梢，長谷るみ子：先天性心疾患手術の術前・術後ケア48時間．ハートナーシング21(6)：61-66，2008．
9) 中田諭：先天性心疾患の血行動態．重症集中ケア8(1)：91-97，2009．
10) 中田諭：先天性心疾患の血行動態．重症集中ケア8(2)：110-117，2009．
11) 中田諭：先天性心疾患の血行動態．重症集中ケア8(3)：110-119，2009．
12) Zucker HA：The airway and mechanical ventilation. Pediatric cardiac intensive care, Chang AC, Hanley FL, Wernovsky G, 104, Lippincott Williams & Wilkins, 1998.

第VII章

小児のクリティカルケアに用いる主な医療機器

A ベッドサイドモニタ

1 ベッドサイドモニタの目的

- ベッドサイドモニタは，主に循環・呼吸の状態をリアルタイムで観察するための重要なモニタである．
- 小児のベッドサイドモニタの基本は，心電図（心拍）・呼吸モニタであるが，現在では，パルスオキシメーターや体温モニタ，観血式血圧計，非観血式血圧計，呼気終末二酸化炭素濃度モニタなど多くのパラメーターがモニタリングできる．
- 本項ではパルスオキシメーターおよび呼気終末二酸化炭素濃度モニタを除くそれぞれのモニタリングについて説明する．

2 各モニタの特徴と注意点

a. 心電図（心拍）モニタ

- 心臓は収縮する際に電気を発している．この電気信号を体表面から測定し，増幅して表示したのが心電図である．
- ベッドサイドモニタでは，胸部に電極を貼り付けて，電気信号を測定する．
- 標準肢誘導（赤：右手，黄：左手，緑：左足）の変法として，ベッドサイドモニタでは，赤を右上胸部，黄を左上胸部，緑を左側胸部に電極を貼り付ける．赤―黄がⅠ誘導，赤―緑がⅡ誘導，黄―緑がⅢ誘導である（図1左）．
- 小児での心電図モニタの目的は，徐脈や頻脈をいち早く発見し警報を作動させることである．
- 心拍数は，心室が収縮するときの電気信号であるR波の間隔から算出している．
- 小児では不整脈やSTの変動を観察する目的よりも心拍数の観察が重要であり，小児ではR波が小さいために，心拍

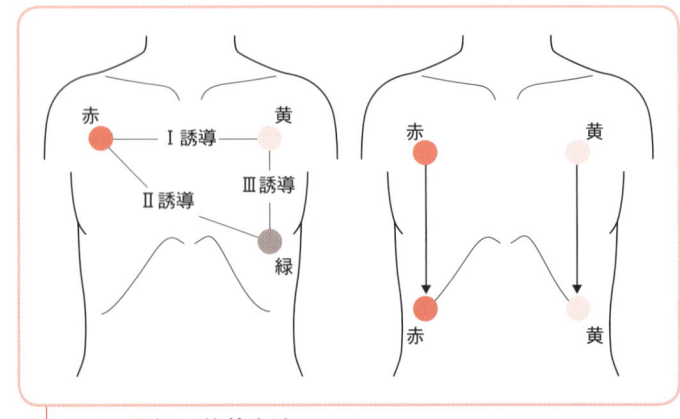

■ 図1 電極の装着方法

数を正しくカウントできるR波の大きい誘導に設定する．また，ダブルカウントしないようにT波の小さい誘導に設定する．
- 電極は皮膚との接触抵抗の低いものがよいが，皮膚に優しい電極も重要である．最近のポリマー製の電極は皮膚に優しいが，接触抵抗が比較的高いので，皮膚の清拭を行ってから装着する．
- コンセントなどから流れる微弱な交流（50もしくは60Hz）が電極に混入し，増幅されるため心電図にノイズが混入する．このノイズを除去するのがノイズフィルターであるが，ノイズフィルターをONにすると，正常な心電図の成分も除去するため，不整脈などの診断に影響する．
- 小児では，電極の誤飲に注意する．ポリマー素材の電極を誤飲すると胃内で膨張し，嘔吐を起こすことや排便による排出が困難なことがある．

b. 呼吸モニタ

- 小児では，新生児の呼吸の未熟性や，重篤な状態では無呼吸を起こしやすいことや，薬剤の使用によって呼吸の停止や低下を起こすことがあるため，呼吸数のモニタリングが重要である．
- 呼吸モニタリングの方法は，胸郭や腹部の動きを2つの電極で測定する電気インピーダンス方式，鼻腔にサーミスターのセンサーを装着して温度変化で測定する方式，バルーン型のセンサーを胸部に装着して測定する方式があるが，電気インピーダンス方式が一般的である．
- 心電図用の電極の2点間に微弱な電流を流して，この電流の抵抗（通りやすさ．胸郭が広がると抵抗値が上がり，胸郭が縮むと抵抗値が下がる）を波形化し，その山の数から呼吸数を表示する．
- 呼吸をモニタリングする電極の組み合わせは，赤─黄，赤─緑の2種類があるが，メーカーによってこの組み合わせは異なる．
- 電極の装着は心電図モニタリングを基本とするが，呼吸波形と実際の呼吸をみて，胸郭や腹部の動きと同調するように2つの電極で胸郭や腹部を挟み込むように電極の位置を変更する（図1右）．
- 心臓の上，とくに心尖部に電極を装着すると，呼吸波形に心臓の動きが乗ってしまうので，心臓とはずらした位置にする．
- 呼吸波形の感度は，できる限り小さくし，心臓と同期した波形を削除する．
- 心臓と同期した波形はカウントしない機能があるが，正常な呼吸波形も削除され，呼吸数に影響する．
- 電気インピーダンス方式は，閉塞性無呼吸を発見することはできない．

c. 非観血式血圧計（自動血圧計）

- マンシェットを腕や足に装着することで，マンシェットに伝わる振動から自動的に血圧を測定する方式で，これをオシロメトリックス法という．

- 測定部の太さに合わせたマンシェットを選択する．マンシェットが太いと最高血圧・最低血圧ともに高く測定され，細いと最高血圧・最低血圧ともに低く測定される．
- マンシェットをゆるく巻くと最高血圧・最低血圧ともに高く測定され，きつく巻くと最高血圧・最低血圧ともに低く測定される．

d. 観血式血圧計

- 血圧トランスデューサーによって，動脈血圧や中心静脈圧をリアルタイムに測定できる．
- 血圧トランスデューサーは腋下中線の位置に固定し，三方活栓を大気開放しゼロ点較正を行う．
- 小児では，ヘパリン加生食をシリンジポンプで持続投与し，カテーテルの詰まりを防止するが，フラッシュディバイスがシリンジポンプの抵抗にならずに投与できる小児用の血圧トランスデューサーを使用する． 　　　　　　　　　　　（松井　晃）

B パルスオキシメーター

1 パルスオキシメーターの目的

- パルスオキシメーターは，較正の必要がなく，プローブを装着するだけで，非侵襲的に動脈血酸素飽和度を連続的に測定する装置である．
- パルスオキシメーターは，酸素化ヘモグロビンと還元ヘモグロビンのうちの酸素化ヘモグロビンの割合を示すものであり，機能的酸素飽和度を測定している．
- 動脈血酸素飽和度は血液ガス測定装置で測定したデータを SaO_2 とよび，パルスオキシメーターのデータを SpO_2 とよぶ．
- 体温：37℃，pH：7.4，$PaCO_2$：40 Torr のときの酸素解離曲線から PaO_2（血漿に酸素が溶け込んでいる分圧）を予測することができる（図1）．また，以下のような評価に役立つ

・呼吸不全の診断を容易に行うことができる．
・分泌物の貯留による吸引のタイミングが判断できる．
・酸素飽和度と同時に心拍数を測定でき，徐脈，頻脈の判定が容易にできる．

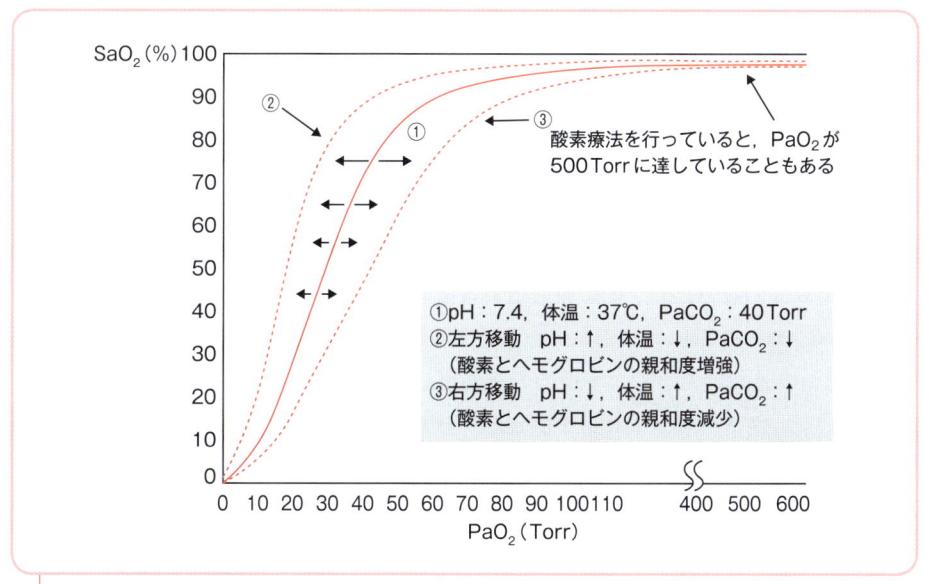

① pH：7.4，体温：37℃，$PaCO_2$：40 Torr
② 左方移動　pH：↑，体温：↓，$PaCO_2$：↓（酸素とヘモグロビンの親和度増強）
③ 右方移動　pH：↓，体温：↑，$PaCO_2$：↑（酸素とヘモグロビンの親和度減少）

酸素療法を行っていると，PaO_2 が 500 Torr に達していることもある

■ 図1　酸素解離曲線

2 パルスオキシメーターの利点と欠点

1) 非侵襲的である
- 本来 SaO_2 は，動脈血採血を行い，COオキシメーターで測定する必要がある．しかし，パルスオキシメーターを用いると重症な呼吸不全の患者であっても，頻回な採血の必要がなく有効性が高い．

2) 条件によって正確な測定や数値予測ができない
- パルスオキシメーターは，酸素療法中の高い PaO_2 を予測することができない．
- 酸素解離曲線がpHや体温，$PaCO_2$ によって，左方移動，右方移動すると，正確な PaO_2 を予測できない(図1)．
- 正確な SpO_2 を測定するには，30 mmHg以上の収縮期圧で，20 mmHg以上の脈圧差が必要である．
- 末梢循環不全など脈波成分が小さくなると測定不能になることや，正確な SpO_2 を測定できないことがある．
- パルスオキシメーターは，機能的酸素飽和度を測定しているが，一酸化炭素ヘモグロビンやメトヘモグロビンが高値な場合では，SpO_2 は実際の SaO_2 より高い値を示す[1]．
- 動脈血の脈波成分の回数を測定することで，心拍数が測定できる．脈波成分は，光の成分の1～5%とされるが，新生児では1%以下になることもあり，小児では正確性に欠けることがある．心拍数が正常に測定できないときは，SpO_2 も不正確である．

3) 酸素化ヘモグロビンの測定とその影響
- 一酸化炭素ヘモグロビンやメトヘモグロビンを含めた酸素化ヘモグロビンの割合を測定する方式は分画的酸素飽和度といい，通常は，COオキシメーターで測定しなければならない．
- メトヘモグロビンが増加すると赤色光/赤外光の比率が1に近づき，一般的にメトヘモグロビンが35%以上になると，たとえ SaO_2 が40%であっても SpO_2 は85%（ネルコア社は81%）に固定されて表示される[1]．
- SpO_2 が低値を示す場合は，いかなる場合も低酸素血症を発見できるが，ヘモグロビン量を測定していないため，動脈血の酸素含量を計算できず，ヘモグロビンが低値(貧血)の場合は，組織の低酸素血症を発見することができない．
- 近年では，2つの光だけでなく，多種の光を使用して，ヘモグロビン量や一酸化炭素ヘモグロビン，メトヘモグロビンを測定し，分画的酸素飽和度が測定できるパルスオキシメーターも発売されている．

3 パルスオキシメーターの使用のポイント

1）プローブの装着方法
- プローブは，発光部と受光部が平行になるように装着するのが基本である．
- プローブの装着は，受光部を平らな面（指では腹側，足の甲では足底部）にするのがよい．
- プローブの装着には弾性テープなどは用いず，装着部位を圧迫しないようにする．
- プローブはコードが身体に沿うような方向に装着し，コードを身体に固定し体動の影響を減らすようにする．

2）疾患の影響とダブルオキシメトリー法
- 動脈管があり，肺血管抵抗が高く，右左シャントがある胎児循環遺残症の疾患や，大動脈縮窄症，大動脈離断症では，上・下肢のSaO_2に差が生じるため，右手と下肢の両方にパルスオキシメーターを装着するダブルオキシメトリー法を行う必要がある．
- ダブルオキシメトリー法では，同じ機種のパルスオキシメーターを使用する必要がある．同じ機種のパルスオキシメーターであっても，測定値の平均化時間によって，測定値に差が生じるため，平均化時間を同じにする必要がある．

4 パルスオキシメーターで起こりやすいエラー

1）プローブをきつく装着した場合
- プローブの装着部は，体温よりやや高い温度に上昇するため，プローブをきつく装着すると，末梢循環不全を起こし，褥瘡や低温熱傷を起こす．また，静脈拍動を起こし，低い測定値を示す．

2）体動の影響
- 体動によって，静脈血も変化成分として認識されるため，低い値を示しやすい．
- 体動認識や，静脈成分を除去できるパルスオキシメーターも発売されている．

3）外界光の影響
- パルスオキシメーターは外界光（光線療法・蛍光灯の光など）によって，測定値に影響を及ぼす．
- 外界光の影響がある場合は，黒い布などで遮光する．
- プローブが外れると，通常はプローブ外れの警報が作動するが，外界光によってSpO_2が表示され，プローブ外れの警報が作動しないこともある． （松井 晃）

引用文献
1) 入田和男，高橋成輔：パルスオキシメータ1：トラブルシューティング-素朴な疑問を生理学的見地と技術的見地から徹底解明. LiSA 12（8）：712-722, 2005.

C 呼気終末二酸化炭素濃度モニタ

1 呼気終末二酸化炭素濃度モニタの目的

- 呼気終末二酸化炭素濃度モニタは，呼気に含まれる二酸化炭素が動脈血の二酸化炭素（$PaCO_2$）とほぼ同じになる性質を利用して呼吸状態を把握するモニタである．
- 二酸化炭素は酸素より25倍も拡散しやすく，拡散障害がないため，肺胞でのガス交換がすみやかに行われるため，$PaCO_2$ とほぼ同じになる．
- 呼気終末二酸化炭素濃度モニタで表示される波形をカプノグラム（図1）とよび，カプノグラムの最後の一番高い数値が，呼気終末二酸化炭素濃度（E_TCO_2）である．
- カプノグラムから多くの異常換気が把握でき，安全管理に有効である（図2）．
- 気管挿管時においては，気管挿管を行った後に気管チューブが正常に挿入されているかを迅速にかつ確実に確認することが可能である．
- カプノグラムの波形が表示されなければ，食道挿管になっていることが確認できる（図2-②）．
- カプノグラムの山の間隔から，呼吸回数を測定できる．

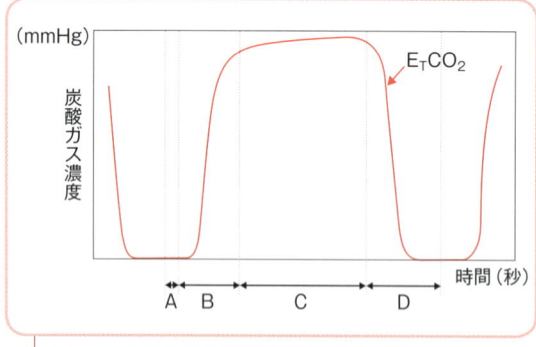

■ 図1 正常な換気状態のカプノグラム
A：死腔（鼻腔や気管など）から呼出されたガス
B：死腔のガスと肺胞の炭酸ガスが混ざりながら呼出されたガス
C：肺胞の炭酸ガス
D：吸気（炭酸ガスを含まないガスの吸い込み）

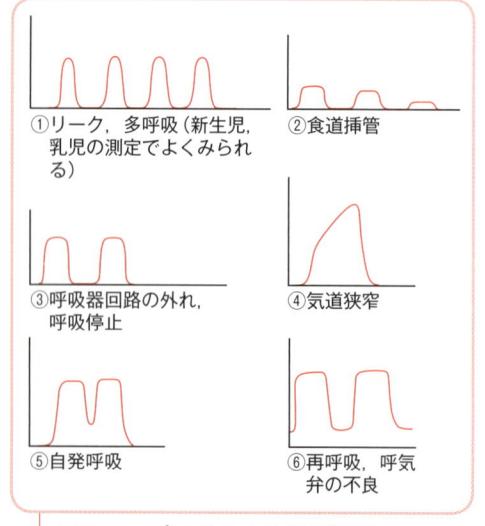

■ 図2 カプノグラムの異常波形
①リーク，多呼吸（新生児，乳児の測定でよくみられる）
②食道挿管
③呼吸器回路の外れ，呼吸停止
④気道狭窄
⑤自発呼吸
⑥再呼吸，呼気弁の不良

2 呼気終末二酸化炭素濃度モニタの方式

- 呼気終末二酸化炭素濃度モニタの方式には，サイドストリーム方式とメインストリーム方式がある．

1) サイドストリーム方式

- サイドストリーム方式は，赤外線を呼気に通過させて測定するセンサが本体内部にある．
- 気管チューブのコネクタにサンプリングコネクタを装着し，サンプリングチューブで吸気および呼気を50〜150 mL/分でサンプリングし，本体のセンサに導き測定する．
- サイドストリーム方式は，非挿管患者でも鼻腔にサンプリングチューブを装着することで測定できる．

2) メインストリーム方式

- メインストリーム方式は，センサを直接，気管チューブのコネクタに装着して測定する方式である．
- センサの小型化と鼻腔カニューラを改良し，非挿管患者でも測定できる機種も発売されている．

3 呼気終末二酸化炭素濃度モニタの利点と欠点

a. 利点

- 呼気終末二酸化炭素濃度モニタは，較正の必要がなく（古い機種では較正が必要），電源を入れ，ウォームアップするだけで使用できる．
- $PaCO_2$ に近似した値を連続的に測定できるため，血液ガスの測定を減らすことが可能で，人工呼吸器の設定変更後の変化がリアルタイムに把握できる．
- 呼吸器回路が外れるとカプノグラムがゼロとなり，呼吸回数の低下警報がパルスオキシメーターの SpO_2 の低下警報よりもすみやかに作動し安全性が高い．

b. 欠点―小児での使用時

- 小児で測定された E_TCO_2 は，$PaCO_2$ より20〜30％低く測定されるといわれている．この原因は，呼吸が小さいことやリークによるもので，正常なカプノグラムが表示されにくい（図2-①）．
- 小児ではカフなしの気管チューブを用いることと，気管に対して細めの気管チューブを使用することからリークがある．また，呼気時にはPEEPを維持するために，常に患児側に送気が行われているため，低い E_TCO_2 が測定され，場合によってはまったくカプノグラムが出ないこともある．

c. モニタ方式の欠点と利点

1) サイドストリーム方式の欠点と利点

- 小児の場合，サンプリング量が分時換気量に比して成人より大きいために，吸気時に人工呼吸器から送気されるガスも一緒に吸い込んでしまい，低い二酸化炭素濃度になってしまう（図2-①）．
- 呼気ガスが本体に到達するには時間がかかるため，表示されているカプノグラムはリアルタイムの波形ではなく，遅れを生じた波形になる．
- サンプリングするガスは水分を含んでおり，この水分が赤外線の吸収に影響するため，測定濃度を低下させる原因になる．
- 水分の影響を減らすために，"ナフィオンチューブ"とよばれる，水蒸気を大気に拡散させる特殊なサンプリングチューブを用いる必要がある．
- 本体にはサンプリングしたガスに含まれる水分を溜めるウォータートラップが付属し，適宜，水を除去しなければならない．
- サンプリングチューブは細いため，分泌物や水滴によって閉塞を起こすことがある．

2) メインストリーム方式の利点と欠点

- 小児では，メインストリーム方式のほうがサイドストリーム方式より正確性が高い．
- メインストリーム方式では気管チューブにセンサを装着するための専用のアダプタが必要となる．小児では，アダプタが死腔となり$PaCO_2$を上昇させる可能性があり，死腔の小さい小児用を用いるとされる．しかし実際には，気管チューブにリークがあるため，アダプタが$PaCO_2$を上昇させることは少ない．
- 重いセンサが口元に装着されるため，事故抜管などのトラブルにつながりやすいので注意する．
- 水滴は二酸化炭素の濃度を低下させる原因となるが，メインストリーム方式ではセンサを加温しているため影響は少ない．

4 呼気終末二酸化炭素濃度モニタの使用のポイント

- 成人では，呼気終末二酸化炭素濃度モニタは大変有効で多用されている．しかし小児では，3項の欠点で述べたように，正常なカプノグラムが表示されず，正しいE_TCO_2が測定できないことが多い．
- 動脈血ガス分析や，経皮的酸素二酸化炭素モニタと比較して，その誤差を確認することが必要である．
- 人工呼吸管理中であっても，自発呼吸があると正常なE_TCO_2が測定しにくい．さらに，HFOでは測定は不能である．
- 小児では，絶対値としての観察より，相対的な変化による観察に使用すべきであり，安全管理としてのモニタリングの目的として使用するのが望ましい．

5 呼気終末二酸化炭素濃度モニタで起こりやすいエラー

- E_TCO_2 は $PaCO_2$ とほぼ同じ数値を示すとされるが，これは換気血流比が正常な場合である．
- 換気が正常であっても，肺血流がない場合には，ガス交換は行われないため，肺胞は死腔となり，この肺胞の二酸化炭素がゼロとなる．したがって，呼気の二酸化炭素に，ガス交換されなかった二酸化炭素がゼロのガスが混合されるため，二酸化炭素の低い呼気になってしまう．
- 結果として，E_TCO_2 は $PaCO_2$ より低くなり，この場合は肺血流が少ない病態があることが予測できる．
- 小児における E_TCO_2 は，小児の呼吸の性質や病態，原理的な原因，気管チューブのリークなどにより正確な測定ができないことが多いことを知っておく必要がある．

（松井　晃）

D 経皮的酸素二酸化炭素モニタ

1 経皮的酸素二酸化炭素モニタの目的

- 皮膚にセンサを装着することで，連続的に PaO_2 と $PaCO_2$ を測定できる．
- 経皮的酸素二酸化炭素モニタ（以下経皮モニタ）で測定した値を，「$tcPO_2$」「$tcPCO_2$」とよぶ．$tcPO_2$ はパルスオキシメーターの発売により有用性が低下したが，$tcPCO_2$ の有用性が高い．$tcPCO_2$ は E_TCO_2 より正確であり，高頻度振動換気（HFO☞138頁）中でも連続的に測定でき，重症呼吸不全の管理には欠かせない．

2 経皮的酸素二酸化炭素モニタの目的の原理

a. $tcPO_2$ の測定原理

- センサを加温すると，真皮・皮下に存在する毛細血管が拡張し動脈血と同じ状態になる．
- 42℃以上に加温すると，角質層の脂肪が溶解し酸素が拡散するため白金電極によって測定できる．
- 43℃では，新生児で PaO_2 と $tcPO_2$ は同じになり，年齢が増すにつれて皮膚血流の低下や表皮が厚くなるために，$tcPO_2$ は PaO_2 より低く測定される．

b. $tcPCO_2$ の測定原理

- 二酸化炭素は酸素と異なり，常に皮膚から大気中に拡散している．
- 拡散した二酸化炭素を pH ガラス電極によって測定し，$tcPCO_2$ を表示する．
- $tcPCO_2$ は，加温によって $PaCO_2$ より高くなるため（1℃あたり4％の上昇），経皮モニタに表示される値は計算値である．

3 経皮的酸素二酸化炭素モニタの利点と欠点

- 経皮モニタはセンサを加温する必要があり，皮膚の発赤，熱傷の心配がある．
- センサ装着後，皮膚温が安定するまでは正確な値を示さない．
- 経皮モニタは，センサの較正が必要である．

- センサは，電極膜（メンブレン）を定期的に交換する必要がある．
- 経皮モニタには上記の欠点があるが，HFOの導入初期時には，HFOの適応があるのか，適正な平均気道内圧および振幅を決定するのに$tcPCO_2$は非常に有効である．
- 経皮モニタの特徴（欠点）を理解して使用すれば，人工呼吸器の設定変更ごとの血液ガスの測定をする必要がなく，重症呼吸不全の$PaCO_2$管理に有効である．

4 経皮的酸素二酸化炭素モニタの使用のポイント

- 経皮モニタのセンサ温度は，測定結果に大きく影響すると同時に皮膚への影響にも関連する．
- $tcPO_2$の信頼性・正確性を求めるのであれば，センサ温度を43℃にする．
- $tcPCO_2$の測定が目的であればセンサ温度は42℃に下げることができ，皮膚への影響も軽減できる．
- センサの装着は，皮膚への密着と安定のため，平坦で柔らかい腹部，腰部，大腿部などがよい．
- センサの装着時間は，2時間程度を基本とするが，皮膚の状態を確認しながら，30分ごと装着時間を延長していく．

（松井　晃）

E 輸液ポンプ，シリンジポンプ

1 輸液ポンプ

a. 輸液ポンプ（図1）の目的

- 高さ1m程度の自然滴下の輸液療法では，血管抵抗や静脈圧，薬液の粘性などによって抵抗が変化し，とくに小児では安定した輸液は行われない．また，クレンメによる自然滴下数の調節では，正確な輸液管理が困難である．
- 輸液ポンプは，このような問題点に対して輸液量を設定し，正確に輸液する装置である．
- また，次項で説明するシリンジポンプより高流量の輸液で使用するのが一般的である．

b. 輸液ポンプの利点と欠点

- 輸液ポンプの利点は，ポンプによって生み出される圧力によって，薬液ボトルの高さや薬液の粘性，動・静脈圧，血管抵抗，カテーテルの抵抗などの影響を受けずに正確な輸液ができることである．
- 輸液ポンプは，10mの高さから点滴しているぐらいの注入圧力を作ることができる．
- 自然滴下では調節不能な1mL単位はもとより，0.1mL単位の設定まで可能である．
- 0.1mL単位の使用はシリンジポンプが推奨されるが，シリンジポンプの開始直後

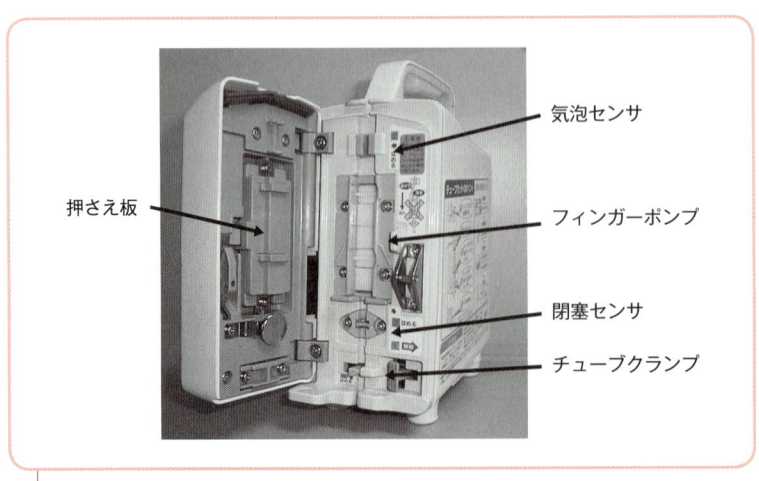

図1 輸液ポンプの構造

の安定性は悪く，0.1 mL/時の設定で，10 mLのシリンジサイズであっても，安定した設定流量に達するまでに1時間半を有する．
- 筆者の検討では，輸液ポンプのほうが輸液開始時の安定性が速いことから，昇圧薬などの投与には輸液ポンプが優れていると考える．
- 高い注入圧力が作れることが利点であるが，閉塞警報はそれ以上高い圧力でないと作動しないため，閉塞としての安全性能は高くなく，輸液ラインやカテーテルの完全閉塞でなければ作動しない．したがって，血管外注入で閉塞警報は作動しない．

c. 輸液ポンプ使用のポイント

1) 使用前の動作確認
- 使用前には，自己診断を確実に行う．メーカーによって自己診断の方法は異なるが，輸液ラインをセットしないで，ドアを開けて，コンセントには接続せずに電源を入れる．
- この方法で，バッテリー，ドアオープン，閉塞，気泡の警報，駆動系のチェックを行う．バッテリー低下，エラー表示がある場合は使用しないで点検に依頼する．

2) チューブクランプ機構の活用
- クレンメを閉じ忘れてドアを開けても，自然滴下（フリーフロー）が起こらないようにチューブクランプの機構を有している．
- 近年では，輸液ラインにチューブクランプが一体になっており，そのクランプを本体に装着しないと輸液ポンプが作動しない安全機構が一般的になっている．
- 本体にチューブクランプがある場合は，薬液汚れによって，正常にチューブクランプが動かないこともあるので点検する．

3) クレンメの確認
- クレンメは閉めた状態で輸液ポンプにセットし，開けてから輸液開始．輸液停止時にドアを開ける場合は，クレンメを閉めてから開ける癖をつける．
- クレンメの位置は，閉塞センサが輸液ポンプの下側にあるので，下流側とするのが基本である．

4) 各センサの利用
- 薬液ボトルが空になったり，輸液ラインに気泡が発生した場合に作動する気泡警報のセンサは，空気によって超音波が減衰する性質を利用している．
- 誤動作しないように，輸液ラインを気泡センサにしっかりと押しこむ必要がある．
- 輸液ラインをフィンガーポンプや各センサに合わせてまっすぐにセットする．

5) 輸液ポンプで起こりやすいエラー
- 輸液ラインがパッケージされているときに生じる曲がり癖によって，輸液ラインがフィンガーポンプからはみ出してセットされてしまうと，警報も作動せずにまったく輸液されないことがある．
- 輸液ラインをドアで挟まないように注意し，輸液ラインを少し上下に引っぱりながらセットしてドアを閉める．

- 最近の輸液ポンプは小数点以下の設定が可能であるが，単位を間違えないように注意する．
- 気泡警報を過信して予定量を正確に設定しない場合があるが，気泡センサが故障している場合もあるので，薬液ボトルの残量より少ない予定量を必ずセットする．
- 輸液量と予定量を逆に設定して，急速注入をしてしまった事例があるので注意する．
- 閉塞警報では，血管外注入では作動しないと述べたが，カテーテルが血管に正確に留置されていることを確認するため，輸液する前には必ず自然滴下を確認する．
- 輸液開始後は，ドリップチャンバーの滴下が行われているかを確認する．
- 血管外注入でも自然滴下されてしまい，輸液ポンプでは強制的に輸液が行われる警報は作動しないため，カテーテルの刺入部の確認を定期的に人の目で行わなければならない．

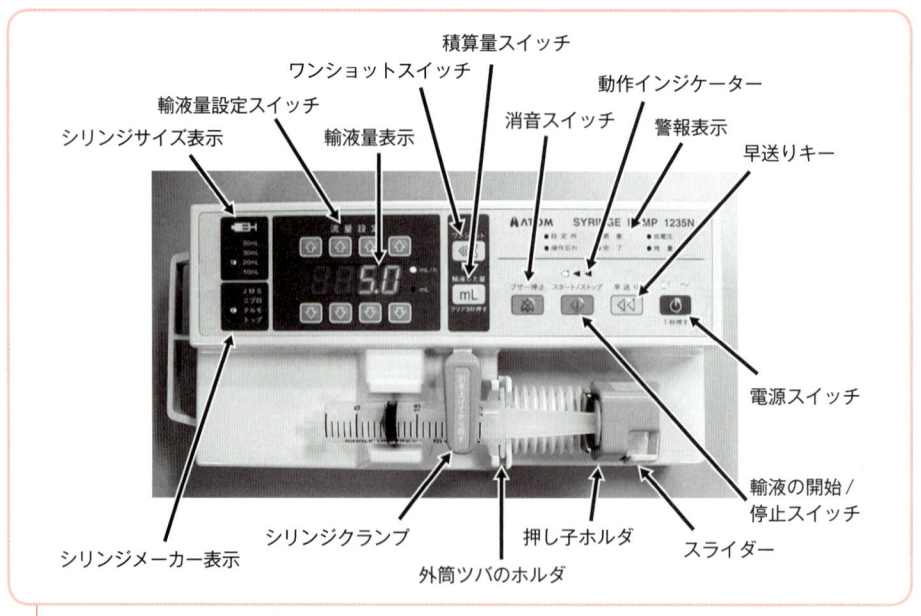

2 シリンジポンプ

a. シリンジポンプ（図2）の目的

- シリンジポンプは，その名のとおりシリンジを使って薬液を投与するポンプである．輸液ポンプと比較し，シリンジで少量の薬剤を投与するのに適していると一般的にいわれている．
- 小児では，輸血や経管栄養にもシリンジポンプが利用される．
- 輸液療法としての注入圧力や安定投与に関しては，輸液ポンプと同じ考え方である

■ 図2 シリンジポンプの機能

ため，輸液ポンプの項を参考にされたい（☞306頁）．

b. シリンジポンプの利点と欠点
- 自然滴下では制御できない微量な投与が可能である．
- 血管抵抗，カテーテルの抵抗，薬液の粘性などの影響を受けずに投与できる圧力を有することで安定投与が可能である．
- 集中治療において非常に重要な薬液投与装置の役割を果たすが，c，dの項で後述する"使用のポイント"や"起こりやすいエラー"によって生じる患者へのトラブルが潜んでいるので注意が必要である．

c. シリンジポンプ使用のポイント

1）使用前の動作確認
- 使用前には電源を接続せず，シリンジをセットしない状態で電源を入れ自己診断を確実に行う．
- 自己診断時に駆動モーターの点検をするため，シリンジをセットした状態で電源を入れると，患者に薬剤投与されてしまう．
- 自己診断でバッテリー低下，エラー表示がある場合は，使用しないで点検を依頼する．

2）シリンジのセット
- シリンジをセットしたら，本体に表示されるシリンジのサイズが正常であるかを確認する．
- シリンジのセットでは，外筒ツバを外筒ツバホルダに合わせる．外筒ツバホルダにはすき間があるので，セット後は早送りをしてすき間をなくすようにする．
- シリンジの押し子を押し子ホルダにセッティングする．押し子ホルダにもすき間があるので，早送りをしてすき間をなくすようにする．
- 最近では，押し子ホルダにセンサがあり，装着不良があれば警報が作動する．しかしこのような機構がなく，押し子が外れていて，シリンジポンプを患者よりも高い位置に設置すると，サイフォニング現象によって，落差圧による自然滴下（フリーフロー）が起きることがある．
- サイフォニング現象を起こさないために，シリンジポンプを患者の高さと同じにするのが望ましい．
- 低い位置での設置では，血液の逆流を起こすことがある．

3）輸液量の設定
- 輸液量の設定を行ってから輸液を開始するが，輸液量の設定間違いによるインシデントが多いので注意する．
- シリンジのサイズは，シリンジクランプの高さで自動的に認識するが，高さセンサの較正がずれていると，異なるサイズを認識するため，設定流量とは異なる輸液が行われる．
- 開始後は，シリンジの残量と積算量を定期的に確認する．積算量は，早送りキーや

ワンショットの輸液量が上乗せされるので，必要に応じて積算量をリセットする．
- 終了警報を，シリンジの長さと設定流量から終了までの時間を算出して残量警報を作動させ，かつガスケットが最後まで押さない状態で終了警報が作動するシリンジポンプがある．
- しかし，シリンジの位置のみで残量警報を作動させ，終了警報がなく，ガスケットが最後まで押しこまれ，閉塞警報を作動させることで終了とするタイプもあり，微量投与では，この警報が作動するまでに数時間を要することがあり，この間にカテーテルが閉塞してしまう可能性もあるので注意する．

d. シリンジポンプで起こりやすいエラー

1) 閉塞警報に関してのエラー

- 閉塞警報は，血管外注入では作動せず，輸液ポンプのように自然滴下が確認できないため，カテーテルの刺入部の確認を定期的に人の目で行うことが重要となる．
- 閉塞警報は微量投与であるほど発生までに時間を要し，1mL/時設定で完全閉塞であっても1時間以上かかり，さらに微量になれば，この時間は延長する．
- 輸液ラインに輸液フィルターを使用していると，閉塞が生じてもフィルターの膨張によって閉塞の感知が遅れ，閉塞警報作動時間が延長する．
- 閉塞警報が作動した場合は，投与ラインにある三方活栓などを閉じ，シリンジポンプからシリンジを一度外して注入ラインの圧抜きをして，最初から手順に沿って再開する．
- 閉塞警報の作動とともに，駆動ポンプを逆回転させ注入内圧を下げる機構を有するシリンジポンプもあり，この時，積算量も減量される．その結果，定期チェックの輸液量に誤差が生じることや，ライン内がほかの薬液と入れ替わり，その後の薬液濃度に変化を生じるので注意する．

2) 投与量や設定流量に関してのエラー

- 同じサイズ（量）のシリンジでもメーカーよって断面積が違い，長さも微妙に異なるため，設定されたメーカーのシリンジを使用することが必要である．
- 設定流量に達してからの投与量の安定性は，シリンジポンプのほうが輸液ポンプより優れている．
- 微量投与であるほど，小さいサイズのシリンジを使用したほうが，1時間あたりの可動距離が大きいため安定が速い．
- しかし，設定流量に達するまでの時間は輸液ポンプよりも遅く，10mLシリンジを使用しても0.1mL/時では1時間半もかかるため，昇圧薬などの循環作動薬の微量投与では，注意が必要である．
- また，小さいシリンジでも内筒とガスケットの摩擦抵抗で脈流が起こり，昇圧薬の投与では定期的な血圧変動を起こす（Oscillation現象）こともあるので注意する．

（松井　晃）

第VIII章

小児のクリティカルケアで行う主な検査

000# A 画像検査

1 X線検査

a. 目的
- 小児おけるX線検査は，疾病の診断や気管チューブやカテーテルの位置確認と把握などを主な目的に実施される．

b. 胸部単純X線検査
- 胸部単純X線で評価できることを表1に示す．
- また，図1に気管や肺，横隔膜などの確認，図2に心肥大を確認する方法として心胸郭比（CTR）の求め方，図3に胸水などの異常を示すX線画像を示す．
- 図4は，チューブやドレーン類の見え方を示した．各ラインの位置確認も重要な観察項目となる．

表1 胸部単純X線での主な評価項目
- 肺の大きさ（過膨張・虚脱）
- 肺の異常部分（前・後）
- 気管支の太さ（狭窄・分岐異常）
- 心臓の大きさ（CTRにて心肥大の程度）
- 胸水（有無・量）
- 気胸（程度）
- 皮下気腫，縦隔気腫

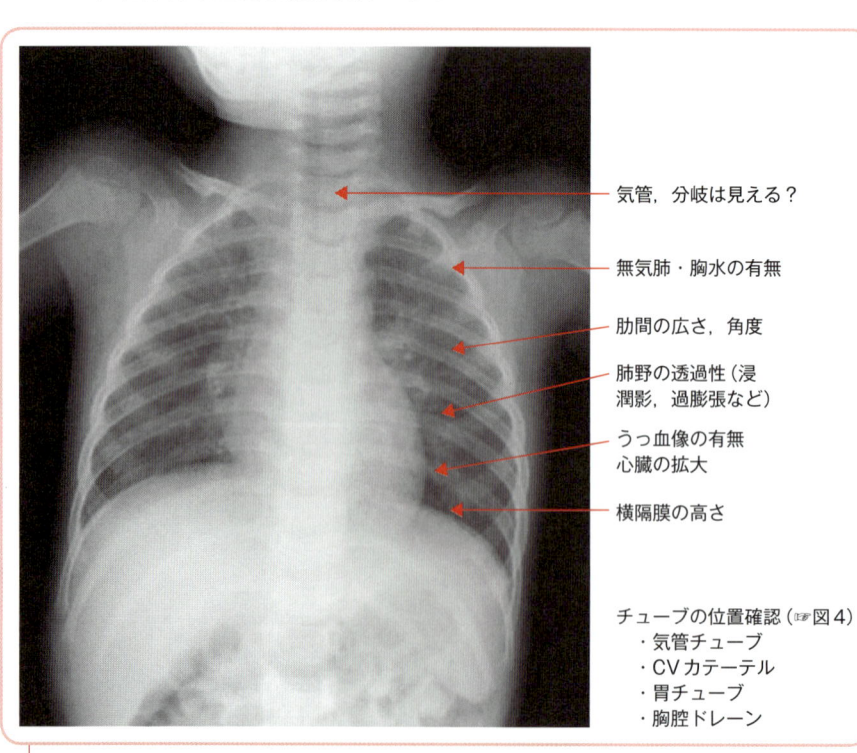

図1 胸部X線画像で確認したいこと

- 気管，分岐は見える？
- 無気肺・胸水の有無
- 肋間の広さ，角度
- 肺野の透過性（浸潤影，過膨張など）
- うっ血像の有無　心臓の拡大
- 横隔膜の高さ
- チューブの位置確認（☞図4）
  ・気管チューブ
  ・CVカテーテル
  ・胃チューブ
  ・胸腔ドレーン

■ 図2 CTRの求め方

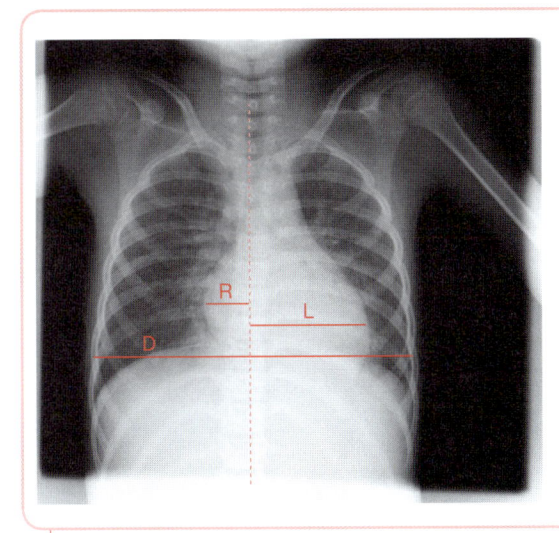

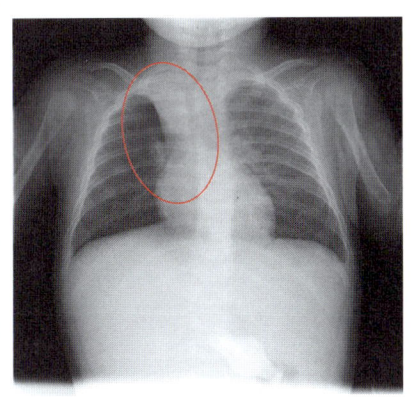

・左記のR+, L（最大心臓横径），D（最大胸郭横径）の長さから下記式で求める

CTR=(R+L)/D×100

・CTRにより心拡大の程度を知ることができる．水分出納バランスのめやすとなり，数値が高ければ水分量が多く心負荷となる．小児では心疾患の評価・管理などで重要となる．下記に基準値を示す．

CTRの基準値
1歳〜2歳：60%程度
2歳〜15歳：50%程度
15歳以上：50%以内

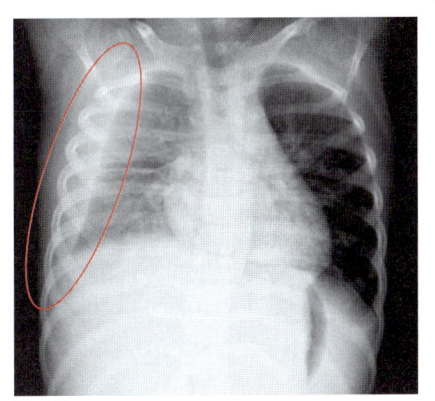

①右上葉無気肺　　②右胸水貯留（右側臥位）

■ 図3　X線画像による異常サイン

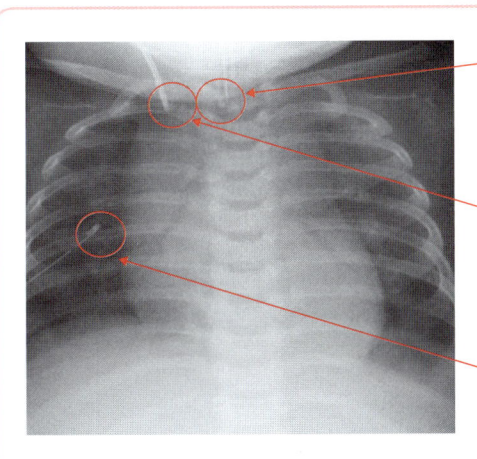

気管チューブの先端位置は第2胸椎程度が望ましい（左の写真では浅い固定となっている）

中心静脈カテーテル先端の位置に変化がないか確認する

胸腔ドレーンの位置は，胸水の部位にドレーンが適切な位置に挿入されているかを確認する

■ 図4　X線撮影でのチューブやドレーンの位置確認

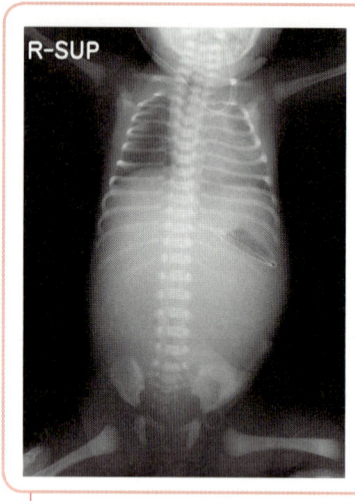

- イレウスは，内腔の閉塞による閉塞性イレウスと蠕動低下による麻痺性イレウスに分けられ，両者が混在する場合もある．
- 小腸が比較的長く連続して拡張すると背臥位正面像でヘアピン状に配列するが，通常横に配列するのは空腸である．
- 空腸の内面にはケルクリング皺襞が多数存在するので，拡張するとケルクリング皺襞が引き伸ばされて，らせん階段状に見えることから，stepladder appearance ともいわれる．しかし，乳幼児ではケルクリング皺襞が乏しいために，このような像にはならない点に注意が必要である．

■ 図5　X線写真におけるイレウスの見方

c. 腹部X線撮影検査

- 腹部撮影は，横隔膜から恥骨下端までを含め，曝射時間が可能な限り短くなるような条件で撮影する．臥位撮影では，両肩を固定し大腿をそろえて両膝関節を固定し，とくにねじれに注意する．側臥位撮影では，左側臥位とする．表2に画像の確認におけるチェックポイントを示す．
- 腹部X線写真の例として，イレウス像の見方を示す（図5）．

■ 表2　腹部X線写真のチェックポイント

- 横隔膜から恥骨まで含まれているか
- ガスパターンは明瞭であるか
- 体動や呼吸によるボケはないか

d. X線画像で知っておきたいそのほかの知識

1）シルエットサイン（silhouette sign）とは

- 胸部X線写真の読影上，もっともX線サインとしてコントラストに関連するシルエットサインがある．このサインは，水濃度と水濃度のものが相接して存在すると，その境界のコントラストが失われて，辺縁は不鮮明かまたは認められないことをいう．
- 本来鮮明であるはずの辺縁が不鮮明になっていることを「シルエットサイン陽性」という．辺縁が鮮明に認められる場合は「シルエットサイン陰性」という．
- 通常，胸部X線写真正面像では，水濃度を示す心臓，大動脈弓部から下行大動脈，横隔膜の辺縁は，周囲の肺内ガスとのコントラストによって鮮明に認められる．これらに肺炎や肺腫瘍，無気肺，胸水や縦隔腫瘤などの水濃度を示す病変が相接すると，肺内ガスが接することができず辺縁が不鮮明となる．

2）ポータブルX線検査の実際

- 通常のX線検査は，PA像（立位後前方向，posterior-antero：PA）で評価するのが一般的である．しかし，クリティカルな状況にあり臥位しかできない場合には，ポータブル装置でAP像（背臥位前後方向，antero-posterior：AP）を用いる．

- クリティカルな状況にある小児では立位がむずかしいこともあり，さらにポータブルX線撮影を行うことが多い．以下にポータブルX線検査の特徴と，撮影時の注意点を示す．

(1) 撮影の特徴
- 臥位撮影のため，正常構造物，異常所見ともに一般的に知られた立位正面画像での見え方と異なる．
- 小児の場合，撮影時の呼吸の深さや体位が一定に保持しにくい．
- ポータブル胸部写真の読影に際しては，過去画像との比較による経時的観察が重要である．また，PA像に比べてAP像のほうがより心臓が拡大して見えるため，PA像とAP像を比較するのではなく，同じ条件下での撮影方法で評価する．

(2) ポータブルX線検査撮影時の注意点
- 通常は，仰臥位で撮影する．エアリークや胸水が疑われる場合は，仰臥位側面像や側臥位正面像が追加される．人工呼吸器装着患者では，背部へX線撮影板の挿入時の事故抜管に注意する．
- 体幹がねじれていないか確認する．撮影時に身体がねじれていると縦隔が強調されたり，心臓が拡大して見えることがある．
- 顔の向きや頸の角度に注意し気管チューブの位置が適切であるか確認する．
- 撮影は吸気時に行う．呼気時に撮影された胸部X線撮影は，横隔膜の挙上により肺野が白く，胸腺と心臓は大きく見える．基本的には，肉眼で胸部の動きを見て撮影することが多いが，人工呼吸器装着中の場合は，手動換気を利用することもある．

(3) ポータブルX線検査撮影後の注意点
- X線撮影後は，すみやかに呼吸心拍モニターを装着し，状態の変化を確認する．
- 体位やポジションを整え点滴ラインやカテーテル，呼吸器回路が外れていないか，固定位置がずれていないかなどを確認する．
- 小児（新生児から5歳くらい）の場合，声門から気管分岐部までの長さが約4cmと短いため，気管チューブ挿入の深さが浅い．そのうえ，体幹に比べて頭部が大きいために，口角や鼻孔でしっかり固定されていても，首の角度によってチューブ先端の位置が最大約3椎体分移動する．そのため，固定が保たれた状態でもチューブが抜けて食道内に入る可能性があることを十分に考慮する．
- 胸部X線撮影時，顔を正面にむけチューブ位置が正しいか（チューブ先端位置が第2胸椎程度）確認する．気管チューブが適切にあるかどうかは，呼吸音，胸郭の動きや左右差，呼気終末二酸化炭素濃度，横隔膜の運動によって判断することができる．
- X線撮影後，ストレスがかかり啼泣や体動がある場合には，安静を促す．（大谷尚也）

参考文献
1) 村上淳，大島茂：胸部X線検査．HEART nursing 23(9)：36-42, 2010.
2) 村山晃：正常と異常で理解する胸部X線写真画像．HEART nursing 21(12)：41-50, 2008.
3) 西条順子：X線検査．こどもケア4・5号，84-87頁，日総研，2010.

2 超音波検査（心エコーを中心に）

a. 目的

- 心エコーによって、主に心臓の壁運動、弁の狭窄や逆流の程度、心嚢液、心臓に近い部位の大動脈の状態などを観察できる．
- 基本的に断面像には、胸骨左断面像と心尖部断面像がある．検査で最初に記録される胸骨左縁長軸像では、左心室、左心房、大動脈と僧帽弁、大動脈弁が抽出され、短軸像では左心室が輪切りに抽出される．心尖部断面像では胸骨左断面像と異なり、左心室の心尖部が抽出され、心尖部四腔像では左心室、左心房ともに右心室、右心房と三尖弁が抽出される．
- 超音波検査は、非侵襲的で簡便に行うことができるため、クリティカル期において病態の診断と治療方針の決定に重要な役割を果たしている（表1）．代表的なエコー像を図1に示す．

表1 エコーの種類

1. 断層エコー図法（Bモードエコー図法）
   - 扇形の画面にリアルタイムに2次元の心臓を映し出す方法である．断層エコーの基本断層は胸骨左縁像、心尖部像に分けられる．
   - 断層法では、超音波の横切る断面を記録し、さまざまな断面から心房、心室の大きさ、欠損の有無とその位置や大きさ、弁の狭窄や弁逸脱、心室壁運動の様子、血管の狭窄、冠動脈の様子などを観察、評価する．また、心房、心室、大血管のつながりをみていくことで、細かく複雑な心奇形の診断ができる．

2. Mモードエコー図法
   - 断層エコー図中の任意の1本の超音波ビーム上の輝度情報を横軸に流して得られる図である．縦軸に胸壁からの距離を横軸に時間をとって動きを表し左室駆出率など、機能的な評価を行うことができる．

3. ドプラ法
   - ドプラ法は、その流速を測ることで血圧の差を推定し、狭窄の度合いを評価したり、心臓各部位の圧力を推定することができる．
   1) パルスドプラ法
   - 断層エコー図の指定された地点の血液の流れを記録する方法である．
   2) 連続波ドプラ法
   - 断層エコー図の指定された線上でもっとも早い血液の流れを記録する方法である．
   3) カラードプラ法
   - 断層エコー図で頂点に向かってくる血液の流れを赤、頂点から離れていく血液を青で表示して血液の流れを視覚的に見ることができる方法である．

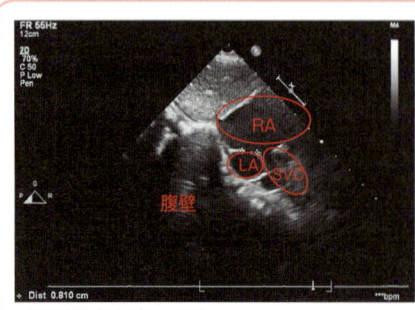

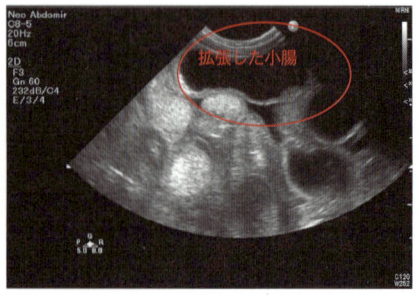

心房中隔欠損症（ASD） イレウス

図1 主な心エコー画像

b. 小児の心エコーの特徴と注意点

1) 体が小さい
- 体が小さいため,胸壁から心臓までの距離が短い.したがって,周波数の高い探触子(超音波を送受信するための振動子と付属物を含んだ機構の総称)を用いることができ,解像力の高い画像を得ることができる.また,限られた音響窓から広い範囲の構造物を観察することができる.

2) 心拍数が多い
- 成人に比べて小児の心拍数が多く,心臓の動きは速い.そのため,実時間で観察するだけでなく,必要に応じてビデオに録画し細かく観察する必要がある.

3) 小児の心疾患の多くは奇形心である
- 先天性心疾患が検査の対象となることが多く,心臓の位置や構造の異常に対して系統的にアプローチすることが必要となる.

4) 音響窓が多い
- 小児では,皮下脂肪が薄い,肺が気腫状になっていることが少ない,肋軟骨の化骨が少ないなど,心エコー検査上有利な条件が多い.そのため,胸骨左縁,胸骨右縁,心尖部,肋骨弓下(剣状突起下),胸骨上窩などさまざまな方向から画像を得ることができる.

5) 検査の協力が得られにくい
- 乳幼児では,患者の協力を得ることは困難であり,年長児であっても検査が長時間になると我慢できなくなることも多い.そのため,事前にプレパレーションを行うことや好みのDVDを見せる,必要に応じて家族が付き添って検査を行うなど,できる限り効率よく素早く検査が行えるよう援助していく.それでも検査が困難な場合には,鎮静薬を用いることも必要となる.

6) 環境の工夫
- 通常の心エコー検査では,患者は左側臥位で呼気止めの状態がもっともエコーがよく見える場合が多い.しかし,急性期の場合は,仰臥位のままで施行しなければならないことも多い.また,本来心エコーは暗室が望ましいが,環境を整えるのはむずかしく,条件が悪い状態で検査を行う必要がある.
- 看護師はできる限り小児の安静を図りながら,できる限り暗室で行えるよう配慮し,早期に検査が終了できるよう調整(声かけ,説明,はげまし)することが重要である.

(大谷尚也)

参考文献
1) 鈴木優実ほか:正常と異常で理解する心エコー画像. HERT nursing 21(12):51-57, 2008.
2) 小林淳:心エコー検査. HERT nursin 23(9):43-48, 2010.
3) 西条順子;超音波検査. こどもケア15(1):86-87, 2010.

3 CT・MRI検査

- 非侵襲的に体の内部の状況を把握できるという利点から，CTやMRIなどの画像検査は現代の診療の場に欠かすことのできないものとなっている．ここではとくに小児における頭部の病変に対するCTおよびMRI検査の実施と注意点について述べる．

a. 各検査の概要（表1）

1) CT：コンピューター断層撮影法（Computed Tomography）

- X線を用いた撮影法で，検査対象の周囲を線源と検出器が回転して撮影を行う．
- 現在では，検出器の多列化，ヘリカルCTの登場により検査時間が大幅に短縮された．
- 情報をコンピューター上で調整することで，コントラストやサイズを変化させて読影することが可能となった．また断層が薄くなったことで，情報を立体画像として再構築できるようになった．

2) MRI：核磁気共鳴画像法（magnetic resonance imaging）

- 巨大な磁場の中においた検査対象に含まれる水素原子に電磁波を照射した際に生じる核磁気共鳴現象を情報として収集し撮像する．
- MRIでは撮像方法を変えることでさまざまな画像情報を得ることができる．

b. 撮像法の選択

- CTおよびMRIはそれぞれにメリットとデメリットがある．
- CTのメリットは緊急時でも撮像が可能で，検査時間が短く，絶対的禁忌はない．また急性期の血腫と，骨病変，石灰化病変はMRIよりも感度が高いといわれる．また血管や気管の3次元画像は診断的価値が高い．一方で放射線被曝があること，骨で囲まれた組織ではアーチファクトが出やすいというデメリットがある．
- MRIのメリットは，放射線被曝がなく，さまざまな撮像法を利用した質的診断に優れている点である（表1）．とくに超急性期病変（梗塞や脳炎・脳症）の検出に優れている（拡散強調画像）．一方で，金属を留置した患者では検査が行えない，撮

表1 MRIの撮像法と特徴

撮像法	撮像の特徴	目的
T1強調画像	・白質と灰白質のコントラストが実際のそれに近い（白質が灰白質に比べて高信号）	・主に形態的評価 ・造影時の評価
T2強調画像	・白質と灰白質のコントラストがT1の逆 ・水分（髄液）は高信号となる	・腫瘍，炎症，浮腫，出血の判定 ・髄鞘化の判定
FLAIR	・髄液の信号を抑制する条件としたT2強調画像 ・T2に比べ，髄液に接する病変も検出しやすい	・腫瘍，炎症，浮腫，出血の判定
拡散強調画像	・水分子の拡散現象を画像化したもの	・超急性期病変の検出（脳梗塞や脳炎・脳症など）

像に時間がかかるというデメリットがある．
- 上記の点から，緊急検査ではCTが選択されることが多い．CTでは出血や外傷，実質内の占拠性病変，水頭症の検出は可能である．浮腫に関しても，脳溝・脳室の狭小化，皮質と髄質の境界部の不明瞭化などにより評価することができる．これらから生命に影響を及ぼす可能性の高い所見はCTでも評価が可能である．
- 一方でCTでは異常を認めないが，遷延する意識障害や麻痺などの神経症状が存在する場合には早急にMRIによる精査が必要となることがある．拡散強調画像による評価が，急性期脳梗塞やごく初期の脳炎・脳症，軽度脳浮腫の発見に役立つ．

c. 検査時の注意

1) 造影剤使用の際の注意

- 造影CTおよび造影MRIでは造影剤が使用される．これらの薬剤による副作用としてアレルギー反応が生じる可能性がある．アレルギー歴や喘息の既往などの確認を行う．
- 検査時には家族に十分に説明を行い同意を得る．年長児には，投与時に生じる体の変化（体の熱感など）について説明し理解を得ておく．
- 万が一，重篤な反応が生じた場合に備え，モニタリング，気道確保や薬剤の準備を怠らないようにする．

2) 鎮静薬使用の際の注意

- 小児では検査に対する理解と協力が得られにくく，検査中に体を動かしたことでアーチファクトが生じる可能性が高い．このため協力の得られにくい年代の小児では，抱水クロラール（エスクレ®坐薬）や鎮静薬の静脈内投与（ミダゾラムやチアミラール）により安静を保つことが多い．
- これらの薬剤は，いずれも意識レベルを低下させ，呼吸抑制などをきたしやすい．検査中だけでなく，検査後も覚醒まで十分なモニタリングを行う．万が一，呼吸に変調をきたした場合は補助換気を行う．遷延する場合は気管挿管による気道の確保を考慮する．
- いったん検査に理解が得られても，MRI実施中の音や暗さで，恐怖感が強くなることもある．この場合は鎮静薬使用の再検討などを行う．

3) MRIに特有の注意点

- MRIは磁気を利用した検査であり，検査室への金属の持ち込みはできない．
- 患者に留置されている金属，創部の固定ピン，衣類などにも注意する．
- 化粧品やカラーコンタクトレンズなどには金属成分が含まれている可能性があり，熱傷などのリスクがある．検査室に入室する場合は介助者自身の持ち物や着用物にも注意する．
- IDカードやキャッシュカードなど磁性体のものは持ち込むと破損する．

4) そのほかの注意

- CTやMRI検査は放射線や強磁気など特殊な設備を必要とする．このため検査室は

ある程度病棟から離れた場所にあることが多く，患者の搬送が必要となる．
●重症患者では搬送中に患者の容態が急変したり，気管チューブのトラブルが生じる可能性がある．搬送時には十分なモニタリングのもと，不測の事態に対応できる体制を整えておく． 　　　　　　　　　　　　　　　　　　　　　　　　（大西哲郎）

参考文献
1）大野耕策, 前垣義弘編：診療実践. 小児神経科, 診断と治療社, 2009.

B 生理学的検査

1 心電図検査

a. 心電図検査の目的

- 心電図（electrocardiogram：ECG）とは，心筋の電気的活動を体表面でとらえ，グラフとして記録したものである．心電図は，非観血的で簡便な方法により，心臓の活動情報をもっとも早く知ることのできる生理的検査法で，小児クリティカルケア領域においても，臨床的応用性の高い一般的な検査法の1つである（表1）．
- 心電図には，それぞれの目的に合わせて，12誘導心電図，モニター心電図，ホルター心電図，運動負荷心電図などがある（表2，図1, 2）．

表1　心電図の臨床的応用

- 不整脈の診断
- 刺激伝導系の異常の判定
- 心筋の異常性の判定
  （心筋梗塞，狭心症，心筋炎，心筋症，各種心疾患）
- 電解質異常の診断
- 心房負荷，心室の肥大および拡大の判定
- 心臓の位置，電気軸の変化の判定
- 自律神経系の緊張異常の判定
- 薬剤の効果，副作用の判定と評価
- 予後の評価

表2　代表的な心電図検査法

	目的	誘導法	利点	欠点
12誘導心電図	心臓の活動状態，不整脈の有無の把握，病変部位を明らかにする	標準肢誘導（Ⅰ，Ⅱ，Ⅲ），単極肢誘導（aV_R, aV_L, aV_F）（図1左）胸部誘導（V_1, V_2, V_3, V_4, V_5, V_6）（図1右）	短時間で簡便に計測できる　電流の変化を詳細に解析でき，部位診断が正確にできる	短時間の計測であるため，一過性・間欠性の不整脈や労作時の不整脈は計測できない
モニター心電図	長時間継続監視，不整脈や脈拍の動態変化を把握する	胸部双極誘導法（図2）	長時間の連続監視が可能	情報量が少なく診断に限界がある
ホルター心電図	日常生活下での連続心電図計測	胸部3極誘導，テープレコーダー内蔵小型携帯用心電図	普段通りの生活をしながら24時間連続して計測できる	情報量が少なく診断に限界がある
運動負荷心電図	運動負荷時の心電図波形の変化，血行動態，自覚症状などの把握（労作性虚血疾患，運動療法の効果判定，運動処方の決定など）	運動負荷をかけた状態で12誘導法で計測・トレッドミル（ベルトコンベア歩行）・マスター二段階（二段式階段）・エルゴメーター（エアロバイク）	安静時心電図では評価できない運動負荷時の情報を得ることができる	運動負荷による危険が伴い，急変時の準備，十分なモニターや専門医による監視が必要

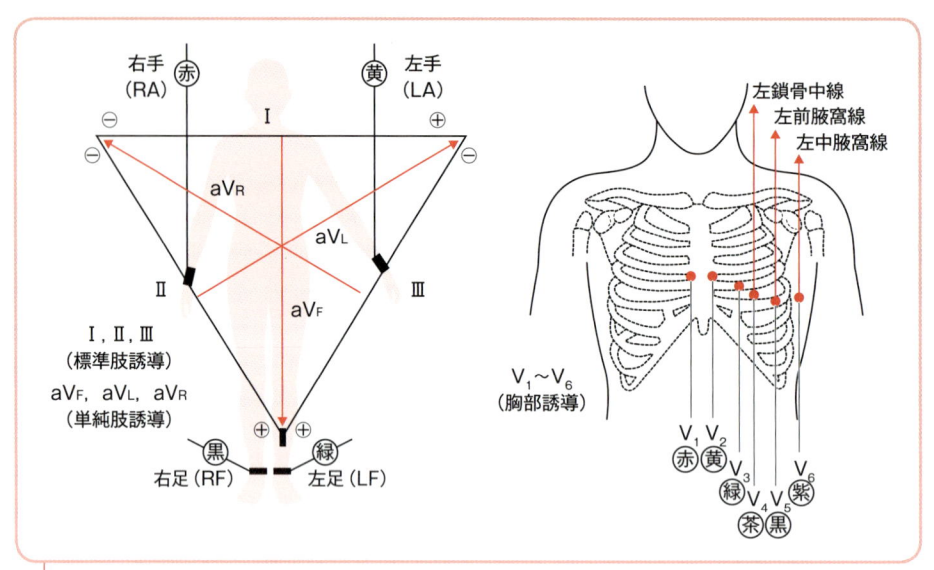

■ 図1　12誘導法（肢誘導：左，胸部誘導：右）

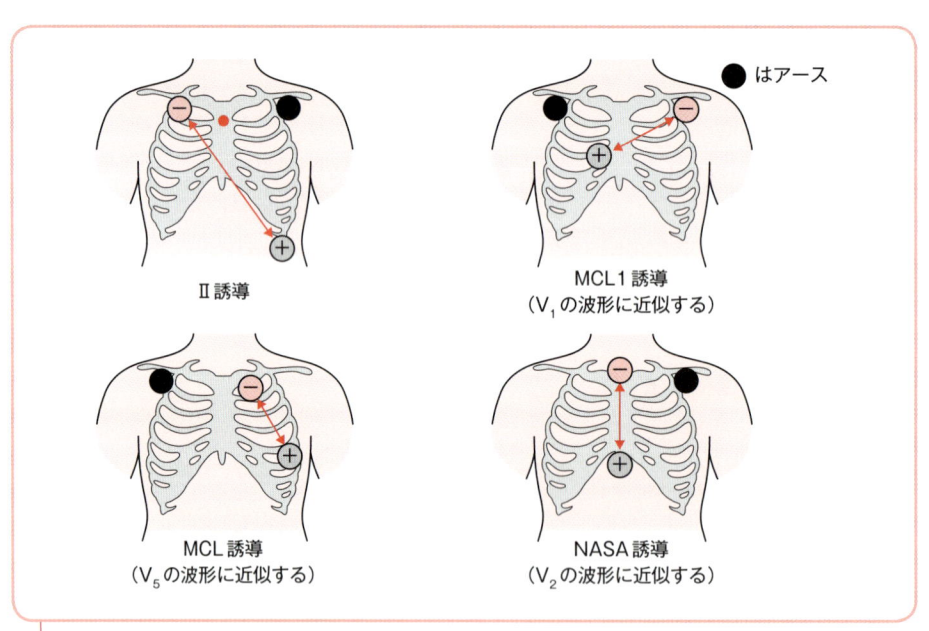

■ 図2　モニター心電図の電極位置

b. 心電図検査と看護

1）各心電図検査法の選択

● 各心電図検査法の目的と違いを理解し，適切な使用を選択する．とくに，小児クリティカルケア領域でよく用いられるモニター心電図と12誘導心電図の違いを理解し，必要に応じて選択する．

●正常波形

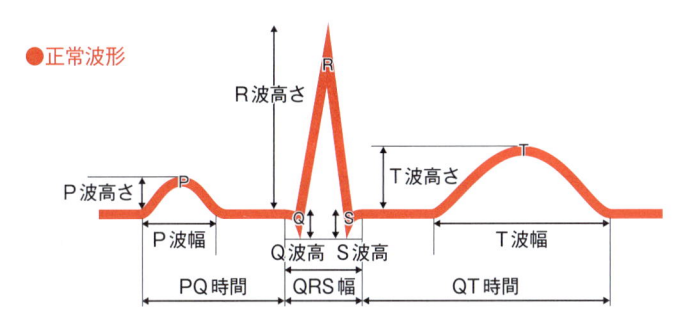

●基準値（幅：秒，高さ：mV）

P波	PQ間隔	QRS	T波	QT間隔
幅 0.06〜0.10 高さ 0.25	幅 0.12〜0.20	幅 0.06〜0.10	幅 0.06〜0.25	幅 0.30〜0.45

●小児の波形の特徴

- 小児は成人と比べて胸壁が薄く，一方，右室壁は厚い，さらに前胸壁に心臓が近くなり，右室優位でR波ほか波形全体が高くなる傾向にある．
- 頻脈の傾向（洞頻脈）がありRR間隔は短く，さらにPQ間隔，QRS幅，QT間隔ともに成人より短い傾向にある．
- 正常であっても，若年性T波とよばれる陰性T波がみられることがある．

■ 図3　正常心電図波形と小児の心電図の特徴

2）小児への説明，配慮

- 年齢，理解力に合わせて小児および家族に十分な説明を行い，カーテンを閉める，バスタオルをかけて肌の露出を最小限にとどめるなどの配慮をする．精神的な緊張や筋肉の緊張は，筋電図混入の原因となるので，患児が安静を保ち，リラックスできるような環境作りを行う．

3）正しい心電図の計測（図3）

- 電極装着部をアルコール綿または，アルコールで皮膚がかぶれる場合は湿らせたガーゼなどで拭き，皮膚の皮脂や汚れを取り除く．これにより，電気抵抗を減らし，交流雑音（ハム）の混入を防ぐ．12誘導を取る際には，電極用ペースト適量を均等に皮膚に塗る．
- モニター心電図の場合，もっとも心電図波形の確認しやすい誘導を選択する．通常はP波が見やすいⅡ誘導を選択することが多い（図2）．
- T波が大きいと，実際の脈拍の倍の回数で感知してしまう（ダブルカウント）ので，誘導法を変えるなどして正確な心拍数がカウントされていることを確認する．
- モニター心電図を判読する場合，基線の揺れや，筋電図，ハムなどのアーチファクトの混入に注意し，不整脈と誤認しないようにする．
- 呼吸や体動による基線の揺れ，筋電図の混入を防ぐために，電極は，肋骨上に装着するとよい．また，体位によって波形が変化することも理解しておく．

4）心電図電極による皮膚トラブルの予防

- 吸着型電極は，電極の跡が皮下出血することがあるが，数日以内に消失することを

患者，家族に説明する．皮膚の脆弱な患児には，シール型電極を使うとよい．
- 電極シールは，年齢に応じた電極を用いる（成人用，小児用，新生児用）．
- 電極シールによる皮膚トラブルを予防するために，電極シールの貼付位置を毎日ずらし，皮膚発赤などの有無を観察する．
- 皮膚の脆弱な新生児や乳幼児には，電極シールを小さく切ったり，シールの粘着性をあらかじめ弱めるなどの工夫をする．

5）モニター心電図装着中の危険防止

- 寝返りや体動がさかんな小児がモニター心電図を装着している場合，心電図のリード線が患児の首やからだに巻きつかないように，余分なたるみをなくし整理しておく．
- 無線式モニターを使用している場合は，無線送信機が小児の体の下敷きにならないように注意する．
- 小児を腹臥位にする場合は，背部に電極を貼付してもよい．

6）心電図の記録と判読

- 12誘導心電図の場合，洞調律であれば，各誘導において，5～6心拍の心電図波形を記録し，不整脈が出現している場合は，P波が明瞭に示される誘導（通常IIまたはV_6など）で，長めに記録する．判読は，循環器内科医などの専門医に依頼する．
- モニター心電図を記録するときは，洞調律では，少なくとも3心拍の波形を記録し，異常心電図の場合は，長めに記録する．
- モニター心電図上で，異常波形を発見したら，ただちに記録を取るとともに，小児の状態をアセスメントし，適切な介入を行う（不整脈の章参照）．必要に応じて，12誘導心電図計測を行う．

（森口ふさ江）

参考文献
1) 笠貫宏：モニター心電図読み方マニュアル．ナース専科BOOKS，176-197頁，文化放送ブレーン，1997．
2) 村松準：心電図と不整脈の手びき，第2版，4-15頁，南山堂，1993．
3) 島田和幸，溝口秀昭：新体系看護学第6巻．疾病の成り立ちと回復の促進―循環器疾患／血液・造血器疾患，61-65頁，メヂカルフレンド社，2002．
4) 一色高明，杉村洋一：心電図・心エコー図の読み方，4-11頁，医学教育出版社，1997．
5) 吉田俊子：循環器系検査・処置マニュアル．月刊ナーシング30(12)：44-61，2010．

2 脳波検査

a. 脳波とは

- 神経組織の機能的構成単位であるニューロンは，互いに連携をもち情報伝達を行う．実際に伝達されるのは電気的興奮であり，神経組織では常に自発的な電気活動が生じている．
- 脳波は大脳皮質の電気活動を頭表上に置いた電極を用い記録したものである．

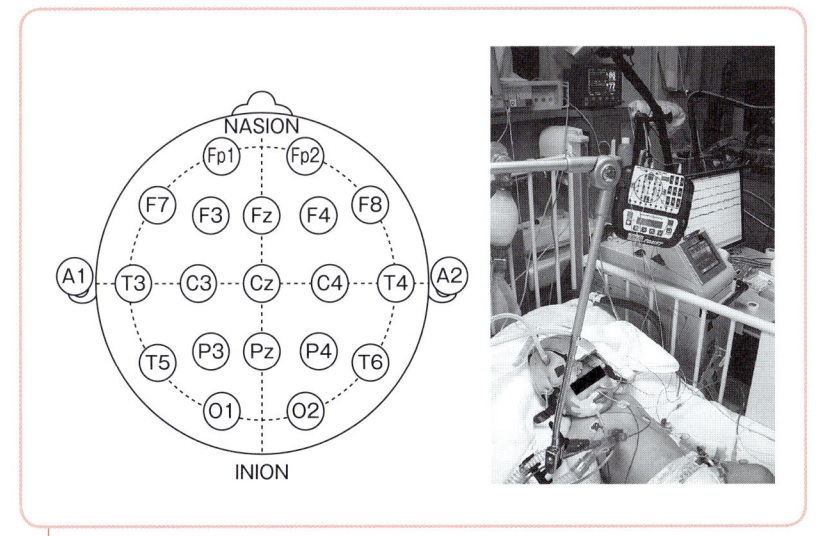

図4 国際10-20電極配置法（左）と持続脳波モニタリングの実際（右）
（急性脳症に対する脳低温療法中の評価）

- 脳波で記録される電位は，多数のニューロンの活動の総和として表されたものといえる．
- 神経活動が過剰，もしくは減弱している場合では脳波に異常が検出される可能性がある．
- 小児のクリティカルケア領域では，けいれん発作性疾患の診断や管理，広範な脳障害（とくに脳症）や鎮静の評価，脳死の判定などに用いられる．

b. 脳波検査の方法

- 脳波は頭皮上の電極にて測定される．一般的には国際10-20電極配置法に従い21個の電極を配置する（図4）．活動性のモニタとして用いる際は電極数を減らして記録を行うことも可能である．
- 持続脳波とビデオ撮影が可能なものもあり，脳波と発作との関連性を評価するのに有用である．
- 脳波は異なる2電極間の電位差として記録される．導出法により，単極誘導もしくは双極誘導とよばれる．実際には多数の誘導を同時に記録し，評価する．
- 異常波形が認められた場合，誘導部位および近傍に障害が生じていることが予測される．

c. 脳波の成り立ち（図5）

- 脳波は電気活動の波として記録される．波は振幅と周期という，縦と横の軸からなる要素で表現される．
- 1秒間に現れる周期の数を周波数という．波には周波数に応じた名前が付けられている．

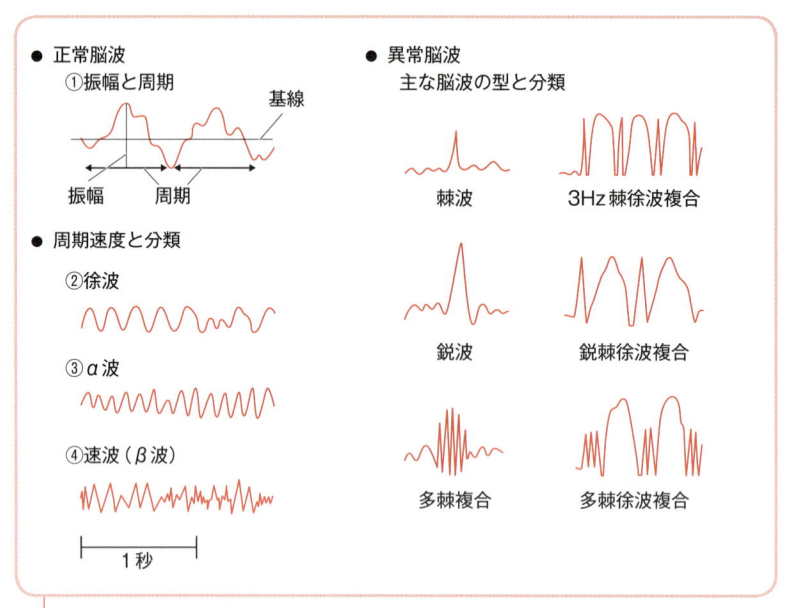

図5 脳波の要素

- 脳波は周期の速さから徐波や速波に，また型から棘波や鋭波に分類される．
- 上述したように，正常な大脳皮質では自発的な電気活動が常に起こっている．この突発的な異常波を含まない背景となる波は基礎律動とよばれる．
- 基礎律動は覚醒時と睡眠時で異なり，睡眠時は生理的に徐波の混入が増加する．小児の基礎律動は生理的に高振幅で，周波数は少なく，多少の左右差を認めるなどの特徴をもつ．

d. 脳波の異常

- 脳波の異常は大きく分けて，突発波の出現と基礎律動の異常に分けられる．

1）突発波の出現

- 明らかに基礎律動から突出し出現し棘波や鋭波および複合型として認める．
- 突発波を含む種々の特徴的な放電は，てんかんの診断にて重要な所見となる．

2）基礎律動の変化

- 周波数の変化としては徐波がある．
- 基礎律動の全体的な徐波化，正常では認めない徐波の混入などが異常所見として認められる．正常脳波の徐波化は一般的に脳機能の低下を意味する．
- 覚醒時に持続する全般的徐波は急性脳症の診断において重要な所見となる．脳炎や頭部外傷，中毒などによっても認めるが病態に特異的ではない．
- 振幅の変化としては低電位がある．基礎律動の低振幅として認められ，その側に一致した機能低下が疑われる．
- 脳死判定では，平坦脳波の確認がなされる．

e. 検査と介助のポイント

- てんかんにおける脳波異常は睡眠により賦活されやすい．このため多くの場合，睡眠時脳波の記録を行う．当日は早起きさせ，昼寝の時間に合わせる，空腹時を避けるなどの工夫により検査を円滑に行えるようにする．時間的な制約があることも多く，睡眠導入にあたりトリクロホス，抱水クロラールなどの薬剤が用いられる（これらは脳波に影響を与えにくい薬剤とされる）．
- 脳波検査は周囲の音や機器から発せられる交流などの影響を受けやすい．神経活動以外の要素で発生し脳波に混入する不要な波をアーチファクトといい，さまざまな生体内外の因子により生じる．治療環境では多数の機器による混入の可能性が高く，脳波の判読に影響を与える．アースを取る，周辺機器を遠ざける，不要な電源を止める（開始の忘れに注意する）などの対応が必要である．
- 生体由来のアーチファクトとして，検査対象の心電図や筋電図の混入がみられる．幼少な小児では発汗によるアーチファクトを認めることが多い．送風や冷罨法などで患者のクーリングを行うなどの配慮が必要となることがある． （大西哲郎）

3 聴覚脳幹誘発電位（ABR）

a. 誘発電位の概要

- 体になんらかの刺激が加わると神経活動が脳へ到達し，感覚が生じる．これらの刺激による脳波の変化は，不規則な背景律動に埋もれてしまい通常は確認できない．しかし刺激を繰り返し与え続け，脳波上の反応をコンピュータを用いて加算処理すると，不規則な背景律動に埋もれた脳波の変化をとらえることができる．このようにして測定される電気活動を誘発電位という．
- 各種誘発電位では，いくつかの起伏を示す波としてその情報が得られる．この起伏は，刺激の受容から脳へ上行していく過程で生じた電位が作り出すものである．よって，誘発電位の起伏の消失や伝達速度の遅延は，その過程で生じている問題を示す．
- 誘発電位の優れた点は，その波形の起源の多くが脳幹などに由来することから，通常の脳波では電気的活動が確認できない部位の評価ができることにある．この点から，意識障害時の脳幹障害の評価や脳死判定の補助検査として用いられる．

b. 聴覚脳幹誘発電位

- 聴覚脳幹誘発電位（auditory brainstem responses，以下 ABR）は，聴神経から大脳へ向かう神経経路を評価するものである．
- 被験者に電極とヘッドホンを装着し，片耳ずつ刺激を行う．刺激は10〜30回/秒

頂点	頂点潜時基準値（msec）	起源	
Ⅰ波	1.9	聴神経	末梢神経
Ⅱ波	3.0	蝸牛核	延髄
Ⅲ波	4.1	上オリーブ複合核	橋
Ⅳ波	5.2	外側毛様帯	橋
Ⅴ波	5.9	下丘	中脳
Ⅵ波	7.6	内側膝状体	視床
Ⅶ波	9.2	聴放線	視床-皮質

a．各頂点の潜時基準値

b．正常聴覚誘発電位の波形

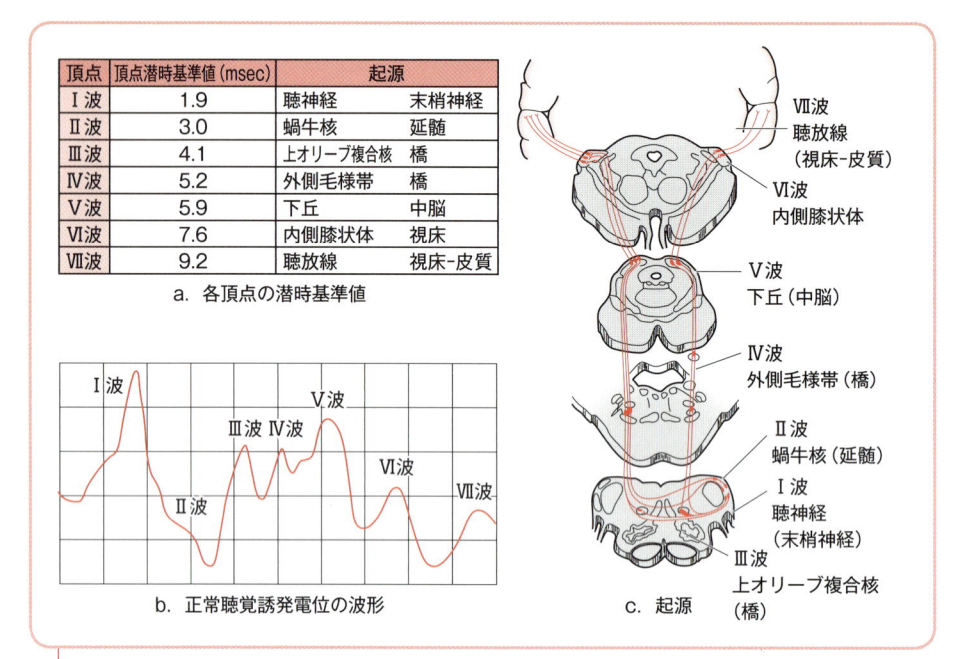

c．起源

図6　得られる波形とその起源
［垣田清人：誘発電位―聴覚誘発電位．新・脳神経外科エキスパートナーシング，71頁，南江堂，2005より引用］

表3　ABRの目的

1. 乳幼児の聴覚障害スクリーニング
2. 脳幹機能の判定，意識障害時の脳幹機能評価，脳死の補助診断
3. 聴神経腫瘍の検索
4. 脳幹腫瘍の検索
5. 脱髄疾患（多発性硬化症）の検索

のクリック音で行われることが多い．1000〜4000回の加算を行い頭皮上から導出を行う．
- 図6のような波形が左右別々に得られる．波形は6〜7個の電位で構成される．
- Ⅰ〜Ⅲ波は聴覚に関連する神経（前庭神経：第Ⅷ脳神経）から橋下部，Ⅲ〜Ⅴ波は橋〜中脳（脳幹部），ⅥおよびⅦ波は視床から大脳皮質へ投射される経路により生じる．

1）ABRの目的と異常

- ABRは上記した経路に生じた問題の検出に役立つ（表3）．
- クリティカルケア領域では，脳幹機能の評価に用いられる．また脳虚血モニタリングの目的で手術中に用いられることがある（通常の麻酔には影響されない）．各種の誘発電位により，重度の脳障害による神経学的予後を予測する試みがなされている．
- 協力が得られない新生児〜乳幼児領域では，聴覚障害のスクリーニングに用いられる．

- 聴神経や脳幹の腫瘍病変を機能的側面から検出できる．
- 異常がある場合，該当する部位（もしくはそれ以降）の波形消失，もしくは経過時間（潜時）の延長がみられる．
- 一例として，聴神経腫瘍でⅠ波およびそれ以降の延長（手術により潜時が改善する），脳幹部障害ではⅢ波などの潜時延長や消失，脳死では全波形の消失（ⅠおよびⅡ波のみ認めることもある）などの所見が得られ，病変を推測することができる．

2）検査におけるポイントと注意点

- 聴覚刺激を用いた検査であるため，ベッドサイドで行う場合は周囲の環境（とくに音）の調整に努める．また波形にアーチファクトを生じないよう対応する（☞327頁）．
- 先天性の外耳道閉鎖，中耳炎，耳垢の蓄積など，外耳道から前庭神経にいたる過程に存在する問題を除外しておく．逆にABRによりこれらの存在が明確になることもある．

（大西哲郎）

索 引

―― 和 文 ――

あ

アイマスク　173
アクアパック　115
圧規定　120, 125
圧支持換気　124
アドボカシー　7
アナフィラキシー　282
アルコールフリーの剝離剤　220
安静時エネルギー消費量　105
アンダーセンシング　154
アンダートリアージ　81
アンバウンドビリルビン　172
アンプリチュード　139

い

異化亢進　64
異化作用　64
生きる権利　7
育児不安　79
維持液　100
維持期　168, 169
意識障害　47
意識レベルの評価　48
移植片対宿主病　102
胃洗浄　271
一時的ペーシング　150
一次評価　92
1日の総エネルギー必要量　105
一酸化窒素吸入療法　170
鼾音　197
医療ネグレクト　83, 84
胃瘻　109
陰圧式固定具　164
インスピロン　115
インセンティブスパイロメーター　204
インターフェイス　141
インフォームド・アセント　9
インフォームド・コンセント　9
インフルエンザワクチン　244

う

ウィーニング　129
ウォームショック　39
運動負荷心電図　321

運動療法　201

え

エアーリーク　189
鋭波　326
栄養投与経路　108
栄養投与の意義　105
栄養投与量の決定　105
栄養評価　73
壊死組織　228
エディンガー・ウエストファル核　50
炎症・感染のアセスメント　228

お

横隔神経麻痺　290
黄染　172
黄疸計　172
黄疸の増強　172
横紋筋融解　276
悪寒戦慄　67
オシロメトリックス法　295
悪心・嘔吐　60
オーバーセンシング　154
オーバートリアージ　81
オーバードレナージ　187
おむつかぶれ　221
オーラルケア　136

か

開口最大距離　258
快刺激の調整　247
外傷　280
　　――初期診療の原則　280
開心術後　288
改正臓器移植法　252
外窒息　258
回腸回腸結腸型　278
回腸結腸型　278
回腸盲腸型　278
解糖・糖新生の促進　64
回復期　269
開放式吸引　133
界面活性剤　218
カウンターショック　148
加温加湿器　127
加温システム　274
加温・加湿　127

下顎呼吸　19
化学的刺激　221
過換気　19
下気道異物　258
下気道狭窄　21
核黄疸　172
拡散強調画像　318
核磁気共鳴画像法　318
拡張期容積　26
過呼吸　19
荷重側肺障害　199
仮性包茎　239
家族支援の理論　14
家族システム理論　13
家族適応力　14
家族のアセスメント　13
家族のコミュニケーション　13
家族の衝撃　13
肩枕　22
カテーテル関連血流感染　237
カテーテル関連尿路感染　239
カテーテルの交換頻度　238
カニ爪様の陰影欠損　279
カフ圧管理　133
カフ圧測定　120
カフなし気管切開チューブ　135
カプノグラム　300
下葉無気肺　199
カラヤ系皮膚保護材含有軟膏　224
カルディオバージョン　148
簡易酸素マスク　114
鼾音　20
換気機能の指標　121
換気血流比不均等　203
換気障害　202
換気の調節　119
換気モード　125
眼球圧迫　34
環境調整　247
観血式血圧計　296
間欠的圧開放換気法　125
間欠的強制換気　125
間欠熱　66
還元ヘモグロビン　23
間接カロリメトリー法　75
間接対光反射　50
感染管理　229

感染期 269
感染経路別予防策 229, 232
感染の徴候 228
完全房室ブロック 35
感染予防 229
乾燥予防 136
陥入腸管 279
陥没呼吸 19
肝・脾腫 56

き

機械的刺激 218, 221
気管吸引 132
気管支喘息 23
気管切開 134
気管チューブの固定 193
危機 249
　──的状態にある家族 12
気胸 189
起坐位 22
起坐呼吸 19
基礎エネルギー消費量 105, 106
気道確保 89
気道クリアランス法 201
気道浮腫による挿管困難 193
起伏性皮膚病変 269
虐待対策チーム 84
虐待の定義 82
キャピラリーリフィーリングタイム 277, 280
吸引圧 134
吸引カテーテル挿入の深さ 134
吸引カテーテルの選択 133
吸引時間 134
吸引前の酸素化 133
吸気延長 20
吸気性喘鳴 21, 197
急性血液浄化療法 155
急性喉頭蓋炎 261
急性散在性脳脊髄炎 52
吸入療法 23
救命の連鎖 87
胸郭可動域練習 201
胸腔ドレナージ 188
凝固異常 67
胸骨圧迫 88, 89, 91
胸部単純X線検査 312
胸部突き上げ法 259
棘波 326
緊急治療を要する不整脈 37
緊急ではないが治療を要する不整脈 37
緊急度による不整脈の分類 37
筋弛緩薬 209

筋性防御 56
金属音 56
緊張性頭痛 46

く

空気感染予防策 234
クスマウル呼吸 20
口元温度の設定 127
グリコーゲン貯蔵量 55
クリティカルケア 2
クリティカルオープニングプレッシャー 196
クリティカルコロナイゼーション 228
クリティカルな状況 3
グルコース投与量 107
クループ症候群 260
グレン手術 292
群発頭痛 47

け

経口摂取 109
経口補水療法 101
経静脈栄養 111
痙性クループ 260
軽打法 203
経腸栄養剤 110
経腸栄養の種類 109
経腸栄養の適応 109
経鼻チューブ 109
経皮的酸素二酸化炭素モニタ 304
稽留熱 66
けいれん 48, 52
下血 59
血圧トランスデューサー 296
血圧の構成要素 26
血液吸着 156
血液浄化療法 155
血液製剤 102
血液分布異常性ショック 39
血液流量 157
血管炎 186
血管外漏出 186
血管確保 40
血管性浮腫 283
血漿交換 156
血漿増量薬 101
血漿タンパク質の減少 32
血漿分画製剤 101
血清アルブミン 73
血清総ビリルビン値 172
血中グルコース 74
ケルニッヒ徴候 44
減呼吸 19

肩呼吸 19
権利の擁護 7

こ

高圧浣腸 279
恒久的ペーシング 151
抗凝固療法 164
口腔内清掃 137
膠質液 101
光線療法 171
高体温 66
抗体価検査方法 244
高張性脱水 30
喉頭気管炎 260
喉頭気管支炎 260
高頻度人工換気法 138
高頻度振動換気 138
後負荷 26, 29
項部硬直 44
肛門周囲皮膚炎 221
肛門清拭剤 221
呼気圧迫法 203
呼気延長 20
呼気終末二酸化炭素濃度 300
呼気性喘鳴 21
呼吸運動 18
呼吸確認 87, 91
呼吸器系のアセスメント 18
呼吸筋トレーニング 201
呼吸コントロール 201
呼吸困難 22
呼吸数 19
呼吸性移動 189
呼吸の異常サイン 18
呼吸のフィジカルアセスメント 18
呼吸の深さ 19
呼吸パターンの異常 47
呼吸モニタ 295
呼吸理学療法 201
　──器具 204
　──におけるフィジカルアセスメント 203
　──の実施基準 202
　──の適応 201
呼吸練習 201
呼気陽圧療法 204
国際10-20電極配置法 325
国際蘇生連絡委員会 87
個人防護用具 230, 231
骨髄穿刺 180
固定用テープ 190
固定レートペーシング 151
子どもの権利 7

子どもの最善の利益　7
コーピング　6
コミュニケーションギャップ　15
コールドショック　39
コンピューター断層撮影法　318

さ

細菌性気管炎　261
採血　176
催吐　270
サイドストリーム方式　301
サイフォニング現象　309
細胞外液　98
　——補充液　100
　——量増加　63
細胞内液　98
鎖骨下静脈　192
左室駆出率　28
左室容積　27
サードスペース　100
サポート圧　124
酸素解離曲線　297
酸素加湿　118
酸素化の改善　119
酸素化の指標　121
酸素中毒　117
酸素投与　40
　——の禁忌　117
酸素濃度計　116
酸素ボックス　115
酸素マスク　114
酸素流量　146
酸素療法　112
　——中のケア　116
三次評価　93
散瞳　51

し

死腔　302
　——換気量　206
事故抜管　135
　——時の再挿管　193
自己膨張式　145
脂質関連の評価　74
脂質投与量　107
視床下部　47
姿勢　195
死戦期呼吸　87, 88
持続緩徐式血液透析　155
持続緩徐式血液濾過　155
持続的緩徐式血液濾過透析　155
持続的強制換気　125
持続的腎機能代替療法　155
シーソー呼吸　20

弛張熱　66
湿潤環境　228
児童虐待防止法　82
自動体外式除細動器　87
児童の権利に関する条約　7
シーネ　185
自発呼吸トライアル　129, 130
自発呼吸モード　125
シバリング　67
脂肪製剤　111
ジャクソンリース　144
シャント　203
重症度によるショックの分類　38
縮瞳　51
手指衛生　230
受傷面積　266
出血傾向　67, 69
出血性疾患　68
出血喪失　68
手動式人工呼吸器　145
手背の表在静脈からの採血　177
循環器系のアセスメント　26
循環血液量　99
　——減少性ショック　39
循環動態　26
消化液の特徴　56
消化管疾患　61
消化管出血　59
消化器系のアセスメント　55
上気道狭窄　21
上行性網様体賦活系　47
晶質液　101
小児ICU　10
小児アセスメント・トライアングル　80
小児肝移植　254
小児救急医療電話相談事業　86
小児特有の感染症　15
小児における感染経路　230
小児における低血圧　39
小児における免疫能の特徴　229
小児の一次救命処置　87
小児の二次救命処置　91
小児脳死判定基準　252
小児のクリティカルケア　2
　——看護　4
　——における看護師の役割　4
小児の権利擁護　5
小児の呼吸の特徴　18
小児の褥瘡　226
小児の身体的—心理的—社会的特徴　2
小児の心理的なストレス　3
小児の体液　98

小児用気管チューブ　120
小児用使い捨て除細動用パッド　149
小児用のマットレス　226
静脈圧の亢進　32
静脈採血　176
静脈脱血-静脈送血　164
静脈脱血-動脈送血　163
静脈路確保　176
初期評価　92
食塩欠乏性脱水　30
職業感染予防　243
褥瘡　226
食道異物　258
食物アレルギー経口負荷試験　284
食物アレルギーの診療の手引き　282
徐呼吸　19
除細動　148
除水速度　157
ショック　38
　——オンT　149
　——期　268
　——時のアセスメント　41
　——の5P　41
　——の定義　38
　——の分類　38
　——離脱期　268
徐波　326
シリンジポンプ　308
シルエットサイン　314
心エコー　316
呻吟　21
心原性ショック　39
人工呼吸　89, 91
人工呼吸管理中の換気能の指標　122
人工呼吸管理中の酸素化の指標　122
人工呼吸器の設定　123
人工呼吸器のモニタ表示項目　121
人工呼吸療法　119
人工心肺補助法　160
人工鼻　128
腎後性　70
心室細動　37, 148
心室性期外収縮　34
心室頻拍　34
侵襲時の循環維持機構　63
侵襲時の代謝相変化　63
心収縮力　26, 28
滲出液　228
腎性　70

心静止　37
新生児の熱産生　65
腎性尿崩症　71
腎前性　70
新鮮凍結血漿　103
心臓ペーシングコード　152
心臓ペーシング療法　150
身体計測　75
身体的虐待　82
心タンポナーデ　289
心停止　37
心電図　321
　　——トリガー　161
　　——モニタの電極　191
　　——（心拍）モニタ　294
振動法　203
心内圧　287
浸軟　217
心拍出量　26
　　——規定因子　27
心壁運動　28
心房性期外収縮　34
心房同期型ペーシング　151
心房・心室順次刺激型ペーシング　151
蕁麻疹　282
心理的虐待　83

す

髄圧　187
髄液タンパク量　187
髄液の移動　188
髄液の性状　187
髄液の拍動　188
水頭症　319
水泡音　20, 197
髄膜刺激徴候　44, 46
頭蓋内圧亢進　43
　　——症状　166
　　——の原因　166
　　——の所見　48
頭蓋内圧の管理　166
スキャモンの臓器発育類型　247
スキンケア用品　218
スクィージング　204
頭痛　44

せ

性的虐待　83
生理食塩水の注入　134
接近のニード　15
赤血球濃厚液　102
接触感染予防策　233
接触性皮膚炎　219

舌苔　137
前傾腹臥位　199
穿孔性腹膜炎　60
センシング不全　154
全身の紅斑　282
全層損傷　227
喘息　262
全体液量　98
先天性心疾患　23, 206, 286
先天性腎尿路異常　239
蠕動音　56
前負荷　26, 28
せん妄　214
　　——予防　216

そ

造影剤　319
総エネルギー必要量　105
創傷管理　227
創傷の深さのアセスメント　227
創内に充填できる創傷欠損用被覆材　227
総ビリルビン　172
即時型アレルギー反応　282
組織圧の上昇　32

た

体位管理　195
体位調整　22, 40
体位変換　195, 203
体液区分　98
体温管理　274
体温測定　66
体外式膜型人工肺　160
体外循環法　161
体血流量　287
対光反射　50
胎児循環　286
胎児ヘモグロビン　23, 171
代謝性アシドーシス　64
代謝・内分泌系のアセスメント　63
大腿静脈　192
大動脈圧　27
大動脈バルーンパンピング　160
大飛沫粒子　233
代理人によるミュンヒハウゼン症候群　83
脱水　29
　　——時の輸液療法　31
　　——の程度と緊急度　31
多尿　70
ダブルオキシメトリー法　299
段階的ウィーニング　129

タンパク質含有窒素量　75

ち

チアノーゼ　23
　　——発作　291
チェーンストークス呼吸　20
致死的不整脈　37
窒息　258
窒素排泄量　75
窒素バランス　74, 75
窒素平衡　64
知能指数　247
中心静脈栄養　111
中心静脈ラインの固定　192
中心静脈路確保　179
中心性チアノーゼ　24
中心ライン関連血流感染　237
中枢神経疾患　61
中枢性尿崩症　71
注腸整復　279
中毒　270
超音波検査　316
聴覚脳幹誘発電位　327
腸管粘膜損傷　59
腸重積　59, 278
腸瘻　109
直接対光反射　50
直接ビリルビン　172
鎮静　208
鎮痛　208
　　——・鎮静薬　208

て

定期予防接種対象　242
低血糖　64
低刺激性医療用粘着テープ　219
低心拍出量症候群　289
低髄圧症状　188
低張性脱水　30
低張電解質輸液　101
溺死　272
溺水　272
　　——への初期対応　272
笛声音　20
笛声喘鳴　262
テープの剝がし方　220
デマンド型ペーシング　151
電解質　98
電極シール　324
電極の誤飲　295
テント切痕ヘルニア　50

と

頭位変換眼球反射　48

瞳孔　49
　　──異常　49
　　──括約筋　49
　　──径　49
　　──径の左右差　50
　　──散大筋　49
　　──所見　48
洞性不整脈　34
透析効率　159
等張性脱水　30
等張電解質輸液　101
導入期　168
糖の評価　74
頭部前屈呼吸　19
頭頚部の外観　42
動脈圧トリガー　161
動脈血酸素飽和度　297
動脈ライン　180
　　──の固定　184
毒物の吸着　271
毒物の除去　270
トコン　270
トータルフェイスマスク　141
ドメスティック・ヴァイオレンス　84
ドライスキン　217
トリアージ　78
トリガーレベル　124
努力呼吸の軽減　119
努力性呼吸　19
トルサド・ド・ポアンツ　36
ドレッシング材　238
ドレーン管理　187

な

内頚静脈　192
内窒息　258

に

肉芽組織　228
　　──のアセスメント　228
二酸化炭素の排出　139
二次評価　93
二峰熱　66
乳び胸　290
乳幼児揺さぶられ症候群　83
尿道留置カテーテルの固定　192
人形の眼反射　48

ね

ネグレクト　83
熱型　66
熱傷　266
熱性けいれん　52

熱中症　275
　　──保健指導マニュアル2009　278
熱の産生と放散　65
ネブライザー付酸素吸入　115
捻髪音　20, 197

の

脳幹機能評価　43
脳灌流圧　167
脳血栓　291
濃厚血小板　103
脳死臓器移植　252
脳室ドレナージ　187
脳神経機能　43
脳神経系のアセスメント　42
脳低体温療法　166, 168
脳膿瘍　291
脳波　324
脳浮腫対策　274
脳ヘルニア　48, 51
脳保護　276
　　──療法　166

は

排液量　189
背臥位前後方向　314
肺血管抵抗　286, 287
肺血流量　287
肺高血圧　289
　　──クリーゼ　170
配合変化　184
肺コンプライアンス　206
肺体血圧比　288
肺体血管抵抗比　288
肺体血流比　287
排痰援助　265
排痰体位　195, 197, 203
肺動脈圧　27, 287
肺動脈楔入圧　28
背部叩打法　259
肺胞虚脱　206
剥離刺激　219
抜管後の観察　131
バッグバルブマスク　144
撥水効果　219
発達援助　247
発達指数　247
発達スクリーニング検査　246
発達評価　246
発熱　65
鼻カニューラ　112
バリア機能　218
パルスオキシメーター　297

ひ

非アルコール性皮膚保護材　223
ビオー呼吸　20
非観血式血圧計　295
鼻腔吸引　23
ピークフローメーター　204
腓骨神経麻痺　290
非再呼吸マスク　115
非侵襲的陽圧換気療法　141
悲嘆を体験する家族への援助　249
必須脂肪酸欠乏　74
必要水分量　99, 108
必要タンパク量　107
皮膚炎の局所アセスメント　222
皮膚欠損用創傷用被覆材　227
皮膚の浸軟の除去　221
皮膚被膜剤　220
皮膚保護材　225
皮膚保護材含有軟膏　224
皮膚保護パウダー　222, 225
非ふるえ熱産生反応　65
鼻マスク　141
飛沫感染予防策　233
病院のこども憲章　8
標準肢誘導　294
標準予防策　229, 230
病的飢餓　65
鼻翼呼吸　19
ビリルビン脳症　172
頻呼吸　19

ふ

フェイススケール　209
フォンタン型手術　292
不感蒸泄　70, 99
復温期　168, 169
腹臥位保持　199
副雑音　20
腹痛　57
腹部X線撮影検査　314
腹部突き上げ法　258
腹部のフィジカルアセスメント　55
腹膜透析　158
浮腫　32
不整脈　33
不適合輸血　104
不適切なカフ圧管理　120
部分層損傷　227
ふやけ　217
プライバシーの確保　16

フランク・スターリングの法則　27
不慮の事故　85, 95
ブルジンスキー徴候　44
フルフェイスマスク　141
ブルンベルグ徴候　56
プレパレーション　9
粉状皮膚保護材　225

へ

平均気道内圧　138
閉鎖式気管吸引　133, 140
閉塞性イレウス　60
閉塞性ショック　40
閉塞性無気肺　202
ペーシング不全　154
ペースメーカー植込み　35
ベッドサイドモニタ　294
ヘルスケアプロバイダー　87

ほ

抱合型ビリルビン　172
膀胱尿管逆流症　239
房室ブロック　35
乏尿　70
ポジショニング　195
保湿ジェル　137
保湿スプレー　137
補助回数　162
ポータブルX線検査　314
発作性上室性頻拍　34
発疹　241
ホットライン　159
ポリウレタンフィルムの剝がし方　220
ホルター心電図　321

ま

マキシマルバリアプリコーション　238
末梢血管抵抗　27, 28
末梢静脈栄養　111
末梢静脈路確保　179
末梢静脈路の感染管理　186
末梢静脈路の固定　184
末梢性チアノーゼ　24
末梢挿入中心静脈カテーテル　238
マノメータ　147
マルトリートメント　82

み

ミオグロビン尿症　276
看取り　249

ミニマムハンドリングケア　165
脈なし心室頻拍　37
脈拍触知　90

む

無気肺　117
無呼吸発作　20, 23
無酸素発作　291
無脈性心室頻拍　148
無脈性電気活動　37

め

迷走神経刺激法　34
メインストリーム方式　301
メトヘモグロビン血症　171
免疫栄養　110

も

毛細血管採血　178
毛細血管の透過性　32
網膜保護　173
モニター心電図　321
　——レコード　36

ゆ

誘発眼球反応　48
輸液管理　98
輸液の種類　100
輸液ポンプ　306
輸血管理　102
輸血関連急性肺障害　102

よ

溶血尿　290
予期悲嘆　249
予防接種　242
予防的スキンケア　217

り

リザーバー付マスク　115
流行性ウイルス性感染症　240
流行性感染症　240
流量膨張式　146
流量補助効果　161
量規定　120, 125
良肢位保持　195
両側性障害　51
リンパ管系の閉塞　33

れ

連続的体温モニタリング　67

わ

ワクチン接種歴　231

悪い知らせの伝え方　250

数字

1次性頭痛　45, 47
1次性脳障害　48
1度房室ブロック　35
2次性頭痛　45, 47
2次性脳障害　49
2度房室ブロック　35
3度房室ブロック　35
5つのR　181
12誘導心電図　321
15歳未満の臓器提供　252

欧文

A

A/C　125
ABCDEアプローチ　280
ABR（auditory brainstem responses）　327
accident　95
ADEM　52
AED　87
AIUEO-TIPS　48
AP像　314
APRV　125
Artzの基準　266
asystole　37
auto-PEEP　120
AVPUスコア　43

B

B型肝炎ワクチン　243
Baxter　268
BEE（basal energy expenditure）　105, 106
Bilevel PAP　141
BIPAP（Bilevel Positive Airway Pressure）　125
BPS（Behavioral Pain Scale）　209
burn index　267

C

Cardiopulmonary Resuscitation　87
CAUTI　239
CHD　155
CHDF　155
CHEPSスコア　209
CO_2ナルコーシス　117
coarse crackle　197

COMFORT スケール　209
CPAP（Continuous Positive Airway Pressure）　141, 142
CPR　88
CRBSI　237
CRIES スコア　209
CRRT（Continuous Renal Replacement Therapy）　155
CRT　277
CT　318

D, E

D-Bil　172
DV　84
ECG　321
ECLS（Extracorporeal Life Support）　163
ECMO（Extracorporeal Membrane Oxygenation）　160, 163
EEA（energy expenditure of activity）　105
ERT（extubation readiness test）　130
E_TCO_2　300
EW 核　50
EzPAP　204

F, G

fine crackle　197
GCS（Glasgow Coma Scale）　43
GVHD　102

H

Harris-Benedict　106
Heimlich 法　258
Hemo Absorption（HA）　156
HFO 装置　139
HFOV　138
HFV　138
Hib ワクチン　261

I, J

IABPC（intra-aortic balloon pumping）　160
ICP　43
IMV　125
JRC（日本蘇生協議会）蘇生ガイドライン 2015　87
Intracranial Pressure　43

injury　95

L

LOS　289
Lund-Browder の式　267

M

metric sound　56
Mobitz 型　35
MRI　318
MSBP　84
Multi-Disciplinary Team（MDT）　10
Munchausen Syndrome by Proxy（MSBP）　83

N, O

NICU における呼吸理学療法ガイドライン　204
NPPV（Noninvasive Positive Pressure Ventilation）　141
Oscillation 現象　310

P

PA 像　314
PAT　80, 92
PBLS　87
PC　125
pCAM-ICU　216
PD　158
PDA の開存　292
PEA　37
PALS（Pediatric Advanced Life Support）　80, 87, 91
PEEP　124
Peritoneal Dialysis　158
PEx　156
PH クライシス　289
PICC　238
PICU　10
Plasma Exchange　156
pressure control　125
PSV 法　129
PTV（Patient Triggered Ventilation）　120

Q, R

QT 延長症候群　36
R 波同期　149
R 波非同期　148

Ramsay の鎮静スコア　209
rapid turnover protein（RTP）　73
REE　105
resting energy expenditure　105
rhonchui　197
Richmond Agitation-Sedation Scale（RASS）　209

S

S/T モード　142
S モード　142
SAMPLE 評価　93
SBS　83, 209
SDA　105
Shaken Baby Syndrome　83
SHARE　251
Shriner　268
SIMV 法　129
specific dunamic action of food　105
SpO_2 モニタのプローブ　191
SBTC（spontaneous breathing trial）　130
stabilization　92
stridor　197

T

T-Bil　172
T モード　142
$tcPCO_2$　304
$tcPO_2$　304
TDR（total daily requirement）　105
TRALI　102
Trendelenburg 位による頸静脈穿刺　180

U, V, W, X

U-Bil　172
V-A 方式　163
V-V 方式　164
VAP　235
VC（volume control）　125
Vf　37
VT　37, 148
Wenchebach 型　35
X 線検査　312

小児クリティカルケア看護　基本と実践

| 2011年9月5日　第1刷発行 | 編集者　中田　諭 |
| 2016年6月10日　第3刷発行 | 発行者　小立鉦彦 |

発行所　株式会社　南 江 堂
〒113-8410　東京都文京区本郷三丁目42番6号
☎(出版)03-3811-7189　(営業)03-3811-7239
ホームページ http://www.nankodo.co.jp/
振替口座　00120-1-149

印刷・製本　真興社

© Satoshi Nakata, 2011

定価はカバーに表示してあります．
落丁・乱丁の場合はお取り替えいたします．

Printed and Bound in Japan
ISBN978-4-524-26099-7

本書の無断複写を禁じます．

[JCOPY] 〈(社)出版者著作権管理機構　委託出版物〉

本書の無断複写は，著作権法上での例外を除き，禁じられています．複写される場合は，そのつど事前に，(社)出版者著作権管理機構（TEL 03-3513-6969, FAX 03-3513-6979, e-mail: info@jcopy.or.jp）の許諾を得てください．

本書をスキャン，デジタルデータ化するなどの複製を無許諾で行う行為は，著作権法上での限られた例外（「私的使用のための複製」など）を除き禁じられています．大学，病院，企業などにおいて，内部的に業務上使用する目的で上記の行為を行うことは私的使用には該当せず違法です．また私的使用のためであっても，代行業者等の第三者に依頼して上記の行為を行うことは違法です．

南江堂　看護書籍のご案内

日常の疑問から落とし穴を避けるポイントを解き明かす

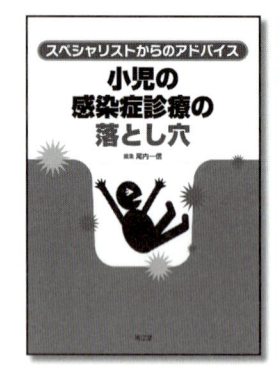

小児の感染症診療の落とし穴
スペシャリストからのアドバイス

「細菌性腸炎に抗菌薬は必要?」「とびひには外用薬より内服薬のほうが有効?」「インフルエンザの治療にはリレンザとタミフル,どちらがよいの?」など,小児の感染症診療を行う際に陥りやすい落とし穴を,診断・治療・予防接種それぞれの観点から挙げ,簡潔な記述でわかりやすく実践的に解説.小児の感染症診療のポイントがわかる.

編集　尾内一信
B5判・274頁　2011.5.
ISBN978-4-524-26371-4
定価(本体4,700円+税)

必要な知識・情報をすぐに確認できるコンパクトブック

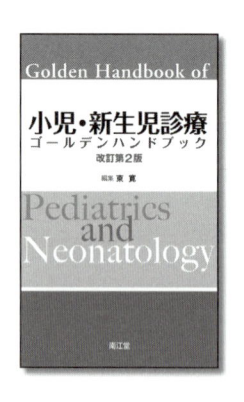

小児・新生児診療ゴールデンハンドブック
(改訂第2版)

日常診療において知っておかなければならない疾患とその対処法など,研修医,小児科医にとって必要な知識をコンパクトにまとめた.小児科診療における救急・蘇生から疾患各論,新生児診療,小児保健までの幅広い内容を網羅.付録として成長曲線,検査基準値,薬用量など,役立つデータも収載.

編集　東　寛
新書判・520頁　2016.5.
ISBN978-4-524-25839-0
定価(本体4,500円+税)

エキスパートの臨床知と根拠がわかる
侵襲的処置における看護ケアのベストプラクティス

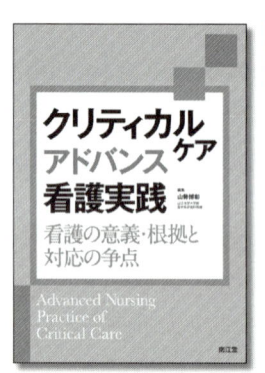

クリティカルケア アドバンス看護実践
看護の意義・根拠と対応の争点

高度診療技術や侵襲的処置が行われるクリティカルケアにおいて,看護師に求められる技術と知識を,豊富な文献・根拠を基に解説.臨床で対応方法に議論のある「クリニカル・クエスチョン」に,エキスパートが根拠と臨床知をもって「myサジェスチョン」を提示する.

編集　山勢博彰
B5判・310頁　2013.6.
ISBN978-4-524-26829-0
定価(本体3,800円+税)

ナースが現場でつまずく"くすりの疑問"を即解決

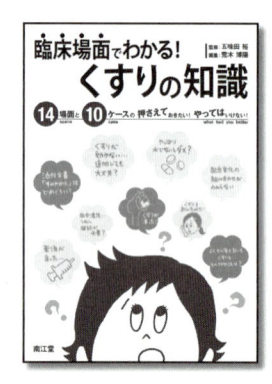

臨床場面でわかる!
くすりの知識
14場面と10ケースの押さえておきたい!やってはいけない!

具体的な臨床現場に即してくすりの知識を理解できる実践書.くすりに関する14場面,10ケース,さらにそこから生まれる62の疑問をもとに臨床に生かせるくすりの知識を解説.星印のランクづけによって,禁忌・重要事項を,メリハリをつけて理解できる."くすりの事典"としても使える.

監修　五味田　裕
編集　荒木　博陽
B5判・288頁　2013.3.
ISBN978-4-524-26806-1
定価(本体2,800円+税)

"脳がわからない"がなくなる
脳機能障害の入門書にして最良の実践書

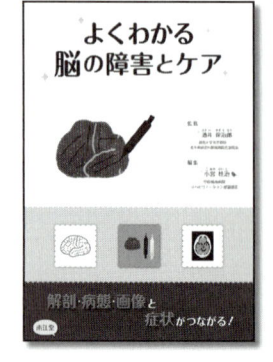

よくわかる 脳の障害とケア
解剖・病態・画像と症状がつながる!

多種多様な脳機能障害の症状を予測しケアに役立てる方法を,「脳の解剖」「脳の病態」「脳の画像」「脳の神経心理症状」から解説.本書を読んで,これらの結びつきを知れば,脳の障害へのケアは劇的に変わる!何十年にもわたる著者の経験が詰まった臨床知の結実.

監修　酒井保治郎
編集　小宮　桂治
B5判・208頁　2013.3.
ISBN978-4-524-26477-3
定価(本体2,500円+税)

病棟に1冊欲しい"疾病の知識とケア"の事典

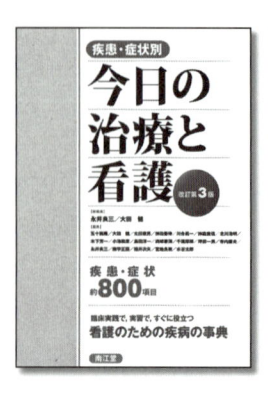

疾患・症状別
今日の治療と看護
(改訂第3版)

800項目におよぶ疾患・症状を網羅.臨床実践ですぐに役立つ看護師のための安心の一冊.あらゆる疾患・症状の最新の知見をとりいれ,病気の原因,症状と診断,治療の実際および看護のポイントを第一線の専門医がていねいに解説.「看護が見えるキーワード」も新たに収載.

総編集　永井良三／大田　健
A5判・1,494頁　2013.3.
ISBN978-4-524-26804-7
定価(本体9,000円+税)

南江堂　〒113-8410　東京都文京区本郷三丁目42-6　(営業)　TEL 03-3811-7239　FAX 03-3811-7230